精编常见病护理与现代护理管理

主编 周　杰　曹文艳　李百慧　董　倩
任翠兰　张耀华　王　迎　苑华萍

上海科学技术文献出版社
Shanghai Scientific and Technological Literature Press

图书在版编目（CIP）数据

精编常见病护理与现代护理管理 / 周杰等主编. 上海：上海科学技术文献出版社，2024. -- ISBN 978-7-5439-9249-8

Ⅰ. R47

中国国家版本馆CIP数据核字第2024V526F4号

组稿编辑：张　树
责任编辑：姚紫薇
封面设计：宗　宁

精编常见病护理与现代护理管理
JINGBIAN CHANGJIANBING HULI YU XIANDAI HULI GUANLI
主　　编：周　杰　曹文艳　李百慧　董　倩
　　　　　任翠兰　张耀华　王　迎　苑华萍
出版发行：上海科学技术文献出版社
地　　址：上海市长乐路746号
邮政编码：200040
经　　销：全国新华书店
印　　刷：山东麦德森文化传媒有限公司
开　　本：787mm×1092mm 1/16
印　　张：22.25
字　　数：566 千字
版　　次：2024年9月第1版　2024年9月第1次印刷
书　　号：ISBN 978-7-5439-9249-8
定　　价：200.00 元

编委会

主　编

周　杰　曹文艳　李百慧　董　倩

任翠兰　张耀华　王　迎　苑华萍

副主编

张　磊　王建平　从晓静　马玉燕

陈　洁　姚雪梅　孙慧贤　张　芬

段秀芳　王　平

编　委（按姓氏笔画排序）

马玉燕（新疆医科大学附属中医医院）

王　平（淄博市张店区齐盛学校）

王　迎（山东省第一荣军优抚医院）

王建平（宁阳县中医院）

尹潇婧（山东第一医科大学第二附属医院）

史丽丽（武警辽宁总队医院）

从晓静（滕州市中医医院）

吕　涛（湖北医药学院附属人民医院）

任翠兰（山东省寿光市中医医院）

孙　霞（山东省曹县人民医院）

孙慧贤（湖北省襄阳市第一人民医院）

李百慧（邹平市码头镇卫生院）

李燕萍（菏泽市第六人民医院）

张　芬（恩施土家族苗族自治州中心医院）

张　磊（临邑县人民医院）

张耀华（聊城市第二人民医院）

陈　洁（新疆医科大学第四附属中医医院）

苑华萍（诸城市中医医院）

林凌宇（枣庄市立医院）

周　杰（聊城市中医医院）

段秀芳（湖北省十堰市妇幼保健院）

姚雪梅（山东省淄博市中心医院）

郭萍萍（溧阳市人民医院）

曹文艳（枣庄市立医院）

董　倩（滕州市中医医院）

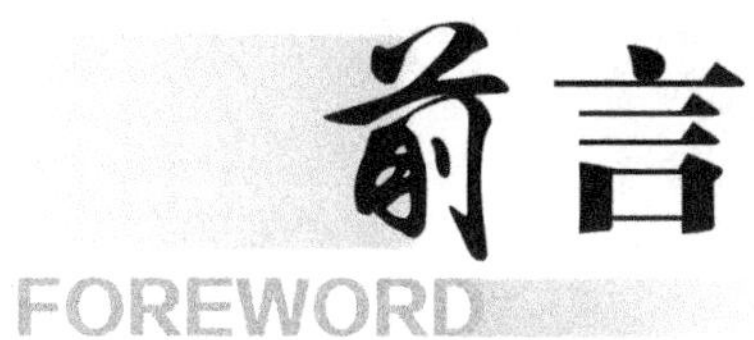

前言

在医学科学日新月异的今天，护理学作为一门重要的医学分支，其发展不仅关乎医疗服务的整体质量，更是人类健康保障体系中不可或缺的一环。近年来，护理学科体系逐步完善，涵盖了基础医学、护理基础理论、临床护理、护理管理、健康教育等多个方向，呈现出多元化和综合性的发展趋势。护理学不仅关注患者的生理健康，更注重其心理、社会等多方面的需求，致力于为患者提供全方位、全周期的护理服务。此外，随着医疗技术的不断创新，如智慧医疗、远程医疗等技术的广泛应用，护理工作的内涵和外延也在不断拓展，对护理人员的专业素养和综合能力提出了更高的要求。鉴于护理学的发展现状和新进展，我们特邀相关专家编写了《精编常见病护理与现代护理管理》一书。本书旨在通过梳理和总结常见病护理的最新研究成果和实践经验，结合现代护理管理的理念和方法，为护理人员提供一本既实用又具前瞻性的参考书。

本书内容丰富、资料翔实、条理清晰、重点突出，主要从疾病概述、病因病理、临床表现、护理诊断、护理措施、护理评价、健康教育等方面对临床各科室常见病的护理进行了阐述；同时对书中现代护理管理进行了概述。本书列举了临床病例和护理操作技巧，可以帮助护理人员快速掌握护理技能，体现了实用性和可操作性。本书的编写遵循护士培养的目标，内容深度和广度适合护理教师、护理专业学生及临床护理人员参考阅读。

本书在编写过程中参阅了近年来的权威性文献，旨在提高护理人员临床实践水平。但由于编者水平有限，编写时间仓促，书中难免会有一些不足之处，望各位读者批评、指教。

《精编常见病护理与现代护理管理》编委会

2024 年 7 月

前言

目录

CONTENTS

第一章
护理学基本理论

第一节　系统理论

一、系统理论的产生

系统作为一种思想，早在古代就已萌芽，但作为科学术语被广泛使用，则是在现代。系统论的观点由美籍奥地利理论生物学家路·贝塔朗菲提出，他先后发表了《理论生物学》和《现代发展理论》，提出用数学和模型来研究生物学的方法和机体系统论概念，这可视为系统论的萌芽。系统论主要解释了事物整体及其组成部分间的关系，以及这些组成部分在整体中的相互作用。其理论框架被广泛应用到许多科学领域，如物理、工程、管理及护理等，并日益发挥重大而深远的影响。

二、系统的基本概念

(一)系统的概念

系统是由相互联系、相互依赖、相互制约、相互作用的事物和过程组成的，具有整体功能和综合行为的统一体。各种系统，尽管其要素有多有少，具体构成千差万别，但总由两部分组成：一部分是要素的集合；另一部分是各要素间相互关系的集合。

(二)系统的基本属性

系统是多种多样的，但都具有共同的属性。

1.整体性

组成系统的每个部分都具有各自独特的功能，但这些组成部分不具有或不能代表系统总体的特性。系统整体并不是由各组成部分简单罗列和相加构成的，各部分必须相互作用、相互融合才能构成系统整体。因此，系统整体的功能大于并且不同于各组成部分的总和。

2.相关性

系统的各个要素之间都是相互联系、相互制约的。若任何要素的性质或行为发生变化，都会影响其他要素，甚至系统整体的性质或行为。例如，人是一个系统，作为一个有机体，由生理、心理、社会文化等各部分组成，其整体生理功能又由血液循环、呼吸、消化、泌尿、神经肌肉和内分泌等不同系统和组织器官组成。当一个人神经系统受到干扰时，就会影响其消化系统、心血管系统的功能。

3.层次性

对于一个系统来说，它既由某些要素组成，同时，它自身又是组成更大系统的一个要素。系统的层次间存在着支配与服从的关系。高层次支配低层次，决定系统的性质，低层次往往是基础结构。

4.动态性

系统随时间的变化而变化。系统进行活动，必须通过内部各要素的相互作用，能量、信息、物质的转换，以及内部结构的不断调整，以达到最佳功能状态。此外，系统为适应环境，维持自身的生存与发展，需要与环境进行物质、能量、信息的交流。

5.预决性

系统具有自组织、自调节能力，可通过反馈机制适应环境，保持系统稳态，这样就呈现某种预决性。预决性程度标志着系统组织水平高低。

三、系统的分类

自然界或人类社会存在千差万别的各种系统，可从不同角度对它们进行分类。分类方法如下。

（一）按组成系统的要素性质分类

系统可分成自然系统与人造系统。自然系统如生态系统、人体系统等；人造系统如机械系统、计算机软件系统等。自然系统与人造系统的结合，称为复合系统，如医疗系统、教育系统。

（二）按组成系统的内容分类

系统可分为物质系统与概念系统。物质系统如动物、仪器等；概念系统如科学理论系统、计算机程序软件等。多数情况下，实物系统与概念系统是相互结合、密不可分的。

（三）按系统与环境的关系分类

系统可分为开放系统与封闭系统。封闭系统是指与环境间不发生相互作用的系统，即与环境没有物质、信息或能量的交换，事实上绝对的封闭系统是不存在的。与封闭系统相反，开放系统是指通过与环境间的持续相互作用，不断进行物质、能量和信息交流的系统，如生命系统、医院系统等。在开放系统中，按系统有无反馈可分为开环系统与闭环系统。没有反馈的系统称为开环系统，有反馈的系统称为闭环系统。

（四）按系统运动的属性分类

系统可分为动态系统与静态系统。动态系统如生物系统、生态系统；静态系统如一个建筑群、基因分析图谱等。

四、系统理论的基本原则及在护理实践中的应用

（一）整体性原则

整体性原则是系统理论最基本的原则，也是系统理论的核心。

1.从整体出发，认识、研究和处理问题

护理人员在处理患者健康问题时，要以整体为基本出发点，深入了解，把握整体，找出解决问题的有效方法。

2.注重整体与部分、部分与部分之间的相互关系

从整体着眼，从部分入手，把护理工作的重点放在系统要素的各种联系上。如医院的护理系统，从护理部到病区助理护士，若任何一个要素薄弱，都会影响医院护理的整体效应。

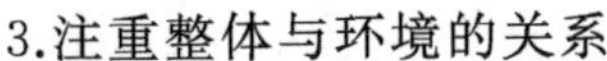

3.注重整体与环境的关系

整体性原则要求护理人员在护理患者时，要考虑系统对环境的适应性，通过调整人体系统内部结构，使其适应周围环境，或是改变周围环境，使其适应系统发展的需要。

(二)优化原则

系统的优化原则是通过系统的组织和调节活动，达到系统在一定环境下的最佳状态，发挥最好功能。

1.局部效应应服从整体效应

系统的优化是与系统整体性紧密联系的，当系统的整体效应与局部效应不一致时，局部效应服从整体效应。护理人员在实施护理计划时，要善于抓主要矛盾，追求整体效应，实现护理质量、效率的最优化。

2.坚持多极优化

优化应贯穿系统运动的全过程。护理人员在护理患者时，为追求最佳护理活动效果，在确定患者健康问题、确定护理目标、制订护理措施、实施护理计划、建立评价标准时都要进行优化抉择。

3.优化的绝对性与相对性相结合

优化本身的“优”是绝对的，但优化的程度是相对的。护理人员在工作中选择优化方案时，应从实际出发、科学分析、择优而从，如工作中常会遇到病情复杂的患者或复杂研究问题，往往会出现这方面问题解决较好，而那方面问题却未能很好解决，且难找到完善的方案的情况。这就要在相互矛盾的需求之中，选择一个各方面都较满意的相对优化方案。

(三)模型化原则

预先设计一个与真实系统相似的模型，通过对模型的研究来描述和掌握真实系统的特征和规律的方法称为模型化。在模型化过程中应遵循的原则称为模型化原则。在护理研究领域中应用的模型有多种，如形态上可分为具体模型与抽象模型，从性质上可分为结构模型与功能模型。在设计模型进行护理研究时，必须遵循模型化原则。模型化原则有以下三个方面。

1.相似性原则

模型必须与原型相似，这样建立的模型才能真正反映原型的某些属性、特征和运动规律。

2.简化原则

模型既应真实，又应是原型的简化，如无简化性，模型就失去其存在的意义。

3.客观性原则

任何模型总是真实系统某一方面的属性、特征、规律性的模仿，因此建模时，要以原型作为检验模型真实性的客观依据。

(王　平)

第二节　需要理论

一、需要概述

每个人都有一些基本的需要，包括生理的、心理的和社会的。这些需要的满足使人类得以生存和发展。

(一)需要的概念

需要是人脑对生理与社会要求的反应。人类的基本需要具有共性,在不同年代、不同地区或不同人群,为了自身与社会的生存与发展,必须对一定的事物产生需求,如食物、睡眠、情爱、交往等,这些需求反映在个体的头脑中,就形成了他的需要。当个体的需要得到满足时,就处于一种平衡状态,这种平衡状态有助于保持个体健康。反之,当个体的需要得不到满足时,个体则可能陷入紧张、焦虑、愤怒等负面情绪中,严重者可导致疾病的发生。

(二)需要的特征

1.需要的对象性

人的任何需要都是指向一定对象的。这种对象既可以是物质性的,也可以是精神性的。无论是物质性的还是精神性的需要,都必须有一定的外部物质条件才可获得满足。

2.需要的发展性

需要是个体生存发展的必要条件,如婴儿期的主要需要是生理需要,少年期则产生了尊重的需要。

3.需要的无限性

需要不会因暂时满足而终止,当某些需要满足后,还可产生新的需要,新的需要就会促使人们去开展新的满足需要的活动。

4.需要的社会历史制约性

人的各种需要的产生及满足均可受到所处环境条件与社会发展水平的制约。

5.需要的独特性

人与人之间的需要既有相同,也有不同,其需要的独特性由个体的遗传因素、环境因素所决定。在临床工作中,护理人员应细心观察患者需要的独特性,及时给予合理的满足。

(三)需要的分类

常见的分类有两种。

1.按需要的起源分类

需要可分生理性需要与社会性需要。生理性需要如饮食、排泄等;社会性需要如劳动、娱乐、交往等。生理性需要的主要作用是维持机体代谢平衡;社会性需要的主要作用是维持个体心理与精神的平衡。

2.按需要的对象分类

需要可分物质需要与精神需要。物质需要如衣、食、住、行等;精神需要如认识的需要、交往的需要等。物质需要既包括生理性需要,也包括社会性需要;精神需要是指个体对精神文化方面的要求。

(四)需要的作用

需要是个体从事活动的基本动力,是个体行为积极性的源泉。根据需要的作用,护理人员在护理患者时,既要满足患者的基本需要,又要激发患者依靠自己的力量恢复健康的需要。

二、需要层次理论

许多哲学家和心理学家试图将人的需要这一概念发展成理论,并用以解释人的行为。心理学家亚伯拉罕·马斯洛(Abraham Maslow)提出了人类基本需要层次论,这一理论已被广泛应用于心理学、社会学和护理学等许多学科领域。

(一)需要层次论的主要内容

马斯洛将人类的基本需要分为五个层次,并按照先后次序,由低向高依次排列,包括生理的需要、安全的需要、爱与归属的需要、尊敬的需要和自我实现的需要。

1.生理的需要

生理的需要是人类最基本的需要,包括食物、空气、水、温度(衣服和住所)、排泄、休息和避免疼痛。

2.安全的需要

人需要一个安全、有秩序、可预知、有组织的世界,以使其感到有所依靠,不被意外的、危险的事情所困扰,即包括安全、保障、受到保护,以及没有焦虑和恐惧。

3.爱与归属的需要

人渴望归属于某一群体并参与群体的活动和交往,希望在群体或家庭中有一个适当的位置,并与他人有深厚的情感,包括爱他人、被爱和有所归属,以免遭受遗弃、拒绝、举目无亲等痛苦。

4.尊敬的需要

尊敬的需要是个体对自己的尊严和价值的追求,包括自尊和被尊敬两方面。尊敬需要的满足可使人感到自己有价值、有能力、有力量和必不可少,使人产生自信心。

5.自我实现的需要

自我实现的需要是指一个人要充分发挥自己才能与潜力的要求,是力求实现自己可能之事的要求。

马斯洛在晚年时,又把人的需要概括为三大层次:基本需要、心理需要和自我实现需要。

(二)各需要层次之间的关系

马斯洛不仅将人的需要按照不同层次进行了划分,而且十分强调各层次之间的关系。他指出以下几点。

(1)必须首先满足较低层次的需要,然后再考虑满足较高层次的需要。生理需求是最低层次的,也是最重要的,人在最基本的生理需要满足后,才得以维持生命。

(2)通常一个层次的需要被满足后,更高一层的需要才会出现,并逐渐明显和强烈。例如,人的生理需要得到满足后,会争取满足安全的需要;同样,在安全的需要满足之后,才会提出爱和更高层次的需要。但是,有些人在追求满足不同层次的需要时会出现重叠,甚至颠倒。例如,有的科研工作者为探求科学真理(自我实现),不顾试验场所可能存在危害生命的因素(安全的需要);有的运动员为夺冠军,为祖国争光(自我实现),不考虑自己可能会受伤甚至致残(生理和安全的需要),也要勇往直前。

(3)维持生存所必需的低层次需要是要求立即和持续予以满足的,如氧气;越高层次的需要越可被较长久地延后,如性的需要、尊敬的需要等。但是,这些可被暂时延缓或在不同时期有所变化的需要是始终存在的,不可被忽视。

(4)人们满足较低层次需要的活动基本相同,如对氧的需要,都是通过呼吸运动来满足的。而越是高层次的需要越为人类所特有,人们采用的满足方式越具有差异性,如满足自我实现的需要时,作家从事写作,科学家做研究,运动员参加竞赛等。同时,低层次需要比高层次需要更易确认、更易观测、更有限度,如人只吃有限的食物,而友爱、尊重和自我实现需要的满足则是无限的。

(5)随着需要层次向高层次移动,各种需要满足的意义对每个人来说越具有差异性。这是由个人的愿望、社会文化背景及身心发展水平所决定的。例如,有的人对有一个稳定的、受他人尊敬的职位就很满意了,而有的人还要继续学习,获得更高的学位,不断改革和创新。

(6)各需要层次之间可相互影响。例如,有些较高层次需要并非生存所必需,但它能促进生理功能更旺盛,使人的健康状态更佳、生活质量更高,如果不被满足,会引起焦虑、恐惧、抑郁等情绪,导致疾病的发生,甚至危及生命。

(7)人的需要满足程度与健康成正比。当所有的需要被满足后,就可达到最佳的健康状态。反之,基本需要的满足遭受破坏,会导致疾病。人若生活在高层次需要被满足的基础上,就意味着有更好的食欲和睡眠、更少的疾病、更好的心理健康和更长的寿命。

(三)需要层次论对护理的意义

需要层次论为护理学提供了理论框架,它是护理程序的理论基础,可指导护理实践有效进行。

(1)帮助护理人员识别患者未满足的需要的性质,以及对患者所造成的影响。

(2)帮助护理人员根据需要层次和优势需要,确定需要优先解决的健康问题。

(3)帮助护理人员观察、判断患者未感觉到或未意识到的需要,给予满足,以达到预防疾病的目的。

(4)帮助护理人员对患者的需要进行科学指导,合理调整需要间关系,消除焦虑与压力。

三、影响需要满足的因素

当人的需要大部分被满足时,人就能处于一种相对平衡的健康状态。反之,会造成机体环境的失衡,导致疾病的发生。因此,了解可能引起人的需要满足的障碍因素十分必要。

(一)生理的障碍

生理的障碍包括生病、疲劳、疼痛、躯体活动有障碍等,如因腹泻而影响水、电解质的平衡及食物摄入的需要。

(二)心理的障碍

人处于焦虑、恐惧、愤怒、兴奋或抑郁等状态时会影响基本需要的满足,如引起食欲缺乏、失眠、精力不集中等。

(三)认知的障碍和知识缺乏

人要满足自身的基本需要是要具备相关知识的,如营养知识、体育锻炼知识和安全知识等。人的认知水平较低时会影响对有关信息的接受、理解和应用。

(四)能力障碍

一个人具备多方面能力,如交往能力、动手能力、创造能力等。当个体某方面能力较差,就会导致相应的需要难以满足。

(五)性格障碍

一个人的性格与他的需要产生和满足有密切关系。

(六)环境的障碍

如空气污染、光线不足、通风不良、温度不适宜、噪声等都会影响某些需要的满足。

(七)社会的障碍

缺乏有效的沟通技巧、社交能力差、人际关系紧张、与亲人分离等都会导致缺乏归属感和爱,也可影响其他需要的满足。

(八)物质的障碍

需要的满足需要一定的物质条件,当物质条件不具备时,以这些条件为支撑的需要就无法满

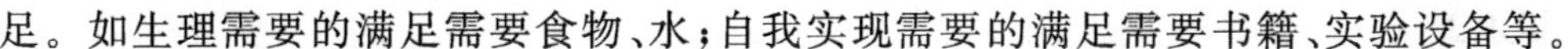

足。如生理需要的满足需要食物、水;自我实现需要的满足需要书籍、实验设备等。

(九)文化的障碍

如地域习俗的影响,信仰、观念的不同,教育的差别等,都会影响某些需要的满足。

四、患者的基本需要

一个人在健康状态下能够由自己来满足各类需要,但在患病时,情况就发生了变化,许多需要不能自行满足。这就需要护理人员作为一种外在的支持力量,帮助患者满足需要。

(一)生理的需要

1.氧气

缺氧、呼吸道阻塞、呼吸道感染等。

2.水

脱水、水肿、电解质紊乱、酸碱失衡。

3.营养

肥胖、消瘦、各种营养缺乏、不同疾病(如糖尿病、肾脏疾病)的特殊饮食需要。

4.体温

过高、过低、失调。

5.排泄

便秘、腹泻、大小便失禁等。

6.休息和睡眠

疲劳、各种睡眠形态紊乱。

7.避免疼痛

各种类型的疼痛。

(二)刺激的需要

患者在患病的急性期,对刺激的需要往往不是很明显,当处于恢复期时,此需要的满足日趋重要。如长期卧床的患者,如果他心理上刺激的需要、生活上活动的需要不能得到满足,那就意味着其心理上、生理上都在退化。因此,卧床患者需要翻身、肢体活动,以减轻或避免皮肤受损、肌肉萎缩等。

长期单调的生活不但会引起体力衰退、情绪低落,而且智力也会受到影响,故应注意环境的美化,安排适当的社交和娱乐活动。对于长期住院的患者,更应注意满足其刺激的需要,如布置优美、具有健康教育性的住院环境,病友之间的交流和娱乐等。

(三)安全的需要

患病时由于环境的变化、舒适感的改变,安全感会明显降低,如担心自己的健康没有保障;寂寞和无助感;怕被人遗忘和得不到良好的治疗和护理;对各种检查和治疗产生恐惧和疑虑;对医护人员的技术不信任;担心经济负担问题等。具体护理内容包括以下两点。

1.避免身体伤害

应注意防止发生意外,如地板过滑、床位过高或没有护栏、病室内有噪声、院内发生交叉感染等均会对患者造成伤害。

2.避免心理威胁

应进行入院介绍和健康教育,增强患者自信心和安全感,使患者对医护人员产生信任感和信赖感，促进治疗和康复。

（四）爱与归属的需要

患病住院期间，由于与亲人的分离和生活方式的变化，这种需要的满足受到影响，就变得更加强烈，患者常常希望得到亲人、朋友和周围人的亲切关怀、理解和支持。护理人员要通过细微、全面的护理，与患者建立良好的护患关系，允许家属探视，鼓励亲人参与患者护理的活动，帮助患者之间建立友谊。

（五）自尊与被尊敬的需要

在爱和所属的需要被满足后，患者也会感到被尊敬和被重视，因而这两种需要是相关的。患病会影响自尊需要的满足，患者会觉得因生病而失去自身价值或成为他人的负担，护理人员在与患者交往中，应始终保持尊重的态度、礼貌的举止。

注意帮助患者感到自己是重要的、是被他人接受的，如礼貌称呼患者的名字，而不是床号；初次与患者见面时，护士应介绍自己的名字；重视、听取患者的意见；让患者做力所能及的事，使患者感到自身的价值。

在进行护理操作时，应注意尊重患者的隐私，减少暴露，为患者保密，理解和尊重患者的个人习惯、价值观、宗教信仰等，不要把护士自己的观念强加给患者，以增加其自尊和被尊感。

（六）自我实现的需要

个体在患病期间最受影响且最难满足的需要是自我实现的需要。特别是能力严重丧失时，如失明、耳聋、失语、瘫痪、截肢等。但是，疾病也会对某些人的成长起到促进作用，从而对自我实现有所帮助。此需要的满足因人而异，护理的功能是切实保证低层次需要的满足，使患者意识到自己有能力、有潜力，并加强学习，为自我实现创造条件。

五、满足患者需要的方式

护理人员满足患者需要的方式有三种。

（一）直接满足患者的需要

对于暂时或永久丧失自我满足某方面需要能力的患者，护理人员应采取有效措施来满足患者的基本需要，以减轻痛苦，维持生存。

（二）协助患者满足需要

对于具有或恢复一定自我满足需要能力的患者，护理人员应有针对性地给予必要的帮助和支持，提高患者自护能力，促进早日康复。

（三）间接满足患者的需要

可通过卫生宣教、健康咨询等多种形式为护理对象提供卫生保健知识，避免健康问题的发生或恶化。

（马玉燕）

第三节　自理理论

奥瑞姆（Orem）是美国著名的护理理论学家之一。她在长期的临床护理、教育和护理管理及

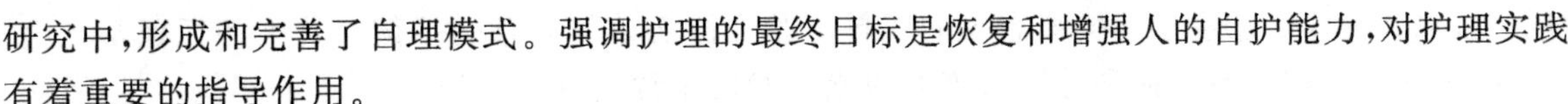

研究中，形成和完善了自理模式。强调护理的最终目标是恢复和增强人的自护能力，对护理实践有着重要的指导作用。

一、自理理论概述

奥瑞姆的自理理论主要包括自理结构理论、自理缺陷理论和护理系统理论。

（一）自理结构理论

每个人都有自理需要，而且因不同的健康状况和生长发育的阶段而不同。自理结构理论包括自我护理、自理能力、自理的主体、治疗性自理需要和自理需要五个主要概念。

1.自我护理

自我护理是个体为维持自身的结构完整和功能正常，以及正常的生长发育过程，所采取的一系列自发的调节行为。人的自我护理活动是连续的、有意义的。完成自我护理活动需要智慧、经验和他人的指导与帮助。正常成人一般可以进行自我护理活动，但是婴幼儿和那些不能完全自我护理的成人则需要不同程度的帮助。

2.自理能力

自理能力是指人进行自我护理活动的能力，也就是自我照顾的能力。自理能力是人为了维护和促进健康及身心发展进行自理的能力，是一个趋于成熟或已成熟的人的综合能力。人为了维持其整体功能正常，根据生长发育的特点和健康状况，确定并详细叙述自理需要，进行相应的自理行为，满足其特殊需要，比如，人有预防疾病和避免损伤的需要，在患病或受损伤后，有减轻疾病或损伤对身心损害的需要。奥瑞姆认为自理能力包括十个主要方面。①重视和警惕危害因素的能力：关注身心健康，有能力对危害健康的因素引起重视，建立自理的生活方式。②控制和利用体能的能力：人往往有足够的能量进行工作和日常生活，但疾病会不同程度地降低此能力，患病时人会感到乏力，无足够的能量进行肢体活动。③控制体位的能力：当感到不适时，有改变体位或减轻不适的能力。④认识疾病和预防复发的能力：患者知道引发疾病的原因、过程、治疗方法及预后，有能力采取与疾病康复和预防复发相关的自理行为，如改善或调整原有的生活方式，避免诱发因素、遵医嘱服药等。⑤动机：对疾病的态度。若积极对待疾病，患者有避免各种危险因素的意向或对恢复工作、回归社会有信心等。⑥对健康问题的判断能力：当身体健康出现问题时，能作出决定，及时就医。⑦学习和运用与疾病治疗、康复相关的知识及技能的能力。⑧与医护人员有效沟通，配合各项治疗和护理的能力。⑨安排自我照顾行为的能力，能解释自理活动的内容和益处，并合理安排自理活动。⑩从个人、家庭和社会各方面，寻求支持和帮助的能力。

3.自理的主体

自理的主体是指完成自我护理活动的人。在正常情况下，成人的自理主体是本身，但是儿童、患者或残疾人等的自理主体部分是自己、部分为健康服务者或是健康照顾者，如护士等。

4.治疗性自理需要

在特定时间内，以有效的方式进行一系列相关行为以满足自理需要，包括一般生长发育的和健康不佳时的自理需要。

5.自理需要

为了满足自理需要而采取的所有活动，包括一般的自理需要、成长发展的自理需要和健康不佳的自理需要。

一般的自理需要：与生命过程和维持人体结构和功能的整体性相关联的需要。①摄取足够的空气、水和食物。②提供与排泄有关的照料。③维持活动与休息的平衡。④维持孤独及社会交往的平衡。⑤避免对生命和健康有害的因素。⑥按正常规律发展。

发展的自理需要：与人的成长发展相关的需要；不同的发展时期有不同的需要；有预防和处理在成长过程中遇到不利情况的需要。

健康不佳时的自理需要：个体在身体结构和功能、行为和日常生活习惯发生变化时出现的自理需求，包括以下几方面：①及时得到治疗。②发现和照顾疾病造成的影响。③有效地执行诊断、治疗和康复方法。④发现和照顾因医护措施引起的不适和不良反应。⑤接受并适应患病的事实。⑥学习新的生活方式。

6.基本条件因素

反映个体特征及生活状况的一些因素，包括年龄、健康状况、发展水平、社会文化背景、健康照顾系统、家庭、生活方式、环境和资源等。

(二)自理缺陷理论

自理缺陷理论是奥瑞姆理论的核心，是指人在满足其自理需要方面，在质或量上出现不足。当自理需要小于或等于自理主体的自理能力时，人就能进行自理活动。当自理主体的自理能力小于自理需要时，就会出现自理缺陷。这种现象可以是现存的，也可以是潜在的。自理缺陷包括两种情况：一种是当自理能力无法全部满足治疗性自理需要时，即出现自理缺陷；另一种是照顾者的自理能力无法满足被照顾者的自理需要。自理缺陷是护理工作的重心，护理人员应与患者及其家属进行有效沟通，保持良好的护患关系，以确定如何帮助患者，与其他医疗保健专业人士和社会教育性服务机构配合，形成一个帮助性整体，为患者及其家属提供直接帮助。

(三)护理系统理论

护理理论系统是在人出现自理缺陷时护理活动的体现，是依据患者的自理需要和自理主体的自理能力制定的。

护理力量是受过专业教育或培训的护士所具有的护理能力，即了解患者的自理需求及自理力量，并做出行动、帮助患者，通过执行或提高患者的自理力量来满足治疗性自理需求。

护理系统也是护士在护理实践中产生的动态的行为系统，奥瑞姆将其分为三个系统：全补偿护理系统、部分补偿系统、辅助教育系统。各护理系统的适用范围、护士和患者在各系统中所承担的职责如下所述。

1.全补偿护理系统

患者没有能力进行自理活动；患者神志和体力上均没有能力；虽然神志清楚，知道自己的自理需求，但体力上不能完成；虽然体力上具备，但存在精神障碍无法对自己的自理需求作出判断和决定，对于这些患者需要护士给予全面的帮助。

2.部分补偿护理系统

这是满足治疗性自理需求，既需要护士提供护理照顾，也需要患者采取自理行动。

3.辅助教育系统

患者能够完成自理活动，同时也要求其完成；需要学习才能完成自理，没有帮助就不能完成。护士通过对患者提供教育、支持、指导，提高患者的自理能力。

这三个系统类似于我国临床护理中一直沿用至今的分级护理制度，即特级护理和一级护理、二级护理和三级护理。

奥瑞姆理论的特征：其理论结构比较完善且有新意；相对简单而且易于推广；奥瑞姆的理论

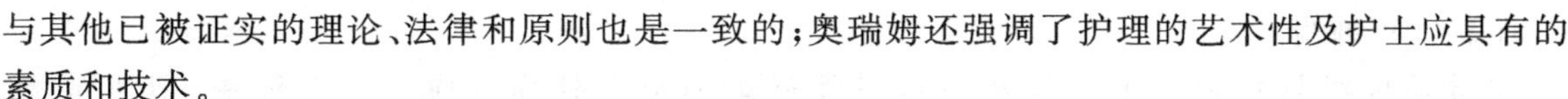

与其他已被证实的理论、法律和原则也是一致的；奥瑞姆还强调了护理的艺术性及护士应具有的素质和技术。

二、自理理论在护理实践中的应用

奥瑞姆的自理理论被广泛应用在护理实践中，她将自理理论与护理程序有机地联系在一起，通过设计好的评估方法和工具评估患者的自理能力及自理缺陷，以帮助患者更好地实现自理。她将护理程序分为以下三步。

(一)评估患者的自理能力和自理需要

在这一步中，护士可以通过收集资料来确定病种存在哪些自理缺陷及引起自理缺陷的原因，评估患者的自理能力与自理需要，从而确定患者是否需要护理帮助。

1.收集资料

护士收集的资料包括患者的健康状况，患者对自身健康的认识，医师对患者健康的意见，患者的自理能力，患者的自理需要等。

2.分析与判断

在收集自理能力资料的基础上，确定以下问题：①患者的治疗性自理需要是什么？②为满足患者的治疗性自理需求，其在自理方面存在的缺陷有哪些？③如果有缺陷，是由什么原因引起的？④患者在完成自理活动时具备的能力有哪些？⑤在未来一段时间内，患者参与自理时具备哪些潜在能力，如何制订护理目标？

(二)设计合适的护理系统

根据患者的自理需要和能力，在完全补偿系统、部分补偿系统和辅助教育系统中选择一个合适的护理系统，并依据患者智力性自理需求的内容制订出详细的护理计划，给患者提供生理和心理支持及适合个人发展的环境，明确护士和患者的角色功能，以促进健康、恢复健康、提高自理能力。

(三)实施护理措施

根据护理计划提供适当的护理措施，帮助和协调患者恢复和提高自理能力，满足患者的自理需求。

(张耀华)

第四节 健康系统理论

一、健康系统理论概述

纽曼健康系统模式主要以格式塔心理学为基础，并应用了贝塔朗菲(Bertalanffy)的系统理论，塞尔耶(Selye)的压力与适应理论，卡普兰(Caplan)三级的预防理论。主要概念如下。

(一)个体

个体是指个体的人，也可为家庭、群体或社区，是与环境持续互动的开放系统，称为服务对象系统。

1.正常防御线

正常防御线是指每个个体经过一定时间逐渐形成对外界反应的正常范围，即通常的健康/稳定状态。它由生理的、心理的、社会文化的、发展的、精神的技能组成，用来对付应激源。这条防御线是动态的，与个体随时需要保持稳定的状态有关。一旦压力源入侵正常防线，个体会发生压力反应，表现为稳定性减低和可能产生疾病。

2.抵抗线

抵抗线是防御应激源的一些内部因素，其功能是使个体稳定并恢复到健康状态(正常防御线)。它保护的是基本结构，并且当环境中的应激源侵入或破坏正常防御线时，抵抗线会被激活，如免疫机制。如果抵抗线的作用(反应)是有效的，系统可以重建；但如果抵抗线的作用(反应)是无效的，其结果是能量耗尽，系统灭亡。

3.弹性防御线

为外层的虚线，也是动态的，能在短期内迅速发生变化。当环境施加压力时，它是正常防御线的缓冲剂，而当环境给以支持并有助于成长和发展时，它是正常防御线的过滤器。其功能会因一些变化，如失眠、营养不良或其他日常生活变化而降低。

当这个防御线的弹性作用不能再保护个体对抗应激源时，应激源就会破坏正常防御线而导致疾病。当弹性防御线与正常防御线之间的距离增加时，表明系统的保障程度增强。

以上三种防御机制，既有先天赋予的，又有后天习得的，抵抗效能取决于心理、生理、社会文化、生长发育、精神等五个变量的相互作用。三种防御线的相互关系是弹性防御线保护正常防御线，抵抗线保护基本结构。当个体遇到压力源时，弹性防御线首先激活以防止压力源入侵。若弹性防御线抵抗不消，压力源侵入正常防御线，人体发生反应，出现症状。此时，抵抗线被激活。当抵抗有效时，个体又恢复到正常防御线未遭受入侵时的健康状态。

(二)应激源

纽曼将应激源定义为能够产生紧张及潜在地引起系统失衡的刺激。系统需要应对一个或多个刺激。纽曼系统模式中强调的是确定应激源的类型、本质和强度。

1.个体外的

这是发生在个体以外的力量。如失业，受同事是否接受(社会文化力量)、个人对失业的感受(心理的)及完成工作的能力(生理的、发展的、心理的)的影响。

2.个体间的

发生在一个或多个个体之间的力量。如夫妻关系，常受不同地区和时代(社会文化)、双方的年龄和发展水平(生理和发展的)、对夫妻的角色感觉及期望(心理的)的影响。

3.个体内的

发生在个体内部的力量。如生气，是一种个体内部力量，其表达方式受年龄(发展的)、体力(生理的)、同伴们的接受情况(社会文化的)及既往应对生气的经历(心理的)的影响。

应激源可以对此个体有害，但对另一个体无害。因而仔细评估应激源的数量、强度、相持时间的长度及对该系统的意义和既往的应对能力等，对护理干预是非常重要的。

(三)反应

纽曼认为保健人员应根据个体对应激源反应情况进行以下不同的干预。

1.初级预防

初级预防是指在只是怀疑有或已确定有应激源而尚未发生反应的情况下就开始进行的干

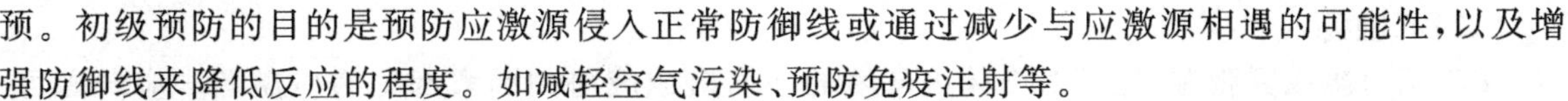

预。初级预防的目的是预防应激源侵入正常防御线或通过减少与应激源相遇的可能性，以及增强防御线来降低反应的程度。如减轻空气污染、预防免疫注射等。

2.二级预防

如果反应已发生，干预就从二级预防开始。其主要是早期发现病例、早期治疗症状以增强内部抵抗线来减少反应，如进行各种治疗和护理。

3.三级预防

三级预防是指在上述治疗计划后，已出现重建和相当程度的稳定时进行的干预。其目的是通过增强抵抗线维持其适应性以防止复发，如进行患者教育，提供康复条件等。

二、纽曼系统模式在护理中的应用

纽曼系统模式自正式发表以来得到了护理学术界的一致认同，已被广泛用于护理教育、科研和临床护理实践中。

纽曼系统模式的整体观、三级预防概念及对于个人、家庭、群体、社区护理的广泛适应性，为中专、大专、本科、硕士等不同层次护理专业学生的培养提供了有效的概念框架。除了用于课程设置，此系统模式还可作为理论框架，设计护理评估、干预措施和评价工具，供学生在临床实习使用，且具有可操作性。

在护理科研方面，纽曼系统模式既已用于指导对相关护理现象的定性研究，又已作为对不同服务对象预防性干预效果的定量研究理论框架，而此方面报道最多的是应用纽曼系统模式改善面对特定生理、心理、社会、环境性压力源患者的护理效果研究。

在临床护理实践方面，大量文献报道，纽曼系统模式可用于不同生长发育阶段人的护理。它既在精神科使用，也在内外科、重症监护室、急诊、康复病房、老年护理院等使用。纽曼系统模式已被用于对多种患者的护理，如慢性阻塞性肺疾病、多发性硬化、高血压、肾脏疾病、癌症、急慢性脊髓损伤、矫形整容手术等患者，甚至也用于对艾滋病和一些病情非常危重复杂的患者，如多器官衰竭、心肌梗死患者的护理。

（王　平）

第五节　应激与适应理论

一、应激及其相关内容

（一）应激

应激又称压力或紧张，是指内、外环境中的刺激物作用于个体而使个体产生的一种身心紧张状态。应激可降低个体的抵抗力、判断力和决策力，如面对突如其来的意外事件或长期处于应激状态，可影响个体的健康甚至致病；但应激也可促使个体积极寻找应对方法、解决问题，如面临高考时紧张复习、护士护理患者时遇到疑难问题设法查阅资料、请教他人等。人在生活中随时会受到各种刺激物的影响，因此应激贯穿于人的一生。

(二)应激源

又称压力源或紧张源,任何对个体内环境的平衡造成威胁的因素都称为应激源。应激源可引起应激反应,但并非所有的应激源对人体均产生同样程度的反应。常见的应激源分为以下3类。

1.一般性应激源

(1)生物性:各种细菌、病毒、寄生虫等。

(2)物理性:温度、空气、声、光、电、外力、放射线等。

(3)化学性:酸、碱、化学药品等。

2.生理病理性应激源

(1)正常的生理功能变化:如月经期、妊娠期、更年期,或基本需要没有得到满足,如饮食、性欲、活动等。

(2)病理性变化:各种疾病引起的改变,如缺氧、疼痛、电解质紊乱、乏力等,以及手术、外伤等。

3.心理和社会性应激源

(1)一般性社会因素:如生离死别、搬迁、旅行、人际关系纠葛及角色改变,如结婚、生育、毕业等。

(2)灾难性社会因素:如地震、水灾、战争、社会动荡等。

(3)心理因素:如应付考试、参加竞赛、理想自我与现实自我冲突等。

(三)应激反应

应激反应是对应激源的反应,可分为两大类。

1.生理反应

应激状态下身体主要器官系统产生的反应包括心率加快、血压升高、呼吸深快、恶心、呕吐、腹泻、尿频、血糖增加、伤口愈合延迟等。

2.心理反应

如焦虑、抑郁、使用否认、压抑等心理防卫机制等。一般来说,生理和心理反应经常是同时出现的,因为身心是持续相互作用的。应激状态下出现的应激反应常具有以下规律:①一个应激源可引起多种应激反应的出现,如当贵重物品被窃后,个体可能出现心悸、头晕,同时感觉愤怒、绝望,此时,头脑混乱无法做出正确决定。②多种应激源可引起同一种应激反应。③对极端的应激源,如灾难性事件,大部分人都会以类似的方式反应。

二、有关应激学说

汉斯·塞尔耶是加拿大的生理学家和内分泌学家,也是最早研究应激的学者之一。塞尔耶在《应激》一书中就阐述了他的应激学说。他的一般理论对全世界的应激研究产生了影响。他认为应激是身体对任何需要做出的非特异性反应,例如,个人处于精神紧张、外伤、感染、冷热、X线侵害等任何情况下,身体都会发生反应,而这些反应是非特异性的。

塞尔耶还认为,当个体面对威胁时,无论是什么性质的威胁,体内都会产生相同的反应群,他称之为全身适应综合征(GAS),并提出这些症状都是通过神经内分泌途径产生的(图1-1)。

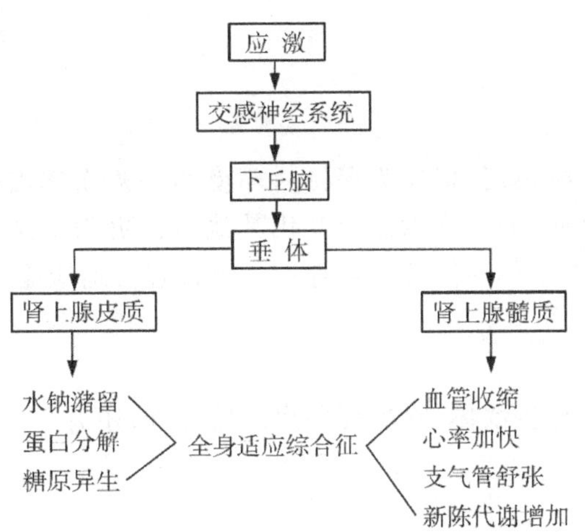

图 1-1　应激反应的神经内分泌途径

全身适应综合征解释了为什么不同的应激源可以产生相同的应激反应，尤其是生理应激的反应。此外，塞尔耶还提出了局部适应综合征（LAS）的概念，即机体对应激源产生的局部反应，这些反应常发生在某一器官或区域，如局部的炎症、血小板聚集、组织修复等。

无论 GAS 还是 LAS，塞尔耶认为都可以分为 3 个独立的阶段（图 1-2）。

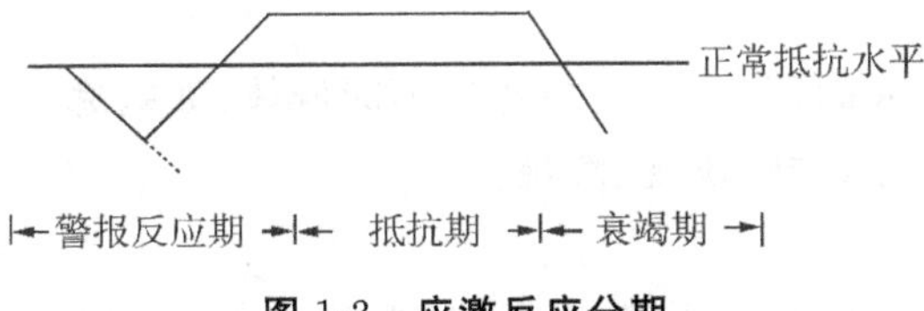

图 1-2　应激反应分期

（一）警报反应期

这是应激源作用于身体的直接反应。应激源作用于人体，抵抗力开始下降，如果应激源过强，可致抵抗力进一步下降而引起死亡。但绝大多数情况下，机体开始防御，如激活体内复杂的神经内分泌系统功能，使抵抗水平上升，并常常高于机体正常抵抗水平。

（二）抵抗期

若应激源仍然存在，机体将保持高于正常的抵抗水平与应激源抗衡。此时机体也处于对应激适应的阶段。当机体成功地适应了应激之后，GAS 将在此期结束，机体的抵抗力也将使原有的水平有所提高。相反则由此期进入衰竭期。

（三）衰竭期

发生在应激源强烈或长期存在时，机体所有的适应性资源和能力被耗失殆尽，抵抗水平下降。机体表现为体重减轻，肾上腺增大，随后衰竭，淋巴结增大，淋巴系统功能紊乱，激素分泌先增加后衰竭。这时若没有外部力量如治疗、护理的帮助，机体将产生疾病甚至死亡。

由此可见，为防止应激源作用于机体产生衰竭期的后果，运用内部或外部力量及时去除应激源、调整应激源的作用强度、保护和提高机体的抵抗水平是非常重要的。

塞尔耶认为，不仅 GAS 分为以上三期，多发性硬化症（MS）也具有这样三期的特点，只是当 LAS 的衰竭期发生时，全身适应综合征的反应将开始被激活和唤起。

三、适应

(一)适应的定义

适应是指应激源作用于机体后,机体为保持内环境的平衡而作出改变的过程。适应是生物体区别于非生物体的特征之一,而人类的适应又比其他生物更为复杂。适应是生物体调整自己以适应环境的能力,或促使生物体更能适于生存的一个过程。适应是生命最卓越的特性,是内环境平衡和对抗应激的基础。

(二)适应的层次

人的适应层次不同于其他生物体,除生理层次的适应外,还有心理、社会文化、知识技术层次的适应。

1.生理层次

生理层次是指发生在体内的代偿性变化。如一个从事脑力劳动的人进行跑步锻炼,开始会感到肌肉酸痛、心跳加快,但坚持一段时间后,这些感觉就会逐渐消失,这是由于体内的器官慢慢地增加了强度和功效,适应了跑步对身体所增加的需求。

2.心理层次

心理层次是指当人们经受心理应激时,如何调整自己的心态去认识情况和处理情况。如癌症患者平静地接受自己的病情,并积极配合治疗。

3.社会文化层次

社会文化层次是调整个人的行为,使之与各种不同群体,如家庭、专业集体、社会集团等信念和习俗及规范相协调。如遵守家规、校规、院规。

4.知识技术层次

知识技术层次是指对日常生活或工作中涉及的知识及使用的设备、技术的适应。例如电脑时代年轻人应学会使用电脑,护士应学会使用先进监护设备、掌握护理技术的方法等。

(三)适应的特性

所有的适应机制,无论是生理的、心理的、文化的或技术的,都有共同特性。

(1)所有的适应机制都是为了维持最佳的身心状态,即内环境的平衡和稳定。

(2)适应是一种全身性的反应过程,可同时包括生理、心理、社会文化甚至技术等各个层次。如医学生在病房实习时,不仅要有充足的体力和心理上的准备,还应掌握足够的专业知识和操作技能,遵守医院、病房的规章制度,并与医师、护士、患者和其他同学做好沟通工作。

(3)适应是有一定限度的,这个限度是由个体的遗传因素如身体条件、才智及情绪的稳定性决定的。如人对冷热不可能无限制的耐受。

(4)适应与时间有关,应激源来得越突然,个体越难以适应;相反,时间越充分,个体越有可能调动更多的应对资源抵抗应激源,适应得就越好,如急性失血时,易发生休克,而慢性失血则可以适应,一般不发生休克。

(5)适应能力有个体差异,这与个人的性格、素质、经历、防卫功能的使用有关。比较灵活和有经验的人,能及时对应激源做出反应,也会应用多种防卫机制,因而比较容易适应环境而生存。

(6)适应功能本身也具有应激性。如许多药物在帮助个体对付原有疾病时,药物产生的不良反应又成为新的应激源给个体带来危害。

(四)应对方式

面对应激源,个体所使用的应对方式、策略或技巧是多种多样的。常用的应对方式如下。

1.去除应激源

避免机体与应激源的接触,如避免食用引起变态反应的食物,远离过热、过吵及不良气味的地方等。

2.增加对应激的抵抗力

适当的营养、运动、休息、睡眠,戒烟、酒,接受免疫接种,定期做疾病筛查等,以便更有效地抵抗应激源。

3.运用心理防卫功能

心理上的防卫能力取决于过去的经验、所受的教育、社会支持系统、智力水平、生活方式、经济状况及出现焦虑的倾向等。此外,坚强度也应作为对抗应激源的一种人格特征。因为一个坚强而刻苦耐劳的人相信:人生是有意义的;人可以影响环境;变化是一种挑战。这种人在任何困境下都能知难而进,尽快适应。人的一生都在学习新的应对方法,用来对抗和征服应激源。

4.采用缓解紧张的方法

缓解紧张的方法如下:①身体运动,可使注意力从担心的事情上分散开来而减轻焦虑。②按摩。③松弛术。④幽默等。

5.寻求支持系统的帮助

一个人的支持系统是由那些能给予他物质上或精神上帮助的人组成的,常包括其家人、朋友、同事、邻居等,此外,曾有过与其相似经历并很好应对过的人,也是支持系统中的重要成员。当个体处于应激状态时,非常需要有人与他一起分担困难和忧愁,共同讨论解决问题的良策,支持系统在对应激的抵抗中起到了强有力的缓冲剂的作用。

6.寻求专业性帮助

专业性帮助包括医师、护士、理疗师、心理医师等专业人员的帮助。人一旦患有身心疾病,就必须及时寻找医护人员的帮助。由医护人员提供针对性的治疗和护理,如药物治疗、心理治疗、物理疗法等,并给予必要的健康咨询和教育来提高患者的应对能力,以利于疾病的痊愈。

四、应激与适应在护理中的应用

当应激源作用于个体,使其处于应激状态时,个体会选择和采取一系列的应对方法对应激进行适应。若适应成功,则机体达到内环境的平衡;若适应失败,则会导致机体产生疾病。为帮助患者提高应对能力,维持身心平衡,护理人员应协助住院患者减轻应激反应,措施如下。

(1)评估患者所受应激的程度、持续时间、过去个体应激的经验等。

(2)分析患者的具体情况,协助患者找出应激源。

(3)安排适宜的住院环境,减少不良环境因素对患者的影响。

(4)协助患者适应实际的健康状况,应对可能出现的心理问题。

(5)协助患者建立良好的人际关系,并与家属合作减轻患者的陌生、孤独感。

(孙慧贤)

第二章

护理程序

第一节　护理评估

护理评估是有目的、有计划、有步骤地收集有关护理对象生理、心理、社会文化和经济等方面的资料，对此进行整理与分析，以判断服务对象的健康问题，为护理活动提供可靠的依据。具体包括收集资料、整理资料和分析资料 3 个部分。

一、收集资料

(一)资料的来源

1.直接来源

护理对象本人，是第一资料来源，也是主要来源。

2.间接来源

(1)护理对象的重要关系人，也就是社会支持性群体，包括亲属、关系亲密的朋友、同事等。

(2)医疗活动资料，如既往实验室报告、出院小结等健康记录。

(3)其他医护人员、放射医师、化验师、药剂师、营养师、康复师等。

(4)护理学及其他相关学科的文献等。

(二)资料的内容

在收集资料的过程中，各个医院均有自己设计的收集资料表，无论依据何种框架，基本内容主要包括一般资料、生活状况及自理程度、健康检查及心理社会状况等。

1.一般资料

一般资料包括患者姓名、性别、出生日期、出生地、职业、民族、婚姻、文化程度、住址等。

2.现在的健康状况

现在的健康状况包括主诉、现病史、入院方式、医疗诊断及目前用药情况。目前的饮食、睡眠、排泄、活动、健康管理等日常生活形态。

3.既往健康状况

既往健康状况包括既往史、创伤史、手术史、家族史、有无过敏史、有无传染病。既往的日常生活形态、烟酒嗜好，女性还包括月经史和婚育史。

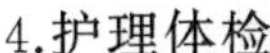

4.护理体检

护理体检包括体温、脉搏、呼吸、血压、身高、体重、生命体征、各系统的生理功能及有无疼痛、眩晕、麻木、瘙痒等，有无感觉（视觉、听觉、嗅觉、味觉、触觉）异常，有无思维活动、记忆能力、认知感受等障碍。

5.实验室及其他辅助检查结果

实验室及其他辅助检查结果包括最近进行的辅助检查的客观资料，如实验室检查、X线检查、病理检查等。

6.心理方面的资料

心理方面的资料包括对疾病的认知和态度、康复的信心、病后情绪、心理感受、应对能力等变化。

7.社会方面的资料

社会方面的资料包括就业状态、角色问题和社交状况；有无重大生活事件，支持系统状况等；有无宗教信仰；享受的医疗保健待遇等。

（三）资料的分类

1.按照资料的来源划分

资料包括主观资料和客观资料。主观资料指患者对自己健康问题的体验和认识。包括患者的知觉、情感、价值、信念、态度、对个人健康状态和生活状况的感知。主观资料的来源可以是患者本人，也可以是患者家属或对患者健康有重要影响的人。客观资料指检查者通过观察、会谈、体格检查和实验等方法得到或被检测出的有关患者健康状态的资料。客观资料获取是否全面和准确主要取决于检查者是否具有敏锐的观察能力及丰富的临床经验。

当护理人员收集到主观资料和客观资料后，应将两方面的资料加以比较和分析，可互相证实资料的准确性。

2.按照资料的时间划分

资料包括既往资料和现时资料。既往资料是指与服务对象过去健康状况有关的资料，包括既往病史、治疗史、过敏史等。现时资料是指与服务对象现在发生疾病有关的状况，如现在的体温、脉搏、呼吸、血压、睡眠状况等。

护理人员在收集资料时，需要将既往资料和现时资料结合起来分析。

（四）收集资料的方法

1.观察

观察是指护理人员运用视、触、叩、听、嗅等感官获得患者、家属及患者所处环境的信息并进行分析判断，是收集有关服务对象护理资料的重要方法之一。观察贯穿在整个评估过程中，可以与交谈同时进行。护理人员应及时、敏锐、连续地对服务对象进行观察，如患者出现面容痛苦、呈强迫体位，就提示患者是否有疼痛，由此进一步询问持续时间、部位、性质等。观察作为一种技能，护理人员在实践中需要不断培养和锻炼，以期得到发展和提高。

2.交谈

护患之间的交谈是一种有目的的医疗活动，使护理人员获得有关患者的资料和信息。一般可分为以下几种。

（1）正式交谈：是指事先通知患者，有目的、有计划的交谈，如入院后的采集病史。

（2）非正式交谈：是指护理人员在日常护理工作中与患者随意自然的交谈，不明确目的，不规定主题、时间，是一种"开放式交流"，以便及时了解服务对象的真实想法和心理反应。

交谈时护理人员应注意沟通技巧的运用，对一些敏感性话题应注意保护患者的隐私。

3.护理体检

护理人员运用体检技能，为护理对象进行系统的身体评估，获取与护理有关的生命体征、身高、体重等，以便收集与护理诊断、护理计划有关的患者方面的资料，及时了解病情变化和发现护理对象的健康问题。

4.阅读

阅读包括查阅护理对象的医疗病历(门诊和住院)、各种护理记录及实验室和辅助检查结果，以及有关文献等。也可以用心理测量及评定量表对服务对象进行心理社会评估。

二、整理资料

为了避免遗漏和疏忽相关及有价值的资料，得到完整全面的资料，常依据某个护理理论模式设计评估表格，护理人员依据表格全面评估，整理资料。

(一)按戈登的功能性健康形态整理分类

1.健康感知-健康管理形态

健康感知-健康管理形态指服务对象对自己健康状态的认识和维持健康的方法。

2.营养代谢形态

营养代谢形态包括食物的利用和摄入情况。如营养、液体、组织完整性、体温调节及生长发育等的需求。

3.排泄形态

排泄形态主要指肠道、膀胱及皮肤的排泄状况。

4.活动-运动形态

活动-运动形态包括运动、活动、休闲与娱乐状况。

5.睡眠-休息形态

睡眠-休息形态指睡眠、休息及精神放松的状况。

6.认知-感受形态

认知-感受形态包括与认知有关的记忆、思维、解决问题和决策及与感知有关的视、听、触、嗅等功能。

7.角色-关系形态

家庭关系、社会中角色任务及人际关系的互动情况。

8.自我感受-自我概念形态

自我感受-自我概念形态指服务对象对于自我价值与情绪状态的信念与评价。

9.性-生殖形态

性-生殖形态主要指性发育、生殖器官功能及对性的认识。

10.应对-压力耐受形态

应对-压力耐受形态指服务对象压力程度、应对与调节压力的状况。

11.价值-信念形态

价值-信念形态指服务对象的思考与行为的价值取向和信念。

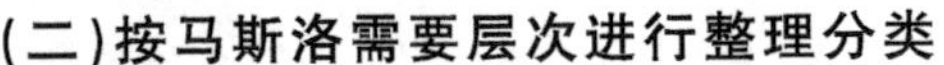

(二)按马斯洛需要层次进行整理分类

1.生理需要

体温 39 ℃,心率 120 次/分,呼吸 32 次/分,腹痛等。

2.安全的需要

对医院环境不熟悉,夜间睡眠需开灯,手术前精神紧张,走路易摔倒等。

3.爱与归属的需要

患者害怕孤独,希望有亲友来探望等。

4.尊重与被尊重的需要

如患者说“我现在什么事都不能干了”“你们应该征求我的意见”等。

5.自我实现的需要

担心住院会影响工作、学习,有病不能实现自己的理想等。

(三)按北美护理诊断协会(NANDA)的人类反应形态分类

1.交换

交换包括营养、排泄、呼吸、循环、体温、组织的完整性等。

2.沟通

沟通主要指服务对象与人沟通交往的能力。

3.关系

关系指社交活动、角色作用和性生活形态等项目。

4.价值

价值包括个人的价值观、信念、宗教信仰、人生观及精神状况。

5.选择

选择包括个人的应对能力、判断能力及寻求健康所表现的行为。

6.移动

移动包括身体活动能力、休息、睡眠、娱乐及休闲状况、日常生活自理能力等。

7.感知

感知包括自我概念、感知和意念。

8.知识

知识包括对健康的认知能力、学习状况及思考过程。

9.感觉

感觉包括个人的舒适、情感和情绪状况。

三、分析资料

(一)检查有无遗漏

将资料进行整理分类之后,应仔细检查有无遗漏,并及时补充,以保证资料的完整性及准确性。

(二)与正常值比较

收集资料的目的在于发现护理对象的健康问题。因此,护理人员应掌握常用的正常值,将所收集到的资料与正常值进行比较,并在此基础上进行综合分析,以发现异常情况。

(三)评估危险因素

有些资料虽然目前还在正常范围,但是由于存在危险因素,若不及时采取预防措施,以后很可能会出现异常,损害服务对象的健康。因此,护理人员应及时收集资料来评估这些危险因素。

护理评估通过收集服务对象的健康资料,对资料进行组织、核实和分析,确认服务对象对现存的或潜在的健康问题或生命过程的反应,为作出护理诊断和进一步制定护理计划奠定了基础。

四、资料的记录

(一)原则

书写全面、整洁、简练、流畅,客观资料运用医学术语,避免使用笼统、模糊的词,主观资料尽量引用护理对象的原话。

(二)记录格式

根据资料的分类方法,根据各医院,甚至各病区的特点自行设计,多采用表格式记录。与患者第一次见面收集到的资料记录称入院评估,要求详细、全面,是制定护理计划的依据,一般要求在入院后 24 小时内完成。住院期间根据患者病情天数,每天或每班记录,反映患者的动态变化,用以指导护理计划的制定、实施、评价和修订。

(周　杰)

第二节　护 理 诊 断

护理诊断是护理程序的第 2 个步骤,是在评估的基础上对所收集的健康资料进行分析,从而确定服务对象的健康问题及引起健康问题的原因。护理诊断是一个人生命过程中的生理、心理、社会文化发展及精神方面健康状况或问题的一个简洁、明确的说明,这些问题都在护理职责范围之内,能够用护理的方法解决的问题。

一、护理诊断的概念

北美护理诊断协会(NANDA)提出并通过了护理诊断的定义:护理诊断是关于个人、家庭、社区对现存或潜在的健康问题及生命过程反应的一种临床判断,是护理人员为达到预期的结果选择护理措施的基础,这些预期结果应能通过护理职能实现。

二、护理诊断的组成部分

护理诊断有 4 个组成部分:名称、定义、诊断依据和相关因素。

(一)名称

名称是对服务对象健康状况的概括性的描述。应尽量使用 NANDA 认可的护理诊断名称,以有利于护理人员之间的交流和护理教学的规范。常用改变、受损、缺陷、无效或低效等特定描述语。如便秘,有皮肤完整性受损的危险。

(二)定义

定义是对名称的一种清晰的、正确的表达,并以此与其他诊断相鉴别。一个诊断的成立必须

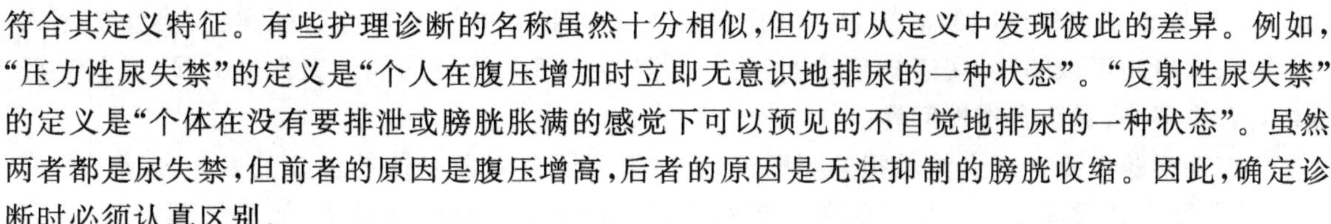

符合其定义特征。有些护理诊断的名称虽然十分相似，但仍可从定义中发现彼此的差异。例如，"压力性尿失禁"的定义是"个人在腹压增加时立即无意识地排尿的一种状态"。"反射性尿失禁"的定义是"个体在没有要排泄或膀胱胀满的感觉下可以预见的不自觉地排尿的一种状态"。虽然两者都是尿失禁，但前者的原因是腹压增高，后者的原因是无法抑制的膀胱收缩。因此，确定诊断时必须认真区别。

(三)诊断依据

诊断依据是作出护理诊断的临床判断标准。诊断依据常常是患者所具有的一组症状和体征，以及有关病史，也可以是危险因素。对于潜在的护理诊断，其诊断依据则是原因本身(危险因素)。

诊断依据依其在特定诊断中的重要程度分为主要依据和次要依据。

1.主要依据

主要依据是指形成某一特定诊断所应具有的一组症状和体征及有关病史，是诊断成立的必要条件。

2.次要依据

次要依据是指在形成诊断时，多数情况下会出现的症状、体征及病史，对诊断的形成起支持作用，是诊断成立的辅助条件。

例如，便秘的主要依据是"粪便干硬，每周排大便不到 3 次"，次要依据是"肠鸣音减少，自述肛门部有压力和胀满感，排大便时极度费力并感到疼痛，可触到肠内嵌塞粪块，并感觉不能排空"。

(四)相关因素

相关因素是指造成服务对象健康状况改变或引起问题产生的情况。常见的相关因素包括以下几个方面。

1.病理生理方面的因素

指与病理生理改变有关的因素。例如，"体液过多"的相关因素可能是右心衰竭。

2.心理方面的因素

指与服务对象的心理状况有关的因素。例如，"活动无耐力"可能是由疾病后服务对象处于较严重的抑郁状态引起的。

3.治疗方面的因素

指与治疗措施有关的因素(用药、手术创伤等)。例如，"语言沟通障碍"的相关因素可能是使用呼吸机时行气管插管。

4.情景方面的因素

指环境、情景等方面的因素(陌生环境、压力刺激等)。例如，"睡眠形态紊乱"可能与住院后环境改变有关。

5.年龄因素

指在生长发育或成熟过程中与年龄有关的因素。如婴儿、青少年、中年、老年各有不同的生理、心理特征。

三、护理诊断与合作性问题及医疗诊断的区别

(一)合作性问题——潜在并发症

在临床护理实践中，护理人员常遇到一些无法完全包含在 NANDA 制定的护理诊断中的问题，而这些问题也确实需要护理人员提供护理措施。因此，1983 年，卡尔佩尼托(Lynda Juall

Carpenito)提出了合作性问题的概念。她把护理人员需要解决的问题分为两类:一类经护理人员直接采取措施可以解决,属于护理诊断;另一类需要护理人员与其他健康保健人员,尤其是医师共同合作解决,属于合作性问题。

合作性问题需要护理人员承担监测职责,及时发现服务对象身体并发症的发生和情况的变化,但并非所有并发症都是合作性问题。有些可通过护理措施预防和处理,属于护理诊断;只有护理人员不能预防和独立处理的并发症才是合作性问题。合作性问题的陈述方式是“潜在并发症:××××”。如“潜在并发症:脑出血”。

(二)护理诊断与合作性问题及医疗诊断的区别

1.护理诊断与合作性问题的区别

护理诊断是护理人员独立采取措施能够解决的问题;合作性问题需要医师、护理人员共同干预处理,处理决定来自医护双方。对合作性问题,护理措施的重点是监测。

2.护理诊断与医疗诊断的区别

明确护理诊断和医疗诊断的区别对区分护理和医疗两个专业、确定各自的工作范畴和应负的法律责任非常重要。两者主要区别见表 2-1。

表 2-1 护理诊断与医疗诊断的区别

项目	护理诊断	医疗诊断
临床判断的对象	对个体、家庭、社会的健康问题/生命过程反应的一种临床判断	对个体病理生理变化的一种临床判断
描述的内容	描述的是个体健康问题的反应	描述的是一种疾病
决策者	护理人员	医疗人员
职责范围	在护理职责范围内进行	在医疗职责范围内进行
适应范围	适用于个体、家庭、社会的健康问题	适用于个体的疾病
数量	往往有多个	一般情况下只有一个
是否变化	随病情的变化而变化	一旦确诊则不会改变

四、护理诊断的分类方法及标准

(一)按照护理诊断或健康所处的状态来分类

可分为现存的、潜在的、健康的和综合的几种类型。

1.现存的护理诊断

现存的护理诊断是指服务对象评估时正感到的不适或存在的反应。书写时,通常将“现存的”省略。例如,“清理呼吸道无效”和“焦虑”即为现存的护理诊断。

2.潜在的护理诊断

潜在的护理诊断是指服务对象目前尚未发生问题,但因为有危险因素存在,若不进行预防处理就一定会发生的问题。用“有……的危险”进行描述,如“有感染的危险”即为潜在的护理诊断。

3.健康的护理诊断

健康的护理诊断描述的是个人、家庭或社区人群具有的能进一步提高健康水平的临床判断。例如,“母乳喂养有效”。

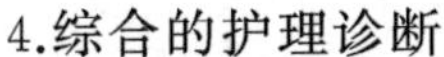

4.综合的护理诊断

综合的护理诊断是指一组由某种特定的情境或事件所引起的现存的或潜在的护理诊断。

5.可能的护理诊断

可能的护理诊断是指已有资料支持这一诊断的提出，但是目前能明确该诊断的资料尚不充分，需要进一步收集资料以确认或排除该护理诊断。

(二)确定护理诊断时究竟依据何种标准，哪些诊断可以得到医护人员的普遍认可

目前，我国普遍使用的是NANDA的分类体系。包括人类反应形态分类体系和功能性健康形态分类体系。

1.人类反应形态分类体系

护理诊断的人类反应分类体系：交换，沟通，关系，价值，选择，活动，感知，认知，感觉。

(1)交换：①营养失调，高于机体需要量；②营养失调，低于机体需要量；③营养失调，潜在高于机体需要量；④有感染的危险；⑤有体温改变的危险；⑥体温过低；⑦体温过高；⑧体温调节无效；⑨反射失调；⑩便秘；⑪感知性便秘；⑫结肠性便秘；⑬腹泻；⑭大便失禁；⑮排尿异常；⑯压迫性尿失禁；⑰反射性尿失禁；⑱急迫性尿失禁；⑲功能性尿失禁；⑳完全性尿失禁；㉑尿潴留；㉒组织灌注量改变(肾、脑、心肺、胃肠、周围血管)；㉓体液过多；㉔体液不足；㉕体液不足的危险；㉖心排血量减少；㉗气体交换受损；㉘清理呼吸道无效；㉙低效性呼吸形态；㉚不能维持自主呼吸；㉛呼吸机依赖；㉜有受伤的危险；㉝有窒息的危险；㉞有外伤的危险；㉟有误吸的危险；㊱自我防护能力改变；㊲组织完整性受损；㊳口腔黏膜改变；㊴皮肤完整性受损；㊵有皮肤完整性受损的危险；㊶调节颅内压能力下降；㊷精力困扰。

(2)沟通：语言沟通障碍。

(3)关系：①社会障碍；②社交孤立；③有孤立的危险；④角色紊乱；⑤父母不称职；⑥有父母不称职的危险；⑦有父母亲子依恋改变的危险；⑧性功能障碍；⑨家庭作用改变；⑩照顾者角色障碍；⑪有照顾者角色障碍的危险；⑫家庭作用改变：酗酒；⑬父母角色冲突；⑭性生活形态改变。

(4)价值：①精神困扰；②增进精神健康：潜能性。

(5)选择：①个人应对无效；②调节障碍；③防卫性应对；④防卫性否认；⑤家庭应对无效：失去能力；⑥家庭应对无效：妥协性；⑦家庭应对：潜能性；⑧社区应对：潜能性；⑨社区应对无效；⑩遵守治疗方案无效(个人的)；⑪不合作(特定的)；⑫遵守治疗方案无效(家庭的)；⑬遵守治疗方案无效(社区的)；⑭遵守治疗方案有效(个人的)；⑮抉择冲突(特定的)；⑯寻求健康行为(特定的)。

(6)活动：①躯体移动障碍；②有周围血管神经功能障碍的危险；③有围术期外伤的危险；④活动无耐力；⑤疲乏；⑥有活动无耐力的危险；⑦睡眠形态紊乱；⑧娱乐活动缺乏；⑨持家能力障碍；⑩保持健康的能力改变；⑪进食自理缺陷；⑫吞咽障碍；⑬母乳喂养无效；⑭母乳喂养中断；⑮母乳喂养有效；⑯婴儿吸吮方式无效；⑰沐浴/卫生自理缺陷；⑱穿戴/修饰自理障碍；⑲如厕自理缺陷；⑳生长发育改变；㉑环境改变应激综合征；㉒有婴幼儿行为紊乱的危险；㉓婴幼儿行为紊乱；㉔增进婴幼儿行为(潜能性)。

(7)感知：①自我形象紊乱；②自尊紊乱；③长期自我贬低；④情境性自我贬低；⑤自我认同紊乱；⑥感知改变(特定的)(视、听、运动、味、触、嗅)；⑦单侧感觉丧失；⑧绝望；⑨无能为力。

(8)认知：①知识缺乏(特定的)；②定向力障碍；③突发性意识模糊；④渐进性意识模糊；⑤思

维过程改变；⑥记忆力障碍。

(9)感觉：①疼痛；②慢性疼痛；③功能障碍性悲哀；④预感性悲哀；⑤有暴力行为的危险：对自己或对他人；⑥有自伤的危险；⑦创伤后反应；⑧强奸创伤综合征；⑨强奸创伤综合征：复合性反应；⑩强奸创伤综合征：沉默性反应；⑪焦虑；⑫恐惧。

2.功能性健康形态分类体系

(1)健康感知-健康管理形态：①生长发育异常；②有生长异常的危险；③健康维护能力异常；④外科手术后恢复延迟；⑤寻求健康行为；⑥个人执行治疗计划无效；⑦社区执行治疗计划不当/无效；⑧家庭执行治疗计划不当/无效；⑨不合作；⑩有遭受损伤的危险；⑪有窒息的危险；⑫有中毒的危险；⑬有外伤的危险；⑭有围术期体位性损伤的危险。

(2)营养-代谢形态：①有体温改变的危险；②体温过低；③体温过高；④体温调节无效；⑤体液不足；⑥体液过多；⑦有体液不平衡的倾向；⑧有感染的危险；⑨有感染他人的危险；⑩乳胶变态反应；⑪有乳胶变态反应的危险；⑫营养改变：低于机体需要量；⑬母乳喂养有效；⑭母乳喂养无效/不当；⑮母乳喂养中断；⑯出牙异常；⑰婴儿喂养不当/无效；⑱吞咽困难；⑲营养改变：高于机体需要量；⑳营养改变：有高于机体需要量的危险；㉑保护能力改变；㉒口腔黏膜异常；㉓皮肤完整性受损。

(3)排泄形态：①排便异常；②便秘；③有便秘的危险；④感知性便秘；⑤腹泻；⑥排便失禁；⑦排尿形态改变；⑧尿潴留；⑨完全性尿失禁；⑩反射性尿失禁；⑪急迫性尿失禁；⑫有急迫性尿失禁的危险；⑬压力性尿失禁；⑭功能性尿失禁；⑮成熟性遗尿。

(4)活动-运动形态：①活动无耐力；②适应能力下降：颅内的；③心排血量减少；④失用综合征；⑤娱乐活动缺乏；⑥持家能力障碍；⑦婴儿行为紊乱；⑧有婴儿行为紊乱的危险；⑨躯体移动障碍；⑩床上活动障碍；⑪步行活动障碍；⑫借助于轮椅活动障碍；⑬轮椅转移能力障碍；⑭有周围神经血管功能障碍的危险；⑮有呼吸功能异常的危险；⑯功能障碍性脱离呼吸机的危险；⑰清理呼吸道无效；⑱低效性呼吸形态；⑲气体交换受损；⑳不能维持自主呼吸；㉑自理缺陷综合征：特定的(使用器具、进食、沐浴、卫生、穿衣、修饰)；㉒组织灌注量改变(肾、脑、心、肺、胃肠、外周神经)。

(5)睡眠-休息形态：①睡眠形态紊乱；②睡眠剥夺。

(6)认知-感知形态：①不舒适；②疼痛；③急性疼痛；④慢性疼痛；⑤恶心；⑥意识模糊/错乱；⑦急性意识模糊/错乱；⑧慢性意识模糊/错乱；⑨决策冲突；⑩反射失调；⑪有自主反射失调的危险；⑫环境解析障碍综合征；⑬知识缺乏：特定的；⑭有误吸的危险；⑮感知改变(特定的)：(视、听、触、味、嗅、动觉)；⑯思维过程异常；⑰记忆受损；⑱忽略单侧身体。

(7)自我认识-自我概念形态：①焦虑；②对死亡的恐惧；③疲乏；④恐惧；⑤绝望；⑥无能为力感；⑦自我形象紊乱；⑧自我认同紊乱；⑨自尊紊乱；⑩长期自尊低下；⑪情境性自尊低下。

(8)角色-关系形态：①沟通障碍；②语言沟通障碍；③家庭运作改变/异常；④家庭运作异常：酗酒；⑤悲伤；⑥预期性悲哀；⑦功能障碍性悲伤；⑧经常性悲伤；⑨有孤独的危险；⑩有亲子依附关系异常的危险；⑪父母不称职；⑫亲职角色冲突；⑬角色紊乱；⑭社交障碍；⑮社交孤立。

(9)性-生殖形态：①性功能障碍；②性生活改变。

(10)应对-应激耐受形态：①调节障碍；②照顾者角色困难；③个人应对能力失调；④防卫性应对；⑤否认性应对；⑥否认性应对失调；⑦家庭应对无效：无能性；⑧家庭妥协性应对能力失调；⑨家庭有潜力增强应对能力社区应对能力失调；⑩社区有潜力增强应对能力；⑪能量场紊乱；⑫创伤后反应；⑬强暴后创伤综合征；⑭有创伤后综合征的危险；⑮迁居压力综合征；⑯有自我伤

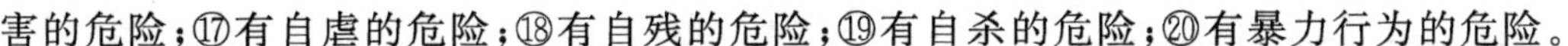

害的危险;⑰有自虐的危险;⑱有自残的危险;⑲有自杀的危险;⑳有暴力行为的危险。

(11)价值-信念形态:①精神困扰;②有精神困扰的危险;③有潜力增强精神安适。

五、护理诊断的形成

护理诊断包括针对护理评估整理的资料进行分析,与标准进行比较、判断,初步提出问题并进行分析,将符合护理诊断定义、属于护理职责范围、能用护理方法解决或缓解的问题列出。形成过程包括以下 3 个步骤:①分析资料;②确认健康问题、危险因素和服务对象的需求;③形成护理诊断(见表 2-2)。

表 2-2 某护理对象护理诊断形成的过程

临床资料	与标准比较、分析、判断	形成护理诊断
体温 40 ℃	高于正常	体温过高
心率 108 次/分	高于正常	
白细胞:15×10^9/L	高于正常	
皮肤潮红、大汗、咳嗽、口渴、头晕、头痛等	可能感染、发热的表现	
住院两天,早餐均未进食,午餐连续喝一碗汤,晚餐进食半碗白米稀饭	不足以供应身体需要的营养	营养摄取低于机体需要量
(男)身高 175 cm,体重 50.2 kg	体重过轻	
走到厕所需靠墙休息数次	可能是活动耐力降低	活动无耐力

六、护理诊断的陈述

戈登主张护理诊断的陈述应包括 3 个部分:健康问题、症状或体征和原因。

(一)健康问题

健康问题包括服务对象现存的和潜在的健康问题。

(二)症状或体征

症状或体征是指与健康问题有关的症状或体征。临床症状或体征往往提示服务对象有健康问题存在。例如,急性心肌梗死时心前区疼痛是此人健康问题的重要特征。

(三)原因

原因是指影响服务对象健康状况的直接因素、促发因素或危险因素。疾病的原因往往是比较明确的,而健康问题的原因往往因人而异,如失眠,其原因可能有焦虑、饥饿、环境改变、体位不舒适等,而且不同的疾病可能有相同的健康问题。

一个完整的护理诊断通常由 3 个部分构成,即:①健康问题;②原因;③症状或体征,又称 PES 公式。例如,营养失调:高于机体需要量(P),肥胖(S):与进食过多有关(E);排便异常(P):便秘(S),与生活方式改变有关(E)。但目前临床上趋向于将护理诊断简化为两部分,即:P+E 或S+E。例如,①皮肤完整性受损(P):与局部组织长期受压有关(E);②便秘(S):与生活方式改变有关(E)。

无论 3 个部分陈述还是 2 个部分陈述,原因的陈述不可或缺,只有明确原因才能为制定护理计划指明方向,而且原因的陈述常用“与……有关”来连接,准确表述健康问题与原因之间的关系,有助于护理人员确定该诊断是否成立。

七、陈述护理诊断的注意事项

(一)名称清楚

护理诊断所列名称应明确、简单易懂。

(二)护理诊断并非医疗诊断

应是护理措施能够解决的问题。

(三)勿将医学诊断当作导致问题的相关因素

如“潜在性皮肤受损:与糖尿病有关”。

(四)勿将护理对象的症状或体征当作问题

如“尿少:与水的摄入不足有关”。

(五)勿将护理诊断的问题与相关因素相混淆

如“糖尿病知识不足:与缺乏糖尿病知识有关”。

(六)全面诊断

列出的护理诊断应贯彻整体的观点,做全面的诊断。故一个患者可有多个护理诊断,并随病情发展而变化。

(七)避免作出带有价值判断的护理诊断

如“卫生不良:与懒惰有关”“社交障碍:与缺乏道德有关”。

(八)避免使用可能引起法律纠纷的语句

如“有受伤的危险:与护理人员未加床挡有关”。

护理诊断对服务对象的健康状况进行了准确的描述,界定了护理工作的范畴,指出了护理的方向,为护理计划的制订提供了依据。

(周　杰)

第三节　护理计划

护理计划是护理程序的第 3 个步骤,是制定护理对策的过程。护理人员在评估及诊断的基础上,对患者的健康问题、护理目标及护理人员所要采取的护理措施的一种书面说明,通过护理计划,可以使护理活动有组织、有系统地满足患者的具体需要。

一、护理计划的种类

护理计划从与服务对象刚接触开始,直到因服务对象离开医疗机构、终止护患关系而结束。计划的类型可分为入院护理计划、住院护理计划和出院护理计划。

(一)入院护理计划

入院护理计划指护理人员经入院评估后制订的综合护理计划。评估资料不仅来源于书面数据,而且来源于服务对象的身体语言和直觉信息。由于住院期有逐渐缩短的趋势,因此计划应在入院评估后尽早开始,并根据情况及时修改。

(二)住院护理计划

护理人员根据获取的新评估资料和服务对象对护理的反应,制订较入院计划更为个体化的住院护理计划。住院护理计划也可在护理人员接班后制订,主要确定本班为服务对象所提供的护理项目。根据住院评估资料,护理人员每天制订护理计划,以达到以下目的:①确定服务对象的健康状况是否发生改变。②排列本班护理活动的优先顺序。③决定本班需要解决的核心问题。④协调护理活动,通过一次护理活动解决服务对象多个问题。

(三)出院护理计划

随着平均住院期的缩短,患者出院后仍然需要护理。因此,出院护理计划是总体护理计划的重要组成部分。有效出院护理计划的制定从第 1 次与服务对象接触开始,护理人员以全面而及时地满足服务对象需要的信息为基础,根据服务对象住院和出院时的评估资料,推测如何满足服务对象出院后的需要而制定。

二、护理计划的过程

护理计划包括 4 个方面的内容:①排列护理诊断的顺序;②制定预期目标;③制定护理措施;④书写护理计划。

(一)排列护理诊断的顺序

1.处理护理诊断提出问题的先后顺序

鉴于护理诊断的多样性,因此,在拟定计划时首先应明确处理护理诊断提出问题的先后次序。一般对护理诊断的排序按首优、中优、次优进行排列,分出轻重缓急,先解决主要问题或以主要问题为重点,再依次解决所有问题,做到有条不紊。

(1)首优问题:涉及的问题是直接威胁生命,需要立即采取行动予以解决的问题。如心排血量减少、气体交换受损、清理呼吸道无效、不能维持自主呼吸、严重体液不足、组织灌流量改变等问题。

(2)中优问题:涉及的问题不直接威胁生命,但对护理对象的身心造成痛苦并严重影响健康。如急性疼痛、组织或皮肤完整性受损、体温过高、睡眠形态紊乱、有受伤的危险、有感染的危险、焦虑、恐惧等。

(3)次优问题:涉及的问题是需要护理人员的少量支持就可以解决或可以考虑暂时放后面的问题,虽然不如生理需要和安全需要问题迫切,但并非不重要,同样需要护理人员给予帮助,使问题得到解决,以便对象达到最佳健康状态。如社交孤立、家庭作用改变、角色冲突、精神困扰等。

首优、中优、次优的顺序在护理的过程中不是固定不变的,随着病情的变化,威胁生命的问题得以解决,生理需要获得一定程度的满足后,中优或次优的问题可以上升为“首优问题”。

2.排列护理诊断顺序应遵循的原则

(1)结合护理理论模式:常用的有马斯洛的人类基本需要层次论。先考虑满足基本生活的需要,再考虑高水平的需要。将对生理功能平衡状态威胁最大的问题排在最前面。如对氧气的需要优先于对水的需要,对水的需要优先于对食物的需要。

(2)紧急情况:危及生命的问题始终摆在护理行动的首位。

(3)与治疗计划相一致:要考虑不与医疗措施相抵触。

(4)取得护理对象的信任与合作:注重服务对象的个人需求,尊重护理对象的意愿,共同讨论达成一致,即服务对象认为最为迫切的问题,如果与治疗、护理原则无冲突,可考虑优先解决。

(5)尊重服务对象的健康价值观和信仰:根据服务对象的健康价值观和信仰排列护理诊断顺序。

(6)考虑设备资源及所需的时间:一定要考虑在现有的条件下能否实施,否则计划形同虚设,措施无法实施,问题也就得不到解决。

(7)潜在的问题要全面评估:一般认为现存问题应优先解决,但有时潜在的和需协同处理的问题并非首优问题,有时后者比前者更重要。护理人员应根据理论知识和临床经验对潜在的问题全面评估。例如,大面积烧伤处于休克期时,有体液不足的危险,如果不及时预防,就会危及服务对象生命,应列为首优问题。

(二)制定预期目标

预期目标也称预期结果,是期望的护理结果。指在护理措施实施之后,期望能够达到的健康状态或行为的改变,其目的是为制定的护理措施提供方向及为护理效果评价提供标准。

1.分类

根据实现目标所需的时间分为短期目标和长期目标。

(1)短期目标:是指在较短的时间内(几天、几小时)能够达到的目标,适合于住院时间较短、病情变化快者。例如,“3 天后、服务对象下床行走 50 m”“用药 2 小时后服务对象自述疼痛消失”等都是短期目标。

(2)长期目标:是指需要相对较长时间(数周、数月)才能够达到的目标。可以分为两类。一类是需要护理人员针对一个长期存在的问题采取连续性行动才能达到的长期目标。例如,一个长期卧床的服务对象需要护理人员在整个卧床期间给予精心的皮肤护理以预防发生压疮,长期目标可以描述为“卧床期间皮肤完整无破损”。另一类是需要一系列短期目标的实现才能达到的长期目标。例如,“半年内体重减轻12 kg”,最好通过一系列短期目标来实现,可以定为“每周体重减轻 0.5 kg”。短期目标的实现使人看到进步,增强实现长期目标的信心。

2.陈述

目标的陈述方式:主语+谓语+行为标准+条件状语。

(1)主语:是指服务对象或服务对象的一部分或与服务对象有关的因素。如护理对象的血压、脉搏、体重等。主语为护理对象本人时可以省略。

(2)谓语:是指主语将要完成且能被观察到的行为,用行为动词陈述。如说明、解释、走、喝等。

(3)行为标准:是指主语完成该行为将要达到的程度。如时间、距离、速度、次数、重量、计量单位(个、件等)、容量等。

(4)条件状语:是指服务对象完成该行为所必须具备的条件状况,即在什么样的条件下达到目标,并非所有目标陈述都包括此项。如在护理人员的帮助下、在学习后、在凭借扶手后等。

3.制定预期目标的注意事项

(1)目标应以服务对象为中心:目标陈述的是服务对象的行为,而非护理活动本身。目标应说明服务对象将要做什么、怎么做、什么时候做、做到什么程度,而不是描述护理人员的行为或护理人员采取的护理措施。

(2)目标应切实可行:既应在护理对象的能力范围之内,又要能激发服务对象的能动性,且与医疗条件相匹配。

(3)目标应有明确的针对性:一个预期目标只能针对一个护理诊断,一个护理诊断可有多个

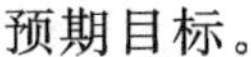

预期目标。

(4)目标应具体:预期目标应是可观察、可测量的,避免使用含糊不清、不明确的词,如活动适量、饮酒量减少等,不易被观察和测量,难以进行评价。

(5)目标应有时间限制:预期目标应注明具体时间。如 3 天后,2 小时内、出院时等,为确定何时评价提供依据。

(6)目标必须有据可依:护理人员应根据医学、护理知识、个人临床经验及服务对象的实际情况制定目标,以保证目标的可行性。

(7)关于潜在并发症的目标:潜在并发症是合作性问题,仅通过护理往往无法阻止,护理人员只能监测并发症的发生与发展。因此,潜在并发症的目标可这样书写:并发症被及时发现并得到及时处理。

(三)制定护理措施

护理措施是指有助于实现预期目标的护理活动及其具体实施方法。护理措施的制定必须围绕已明确的护理诊断和拟定的护理目标,针对护理诊断提出的原因,结合服务对象的具体情况,运用护理知识和经验作出决策。

1.护理措施的分类

(1)独立性护理措施:是指护理人员运用护理知识和技能可独立完成的护理活动,即护嘱。

(2)合作性护理措施:是指护理人员与其他医护人员共同合作完成的护理活动。例如,与营养师一起制订符合服务对象病情的饮食计划。

(3)依赖性护理措施:是指护理人员执行医嘱的护理活动。例如,给药。然而护理人员不是盲目地执行医嘱,应能够判别医嘱正确与否。

2.制订护理措施的原则

(1)护理措施必须具有一定的理论依据,应保证护理对象安全。

(2)护理措施针对护理诊断提出的原因而制订,其目的是达到预期的护理目标。

(3)应用现有资源,护理措施切实可行,因人而异,与个体情况相适应,与护理对象的价值观和信仰不相违背。

(4)与其他医护人员的处理方法不冲突,相辅相成。

(5)护理措施的描述应准确、明了。一项完整的护理措施应包括日期、具体做什么、怎样做、执行时间和签名。

(6)鼓励服务对象参与制订护理措施,保证护理措施的最佳效果。

(四)护理计划的书写

护理计划的书写就是将已明确的护理诊断、目标、措施书写成文,以便指导和评价护理活动。各个医疗机构护理计划的书写格式不尽相同,一般都有护理诊断、预期目标、护理措施和评价 4 个栏目。

书写时注意应用标准医学术语,包括护理活动的合作者,出院和家庭护理的内容,制定日期和责任护士都要书写完整。

标准护理计划的出现,简化了护理计划的书写工作。标准护理计划是根据临床经验,推测出在一个特定的护理诊断或健康状态下,服务对象所具有的共同的护理需要,根据需要预先印刷好的护理计划表格。护理人员只需在一系列护理诊断中勾画出与服务对象有关的护理诊断,按标准计划去执行。对于标准护理计划上没有列出,而服务对象却具备的护理诊断,须按护理计划格式填写附加护理计划单，补充服务对象特殊的护理诊断、预期目标、护理措施和评价。

随着计算机在病历管理中的应用，护理计划也逐渐趋向计算机化。标准护理计划被输入存储器后，护理人员可以随时调阅标准护理计划或符合服务对象实际情况的护理计划。制订某服务对象具体的护理计划，步骤如下：①将护理评估资料输入计算机，计算机将会显示相应的护理诊断。②选定护理诊断后，计算机即可显示与护理诊断相对应的原因、预期目标。③在出现预期目标后，计算机即提示可行的护理措施。④选择护理措施，制定出一份个体化的护理计划。⑤打印护理计划。

护理计划明确了服务对象健康问题的轻重缓急及护理工作的重点，确定了护理工作的目标，制定了实现预期目标的护理措施，为护理人员解决服务对象健康问题，满足服务对象健康需要的护理活动提供了行动指南。

（周　杰）

第四节　护理实施

护理实施是护理程序的第 4 个步骤，是将护理计划付诸实施的过程。通过实施，可以解决护理问题，并可以验证护理措施是否切实可行。其工作内容包括实施措施、写出记录、继续收集资料。这一步要求护理人员不仅具备丰富的专业知识，还要具备熟练的操作技能和良好的人际沟通能力，才能保证患者得到高质量的护理。

一、实施的过程

（一）实施前思考

要求护理人员在护理实施前思考以下问题。

1.做什么

回顾已制订好的护理计划，保证计划内容是合适的、科学的、安全的、符合患者目前情况的。然后，组织所要实施的护理措施。这样一次接触患者时可以根据计划有顺序地执行数个护理措施。

2.谁去做

确定哪些护理措施是护理人员自己做，哪些是由辅助护理人员执行，哪些是由其他医护人员共同完成，需要多少人。一旦护理人员为患者制订好了护理计划，计划可由下列几种人员完成：①护理人员本人：由制订护理计划的护理人员将计划付诸行动。②其他医护人员：包括其他护理人员、医师和营养师。③患者及其家属：有些护理措施，需要患者及其家属参与或直接完成。

3.怎么做

实施时将采取哪些技术和技巧，并回顾技术操作、仪器操作的过程。如果需要运用沟通交流，则应考虑在沟通中可能遇到的问题，可以使用的沟通技巧。

4.何时做

根据患者的具体情况、健康状态，选择执行护理措施的时间。

(二)实施过程

1.落实

将所计划的护理活动加以组织,落实任务。

2.执行

执行医嘱,保持医疗和护理有机结合。

3.解答

解答服务对象及家属的咨询问题。

4.评价

及时评价实施的质量、效果,观察病情,处理突发急症。

5.收集资料

继续收集资料,及时、准确地完成护理记录,不断补充和修正护理计划。

6.协作

与其他医护人员保持良好关系,做好交班工作。

二、实施护理计划的常用方法

(一)提供专业护理

护理人员运用各种相应的护理技巧来执行护理计划,直接给护理对象提供护理服务。

(二)管理

将护理计划的先后次序进行安排、排序,并委托其他护理人员、其他人员执行护理措施,使护理活动能够最大限度地发挥护理人员的作用,使患者最大程度的受益。

(三)健康教育

对患者及其家属进行疾病的预防、治疗、护理等方面的知识教育。

(四)咨询指导

提供有助于患者健康的信息,指导患者进行自我护理或家属、辅助护理人员对患者的护理。

(五)记录

记录护理计划的执行情况。

(六)报告

及时向医师报告患者出现的身心反应、病情的进展情况。

三、护理实施的记录

护理记录是护理实施阶段的重要内容,是交流护理活动的重要形式。做好护理记录可以保存重要资料,为下一步治疗护理提供可靠依据。护理记录要求及时、准确、可靠地反映患者的健康问题及其进展状况;描述确切客观、简明扼要、重点突出;体现动态性和连续性。

(一)护理记录的内容

护理记录的主要内容包括实施护理措施后服务对象、家属的反应及护理人员观察到的效果,服务对象出现的新的健康问题与病情变化,所采取的临时性治疗、护理措施,服务对象的身心需要及其满足情况,各种症状、体征,器官功能的评价,服务对象的心理状态等。

(二)护理记录的方法

护理文件记录与护理程序的实施同样重要。护理管理者提倡在临床实践中使用具体而统一的护理实践及程序表格，护理人员只需记录护理中所遇到的特殊问题。然而，这种方法有一定的法律争议，认为如果在表格中没有相应的记录，就证明护理人员没有做相应的工作。因此，医院及其他的健康机构要求护理人员认真、详细、完整地记录护理过程。

临床护理记录的方式很多，目前在以患者为中心的整体护理实践中，多采用 PIO 护理记录格式，这是一种简明而又能体现护理程序的记录法（见图 2-1）。①P(problem，问题)：指护理诊断或护理问题。②I(intervention，措施)：是针对患者的问题进行的护理活动。③O(outcome，结果)：护理措施完成后的结果。

科别____ 病区____ 床号____ 姓名____ 年龄____ 住院号____

日期	护理诊断/问题(P)	护理目标(G)	护理措施(I)	签名	护理评价(O)	日期/签名

图 2-1 护理病程记录单

在护理实践中，护理人员需准确、及时记录护理程序的实施过程，我国护理界也根据有关法律规定及护理专业组织的具体要求建立相应的记录标准。在执行护理措施的过程中，需要随时观察，继续收集资料，评估服务对象的变化，以便根据服务对象的动态变化修改护理计划。

护理实施是落实护理计划的实际行动，计划实施以后服务对象的健康状况是否达到了预期结果，下一步的护理活动应如何进行，还需要通过护理评价来完成。

（周 杰）

第五节 护理评价

护理评价是护理程序的最后一个步骤，是确定护理目标是否实现或判断实现的程度。护理评价按预期目标所规定的时间，将护理后服务对象的健康状况与预期目标进行比较并做出评定和修改，了解服务对象对健康问题的反应，验证护理效果，调控护理质量，积累护理经验。

一、列出已制定的护理目标

计划阶段所确定的预期目标可作为护理效果评价的标准。预期目标对评价的作用有以下两个方面：①确定评价阶段所需收集资料的类型；②提供判断服务对象健康资料的标准。例如，预期结果：①每天液体摄入量不少于 2 500 mL；②尿液输出量与液体摄入量保持平衡；③残余尿量低于100 mL。根据以上预期目标，任何一名护理人员都能明确护理评价时所应收集资料的类型。

二、收集与目标有关的资料

为评价预期目标是否达到，护理人员应收集服务对象的相关主客观资料。有些主客观资料

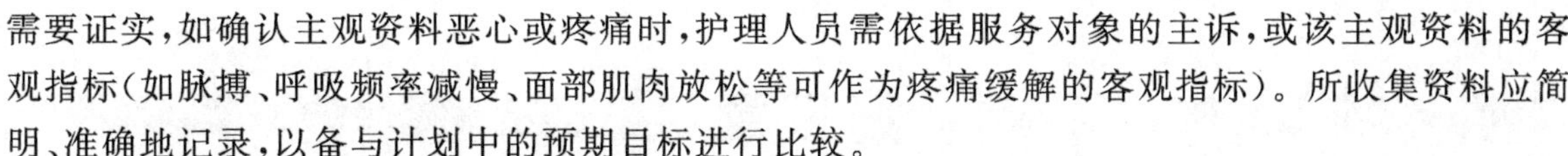

需要证实,如确认主观资料恶心或疼痛时,护理人员需依据服务对象的主诉,或该主观资料的客观指标(如脉搏、呼吸频率减慢、面部肌肉放松等可作为疼痛缓解的客观指标)。所收集资料应简明、准确地记录,以备与计划中的预期目标进行比较。

三、比较收集到的资料和预期目标

评价预期目标是否实现,即评价通过实施护理措施后,原定计划中的预期目标是否已经达到。评价分两步进行。

(一)服务对象实际行为的变化

列出实施护理措施后服务对象的反应。

(二)将服务对象的反应与预期目标比较,了解目标是否实现

预期目标实现的程度可分为3种:①预期目标完全实现;②预期目标部分实现;③预期目标未实现。为便于护理人员之间的合作与交流,护理人员在对预期目标实现与否作出评价后,应记录结论。记录内容为结论及支持资料,然后签名并注明评价的时间。结论即预期目标达到的情况,支持资料是支持评价结论的服务对象的反应。

四、重审护理计划

(一)分析原因

在评价的基础上,对目标部分实现或未实现的原因进行分析,找出问题之所在,可询问的问题包括以下几个:①所收集的基础资料是否欠准确?②护理诊断是否正确?③预期目标是否合适?④护理措施是否适当?是否得到了有效落实?⑤服务对象的态度是否积极,是否配合良好?⑥病情是否已经改变或有新的问题发生?原定计划是否失去了有效性?

(二)全面决定

对健康问题重新估计后,作出全面决定,一般有以下4种可能。①继续:问题仍然存在,目标与措施恰当,计划继续进行。②停止:问题已经解决,停止采取措施。③确认或排除:对可能的问题,通过进一步的收集资料,给予确认或排除。④修订:对诊断、目标、措施中不适当之处加以修改。

护理程序是护理人员通过科学的解决问题的方法确定服务对象的健康状态,明确健康问题的身心反应,并以此为依据,制定适合护理对象的护理计划,采取适当的护理措施以解决确认的问题的过程。其目的是帮助护理对象满足其各种需要,恢复或达到最佳的健康状态。运用护理程序不仅能提高护理质量,促进服务对象健康得到恢复,而且能培养护理人员的逻辑思维,增强其发现问题和解决问题的能力,使业务知识和技能水平得以提高,护患关系也会因此得到改善,同时运用护理程序中完整的护理记录将为护理科研与护理理论的发展奠定基础。

(周　杰)

第三章

护 理 管 理

第一节　护理管理的特点

一、概述

护理管理是指以提高护理质量和工作效率为主要目标的活动过程。世界卫生组织定义的护理管理是为了提高人民的健康水平，系统地利用护士的潜在能力和其他相关人员、设备、环境和社会活动的过程。随着现代医院医疗管理的迅猛发展，护理管理也在大步前行，新的挑战和机遇扑面而来，新的管理理论和方法层出不穷。作为医院管理者，必须充分认识护理管理的特点和内容，并将其灵活应用于医院管理活动中，才能够更好地调动广大护理工作者的积极性，发挥其主观能动性，从而促进护理团队潜力挖掘，创新探索医院管理的流程、技术、服务等方面，为实现医院持续、健康、长远发展贡献力量。

二、护理学的综合性与交叉性

(一)综合性

护理学是以自然科学和社会科学理论为基础的一门综合性应用学科，包含了基础医学、临床医学、预防医学、康复医学以及管理学、经济学、社会学、美学、伦理学等，是一门以研究如何维护、促进、恢复人类健康，并为人们生老病死这一生命现象的全过程提供全面、系统、整体服务的一级学科。

护理管理学是管理学在护理管理工作中的具体应用，是结合护理工作特点研究护理管理活动的普遍规律、基本原理与方法的一门科学。它既属于专业领域管理学，是卫生事业管理中的重要部分，也是现代护理学的分支学科。护理管理学以护理管理专业知识为主，如护理安全、护理质量、护士长执行力、护士长角色、团队建设、绩效考核、培训教学、护理信息管理、护理科研、个人职业发展等，同时涉及其他管理相关知识，如人际沟通、时间管理、品管圈应用、法律法规、心理咨询、经济学、人文伦理、计算机使用等内容，是一门综合性应用学科。

(二)交叉性

护理学交叉性是指由护理学科体系中的一门或一门以上的学科与一门或一门以上的其他学科在研究对象、原理、方法和技术等某些学科要素上跨越原有的学科界限，在一定范围内彼此相交、结合而形成的新的综合理论或系统知识。随着科学技术的发展，护理学科之间表现出既高度细化又高度融合的趋势，通过不同学科之间的交叉渗透占领学术制高点和不断发掘科研创新点，一方面形成并发展了静疗专科、造口专科、糖尿病专科等高度分化的临床专科；另一方面实践并完善了护理信息学、护理心理学、护理经济学等不同学科交流融合的护理交叉学科。不仅有助于融合不同学科之间的范式，整合学科资源，应对医疗卫生问题的复杂化，提升护理学科的社会服务能力；还有助于打破不同学科之间的壁垒，丰富学科内涵，实现护理学科的可持续性发展，培养高素质复合型护理人才。

护理管理学综合运用多种学科的理论和方法，研究在现有医疗条件下，如何通过各学科交叉融合，合理地组织和配置人、财、物、时间、信息等因素，提高护理服务的水平。护理管理学的交叉性，有利于学科的宽度和深度发展，能够提高护理管理人员的综合素质，培养新时代所需的护理管理人才。

三、护理管理的二重性

专业的护理技术与科学的管理方法是提高护理质量的保障，两者相辅相成，缺一不可。不断革新的护理专业技术和方法让护理理念从“以疾病为中心”过渡到“以人为中心”，不仅带来了护理学的历史性飞跃，同时创新和拓展了护理管理模式，最终提高了护理质量。因此，护理管理者必须具备相应的护理学专业技术。

护理管理是现代医院管理的重要组成部分，其管理水平也是医院管理水平的重要体现。护理专业的历史发展进程表明科学管理手段的应用及护理管理方法是发挥护理专业为人类健康服务的角色的重要基础。因此，护理专业是技术与管理的一个有机结合体。

四、护理管理的实践性

护理服务的对象是人，包括基础护理和专科护理等多个层面。护理管理作为护理服务的一个重要方面，也必须在护理工作实践中进行。在护理管理的过程中，其实践范畴包括运用管理学的基本理论和方法，护理工作的诸要素，如人、财、物、时间、信息等进行科学的管理，并通过管理职能即计划、组织、协调、控制、人力资源管理等以确保护理服务科学、正确、及时、安全和有效。

五、护理管理的广泛性

（一）护理管理内容广泛

护理管理涉及护理服务的每一个方面、每一个环节，管理的内容包括护理质量管理、组织管理、护理安全管理、护理运营管理、护理人力资源管理、护理教学管理等多个方面。

（二）护理管理所涉及的人员广泛

护理管理包括管理者及各层级护理人员、护生、相关专业医护人员的管理。护理管理者要与医师、医技、后勤、行政管理等部门，以及患者、家属、单位等多方面发生联系，形成以患者为中心、以护理工作为主体的工作关系，因此协调好这些关系是护理管理的重要内容。

在新的医疗形式和医改政策下，护理管理的职能还在不断拓展延伸。护理管理者有义务向各级管理部门提供最真实的临床数据和事实，参与到医疗改革的建设中，以帮助制订更加利于人民健康的政策和规范。

六、现代护理管理发展特点

(一)管理创新

管理创新是指企业把新的管理要素(如新的管理方法、新的管理手段、新的管理模式等)或要素组合引入企业管理系统以更有效地实现组织目标的创新活动。在知识经济高速发展的今天,管理创新已成为医院发展的核心竞争力。如何在工作中制订切实可行的步骤改善流程、如何寻求新的方法提高服务质量、如何在员工工作范畴内进行创新活动、如何鼓励团队在日常工作中寻找创新等问题已经成为现代护理管理内容的重中之重。

护理管理者应从"大处着想,小处着手"出发,从护理管理理念、管理机制、流程、内容、方法等几个方面进行工作创新,及时找出存在问题,提出整改措施,提高管理及服务水平。在创新项目的实际开展过程中,要求护理管理者及项目负责人能采用多部门商讨,多学科交叉,多手段并用,多角度管理,多环节监控,多渠道推动,甚至多中心合作等综合管理模式,找到临床护理与护理创新项目管理的切入点,用有效的判断方法,确定创新的可行性,平衡风险和机会,逐步实现护理服务创新的长久化。

(二)精细化管理

精细化管理是一种理念,一种文化。它是社会分工精细化、服务质量精细化对现代管理的必然要求。现代管理学认为,科学化管理有三个层次:第一个层次是规范化,第二层次是精细化,第三个层次是个性化。精细化管理也是近年来临床上积极探索的护理管理模式,其主题为"关爱患者、关爱生命",强调"以患者为中心"。精细化护理管理要求护士在护理过程中,充分关注每一项护理细节,具备预见能力,杜绝熟视无睹的危险,消除管理中的死角,及时控制和采取措施,及时发现护理工作中的细节问题,从细节上下工夫,提高护理质量;深入患者,真正了解患者的需要,为患者解决困难,从细节服务上下工夫,从细节上体现护理真情。最终能有效克服传统护理的经验性和盲目性,促使护理人员积极转变护理理念,从被动护理转变为主动护理,改善服务质量,为患者提供全面化、细节化、优质化的护理服务。

(三)信息技术一体化

护理信息系统是指一个由护士和计算机组成,能对护理管理和临床业务技术信息进行收集、存储和处理的系统,是医院信息系统的重要组成部分。包括临床护理信息系统和护理管理信息系统。

护理管理信息系统是医院护理信息系统的重要组成部分,其主要任务是实现对护理活动的规范化、科学化以及现代化管理,运用数据来实现对护理活动过程中的全对象、全过程、全方位的管理,其信息主要来源于临床护理信息系统、医院人力系统、财务系统、物资管理系统及医院其他业务管理信息系统。护理管理者利用信息技术手段,及时动态地掌控护理过程中所涉及的所有人、财、物、业务等信息流,利用数据对护理信息资源进行整合和优化配置,辅助临床护理决策,降低护理管理成本,提升护理质量。

随着"健康中国"上升为国家战略,"健康中国"的蓝图越加清晰,"互联网+医疗"模式逐步打开。"互联网+医疗"是互联网在医疗行业的新应用,其包括了以互联网为载体和技术手段的健康教育、医疗信息查询、电子健康档案、疾病风险评估、在线疾病咨询、电子处方、远程会诊、远程治疗和康复等多种形式的健康医疗服务模式。互联网医疗代表了医疗行业新的发展方向,有利于解决中国医疗资源不平衡和人们日益增加的健康医疗需求之间的矛盾,是国家卫生健康委员

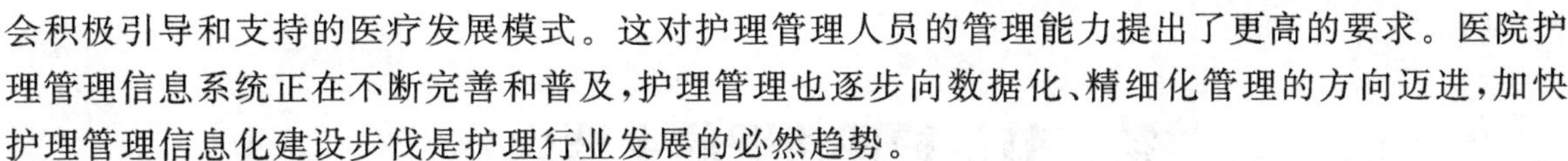

会积极引导和支持的医疗发展模式。这对护理管理人员的管理能力提出了更高的要求。医院护理管理信息系统正在不断完善和普及，护理管理也逐步向数据化、精细化管理的方向迈进，加快护理管理信息化建设步伐是护理行业发展的必然趋势。

（四）柔性管理

柔性管理是一种“以人为中心”的人性化管理模式，在研究人的心理和行为规律的基础上，采用非强制性方式，在员工心目中产生一种潜在说服力，从而把组织意志变为个人的自觉行动。柔性管理从本质上说是一种对“稳定和变化”进行管理的新方略。柔性管理的最大特点主要在于不是依靠权力影响力，而是依赖于员工的心理过程，依赖于每个员工内心深处激发的主动性、内在潜力和创造精神，因此具有明显的内在驱动性，柔性管理是面向未来护理管理发展趋势。

（五）分级诊疗制度下的护理管理

“分级诊疗和双向转诊”医疗制度引导了患者合理分流，形成小病、慢性病在社区医院就诊，大病、疑难、危重症患者在城市医院或区域医疗中心诊疗的分布格局，逐步建立起“基层首诊，双向转诊，急慢分治，上下联动”的医疗服务模式。这一新模式使各医疗机构收治疾病种类以及疾病严重程度等局面发生改变，相应地，对护理需求也发生改变，护理管理者面临着新的局面和挑战。大型综合性医院护理以收治疑难、急、危、重症患者为主，开展高、精、尖技术的医疗服务，各科室专业、亚专业的发展日益细化和壮大，因此对重症监护、急诊急救和专科护理需求增加；相反，收治常见病、多发病、慢性病的科室将逐渐萎缩，这些专业的护理岗位将逐渐减少，出现护理人员培训转岗现象。与此同时，社区基层医院护理需求增加，医护人员严重缺编，基层医院资源和服务能力不足，如何提高基层护理人员的业务技能，以满足患者优质护理的需求，是护理管理者亟待解决的问题，这也是双向转诊顺利实施的基本保证。分级诊疗后，护理管理应从加强岗位培训、能力提升培训的投入、绩效考核、设备和人员配置等工作入手，避免问题出现后被动管理，制约分级诊疗的进展，制约护理学的发展。

（六）变革管理

当组织成长迟缓，内部不良问题产生，无法适应经营环境的变化时，管理者必须做出组织变革策略，将内部层级、工作流程以及文化进行必要的调整与改善管理，以达到顺利转型。近几年护理在变革管理中进行了诸多转变，如从重视工作、操作实施过程管理向不同层次、多元化管理转变，从一维分散管理向系统管理转变，从重视硬件管理向重视软件信息管理转变，从经验决策向科学决策转变，从短期行为目标向长期目标转变，从守业管理向创新管理转变，从重视监督管理向重视激励因素转变，管理人才从技术型的“硬专家”向“软专家”转变等。以上转变促成新的医疗、护理格局，有助于护理专业迎接新的机遇和挑战。变革管理的模式是动态的，它包括PDCA模式、BPR模式和价值链模式。其中PDCA模式是一种循环模式，它包括4个循环往复的过程，即计划（plan）、执行（do）、检查（check）、行动（action），目前PDCA循环是护理质量管理最基本的方法，已经广泛应用于医疗和护理领域的各项工作中。

（张　芬）

第二节　护理管理的主要内容

一、护理管理理念与原理

护理管理是医院管理的重要组成部分，也是最基础和最贴近临床实践的管理行为。科学的护理管理理念对实现医院发展目标具有重要意义。无论是以泰勒的“科学管理理论”、法约尔的“管理过程理论”和韦伯的“行政组织理论”为代表的“古典管理科学理论”，还是以“人际关系学说”“人类需要层次理论”和“人性管理理论”为代表的“行为科学理论”，或足以“管理过程学派”“系统管理学派”“决策理论学派”“管理科学学派”为代表的“现代管理理论”，都给护理管理者提供了诸多指引和经验参考。在现代医院的护理管理过程中，基于“系统原理”“人本原理”“动态原理”“效益原理”，护理管理者合理联合运用多种管理理论，以实现护理管理的最终目标，促进医院发展。

二、护理管理对象

护理管理对象既遵循管理学的基本原则，也具有其管理的特殊性。护理管理者只有在明确管理对象的前提下，才能够科学运用管理技巧，发挥其管理职能。

(一)人

人是管理的最主要因素，是管理的核心。传统人的管理包括人员的选择、聘任、培养、考核、晋升，现在延伸到人力资源的开发和利用。对于护理管理者而言，管理对象“人”不仅仅是护士，还包括相关专业从业者和患者及其家属。护理管理需要创造护士以及相关专业从业者之间的友好、融洽相处的氛围，这是促进团队合作和护理发展的重要保障。患者及其家属是管理对象“人”的其他重要组成，有效的管理措施和行为，能够有效提高临床护理行为的安全性，促进患者康复。

(二)财

财的管理是指对资金的分配和使用，以保证有限的资金产生最大的效益。财的管理应遵守的原则是开源、节流、注重投资效益。护理管理的“财”还包括对患者费用的有效管理，要确保患者费用的准确，避免因费用管理而产生的纠纷隐患，影响医患、护患和谐。

(三)物

物是指设备、材料、仪器、能源等。物的管理应遵循的原则是保证供应、合理配置、物尽其用、检验维修、监督使用、资源共享。护理管理中的“物”还包括药品、各种医疗护理用品等，需要重视对各种医疗用品有效期、安全性、测量仪器准确性等的管理，从而保障患者安全。

(四)时间

时间是最珍贵的资源，它没有弹性，没有替代品。管理者要充分利用好组织系统的时间和自己的时间。在护理管理过程中，有效的时间管理不仅仅体现在个人工作统筹安排上，更多地体现在对护理排班模式探讨、护理工作流程再造、护理方法革新和改进等方面，从而提高对时间的有效利用。

(五)信息

信息是管理活动的媒介。信息的管理包括广泛地收集、精确地加工和提取信息，快速准确地

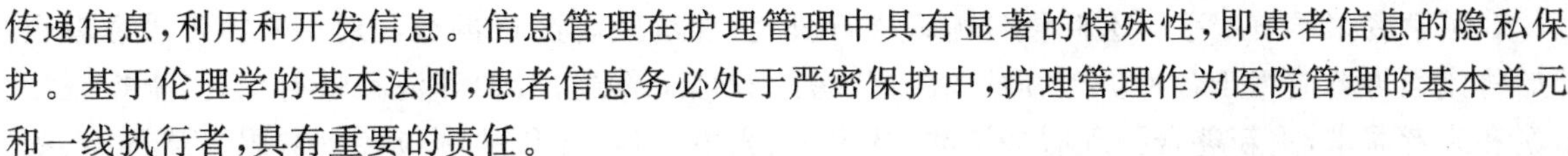

传递信息，利用和开发信息。信息管理在护理管理中具有显著的特殊性，即患者信息的隐私保护。基于伦理学的基本法则，患者信息务必处于严密保护中，护理管理作为医院管理的基本单元和一线执行者，具有重要的责任。

三、护理管理职能

管理的五大职能由管理学家法约尔提出，主要是指计划、组织、指挥、协调和控制。护理管理作为医院最基本的管理单元，将从计划、组织、协调、控制、人力资源管理进行分析。

（一）计划

计划是指护理管理者在没有采取行动之前可采用或可实施的方案。计划帮助护理管理者明确待解决的问题或实现已定的工作目标，何时去做、由谁去做、做什么、如何去做等问题。一个好的计划，应具有统一性、连续性、灵活性、精确性等特征。计划有不同的分类体系和方法：①根据时间可分为长期计划、中期计划、短期计划；②根据内容分为全面计划、单项计划；③根据表现形式分为任务计划、目标计划，根据约束力程度分为指令性计划、指导性计划等。在护理管理活动中，护理管理者应根据不同的计划类型，选择适宜的制订计划的方法，包括滚动计划法、关键路径法、组合网络法、线性规划法等，以实现组织管理目标。

目标管理也称“成果管理”，是以目标为导向，以人为中心，以成果为标准，使组织和个人取得最佳业绩的现代管理方法。管理者在组织员工共同的积极参与下，制订具体的、可行的、能够客观衡量效果的工作目标，并在工作中实行“自我控制”，自下而上地保证目标实现，并以共同制订的目标为依据，进行检查和评价目标达成情况的管理办法。目标管理与传统管理模式不同，注重人的因素，是参与的、民主的、自我控制的管理制度，是把个人需求与组织目标结合起来的管理制度。在临床工作中，护理管理者应通过集思广益制订护理目标，将目标分解，权力下放，在实施目标管理的过程中，制订绩效考核制度和措施，通过检查、考核、反馈信息，加强对各层级护士目标达成的程度定期评价，并在反馈中强调自查自纠，促进护士更好地发挥自身作用，提高控制目标实现的能力，最终共同努力达成总目标。

项目管理是通过项目相关人的合作，把各种资源应用到项目中，实现项目目标并满足项目相关人的需求。项目管理是对一些成功地达成一系列目标的相关活动的整体检测和管控。包括项目的提出和选择、项目的确定和启动、项目的计划和制订、项目的执行和实施，以及项目的追踪和控制等五个阶段，项目管理是一个较新的管理模式，为临床护理管理者提供了全新的思路和管理工具，在运用中应重点关注和把握关键问题和要点，以确保实现项目目标。

（二）组织

管理学角度而言，组织有两层含义：一方面，组织为一种机构形式；另一方面，组织则作为一种活动过程。在护理管理职能阐述中，组织将作为一种活动过程而讨论，它指建立工作机构或框架，规定并明确职权范围和工作关系，并组织必要的资源力量去执行既定的计划，以实现管理目标而采取行动的全过程。组织应遵循统一指挥、能级对应、职权匹配、分工协作等基本原则。在医院护理管理过程中，根据任务或计划类型建立组织框架，如三级护理管理体系（护理部一科护士长一护士长），并明确各层级人员的职责，然后基于明确、具体、可操作、可考核的原则分解管理目标，最后根据需要调用包括人力、财力、物力等各方资源以实现医院发展目标。组织文化的建立是组织行为中的重要部分。组织文化对护理团队的发展具有重要意义，护理管理者应根据组织发展需要，制订适合的组织文化，以达到激励下属共同努力实力组织目标和愿景的目的。

我国学者很早就着手对医院管理流程进行研究，尝试医院流程再造。近年来护理管理者也开始将流程再造应用于各种护理领域，在现代医院管理工作中，对护理流程进行优化，根据医疗市场和患者需求，重新整合护理服务资源，从患者、竞争、市场变化的顺应性上对服务流程、组织管理经营、文化等进行彻底变革，以达到优化护理工作流程、改善护理服务效果、效能和效益，使护理服务增值最佳化。具体来说，护理流程再造是对原有护理工作流程的薄弱、隐患、不切合实际的环节业务进行流程再造，对不完善的工作流程实施重建；通过对原工作环节进行整合、重组、删减等，形成以提高整体护理效益、减少医疗意外为核心的护理过程。护理流程再造包括护理业务流程的优化、组织结构的调整、人力资源的重新配置和整合资源，遵循“规范－创新－再规范－再创新”的管理思路，用“扬弃”的观点，不断审核各自专业的工作护理流程再造，支撑着医院核心竞争力，改变护理管理者的观念，改进护理人员整体服务意识，提高护理工作效率，提升患者满意度，降低成本从而推动医院发展。实施护理流程再造是医院管理创新的具体体现，是对组织的资源进行有效整合以达成组织既定目标与责任的动态性创造活动。

（三）协调

协调是护理管理者为有效实现组织既定目标，将各项管理活动进行调节，使之统一，保证各部门、各科室、各环节之间配合默契。协调的本质就是让事情和行动都有合适的比例，方法适应目的。有效协调的组织的特征包括每个部门都与其他部门保持一致、各部门都了解并理解自身的任务、各部门的计划可随情况而动态调整。协调按照执行范围可分为组织内部协调和组织外部协调，按照执行方向可分为平面协调、对下协调、对上协调，按照组织性质可分为正式组织协调和非正式组织协调，按照执行对象和内容可分为人际关系协调、资源协调、利益协调和环境协调。

护理管理者在协调各类事务的过程中，应遵循内部与外部的医护及患者全员参与、成员相互尊重、成员直接接触、正式并有效处理冲突、原则性与灵活性相结合、准确定位与心理调适等原则，以实现组织管理目标。建立相互信任的基础，增进信任感和亲切感，在管理中统一思想、认清目标、体会各自的责任和义务，柔性化管理，营造和谐的工作氛围。

在互联网信息技术高速普及的今天，如何协调信息平台下的医患沟通与冲突已成为护理管理者不可回避的问题。社交网络的出现为医患双方交流提供了一种全新的沟通渠道，这些信息沟通平台一方面可以发挥巨大优势，但同时也存在一些劣势。网络的开放性和法律约束的缺失，网络信息的发布虽及时但却难以避免片面性和随意性。有些事件未经证实就被网络媒体或网友发布在社交平台上，尤其是一些关于医患关系的不实报道，一经发布，很快会被网友转载跟帖，激起大众的负面情绪。这种对医患关系负面的舆论导向与评价在潜移默化中会给大众留下负面印象，不利于医患关系的缓和。由于医学是一门专业性很强的学科，没有充分的理论知识，很难了解一个疾病的病情发展以及治疗方法，所以患者往往处于信息不对等的被动地位，医患信息不对称也会影响医患沟通效果，进而影响医患关系。作为护理管理者，应顺应时代发展，重视网络信息平台的学习运用及搭建，加强与病患及家属的有效信息沟通，及时消除误解、缓和矛盾。同时也可以充分发挥社交网络的优势，通过网络平台构建新型医患交流和信息传播渠道，提升医患沟通效果，普及医学知识，有助于医患关系的和谐发展。

（四）控制

控制是护理管理者按照计划标准衡量、检查实施工作是否与既定计划要求和标准相符，而采取的必要的纠正行动，以确保计划目标的实现。控制的对象可以是人，也可以是活动本身。护理管理活动涉及医院运行的各个方面，因此控制方法也有多种可运用。包括护理管理者在计划实施前，对将要实施过程中出现的各种可能风险、偏差进行纠正行动，以保证计划目标的实现的预先控制，即前馈控制；护理管理者到护理活动中指挥工作进行的现场控制，即同步控制；以及护理管理者根据结果与计划标准进行比较、分析，总结经验或失误的原因，指导下一步工作的结果控制，即反馈控制。

预算控制是组织中使用最为广泛和有效的控制手段，它通过制订各项工作的财务支持标准，对照该定量标准进行比较和衡量，并纠正偏差，以确保经营财务目标的实现。预算控制的优点表现在能够把整个组织内所有部门的活动用可以考核的数量化方式表现出来，非常方便衡量、检查、考核和评价；能够帮助管理者对组织的各项活动进行统筹安排，有效地协调各种资源。但过多地根据预算数字来苛求计划会导致控制缺乏灵活性，过多的费用支出预算，可能会让管理者失去管理部门所有自由，有可能造成管理者仅忙于编制、分析，忽视非量化的信息。

成本控制是根据一定时期预先建立的成本管理目标，由成本控制主体在其职权范围内，在生产耗费发生以前和成本控制过程中，对各种影响成本的因素和条件采取的一系列预防和调节措施，以保证成本管理目标实现的管理行为。护理成本控制是指按照既定的成本目标，对构成护理成本的一切耗费进行严格的计算、考核和监督，及时揭示偏差，并采取有效措施，纠正偏差，使成本被限制在预订的目标范围之内的管理行为。我国护理成本核算组织管理体系、内容和核算方法都有待完善，目前缺乏合理的护理价格和收费标准，使护理服务价值难以得到真正的体现，从而影响人力资源配置。

护理质量管理是护理管理的核心，也是护理管理的重要职能和永恒的主题。其按照护理质量形成的过程和规律，对构成护理质量的各要素进行计划、组织、协调和控制，以保证护理工作达到规定的标准和满足服务对象需要的活动过程。常用的护理质量管理方法有 PDCA 循环、品管圈、追踪法和临床路径等。

(五)人力资源管理

人力资源管理是指管理者根据组织内部的人力资源供需状况所进行的人员选择、培训、使用、评价的活动过程，目的是保证组织任务的顺利完成。护理人力资源管理是通过选聘、培训、考评、激励、提升等多种管理措施，对护理人员和相应的事件进行合理安排，以达到调动护士积极性，使其个人潜能得以发挥到最大限度，减低护理人员人力成本，提高组织工作效率，从而实现组织目标的工作过程。护理人力资源管理的目的是建立科学、具有识别筛选功能的护士招聘和选留体系，促进护理人力资源的开发，为医院的持续、健康发展提供动力。在护理人力资源管理过程中，应遵循职务要求明确、责权利一致、公平竞争、用人之长、系统管理等基本原则。

变革、引领、创新是当今世界的三大强音，随着我国经济水平的提高和社会发展的进步，人民健康已上升至战略地位。现代护理管理的内涵还在不断拓展，还涉及到现代护理管理的发展与面临的挑战、现代医院护理人力资源管理、现代医院的病房与护理单元的管理以及现代医院护理工作模式与管理等内容。管理者需要科学地学习并应用在科室整体运作中，保证护理质量安全，在完成临床护理工作的同时还应承担培训及引领协助团队开展科研工作，使护理管理内涵深度与广度不断得到延伸。

护理管理队伍决定着整个护理专业的前途。护理改革任重而道远。在机遇与挑战面前，我们要敢于变革，善于引领，勤于创新，齐心协力，团结一心，使我国的护理事业再攀新的高峰。

(郭萍萍)

第四章

神经内科护理

第一节 癫　痫

一、概念和特点

癫痫是由不同病因导致脑部神经元高度同步化异常放电所引起，以短暂性中枢神经系统功能失常为特征的慢性脑部疾病，是发作性意识丧失的常见原因。因异常放电神经元的位置和异常放电波及的范围不同，患者可表现为感觉、运动、意识、精神、行为、自主神经功能障碍。每次发作或每种发作的过程称为痫性发作。

癫痫是一种常见病，流行病学调查显示其发病率为5‰～7‰，全国有650万～910万患者。癫痫可见于各个年龄组，青少年和老年是癫痫发病的两个高峰年龄段。

二、病理生理

癫痫的病理改变呈现多样化，我们通常将癫痫病理改变分为两类，即引起癫痫发作的病理改变和癫痫发作引起的病理改变，这对于明确癫痫的致病机制及寻求外科手术治疗具有十分重要的意义。

海马硬化肉眼可见海马萎缩、坚硬，组织学表现为双侧海马硬化病变多呈现不对称性，往往发病一侧有明显的海马硬化表现，而另一侧海马仅有轻度的神经元脱失。镜下典型表现是神经元脱失和胶质细胞增生，且神经元的脱失在癫痫易损区更为明显。

三、发病机制

神经系统具有复杂的调节兴奋和抑制的机制，通过反馈活动，使任何一组神经元的放电频率不会过高，也不会无限制地影响其他部位，以维持神经细胞膜电位的稳定。无论是何种原因引起的癫痫，其电生理改变是一致的，即发作时大脑神经元出现异常的、过度的同步性放电。其原因为兴奋过程的过盛、抑制过程的衰减和(或)神经膜本身的变化。脑内最重要的兴奋性递质为谷氨酸和天门冬氨酸，其作用是使钠离子和钙离子进入神经元，发作前，病灶中这两种递质显著增加。不同类型癫痫的发作机制可能与异常放电的传播有关：异常放电被局限于某一脑区，表现为局灶性发作；异常放电波及双侧脑部，则出现全面性癫痫；异常放电在边缘系统扩散，引起复杂部分性发作，异常放电传至丘脑神经元被抑制，则出现失神发作。

四、病因与诱因

癫痫根据其发病原因的不同通常分原发性（也称特发性）癫痫、继发性（也称症状性）癫痫及隐源性癫痫。

原发性癫痫指病因不清楚的癫痫，目前临床上倾向于由基因突变和某些先天因素所致，有明显遗传倾向。继发性癫痫是由多种脑部器质性病变或代谢障碍所致，这种癫痫比较常见。

（一）年龄

特发性癫痫与年龄密切相关。婴儿痉挛症在1岁内起病，6～7岁为儿童失神发作的发病高峰期，肌阵挛发作在青春期前后起病。

（二）遗传因素

在特发性和症状性癫痫的近亲中，癫痫的患病率分别为1％～6％和1.5％，高于普通人群。

（三）睡眠

癫痫发作与睡眠-觉醒周期关系密切，全面强直-阵挛发作常发生于晨醒后，婴儿痉挛症多于醒后和睡前发作。

（四）环境因素

睡眠不足、疲劳、饥饿、便秘、饮酒、情绪激动等均可诱发癫痫发作，内分泌失调、电解质紊乱和代谢异常均可影响神经元放电阈值而导致癫痫发作。

五、临床表现

（一）共性

所有癫痫发作都有的共同特征，包括发作性、短暂性、重复性、刻板性。

（二）个性

不同类型癫痫所具有的特征，如全身强直-阵挛性发作的特征是意识丧失、全身强直性收缩后有阵挛的序列活动；失神发作的特征是突然发生、迅速终止的意识丧失；自动症的特征是伴有意识障碍的，看似有目的，实际无目的的行动，发作后遗忘是自动症的重要特征。

评估癫痫的临床表现时，需了解癫痫整个发作过程如发作方式、发病频率、发作持续时间，包括当时环境，发作时姿态，面色，声音，有无阵挛性抽搐和吐沫，有无自主神经症状、自动症或行为失常、精神失常及发作持续时间等。

癫痫每次发作及每种发作的短暂过程称为痫性发作。依据发作时的临床表现和脑电图特征可将癫痫发作分为不同临床类型（表4-1）。

表4-1 国际抗癫痫联盟癫痫发作分类

分类	发作形式
部分性发作	单纯部分性：无意识障碍
	复杂部分性：有意识障碍
	部分性继发全身发作：部分性发作起始发展为全面性发作
全面性发作	失神发作
	强直性发作

续表

分类	发作形式
	阵挛性发作
	强直性阵挛性发作
	肌阵挛发作
	失张力发作
不能分类的发作	起源不明

1.部分性发作

部分性发作包括单纯部分性发作、复杂部分性发作、部分性继发全身性发作3类。

(1)单纯部分性发作:除具有癫痫的共性外,发作时意识始终存在,发作后能复述发作的生动细节是单纯部分性发作的主要特征。①运动性发作:身体某一局部发生不自主抽动,多见于一侧眼睑、口角、手指或足趾,也可波及一侧面部或肢体。②感觉性发作:一侧肢体麻木感和针刺感,多发生于口角、手指、足趾等部位,特殊感觉性发作可表现为视觉性(闪光、黑矇)、听觉性、嗅觉性和味觉性发作。③自主神经性发作:全身潮红、多汗、呕吐、腹痛、面色苍白、瞳孔散大等。④精神性发作:各种类型的记忆障碍(似曾相识、强迫思维)、情感障碍(无名恐惧、忧郁、愤怒等)、错觉(视物变形、声音变强或变弱)、复杂幻觉等。

(2)复杂部分性发作:占成人癫痫发作的50%以上,有意识障碍,发作时对外界刺激无反应,以精神症状及自动症为特征,病灶多在颞叶,故又称颞叶癫痫。①自动症:指在癫痫发作过程中或发作后意识模糊状态下出现的具有一定协调性和适应性的无意识活动。自动症均在意识障碍的基础上发生,表现为反复咀嚼、舔唇、反复搓手、不断穿衣、解衣扣,也可表现为游走、奔跑、乘车上船,还可以出现自言自语、唱歌或机械重复原来的动作。②仅有意识障碍。③先有单纯部分性发作,继之出现意识障碍。④先有单纯部分性发作,后出现自动症。

(3)部分性继发全身性发作:先出现部分性发作,随之出现全身性发作。

2.全面性发作

最初的症状学和脑电图提示发作起源于双侧脑部者,这种类型的发作多在发作初期就有意识丧失。

(1)强直-阵挛发作:意识丧失和全身抽搐为特征,表现为全身骨骼肌持续性收缩,四肢强烈伸直,眼球上翻,呼吸暂停,喉部痉挛,发出叫声,牙关紧闭,意识丧失。持续10~20秒后出现细微的震颤,继而出现连续、短促、猛烈的全身屈曲性痉挛,阵挛的频率达到高峰后逐渐减慢至停止,一般持续30秒左右。阵挛停止后有5~8秒的肌肉弛缓期,呼吸先恢复,心率、血压、瞳孔等恢复正常,可发现大小便失禁,5~10分钟意识才完全恢复。

(2)强直性发作:表现为与强直-阵挛性发作中强直期的表现,常伴有明显的自主神经症状如面色苍白等。

(3)阵挛性发作:类似全身强直-阵挛性发作中阵挛期的表现。

(4)失神发作:儿童期起病,青春期前停止发作。发作时患者意识短暂丧失,停止正在进行的活动,呼之不应,两眼凝视不动,可伴咀嚼、吞咽等简单的不自主动作,或伴失张力如手中持物坠落等。发作过程持续5~10秒,清醒后无明显不适,继续原来的活动,对发作无记忆。每天发作

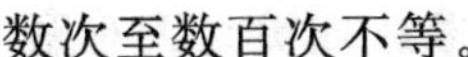

数次至数百次不等。

(5)肌阵挛发作:表现为头、颈、躯干和四肢突然短暂单次或反复肌肉抽动,累及一侧或两侧肢体的某一肌肉的一部分或整块肌肉,甚至肌群。发作常不伴有意识障碍,睡眠初醒或入睡过程中易发作,还可呈成串发作。累及全身时常突然倒地或从椅子中弹出。

(6)失张力发作:部分或全身肌肉张力突然降低导致垂颈、张口、肢体下垂和跌倒。持续数秒至1分钟。

六、辅助检查

脑电图、脑电地形图、动态脑电图监测:可见明确病理波、棘波、尖波、棘-慢波或尖-慢波。如为继发性癫痫应进一步行头颅CT、头颅MRI、磁共振血管成像(MRA)、数字减影血管造影(DSA)、正电子发射断层显像(PET)等检查评估,发现相应的病灶。

脑电生理检查是诊断癫痫的首选检查,脑电图检查(EEG)是将脑细胞微弱的电活动放大10^6倍而记录下来,癫痫波常为高波幅的尖波、棘波、尖慢波或棘慢综合波。

应用视频脑电图系统可进行较长时间的脑电图记录和患者的临床状态记录,使医师能直接观察到脑电图上棘波发放的情况及患者临床发作的情况,可记录到多次睡眠EEG,尤其是在浅睡状态下发现异常波较清醒状态可提高80%,为癫痫的诊断、致痫灶的定位及癫痫的分型提供可靠的依据。

影像学检查是癫痫定位诊断的最佳手段。CT检查和MRI检查可以了解脑组织形态结构的变化,进而做出病变部位和性质的诊断。

七、治疗

(一)治疗原则

药物治疗为主,以控制发作或最大限度地减少发作次数;没有或只有轻微的不良反应;尽可能不影响患者的生活质量。

(二)病因治疗

有明确病因者首先进行病因治疗,如手术切除颅内肿瘤,药物治疗寄生虫感染,纠正低血糖、低血钙等。

(三)发作时治疗

立即让患者就地平卧;保持呼吸道通畅,吸氧;防止外伤及其他并发症;应用地西泮或苯妥英钠预防再次发生。

发作间歇期服用抗癫痫药物治疗。

八、护理评估

(一)一般评估

1.生命体征

癫痫发作时心率增快,血压升高。由于患者意识障碍,牙关紧闭,呼吸道分泌物增多等因素影响,很可能导致呼吸减慢甚至暂停,引起缺氧。

2.患者主诉

(1)诱因:发病前有无疲劳、饥饿、便秘、经期、饮酒、感情冲动、一过性代谢紊乱和变态反应等因素影响；过去是否患有什么重要疾病，如颅脑损伤、脑炎、脑膜炎、心脏疾病；家族成员是否有癫痫患者或与之相关疾病者。

(2)发作症状：发作时有无意识障碍、时间和地点的定向障碍、记忆丧失、身体或局部的不自主抽动程度及持续时间。

(3)发病形式：发作的频率，持续时间及复发的时间，症状的部位、范围、性质、严重程度等。

(4)既往检查、治疗经过及效果，是否有遵医嘱治疗。目前情况包括使用药物的名称、剂量、用法和有无不良反应。

3.相关记录

患者年龄、性别、体重、体位、饮食、睡眠、皮肤、液体出入量、NIHSS评分、GCS评分、Norton评分、吞咽功能障碍评定、癫痫发作评估表等。

(二)身体评估

1.头颈部

患者意识是否清楚，是否存在感觉异常和幻觉现象。眼睑是否抬起，眼球是否上窜或向一侧偏转，两侧瞳孔是否散大、瞳孔对光反射是否消失；角膜反射是否正常。面部表情是否淡漠，颜色是否发绀，有无面肌抽动。有无牙关紧闭，口舌咬伤，吞咽困难，饮水呛咳，有无声音嘶哑或其他语言障碍。咽反射是否存在或消失。

2.胸部

肺部听诊是否异常，防止舌后缀或口鼻分泌物阻塞呼吸道。

3.腹部

患者有无腹胀，有无大、小便失禁，并观察大小便的颜色、量和性质，听诊肠鸣音有无减弱。

4.四肢

四肢有无震颤、抽搐、肌阵挛等不自主运动或瘫痪，四肢有无外伤等；四肢肌力及肌张力，痛刺激有无反应；抽搐后肢体有无脱臼。

(三)心理-社会评估

癫痫是一种慢性疾病，且顽固性癫痫长期反复发作，严重影响日常工作学习，降低生活质量，加之担心随时可能发作，患者不但忍受着躯体的痛苦，还忍受着家庭的歧视、社会的偏见，而这一切深深地影响患者的身心健康。患者有时会感到恐惧、焦虑、紧张、情绪不稳等，因此对癫痫患者进行心理-社会评估，进行思想上的疏导，使其生活在一个良好的生活环境里，从而保持愉快的心情、良好的情绪以积极的态度面对疾病。

目前癫痫患者心理-社会评估主要包括语言能力测试、记忆能力测试、智力水平测试，以及生活质量评估。

(四)用药评估

癫痫患者用药评估包含以下几个方面：用药依从性(包括漏服情况和按时用药情况)、对药品知识的知晓程度、患者用药的合理性(包括平均用药品种数和按等间隔用药情况)、癫痫症状的控制情况，以治疗前3个月内患者的各种发作类型、发作频度记录为基线，与治疗后6个月的发作频度进行比较，以发作频度减少50%为有效标准、患者用药的安全性(包括出现药品不良反应和血药浓度监测)情况、患者的复诊率及对用药教育的满意度。

九、主要护理诊断/问题

(1)有窒息的危险：与癫痫发作时意识丧失、喉痉挛、口腔和气道分泌物增多有关。

(2)有受伤的危险:与癫痫发作时意识突然丧失、判断力失常有关。

(3)知识缺乏:缺乏长期、正确服药的知识。

(4)气体交换受损:与癫痫持续状态、喉头痉挛所致呼吸困难或肺部感染有关。

(5)潜在并发症:脑水肿,酸中毒,水、电解质紊乱。

十、护理措施

(一)保持呼吸道通畅

置患者于头低侧卧位或平卧位头偏向一侧;松开领带和衣扣,解开腰带;取下活动性义齿,及时清除口腔和鼻腔分泌物;立即放置压舌板,必要时用舌钳将舌拖出,防止舌后坠阻塞呼吸道;癫痫持续状态者插胃管鼻饲,防止误吸,必要时备好床旁吸引器和气管切开包。

(二)病情观察

密切观察生命体征及意识、瞳孔变化,注意发作过程中有无心率增快、血压升高、呼吸减慢或暂停、瞳孔散大、牙关紧闭、大小便失禁等;观察并记录发作的类型、发作频率与发作持续时间;观察发作停止后患者意识完全恢复的时间,有无头痛、疲乏及行为异常。

(三)发作期安全护理

告知患者有前驱症状时立即平卧;活动状态时发作,陪伴者应立即将患者缓慢置于平卧位,防止外伤,切忌用力按压患者抽搐肢体,以防骨折和脱臼;将压舌板或筷子、纱布、手绢、小布卷等置于患者口腔一侧上下臼齿之间,防止舌、口唇和颊部咬伤;用棉垫或软垫对跌倒时易擦伤的关节加以保护;癫痫持续状态、极度躁动或发作停止后意识恢复过程中有短时躁动的患者,应由专人守护,加保护性床栏,必要时用约束带适当约束。遵医嘱立即缓慢静脉注射地西泮,快速静脉滴注甘露醇,注意观察用药效果和有无出现呼吸抑制,肾脏损害等不良反应。

(四)发作间期安全护理

给患者创造安全、安静的休息环境,保持室内光线柔和,无刺激;床两侧均安装带床栏套的床栏;床旁桌上不放置热水瓶、玻璃杯等危险物品。对于有癫痫发作病史并有外伤病史的患者,在病室内显著位置放置“谨防跌倒,小心舌咬伤”的警示牌,随时提醒患者、家属及医护人员做好防止发生意外的准备。

(五)心理护理

对癫痫患者心理问题疏导应从其原因入手,建立良好的沟通技巧,通过鼓励、疏导的方式解除其精神负担,进行情感交流,提高自尊和自信,以积极配合治疗。同时消除患者家属的偏见和歧视,使患者得到家庭的支持,以提高治疗效果。

(六)健康教育

1.服药指导

向患者家属讲解按医嘱规范用药的重要意义,特别强调按期限、按时间、按用量服药对病情控制的重要性,擅自停、换药物和私自减量对机体的危害,强化患者或家属重视疾病及服药的意识,使之积极配合治疗,如有漏服,一般在下一次服药时补上。定期检测血药浓度,并调整药物剂量。

2.生活指导

对患者和家属进行癫痫知识的宣教,如疾病的病因、发病机制、症状、治疗等,宣教中与患者建立良好的护患关系,进行全程健康教育、个体化教育。癫痫患者生活中要注意生活规律,注意休息，保持充足的睡眠，适当运动，增强机体抵抗力，避免剧烈运动，尽量避免疲劳和减少参加一些带电磁辐射的娱乐活动。不宜从事高空、水上作业、驾驶等带有危险性的工作。饮食宜清淡，不吃辛辣刺激性食物和兴奋性食品(如可乐、浓茶等)，戒烟酒，保持大便通畅。告知患者外出时随身携带写有姓名、年龄、所患疾病、住址、家人联系方式的信息卡。在病情未得到良好控制时，室外活动或外出就诊时应有家属陪伴，佩戴安全帽。特发性癫痫且有家族史的女性患者，婚后不宜生育，双方均有癫痫，或一方有癫痫，另一方有家族史者不宜结婚。

3.就诊指标

患者出现意识障碍、精神障碍，某一局部如眼睑、口唇、面部甚至四肢肌肉不自主抽动，口吐白沫等症状时应立即就诊；服药期间应定期复诊，查血常规、肝功能和血药浓度，监控药物疗效及不良反应，调整用药。

十一、护理效果评估

(1)患者呼吸道通畅，无窒息发生。

(2)患者无跌倒、无损伤发生。

(3)患者癫痫控制良好，且无药物不良反应发生。

(董　倩)

第二节　病毒性脑膜炎

病毒性脑膜炎是一组由各种病毒感染引起的脑膜急性炎症性疾病，临床以发热、头痛和脑膜刺激征为主要表现。本病大多呈良性过程。

一、病因及发病机制

多数的病毒性脑膜炎由肠道病毒引起。该病毒属于微小核糖核酸病毒科，有 60 多个不同亚型，包括脊髓灰质炎病毒、柯萨奇病毒 A 和 B、埃可病毒等，其次为流行性腮腺炎、单纯疱疹病毒和腺病毒。

肠道病毒主要经粪-口途径传播，少数通过呼吸道分泌物传播；大部分病毒在下消化道发生最初的感染，肠道细胞上有与肠道病毒结合的特殊受体，病毒经肠道入血，产生病毒血症，再经脉络丛侵犯脑膜，引发脑膜炎症改变。

二、临床表现

(1)本病以夏秋季为高发季节，在热带和亚热带地区可终年发病。儿童多见，成人也可罹患。多为急性起病，出现病毒感染的全身中毒症状如发热、头痛、畏光、肌痛、恶心、呕吐、食欲减退、腹泻和全身乏力等，并可有脑膜刺激征。病程在儿童常超过 1 周，成人病程可持续 2 周或更长时间。

(2)临床表现可因患者的年龄、免疫状态和病毒种类不同而异，如幼儿可出现发热、呕吐、皮疹等症状，而脑膜刺激征轻微甚至缺如；手-足-口综合征常发生于肠道病毒 71 型脑膜炎，非特异性皮疹常见于埃可病毒9型脑膜炎。

三、辅助检查

脑脊液压力正常或增高，白细胞数正常或增高，可达(10～100)$\times 10^6$/L，早期可以多形核细胞为主，8～48小时以淋巴细胞为主。蛋白质可轻度增高，糖和氯化物含量正常。

四、治疗

本病是一种自限性疾病，主要是对症治疗、支持治疗和防治并发症。对症治疗，如头痛严重者可用止痛药，癫痫发作可选用卡马西平或苯妥英钠等，脑水肿在病毒性脑膜炎不常见，可适当应用甘露醇。对于疱疹病毒引起的脑膜炎，用阿昔洛韦抗病毒治疗可明显缩短病程和缓解症状，目前针对肠道病毒感染临床上使用或试验性使用的药物有人免疫球蛋白和抗微小核糖核酸病毒药物普来可那利。

五、护理评估

(一)健康史

发病前有无发热及感染史(呼吸道、消化道)。

(二)症状

发热、头痛、呕吐、食欲减退、腹泻、乏力、皮疹等。

(三)身体状况

(1)生命体征及意识，尤其是体温及意识状态。

(2)头痛：头痛部位、性质、有无逐渐加重及突然加重，脑膜刺激征是否阳性。

(3)呕吐：呕吐物性质、量、频率，是否为喷射样呕吐。

(4)其他症状：有无人格改变、共济失调、偏瘫、偏盲、皮疹。

(四)心理状况

(1)有无焦虑、恐惧等情绪。

(2)疾病对生活、工作有无影响。

六、护理诊断/问题

(一)体温过高

与感染的病原体有关。

(二)意识障碍

与高热、颅内压升高引起的脑膜刺激征及脑疝形成有关。

(三)有误吸的危险

与脑部病变引起的脑膜刺激征及吞咽困难有关。

(四)有受伤的危险

与脑部皮质损伤引起的癫痫发作有关。

(五)营养失调：低于机体需要量

与高热、吞咽困难、脑膜刺激征所致的入量不足有关。

(六)生活自理能力缺陷

与昏迷有关。

(七)有皮肤完整性受损的危险

与昏迷抽搐有关。

(八)语言沟通障碍

与脑部病变引起的失语、精神障碍有关。

(九)思维过程改变

与脑部损伤所致的智能改变、精神障碍有关。

七、护理措施

(一)高热的护理

(1)注意观察患者发热的热型及相伴的全身中毒症状的程度,根据体温高低定时监测其变化,并给予相应的护理。

(2)患者在寒战期及时给予增加衣被保暖;在高热期则给予减少衣被,帮助其散热。患者的内衣以棉制品为宜,且不宜过紧,应勤洗勤换。

(3)在患者头、颈、腋窝、腹股沟等大血管走行处放置冰袋,及时给予物理降温,30 分钟后测量降温后的效果。

(4)当物理降温无效,患者持续高热时,遵医嘱给予降温药物。给予药物降温后特别是有昏迷的患者,要观察其神志、瞳孔、呼吸、血压的变化。

(5)做好基础护理,使患者身体舒适;做好皮肤护理,防止降温后大量出汗带来的不适;给予患者口腔护理,以减少高热导致口腔分泌物减少引起的口唇干裂、口干、舌苔,以及呕吐、口腔残留食物引起的口臭带来的不适感及舌尖、牙龈炎等感染;给予会阴部护理,保持其清洁,防止卧床所致的泌尿系统感染;床单位清洁、干燥、无异味。

(6)患者的饮食应以清淡为宜,给予细软、易消化、高热量、高维生素、高蛋白、低脂肪饮食。鼓励患者多饮水、多吃水果和蔬菜。意识障碍不能经口进食者及时给予鼻饲,并计算患者每千克体重所需的热量,配置合适的鼻饲饮食。

(7)保持病室安静舒适,空气清新,室温 18～22 ℃,湿度 50%～60%适宜。避免噪声,以免加重患者因发热引起的躁动不安、头痛及精神方面的不适感。降低室内光线亮度或给患者戴眼罩,减轻因光线刺激引起的燥热感。

(二)病情观察

(1)严密观察患者的意识状态,维持患者的最佳意识水平。严密观察病情变化,包括意识、瞳孔、血压、呼吸、体温等生命体征的变化,结合其伴随症状,正确判断、准确识别因智能障碍引起的表情呆滞、反应迟钝,或因失语造成的不能应答,或因高热引起的精神萎靡,或因颅内压高所致脑疝引起的嗜睡、昏睡、昏迷,应及时并准确地反馈给医师,以利于患者得到恰当的救治。

(2)按时给予脱水降颅内压的药物,以减轻脑水肿引起的头痛、恶心、呕吐等脑膜刺激征,防止脑疝的发生。

(3)注意补充液体,准确记录 24 小时出入量,防止低血容量性休克而加重脑缺氧。

(4)定时翻身、叩背、吸痰,及时清理口鼻呼吸道分泌物,保持呼吸道通畅,防止肺部感染。

(5)给予鼻导管吸氧或储氧面罩吸氧,保证脑组织氧的供给,降低脑组织氧代谢。

(6)避免噪声、强光刺激,减少癫痫发作,减少脑组织损伤,维护患者意识的最佳状态。

(7)癫痫发作及癫痫持续状态的护理详见癫痫患者的护理。

(三)精神症状的护理

(1)密切观察患者的行为,每天主动与患者交谈,关心其情绪,及时发现有无暴力行为和自杀倾向。

(2)减少环境刺激,避免引起患者恐惧。

(3)注意与患者沟通交流和护理操作技巧,减少不良语言和护理行为的刺激,避免患者意外事件的发生。①在与患者接触时保持安全距离,以防有暴力行为患者的伤害。②在与患者交流时注意表情,声音要低,语速要慢,避免使患者感到恐惧,从而增加患者对护士的信任。③运用顺应性语言劝解患者接受治疗护理,当患者焦虑或拒绝时,除特殊情况外,可等其情绪稳定后再处理。④每天集中进行护理操作,避免反复的操作引起患者的反感或激惹患者的情绪。⑤当遇到患者有暴力行为的倾向时,要保持沉着、冷静的态度,切勿大叫,以免使患者受到惊吓后产生恐惧,引发攻击行为而伤害他人。

(4)当患者烦躁不安或暴力行为不可控时,及时给予适当约束,以协助患者缓和情绪,减轻或避免意外事件的发生。约束患者时应注意以下几点:①约束患者前一定要向患者家属讲明约束的必要性,医师病程和护理记录要详细记录,必要时签知情同意书,在患者情绪稳定的情况下也应向家属讲明约束原因。②约束带应固定在患者手不可触及的地方。约束时注意患者肢体的姿势,维持肢体功能性位置,约束带松紧度适宜,注意观察被约束肢体的肤色和活动度。③长时间约束至少每 2 小时松解约束 5 分钟。必要时改变患者体位,协助肢体被动运动。若患者情况不允许,则每隔一段时间轮流松绑肢体。④患者在约束期间家属或专人陪伴,定时巡视病房,并保证患者在护理人员的视线之内。

(四)用药护理

(1)遵医嘱使用抗病毒药物,静脉给药注意保持静脉通路通畅,做好药物不良反应宣教,注意观察患者有无谵妄、震颤、皮疹、血尿,定期抽血监测肝肾功能。

(2)使用甘露醇等脱水降颅内压的药物,应保证输液快速滴注,并观察皮肤情况,药液有无外渗,准确记录出入量。

(3)使用镇静、抗癫痫药物,要观察药效及药物不良反应,定期抽血,监测血药浓度。

(4)使用退热药物,注意及时补充水分,观察血压情况,预防休克。

(五)心理护理

(1)要做好患者心理护理,介绍有关疾病知识,鼓励患者配合医护人员的治疗,树立战胜疾病的信心,减轻恐惧、焦虑、抑郁等不良情绪,以促进疾病康复。

(2)对有精神症状的患者,给予家属帮助,做好患者生活护理,减少家属的焦虑。

(六)健康教育

(1)指导患者和家属养成良好的卫生习惯。

(2)加强体质锻炼,增强抵抗疾病的能力。

(3)注意休息,避免感冒,定期复查。

(4)指导患者服药。

(尹潇婧)

第三节 脑梗死

一、概念和特点

脑梗死又称缺血性脑卒中，由于脑组织局部供血动脉血流的突然减少或停止，造成该血管供血区的脑组织缺血、缺氧导致脑组织坏死、软化，并伴有相应部位的临床症状和体征，如偏瘫、失语等神经功能缺失的证候。

脑梗死的发病率、患病率和病死率随年龄增加，45 岁后均呈明显增加，65 岁以上人群增加最明显，75 岁以上者发病率是 45～54 岁组的 5～8 倍。男性发病率高于女性，男女比例为(1.3～1.7)∶1。

二、病理生理

动脉内膜损伤、破裂，随后胆固醇沉积于内膜下，形成粥样斑块，管壁变性增厚，使管腔狭窄，动脉变硬弯曲，最终动脉完全闭塞，导致供血区形成缺血性梗死。梗死区伴有脑水肿及毛细血管周围点状出血，后期病变组织萎缩，坏死组织被小胶质细胞清除，留下瘢痕组织及空腔，通常称为缺血性坏死。脑栓塞引起的梗死发生快，可产生出血性梗死或贫血性或混合性梗死。出血性梗死，常由较大栓子阻塞血管所引起，在梗死基础上导致梗死区血管破裂和脑内出血。大脑的神经细胞对缺血的耐受性最低，3～4 分钟的缺血即引起梗死。

三、病因与诱因

脑血管病是神经科最常见的疾病，病因复杂，受多种因素的影响，一般根据病因把脑血管病分为血管壁病变，血液成分改变和血流动力学改变。

流行病学研究证实，高血脂和高血压是动脉粥样硬化的两个主要危险因素，吸烟、饮酒、糖尿病、肥胖、高密度脂蛋白胆固醇降低、甘油三酯增高、血清脂蛋白增高均为脑血管病的危险因素，尤其是缺血性脑血管病的危险因素。

四、临床表现

临床表现因梗死的部位和梗死面积不同而有所不同，常见的临床表现如下。

(1)起病突然，常于安静休息或睡眠时发病。起病在数小时或 1～2 天达到高峰。

(2)头痛、眩晕、耳鸣，偏瘫可以是单个肢体或一侧肢体，也可以是上肢比下肢重或下肢比上肢重，并出现吞咽困难，说话不清，伴有恶心、呕吐等多种情况，严重者很快昏迷不醒。

(3)腔隙性脑梗死患者可以无症状或症状轻微，因其他病而行脑 CT 检查发现此病，有的已属于陈旧性病灶。这种情况以老年人多见，患者常伴有高血压病、动脉硬化、高脂血症、冠心病、糖尿病等慢性病。腔隙性脑梗死可以反复发作，有的患者最终发展为有症状的脑梗死，有的患者病情稳定，多年不变。故对老年人“无症状性脑卒中”应引起重视，在预防上持积极态度。

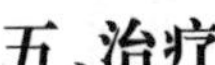

五、治疗

(一)急性期治疗

(1)溶栓治疗:发病后 6 小时之内,常用药物有尿激酶、链激酶、重组组织型纤溶酶原激活剂等。

(2)脱水剂:对较大面积的梗死应及时应用脱水治疗。

(3)抗血小板聚集药:右旋糖酐-40,有心、肾疾病患者慎用。此外,可口服小剂量阿司匹林,有出血倾向或溃疡患者禁用。

(4)钙通道阻滞剂:可选用桂利嗪、盐酸氟桂利嗪。

(5)血管扩张剂。

(二)恢复期治疗

继续口服抗血小板聚集药、钙通道阻滞剂等,但主要应加强功能锻炼,进行康复治疗,经过 3～6 个月即可生活自理。

(三)手术治疗

大面积梗死引起急性颅内压增高,除用脱水药以外,必要时可进行外科手术减压,以缓解症状。

(四)中医、中药、针灸、按摩方法

中医、中药、针灸、按摩方法对本病防治和康复有较好疗效,一般应辨证施治,使用具有活血化瘀、通络等功效的方药治疗,针灸、按摩对功能恢复十分有利。

六、护理评估

(一)一般评估

1.生命体征

监测患者的血压、脉搏、呼吸、体温有无异常。脑梗死的患者一般会出现血压升高。

2.患者主诉

询问患者发病时间及发病前有无头晕、头痛、恶心、呕吐等症状出现。

3.相关记录

体重、身高、上臂围、皮肤、饮食、NIHSS 评分、GCS 评分、BI 等记录结果。

(二)身体评估

1.头颈部

脑梗死的患者一般都会出现不同程度的意识障碍,要注意观察患者意识障碍的类型;注意有无眼球运动受限、结膜有无水肿及眼睑是否闭合不全;观察瞳孔的大小及对光反射情况;观察有无口角㖞斜及鼻唇沟有无变浅;评估患者吞咽功能(洼田饮水试验)。

2.胸部

评估患者肺部呼吸音情况(肺部感染是脑梗死患者一个重要并发症)。

3.腹部

上腹部有无疼痛、饱胀,肠鸣音是否正常。有无大、小便失禁,并观察大小便的颜色、量和性质。

4.四肢

评估患者四肢肌力,腱反射情况,以及有无出现病例反射(如巴宾斯基征)、脑膜刺激征(如颈强直、凯尔尼格征和布鲁津斯基征)。

(三)心理-社会评估

评估患者及其照顾者对疾病的认知程度,心理反应与需求,家庭及社会支持情况,正确引导患者及家属配合治疗与护理。

(四)辅助检查评估

(1)血液检查:血脂、血糖、血流动力学和凝血功能有无异常。

(2)头部 CT 及 MRI 有无异常。

(3)DSA、MRA 及 TCD 检查结果有无异常。

七、主要护理诊断/问题

(一)脑血流灌注不足

与脑血流不足、颅内压增高、组织缺血缺氧有关。

(二)躯体移动障碍

与意识障碍、肌力异常有关。

(三)言语沟通障碍

与意识障碍或相应言语功能区受损有关。

(四)焦虑

与担心疾病预后差有关。

(五)有发生压疮的可能

与长期卧床有关。

(六)有误吸的危险

与吞咽功能差有关。

(七)潜在并发症

肺部感染、泌尿系统感染。

八、护理措施

(一)一般护理

(1)严密观察病情,监测生命体征。备齐各种急救药品、仪器。

(2)保持呼吸道通畅,及时吸痰,防止窒息。

(3)多功能监护,氧气吸入。

(4)躁动的患者给予安全措施,必要时用约束带。

(5)保证呼吸机正常工作,观察血氧、血气结果,遵医嘱对症处理。

(6)保持各种管道通畅,并妥善固定,观察引流液的色、量、性状,做好记录。

(7)做好鼻饲喂养的护理。口腔护理 2 次/天。

(8)导尿管护理 2 次/天。

(9)保持肢体功能位,按时翻身,叩背,预防压疮发生。

(10)准确测量 24 小时液体出入量并记录。

(11)护理记录客观、及时、准确、真实、完整。严格按计划实施护理措施。

(12)患者病情变化时,及时报告医师。

(13)脑血管造影术后,穿刺侧肢体制动,观察足背动脉、血压,有病情变化及时报告医师。

(14)做好晨晚间护理,做到"两短六洁"。

(二)健康教育

1.疾病知识指导

脑梗死患者康复时间比较长,患者出院后要教会患者及家属必要的护理方法。告知患者药物的名称、用法、疗效及不良反应。介绍脑梗死的症状及体征。并与患者及其家属共同制订包括饮食、锻炼在内的康复计划,告知其危险因素。

2.就诊指标

出现肢体麻木、无力、头痛、头晕、视物模糊等症状及时就诊,定期门诊复查,积极治疗高血压、高血脂、糖尿病等疾病。

九、护理效果评估

(1)患者脑血流得到改善。

(2)患者呼吸顺畅,无误吸发生。

(3)患者躯体活动得到显著提高。

(4)患者言语功能恢复或部分恢复。

(5)患者无压疮发生。

(6)患者生活基本能够自理。

(7)患者无肺部及泌尿系统感染或发生感染后得到及时处理。

(曹文艳)

第四节 阿尔茨海默病

一、疾病概述

阿尔茨海默病是发生于老年和老年前期,以进行性认知功能障碍和行为损害为特征的中枢神经系统退行性病变,是老年期痴呆的最常见类型,临床上表现为记忆障碍、失语、失用、认知障碍、视空间能力损害、抽象思维和计算力损害、人格和行为的改变等。

(一)病因

阿尔茨海默病可分为家族性和散发性,家族性阿尔茨海默病呈常染色体显性遗传,多于65岁前起病。

(二)临床表现

阿尔茨海默病通常是隐匿起病,病程为持续进行性,无缓解,停止进展的平稳期即使有,也极罕见。阿尔茨海默病的临床症状可分为两方面,即认知功能减退及其伴随的生活能力减退症状和非认知性神经精神症状。其病程演变大致可以分为轻、中、重三个阶段。

1.轻度

主要表现是记忆障碍。

2.中度

除记忆障碍继续加重外,可出现思维和判断力障碍、性格改变和情感障碍。患者的工作、学习以及社会接触能力减退,特别是原已掌握的知识和技巧出现明显的衰退。

3.重度

除上述各项症状逐渐加重外,还有情感淡漠、哭笑无常、言语能力丧失,以致不能完成日常简单的生活事项,如穿衣、进食。终日无语而卧床,与外界(包括亲友)逐渐丧失接触能力。晚期并发全身系统疾病衰竭而死亡。

(三)治疗原则

查清原因、及时治疗、越早越好。做好生活护理可有效延长患者的生命,改善其生活质量。药物治疗以改善认知功能、控制精神症状为主,重度晚期患者应加强支持和对症治疗,可采取非药物治疗包括职业训练、音乐治疗和群体治疗等。

(四)护理要点

1.病情观察

评估患者认知能力、生活能力;观察有无并发症发生。

2.药物护理

按医嘱正确应用改善智能、营养脑神经药物,告知患者应用药物注意事项,观察药物变态反应。

3.安全护理

采取有效安全防措施,防止走失、跌倒、坠床、烫伤等意外。

二、健康教育

(一)住院期间健康教育

1.休息与运动

根据病情适当参加体力劳动或户外活动。生活不能自理者要专人看护,切勿让老人单独活动;对思维活跃的老年人,应改变话题,转移思维,使情绪平静。

2.饮食护理

多食鸡蛋、鱼、肉,可以增加血液中有助于记忆的神经递质;多食豆类、麦芽、牛奶、绿色蔬菜、坚果等有助于核糖核酸注入脑内提高记忆,保证足够热量。

3.用药指导

多奈哌齐可出现恶心、呕吐、腹泻、头晕、失眠、肌肉痉挛、疲乏等不良反应,要睡前服用。美金刚多数不良反应是短暂、轻微和一过性的幻觉瘙痒、皮疹、恶心、胃痛等,停药后可自行消退。氟西汀不良反应为恶心、意识混沌、头晕、头痛和疲倦。奥拉西坦不良反应较少,可有焦虑不安、皮肤。奥氮平变态反应为嗜睡和体重增加。

4.生活护理

生活护理包括:①不能自理的患者协助做好生活护理,包括饮食、穿衣、大小便、个人卫生等;②定时定量协助患者进食,保证营养供给;③餐后协助刷牙、漱口;④每周洗澡、洗头,及时更换衣服;⑤大小便失禁者,护理人员要掌握患者的排便规律,及时清理排泄物,并拭净肛周皮肤,保持

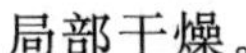

局部干燥。

(二)出院健康教育

1.并发症的预防及护理

(1)压疮:每2小时翻身1次,保持床铺平整干燥;如已发生压疮,应根据分期及时清创、换药,避免感染,加强全身营养,促进愈合。

(2)泌尿系统感染:尿潴留者需留置导尿管,间断夹管,每2~3小时放尿一次,以训练膀胱功能;鼓励多饮水每天不少于2 000 mL,经常坐起活动锻炼,利于膀胱功能恢复,预防膀胱结石;注意尿色、尿量及性质。大便失禁者,要保持会阴部及肛周清洁。

(3)呼吸系统感染:经常叩背,鼓励并帮助患者咳痰;进食时注意观察患者的吞咽功能,防止误吸。

(4)失用性萎缩:每天至少2次,每次至少30分钟肢体被动主动活动,延缓肢体功能衰退。

2.遵医嘱服药

根据医嘱按时按量正确服药;要专人给予服用药物,以防误服。

3.做好安全管理

有专人看护,避免走失。可随身携带有姓名、年龄、诊断、家庭住址、家属联系方式的卡片或手腕带,以便于协助。

4.康复指导

(1)要预防老年人卧床不起。对老年性痴呆患者,家人易产生过度保护倾向,这是造成患者卧床不起的最大原因。患者一旦卧床不起,可出现许多并发症,这将会加重痴呆症状,加快缩短其寿命。因此,对早期痴呆患者,应该在家人看护和指导下,做一些力所能及的事情。

(2)对安排的活动做好提示,例如在抽屉上标记好里面应装的东西,这样患者更有可能放对地方。

(3)要保持日常卫生习惯。对早期痴呆症患者要尽可能帮助其保持日常生活习惯和卫生习惯,如起居、穿衣、刷牙、洗脸等,即使做得不规范,也要尽可能让他自己去做,这也是防止疾病进一步发展所不可忽视的环节。

(4)提示患者远离危险,保持周围环境安全。

5.心理护理

调节老人情绪,寻求老人感兴趣的话题交谈,多给信息和语言刺激;对老人要关爱体贴,帮助患者树立战胜疾病信心,取得家属配合与支持。

6.复诊须知

出院3周后门诊复诊,不适随诊。

(史丽丽)

第五章
呼吸内科护理

第一节 急性气管支气管炎

一、概述

(一)疾病概述

急性气管支气管炎是由生物、物理、化学刺激或过敏等因素引起的急性气管-支气管黏膜炎症。多为散发,无流行倾向,年老体弱者易感。临床症状主要为咳嗽和咳痰。常发生于寒冷季节或气候突变时,也可由急性上呼吸道感染迁延不愈所致。

(二)相关病理生理

由病原体、吸入冷空气、粉尘、刺激性气体或因吸入致敏物质引起气管-支气管急性炎症反应。其共同的病理表现为气管、支气管黏膜充血水肿,淋巴细胞和中性粒细胞浸润;同时可伴纤毛上皮细胞损伤,脱落;黏液腺体肥大增生。合并细菌感染时,分泌物呈脓性。

(三)急性气管支气管炎的病因与诱因

病原体导致的感染是最主要病因,过度劳累、受凉、年老体弱是常见诱因。

1.病原体

病原体与上呼吸道感染类似。常见病毒为腺病毒、流感病毒(甲、乙)、冠状病毒、鼻病毒、单纯疱疹病毒、呼吸道合胞病毒和副流感病毒。常见细菌为流感嗜血杆菌、肺炎链球菌、卡他莫拉菌等,近年来衣原体和支原体感染明显增加,在病毒感染的基础上继发细菌感染也较多见。

2.物理、化学因素

冷空气、粉尘、刺激性气体或烟雾(如二氧化硫、二氧化氮、氨气、氯气等)的吸入,均可刺激气管-支气管黏膜引起急性损伤和炎症反应。

3.变态反应

常见的吸入致敏原包括花粉、有机粉尘、真菌孢子、动物毛皮排泄物;或对细菌蛋白质的过敏,钩虫、蛔虫的幼虫在肺内的移行均可引起气管-支气管急性炎症反应。

(四)临床表现

临床主要表现为咳嗽咳痰。一般起病较急,通常全身症状较轻,可有发热。初为干咳或少量黏液痰,随后痰量增多,咳嗽加剧,偶伴血痰。咳嗽、咳痰可延续 2～3 周,如迁延不愈,可演变成

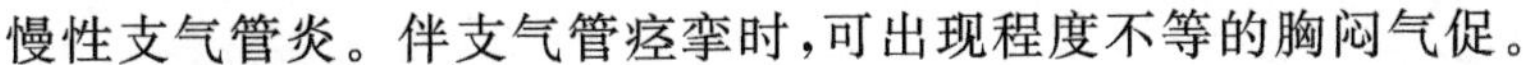

慢性支气管炎。伴支气管痉挛时，可出现程度不等的胸闷气促。

（五）辅助检查

1.血液检查

病毒感染时，血常规检查白细胞计数多正常；细菌感染较重时，白细胞计数和中性粒细胞计数增高。血沉检查可有血沉快。

2.胸部 X 线检查

多无异常，或仅有肺纹理的增粗。

3.痰培养

细菌或支原体、衣原体感染时，可明确病原体；药物敏感试验可指导临床用药。

（六）治疗要点

1.对症治疗

咳嗽无痰或少痰，可用右美沙芬、喷托维林（咳必清）镇咳。咳嗽有痰而不易咳出，可选用盐酸氨溴索、溴己新（必嗽平）、桃金娘油提取物化痰，也可雾化帮助祛痰。较为常用的为兼顾止咳和化痰的棕色合剂，也可选用中成药止咳祛痰。发生支气管痉挛时，可用平喘药如茶碱类、β_2受体激动剂等。发热可用解热镇痛药对症处理。

2.抗菌药物治疗

有细菌感染证据时应及时使用。可以首选新大环内酯类、青霉素类，也可选用头孢菌素类或喹诺酮类等药物。多数患者口服抗菌药物即可，症状较重者可经肌内注射或静脉滴注给药，少数患者需要根据病原体培养结果指导用药。

3.一般治疗

多休息，多饮水，避免劳累。

二、护理评估

（一）病因评估

主要评估患者健康史和发病史，近期是否有受凉、劳累，是否有粉尘过敏史，是否有吸入冷空气或刺激性气体史。

（二）一般评估

1.生命体征

患者体温可正常或发热；有无呼吸频率加快或节律异常。

2.患者主诉

有无发热、咳嗽、咳痰、喘息等症状。

3.相关记录

体温，痰液颜色、性状和量等情况。

（三）身体评估

听诊有无异常呼吸音；有无双肺呼吸音变粗，两肺可否闻及散在的干、湿啰音，湿啰音部位是否固定，咳嗽后湿啰音是否减少或消失；有无闻及哮鸣音。

（四）心理-社会评估

患者在疾病治疗过程中的心理反应与需求，家庭及社会支持情况，引导患者正确配合疾病的治疗与护理。

(五)辅助检查结果评估

1.血液检查

有无白细胞总数和中性粒细胞百分比升高,有无血沉加快。

2.胸部 X 线检查

有无肺纹理增粗。

3.痰培养

有无致病菌生长,药物敏感试验结果如何。

(六)治疗常用药效果的评估

1.应用抗生素的评估要点

(1)记录每次给药的时间与次数,评估有无按时、按量给药,是否足疗程。

(2)评估用药后患者发热、咳嗽、咳痰等症状有否缓解。

(3)评估用药后患者是否出现皮疹、呼吸困难等变态反应。

(4)评估用药后患者有无较明显的恶心、呕吐、腹泻等不良反应。

2.应用止咳祛痰剂效果的评估

(1)记录每次给药的时间与药量。

(2)评估用祛痰剂后患者痰液是否变稀,是否较易咳出。

(3)评估用止咳药后,患者咳嗽频繁是否减轻,夜间睡眠是否改善。

3.应用平喘药后效果的评估

(1)记录每次给药的时间与量。

(2)评估用药后,患者呼吸困难是否减轻,听诊哮鸣音有否消失。

(3)如应用氨茶碱时间较长,需评估有无茶碱中毒表现。

三、主要护理诊断/问题

(一)清理呼吸道无效

清理呼吸道无效与呼吸道感染、痰液黏稠有关。

(二)气体交换受损

气体交换受损与过敏、炎症引起支气管痉挛有关。

四、护理措施

(一)病情观察

观察生命体征及主要症状,尤其咳嗽,痰液的颜色、性质、量等的变化;有无呼吸困难与喘息等表现;监测体温情况。

(二)休息与保暖

急性期应减少活动,增加休息时间,保持室内空气新鲜,保持适宜的温度和湿度。

(三)保证充足的水分及营养

鼓励患者多饮水,必要时由静脉补充。给予易消化营养丰富的饮食,发热期间进食流质或半流质食物为宜。

(四)保持口腔清洁

由于患者发热、咳嗽、痰多且黏稠,咳嗽剧烈时可引起呕吐,故要保持口腔卫生,以增加舒适

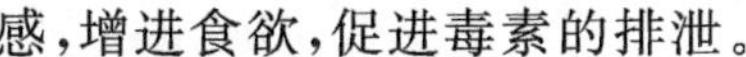

感，增进食欲，促进毒素的排泄。

(五)发热护理

热度不高不需特殊处理，高热时要采取物理降温或药物降温措施。

(六)保持呼吸道通畅

观察呼吸道分泌物的性质及能否有效地咳出痰液，指导并鼓励患者有效咳嗽；若为细菌感染所致，按医嘱使用敏感的抗生素。若痰液黏稠，可采用超声雾化吸入或蒸气吸入稀释分泌物；对于咳嗽无力的患者，宜经常更换体位，叩背，使呼吸道分泌物易于排出，促进炎症消散。

(七)给氧与解痉平喘

有咳喘症状者可给予氧气吸入或按医嘱采用雾化吸入平喘解痉剂，严重者可口服。

(八)健康教育

1.疾病预防指导

预防急性上呼吸道感染的诱发因素。增强体质，可选择合适的体育活动，如跳健康操、打太极拳、跑步等，可进行耐寒训练，如冷水洗脸、冬泳等。

2.疾病知识指导

患病期间增加休息时间，避免劳累；饮食宜清淡、富含营养；按医嘱用药。

3.就诊指标

如 2 周后症状仍持续应及时就诊。

五、护理效果评估

(1)患者自觉症状好转(咳嗽咳痰、喘息、发热等症状减轻)。

(2)患者体温恢复正常。

(3)患者听诊时双肺有无闻及干、湿啰音。

(周　杰)

第二节　慢性支气管炎

慢性支气管炎是由感染或非感染因素引起的气管、支气管黏膜及其周围组织的慢性非特异性炎症。临床以咳嗽、咳痰或伴有喘息反复发作为特征，每年持续 3 个月以上，且连续 2 年以上。

一、病因和发病机制

慢性支气管炎的病因极为复杂，迄今尚有许多因素还不够明确，往往是多种因素长期相互作用的综合结果。

(一)感染

病毒、支原体和细菌感染是本病急性发作的主要原因。病毒感染以流感病毒、鼻病毒、腺病毒和呼吸道合胞病毒为常见；细菌感染以肺炎链球菌、流感嗜血杆菌和卡他莫拉菌及葡萄球菌为常见。

(二)大气污染

化学气体如氯气、二氧化氮、二氧化硫等刺激性烟雾,空气中的粉尘等均可刺激支气管黏膜,使呼吸道清除功能受损,为细菌入侵创造条件。

(三)吸烟

吸烟为本病发病的主要因素。吸烟时间的长短与吸烟量决定发病率的高低,吸烟者的患病率较不吸烟者高2~8倍。

(四)过敏因素

喘息型支气管患者多有过敏史。患者痰中嗜酸性粒细胞和组胺的含量及血中IgE明显高于正常。此类患者实际上应属慢性支气管炎合并哮喘。

(五)其他因素

气候变化,特别是寒冷空气对慢性支气管炎的病情加重有密切关系。自主神经功能失调,副交感神经功能亢进,老年人肾上腺皮质功能减退,慢性支气管炎的发病率增加。维生素C缺乏,维生素A缺乏,易患慢性支气管炎。

二、临床表现

(一)症状

患者常在寒冷季节发病,出现咳嗽、咳痰,尤以晨起显著,白天多于夜间。病毒感染痰液为白色黏液泡沫状,继发细菌感染,痰液转为黄色或黄绿色黏液脓性,偶可带血。慢性支气管炎反复发作后,支气管黏膜的迷走神经感受器反应性增高,副交感神经功能亢进,可出现过敏现象而发生喘息。

(二)体征

早期多无体征。急性发作期可有肺底部闻及干、湿啰音。喘息型支气管炎在咳嗽或深吸气后可闻及哮鸣音,发作时,有广泛哮鸣音。

(三)并发症

(1)阻塞性肺气肿:为慢性支气管炎最常见的并发症。

(2)支气管肺炎:慢性支气管炎蔓延至支气管周围肺组织中,患者表现寒战、发热、咳嗽加剧、痰量增多且呈脓性;白细胞总数及中性粒细胞增多;X线胸片显示双下肺野有斑点状或小片阴影。

(3)支气管扩张症。

三、诊断

(一)辅助检查

1.血常规检查

白细胞总数及中性粒细胞数可升高。

2.胸部X线检查

单纯型慢性支气管炎,X线片检查阴性或仅见双下肺纹理增多、增粗、模糊、呈条索状或网状。继发感染时为支气管周围炎症改变,表现为不规则斑点状阴影,重叠于肺纹理之上。

3.肺功能检查

早期病变多在小气道,常规肺功能检查多无异常。

(二)诊断要点

凡咳嗽、咳痰或伴有喘息,每年发作持续 3 个月,连续 2 年或 2 年以上者,并排除其他心、肺疾病(如肺结核、肺尘埃沉着病、支气管哮喘、支气管扩张症、肺癌、肺脓肿、心脏病、心功能不全等)、慢性鼻咽疾病后,即可诊断。如每年发病不足 3 个月,但有明确的客观检查依据(如胸部 X 线片、肺功能等)也可诊断。

(三)鉴别诊断

1.支气管扩张

多于儿童或青年期发病,常继发于麻疹、肺炎或百日咳后,并有咳嗽、咳痰反复发作的病史,合并感染时痰量增多,并呈脓性或伴有发热,病程中常反复咯血。在肺下部周围可闻及不易消散的湿啰音。晚期重症患者可出现杵状指(趾)。胸部 X 线上可见双肺下野纹理粗乱或呈卷发状。薄层高分辨 CT(HRCT)检查有助于确诊。

2.肺结核

活动性肺结核患者多有午后低热、消瘦、乏力、盗汗等中毒症状。咳嗽痰量不多,常有咯血。老年肺结核的中毒症状多不明显,常被慢性支气管炎的症状所掩盖而误诊。胸部 X 线上可发现结核病灶,部分患者痰结核菌检查可获阳性。

3.支气管哮喘

支气管哮喘常为特质性患者或有过敏性疾病家族史,多于幼年发病。一般无慢性咳嗽、咳痰史。哮喘多突然发作,且有季节性,血和痰中嗜酸性粒细胞常增多,治疗后可迅速缓解。发作时双肺布满哮鸣音,呼气延长,缓解后可消失,且无症状,但气道反应性仍增高。慢性支气管炎合并哮喘的患者,病史中咳嗽、咳痰多发生在喘息之前,迁延不愈较长时间后伴有喘息,且咳嗽、咳痰的症状多较喘息更为突出,平喘药物疗效不如哮喘等可资鉴别。

4.肺癌

肺癌多发生于 40 岁以上男性,并有多年吸烟史的患者,刺激性咳嗽常伴痰中带血和胸痛。X 线胸片检查肺部常有块影或反复发作的阻塞性肺炎。痰脱落细胞及支气管镜等检查,可明确诊断。

5.慢性肺间质纤维化

慢性咳嗽,咳少量黏液性非脓性痰,进行性呼吸困难,双肺底可闻及爆裂音(Velcro 啰音),严重者发绀并有杵状指。X 线胸片见中下肺野及肺周边部纹理增多紊乱呈网状结构,其间见弥漫性细小斑点阴影。肺功能检查呈限制性通气功能障碍,弥散功能减低,动脉血氧分压(PaO_2)下降。肺活检是确诊的手段。

四、治疗

(一)急性发作期及慢性迁延期的治疗

以控制感染、祛痰、镇咳为主,同时解痉平喘。

1.抗感染药物

及时、有效、足量,感染控制后及时停用,以免产生细菌耐药或二重感染。一般患者可按常见致病菌用药。可选用青霉素 G 80×10^4 U 肌内注射;复方磺胺甲噁唑,每次 2 片,2 次/天;阿莫西林 2~4 g/d,3~4 次口服;氨苄西林 2~4 g/d,分 4 次口服;头孢氨苄 2~4 g/d 或头孢拉定 1~2 g/d,分 4 次口服;头孢呋辛 2 g/d 或头孢克洛 0.5~1 g/d,分 2~3 次口服。也可选择新一代大环内酯类抗生素，如罗红霉素，0.3 g/d，2 次口服。抗菌治疗疗程一般 7～10 天，反复感染病例可适当延长。严重感染时，可选用氨苄西林、环丙沙星、氧氟沙星、阿米卡星、奈替米星或头孢菌素类联合静脉滴注给药。

2.祛痰镇咳药

刺激性干咳者不宜单用镇咳药物，否则痰液不易咳出。可给盐酸溴环已胺醇 30 mg 或羧甲基半胱氨酸 500 mg，3 次/天，口服。乙酰半胱氨酸（富露施）及氯化铵甘草合剂均有一定的疗效。α-糜蛋白酶雾化吸入也有消炎祛痰的作用。

3.解痉平喘

解痉平喘主要为解除支气管痉挛，利于痰液排出。常用药物为氨茶碱 0.1～0.2 g，8 次/小时口服；丙卡特罗50 mg，2 次/天；特布他林 2.5 mg，2～3 次/天。慢性支气管炎有可逆性气道阻塞者应常规应用支气管舒张剂，如异丙托溴铵（异丙阿托品）气雾剂、特布他林等吸入治疗。阵发性咳嗽常伴不同程度的支气管痉挛，应用支气管扩张药后可改善症状，并有利于痰液的排出。

（二）缓解期的治疗

应以增强体质，提高机体抗病能力和预防发作为主。

（三）中药治疗

采取扶正固本原则，按肺、脾、肾的虚实辨证施治。

五、护理措施

（一）常规护理

1.环境

保持室内空气新鲜、流通，安静，舒适，温湿度适宜。

2.休息

急性发作期应卧床休息，取半卧位。

3.给氧

持续低流量吸氧。

4.饮食

给予高热量、高蛋白、高维生素易消化饮食。

（二）专科护理

（1）解除气道阻塞，改善肺泡通气：及时清除痰液，神志清醒患者应鼓励咳嗽，痰稠不易咯出时，给予雾化吸入或雾化泵药物喷入，减少局部淤血水肿，以利痰液排出。危重体弱患者，定时更换体位，叩击背部，使痰易于咯出，餐前应给予胸部叩击或胸壁震荡。方法为患者取侧卧位，护士两手手指并拢，手背隆起，指关节微屈，自肺底由下向上，由外向内叩拍胸壁，震动气管，边拍边鼓励患者咳嗽，以促进痰液的排出，每侧肺叶叩击 3～5 分钟。对神志不清者，可进行机械吸痰，需注意无菌操作，抽吸压力要适当，动作轻柔，每次抽吸时间不超过 15 秒，以免加重缺氧。

（2）合理用氧，减轻呼吸困难：根据缺氧和二氧化碳潴留的程度不同，合理用氧，一般给予低流量、低浓度、持续吸氧，如病情需要提高氧浓度，应辅以呼吸兴奋剂刺激通气或使用呼吸机改善通气，吸氧后如呼吸困难缓解、呼吸频率减慢、节律正常、血压上升、心率减慢、心律正常、发绀减轻、皮肤转暖、神志转清、尿量增加等，表示氧疗有效。若呼吸过缓，意识障碍加深，需考虑二氧化碳潴留加重，必要时采取增加通气量措施。

（周　杰）

第三节 支气管扩张症

一、疾病概述

(一)概念和特点

支气管扩张症是由于急、慢性呼吸道感染和支气管阻塞后,反复发生支气管炎症,致使支气管组织结构病理性破坏,引起的支气管异常和持久性扩张。临床上以慢性咳嗽、大量脓痰和(或)反复咯血为特征,患者多有童年麻疹、百日咳或支气管肺炎等病史。

(二)相关病理生理

支气管扩张的主要病因是支气管-肺组织感染和支气管阻塞,两者相互影响,促使支气管扩张的发生和发展。支气管扩张发生于有软骨的支气管近端分支,主要分为柱状、囊状和不规则扩张 3 种类型,腔内含有多量分泌物并容易积存。呼吸道相关疾病损伤气道清除机制和防御功能,使其清除分泌物的能力下降,易发生感染和炎症;细菌反复感染使气道内因充满包含炎性介质和病原菌的黏稠液体而逐渐扩大、形成瘢痕和扭曲;炎症可导致支气管壁血管增生,并伴有支气管动脉和肺动脉终末支的扩张和吻合,形成小血管瘤而易导致咯血。病变支气管反复炎症,使周围结缔组织和肺组织纤维化,最终引起肺的通气和换气功能障碍。继发于支气管肺组织感染病变的支气管扩张多见于下肺,尤以左下肺多见。继发于肺结核则多见于上肺叶。

(三)病因与诱因

1.支气管-肺组织感染

支气管扩张与扁桃体炎、鼻窦炎、百日咳、麻疹、支气管肺炎、肺结核等呼吸道感染密切相关,引起感染的常见病原体为铜绿假单胞菌、流感嗜血杆菌、卡他莫拉菌、肺炎克雷伯菌、金黄色葡萄球菌、非结核分枝杆菌、腺病毒和流感病毒等。婴幼儿期支气管-肺组织感染是支气管扩张最常见的病因。

2.支气管阻塞

异物、肿瘤、外源性压迫等可使支气管阻塞导致肺不张,胸腔负压直接牵拉支气管管壁导致支气管扩张。

3.支气管先天性发育缺损与遗传因素

支气管先天性发育缺损与遗传因素也可形成支气管扩张,可能与软骨发育不全或弹性纤维不足导致局部管壁薄弱或弹性较差有关。部分遗传性 α-抗胰蛋白酶缺乏者也可伴有支气管扩张。

4.其他全身性疾病

支气管扩张可能与机体免疫功能失调有关,目前已发现类风湿关节炎、溃疡性结肠炎、克罗恩病、系统性红斑狼疮等疾病同时伴有支气管扩张。

(四)临床表现

1.症状

(1)慢性咳嗽、大量脓痰:咳嗽多为阵发性,与体位改变有关,晨起及晚上临睡时咳嗽和咳痰尤多。严重程度可用痰量估计，轻度每天少于 10 mL，中度每天 10～150 mL，重度每天多于 150 mL。感染急性发作时，黄绿色脓痰量每天可达数百毫升，将痰液放置后可出现分层的特征，即上层为泡沫，下悬脓性成分；中层为浑浊黏液；下层为坏死组织沉淀物。合并厌氧菌感染时，痰和呼气具有臭味。

(2)咯血：反复咯血为本病的特点，可为痰中带血或大量咯血。少量咯血每天少于 100 mL，中量咯血每天 100～500 mL，大量咯血每天多于 500 mL 或一次咯血量多于 300 mL。咯血量有时与病情严重程度、病变范围不一致。部分病变发生在上叶的“干性支气管扩张”患者以反复咯血为唯一症状。

(3)反复肺部感染：由于扩张的支气管清除分泌物的功能丧失，引流差，易反复发生感染，其特点是同一肺段反复发生肺炎并迁延不愈。

(4)慢性感染中毒症状：可出现发热、乏力、食欲减退、消瘦、贫血等，儿童可影响发育。

2.体征

早期或病变轻者无异常肺部体征，病变严重或继发感染时，可在病变部位尤其下肺部闻及固定而持久的局限性粗湿啰音，有时可闻及哮鸣音，部分患者伴有杵状指(趾)。

(五)辅助检查

1.影像学检查

(1)胸部 X 线检查：囊状支气管扩张的气道表现为显著的囊腔，腔内可存在气液平面，纵切面可显示“双轨征”，横切面显示“环形阴影”，并可见气道壁增厚。

(2)胸部 CT 检查：可在横截面上清楚地显示扩张的支气管。高分辨 CT 进一步提高了诊断敏感性，成为支气管扩张症的主要诊断方法。

2.纤维支气管镜检查

纤维支气管镜检查有助于发现患者的出血部位或阻塞原因。还可局部灌洗，取灌洗液做细菌学和细胞学检查。

(六)治疗原则

保持引流通畅，处理咯血，控制感染，必要时手术治疗。

1.保持引流通畅、改善气流受限

清除气道分泌物，保持气道通畅，能减少继发感染和减轻全身中毒症状，如应用祛痰药物(盐酸氨溴索、溴己新、α-糜蛋白酶)等稀释痰液，痰液黏稠时可加用雾化吸入。应用振动、拍背、体位引流等方法促进气道分泌物的清除。应用支气管舒张剂可改善气流受限，伴有气道高反应及可逆性气流受限的患者疗效明显。如体位引流排痰效果不理想，可用纤维支气管镜吸痰法以保持呼吸道通畅。

2.控制感染

急性感染期的主要治疗措施。应根据症状、体征、痰液性状，必要时根据痰培养及药物敏感试验选择有效的抗生素。常用阿莫西林、头孢类抗生素、氨基糖苷类等药物，重症患者，尤其是铜绿假单胞菌感染者，常需第三代头孢菌素加氨基糖苷类药联合静脉用药。如有厌氧菌混合感染，加用甲硝唑或替硝唑等。

3.外科治疗

保守治疗不能缓解的反复大咯血且病变局限者，可考虑手术治疗。经充分的内科治疗后仍反复发作且病变为局限性支气管扩张，可通过外科手术切除病变组织。

二、护理评估

(一)一般评估

1.患者的主诉

有无胸闷、气促、心悸、疲倦、乏力等症状。

2.生命体征

严密观察呼吸的频率、节律、深浅和音响,患者呼吸可正常或增快,感染严重时或合并咯血可伴随不同程度的呼吸困难和发绀。患者体温正常或偏高,感染严重时可为高热。

3.咳嗽咳痰情况

观察咳嗽咳痰的发作时间、频率、持续时间、伴随的症状和影响因素等,患者反复继发肺部感染,支气管引流不畅,痰不易咳出时可导致咳嗽加剧,大量脓痰咳出后,患者感觉轻松,体温下降,精神改善。重点观察痰液的量、颜色、性质、气味和与体位的关系,痰液静置后的分层现象,记录24小时痰液排出量。注意患者是否出现面色苍白、出冷汗、烦躁不安等出血的症状,观察咯血的颜色、性质及量。

4.其他

血气分析、血氧饱和度、体重、体位等记录结果。

(二)身体评估

1.头颈部

患者的意识状态,面部颜色(贫血),皮肤黏膜有无脱水、是否粗糙干燥;呼吸困难和缺氧的程度(有无气促、口唇有无发绀、血氧饱和度数值等)。

2.胸部

检查胸廓的弹性,有无胸廓的挤压痛,两肺呼吸运动是否一致。病变部位可闻及固定而持久的局限性粗湿啰音或哮鸣音。

3.其他

患者有无杵状指(趾)。

(三)心理-社会评估

询问健康史、发病原因、病程进展时间及以往所患疾病对支气管扩张的影响,评估患者对支气管扩张的认识;另外,患者常因慢性咳嗽、咳痰或痰量多、有异味等症状产生恐惧或焦虑的心理,并对疾病治疗缺乏治愈的自信。

(四)辅助检查阳性结果评估

血氧饱和度的数值;血气分析结果报告;胸部CT检查明确的病变部位。

(五)常用药物治疗效果的评估

抗生素使用后咳嗽咳痰症状有无减轻,原有增高的血白细胞计数有无回降至正常范围,核左移情况有无得到纠正。

三、主要护理诊断/问题

(一)清理呼吸道无效

清理呼吸道无效与大量脓痰滞留呼吸道有关。

(二)有窒息的危险

有窒息的危险与大咯血有关。

(三)营养失调

低于机体需要量与慢性感染导致机体消耗有关。

(四)焦虑

焦虑与疾病迁延、个体健康受到威胁有关。

(五)活动无耐力

活动无耐力与营养不良、贫血等有关。

四、护理措施

(一)环境

保持室内空气新鲜、无臭味,定期开窗换气使空气流通,维持适宜的温湿度,注意保暖。

(二)休息和活动

休息能减少肺活动度,避免因活动诱发咯血。小量咯血者以静卧休息为主,大量咯血患者应绝对卧床休息,尽量避免搬动。取患侧卧位,可减少患侧胸部的活动度,既防止病灶向健侧扩散,同时有利于健侧肺的通气功能。缓解期患者可适当进行户外活动,但要避免过度劳累。

(三)饮食护理

提供高热量、高蛋白质、富含维生素易消化的饮食,多进食含铁食物有利于纠正贫血,饮食中富含维生素 A、维生素 C、维生素 E 等(如新鲜蔬菜、水果),以提高支气管黏膜的抗病能力。大量咯血者应禁食,小量咯血者宜进少量温、凉流质饮食,避免冰冷食物诱发咳嗽或加重咯血,少食多餐。为痰液稀释利于排痰,鼓励患者多饮水,每天 1 500～2 000 mL。指导患者在咳痰后及进食前后漱口,以祛除口臭,促进食欲。

(四)病情观察

严密观察病情,正确记录每天痰量及痰的性质,留好痰标本。有咯血者备好吸痰和吸氧设备。

(五)用药护理

遵医嘱使用抗生素、祛痰剂和支气管舒张剂,指导患者进行有效咳嗽,辅以叩背及时排出痰液。指导患者掌握药物的疗效、剂量、用法和不良反应。

(六)体位引流的护理

体位引流是利用重力作用促使呼吸道分泌物流入气管、支气管排出体外的方法,其效果与需引流部位所对应的体位有关。体位引流的护理措施如下。

(1)体位引流由康复科医师执行,引流前向患者说明体位引流的目的、操作过程和注意事项,消除患者顾虑,取得合作。

(2)操作前测量生命体征,听诊肺部明确病变部位。引流前 15 分钟遵医嘱给予支气管舒张剂(有条件可使用雾化器或手按定量吸入器)。备好排痰用纸巾或一次性容器。

(3)根据病变部位、病情和患者经验选择合适体位(自觉有利于咳痰的体位)。引流体位的选择取决于分泌物潴留的部位和患者的耐受程度,原则上抬高病灶部位的位置,使引流支气管开口向下,有利于潴留的分泌物随重力作用流入支气管和气管排出。首先引流上叶,然后引流下叶后基底段。如果患者不能耐受,应及时调整姿势。头部外伤、胸部创伤、咯血、严重心血管疾病和病情状况不稳定者，不宜采用头低位进行体位引流。

(4)引流时鼓励患者做腹式深呼吸，辅以胸部叩击或震荡，指导患者进行有效咳嗽等措施，以提高引流效果。

(5)引流时间视病变部位、病情和患者身体状况而定，一般每天1～3次，每次15～20分钟。在空腹或饭前一个半小时前进行，早晨清醒后立即进行效果最好。咯血时不宜进行体位引流。

(6)引流过程应有护士或家人协助，注意观察患者反应，如出现咯血、面色苍白、出冷汗、头晕、发绀、脉搏细弱、呼吸困难等情况，应立即停止引流。

(7)体位引流结束后，协助患者采取舒适体位休息，给予清水或漱口液漱口。记录痰液的性质、量及颜色，复查生命体征和肺部呼吸音及啰音的变化，评价体位引流的效果。

(七)窒息的抢救配合

(1)对大咯血及意识不清的患者，应在病床旁备好急救器械。

(2)一旦患者出现窒息征象，应立即取头低脚高45°俯卧位，面向一侧，轻拍背部，迅速排出气道和口咽部的血块，或直接刺激咽部以咳出血块。嘱患者不要屏气，以免诱发喉头痉挛。必要时用吸痰管进行负压吸引，以解除呼吸道阻塞。

(3)给予高浓度吸氧，做好气管插管或气管切开的准备与配合工作。

(4)咯血后为患者漱口，擦净血迹，防止因口咽部异物刺激引起剧烈咳嗽而诱发咯血，及时清理患者咯出的血块及污染的衣物、被褥，安慰患者，以助于稳定情绪，增加安全感，避免因精神过度紧张而加重病情。对精神极度紧张、咳嗽剧烈的患者，可按医嘱给予小剂量镇静剂或镇咳剂。

(5)密切观察咯血的量、颜色、性质及出血的速度，观察生命体征及意识状态的变化，有无胸闷、气促、呼吸困难、发绀、面色苍白、出冷汗、烦躁不安等窒息征象；有无阻塞性肺不张、肺部感染及休克等并发症的表现。

(6)用药护理：①垂体后叶素可收缩小动脉，减少肺血流量，从而减轻咯血。但也能引起子宫、肠道平滑肌收缩和冠状动脉收缩，故冠心病、高血压患者及孕妇忌用。静脉滴注时速度勿过快，以免引起恶心、便意、心悸、面色苍白等不良反应。②年老体弱、肺功能不全者在应用镇静剂和镇咳药后，应注意观察呼吸中枢和咳嗽反射受抑制情况，以早期发现因呼吸抑制导致的呼吸衰竭和不能咯出血块而发生窒息。

(八)心理护理

护士应以亲切的态度多与患者交谈，讲明支气管扩张反复发作的原因和治疗进展，帮助患者树立战胜疾病的信心，解除焦虑不安心理。呼吸困难患者应根据其病情采用恰当的沟通方式，及时了解病情，安慰患者。

(九)健康教育

(1)预防感冒等呼吸道感染，吸烟患者戒烟。不要滥用抗生素和止咳药。

(2)疾病知识指导：帮助患者和家属正确认识和对待疾病，了解疾病的发生、发展与治疗、护理过程，与患者及家属共同制订长期防治计划。

(3)保健知识的宣教：学会自我监测病情，一旦发现症状加重，应及时就诊。指导掌握有效咳嗽、胸部叩击、雾化吸入及体位引流的排痰方法，长期坚持，以控制病情的发展。

(4)生活指导：讲明加强营养对机体康复的作用，使患者能主动摄取必需的营养素，以增加机体抗病能力。鼓励患者参加体育锻炼，建立良好的生活习惯，劳逸结合，消除紧张心理，防止病情进一步恶化。

(5)及时到医院就诊的指标:体温过高,痰量明显增加;出现胸闷、气促、呼吸困难、发绀、面色苍白、出冷汗、烦躁不安等症状;咯血。

五、护理效果评估

(1)呼吸道保持通畅,痰易咳出,痰量减少或消失,血氧饱和度、动脉血气分析值在正常范围。

(2)肺部湿啰音或哮鸣音减轻或消失。

(3)患者体重增加,无并发症(咯血等)发生。

(周 杰)

第四节 支气管哮喘

支气管哮喘是由多种细胞(如嗜酸性粒细胞、肥大细胞、T 淋巴细胞、中性粒细胞等)和细胞组分参与的气道慢性炎症性疾病,这种慢性炎症与气道高反应性相关,通常出现广泛而多变的可逆性气流受限,并引起反复发作的喘息、气急、胸闷或咳嗽等症状,多数患者可自行缓解或经治疗缓解。

典型表现为发作性呼气性呼吸困难或发作性胸闷和咳嗽,伴哮鸣音,症状可在数分钟内发生,并持续数小时至数天,夜间及凌晨发作或加重是哮喘的重要临床特征。目前尚无特效的根治办法,糖皮质激素可以有效控制气道炎症,β_2肾上腺素受体激动剂是控制哮喘急性发作的首选药物。经过长期规范化治疗和管理,80%以上的患者可以达到哮喘的临床控制。

一、一般护理

(1)执行内科一般护理常规。

(2)室内环境舒适、安静、冷暖适宜。保持室内空气流通,避免患者接触变应原,如花草、尘螨、花露水、香水等,扫地和整理床单位时可请患者在室外等候,或采取湿式清洁方法,避免尘埃飞扬。病室避免使用皮毛、羽绒或蚕丝织物等。

(3)卧位与休息:急性发作时协助患者取坐位或半卧位,以增加舒适度,利于膈肌的运动,缓解呼气性呼吸困难。端坐呼吸的患者为其提供床旁桌支撑,以减少体力消耗。

二、饮食护理

大约 20%的成年患者和 50%的患儿是因不适当饮食而诱发或加重哮喘,因此应给予患者营养丰富、清淡、易消化、无刺激的食物。若能找出与哮喘发作有关的食物,如鱼、虾、蟹、蛋类、牛奶等应避免食用。某些食物添加剂如酒石黄和亚硝酸盐可诱发哮喘发作,应引起注意。

三、用药护理

治疗哮喘的药物分为控制性药物和缓解性药物。控制性药物是指需要长期且每天规律使用,主要用于治疗气道慢性炎症,达到哮喘临床控制目的;缓解性药物指按需使用的药物,能迅速解除支气管痉挛,从而缓解哮喘症状。哮喘发作时禁用吗啡和大量镇静剂,以免抑制呼吸。

(一)糖皮质激素

糖皮质激素简称激素,是目前控制哮喘最有效的药物。激素给药途径包括吸入、口服、静脉应用等。吸入性糖皮质激素局部抗感染作用强、起效快、全身不良反应少(黏膜吸收、少量进入血液),是目前哮喘长期治疗的首选药物。常用药物有布地奈德、倍氯米松等。通常需规律吸入1～2周方能控制。吸药后嘱患者清水含漱口咽部,可减少不良反应的发生。长期吸入较大剂量激素者,应注意预防全身性不良反应。布地奈德雾化用混悬液制剂,经压缩空气泵雾化吸入,起效快,适用于轻、中度哮喘急性发作的治疗。吸入激素无效或需要短期加强治疗的患者可采用泼尼松和泼尼松龙等口服制剂,症状缓解后逐渐减量,然后停用或改用吸入剂。不主张长期口服激素用于维持哮喘控制的治疗。口服用药宜在饭后服用,以减少对胃肠道黏膜的刺激。重度或严重哮喘发作时应及早静脉给予激素,可选择琥珀酸氢化可的松或甲泼尼龙。无激素依赖倾向者,可在3～5天停药;有激素依赖倾向者应适当延长给药时间,症状缓解后逐渐减量,然后改口服或吸入剂维持。

(二)β_2肾上腺素受体激动剂

短效β_2肾上腺素受体激动剂为治疗哮喘急性发作的首选药物。有吸入、口服和静脉三种制剂,首选吸入给药。常用药物有沙丁胺醇和特布他林。吸入剂包括定量气雾剂、干粉剂和雾化溶液。短效β_2肾上腺素受体激动剂应按需间歇使用,不宜长期、单一大剂量使用,因为长期应用可引起β_2受体功能下降和气道反应性增高,出现耐药性。主要不良反应有心悸、骨骼肌震颤、低钾血症等。长效β_2肾上腺素受体激动剂与吸入性糖皮质激素(ICS)联合是目前最常用的哮喘控制性药物。常用的有布地奈德吸入剂、舒利迭(氟替卡松/沙美特罗干粉吸入剂)。

(三)茶碱类

具有增强呼吸肌的力量及增强气道纤毛清除功能等,从而起到舒张支气管和气道抗感染作用,并具有强心、利尿、扩张冠状动脉、兴奋呼吸中枢等作用,是目前治疗哮喘的有效药物之一。氨茶碱和缓释茶碱是常用的口服制剂,尤其后者适用于夜间哮喘症状的控制。静脉给药主要用于重症和危重症哮喘。注射茶碱类药物应限制注射浓度,速度不超过0.25 mg/(kg·min),以防不良反应发生。其主要不良反应包括恶心、呕吐、心律失常、血压下降及尿多,偶可兴奋呼吸中枢,严重者可引起抽搐乃至死亡。由于茶碱的“治疗窗”窄及茶碱代谢存在较大个体差异,有条件的应在用药期间监测其血药浓度。发热,妊娠,小儿或老年,患有肝、心、肾功能障碍及甲状腺功能亢进者尤须慎用。合用西咪替丁、喹诺酮类、大环内酯类药物等可影响茶碱代谢而使其排泄减慢,尤应观察其不良反应的发生。

(四)胆碱M受体拮抗剂

胆碱M受体拮抗剂分为短效(维持4～6小时)和长效(维持24小时)两种制剂。异丙托溴铵是常用的短效制剂,常与β_2受体激动剂联合雾化应用,代表药可比特(异丙托溴铵/沙丁胺醇)。少数患者可有口苦或口干等不良反应。噻托溴铵是长效选择性M_1、M_2受体拮抗剂,目前主要用于哮喘合并慢性阻塞性肺疾病及慢性阻塞性肺疾病患者的长期治疗。

(五)白三烯拮抗剂

通过调节白三烯的生物活性而发挥抗感染作用,同时舒张支气管平滑肌,是目前除吸入性糖皮质激素外唯一可单独应用的哮喘控制性药物,尤其适用于阿司匹林哮喘、运动性哮喘和伴有过敏性鼻炎哮喘患者的治疗。常用药物为孟鲁司特和扎鲁司特。不良反应通常较轻微,主要是胃肠道症状,少数有皮疹、血管性水肿、转氨酶升高,停药后可恢复正常。

四、病情观察

(1)哮喘发作时,协助取舒适卧位,监测生命体征、呼吸频率、血氧饱和度等指标,观察患者喘息、气急、胸闷或咳嗽等症状,是否出现三凹征,辅助呼吸肌参与呼吸运动,语言沟通困难,大汗淋漓等中重度哮喘的表现。当患者不能讲话,嗜睡或意识模糊,胸腹矛盾运动,哮鸣音减弱甚至消失,脉率变慢或不规则,严重低氧血症和高碳酸血症时,需转入重症加强护理病房(重症监护室)行机械通气治疗。

(2)注意患者有无鼻咽痒、咳嗽、打喷嚏、流涕、胸闷等哮喘早期发作症状,对于夜间或凌晨反复发作的哮喘患者,应注意是否存在睡眠低氧表现,睡眠低氧可以诱发喘息、胸闷等症状。

五、健康指导

(1)对哮喘患者进行哮喘知识教育,寻找变应原,有效改变环境,避免诱发因素,要贯穿整个哮喘治疗全过程。

(2)指导患者定期复诊、检测肺功能,做好病情自我监测,掌握峰流速仪的使用方法,记哮喘日记。与医师、护士共同制订防止复发、保持长期稳定的方案。

(3)掌握正确吸入技术,如沙丁胺醇气雾剂、布地奈德/福莫特罗吸入剂、舒利迭的使用方法。知晓药物的作用和不良反应的预防。

(4)帮助患者养成规律生活习惯,保持乐观情绪,避免精神紧张、剧烈运动、持续的喊叫等过度换气动作。

(5)熟悉哮喘发作的先兆表现,如打喷嚏、咳嗽、胸闷、喉结发痒等,学会在家中自行监测病情变化并进行评定。以及哮喘急性发作时进行简单的紧急自我处理方法,如吸入沙丁胺醇气雾剂1～2喷、布地奈德1～2吸,缓解喘憋症状,尽快到医院就诊。

(周　杰)

第五节　肺　　炎

一、概述

(一)疾病概述

肺炎是指终末气道、肺泡和肺间质的炎症,可由病原微生物、理化因素、免疫损伤、过敏及药物所致。细菌性肺炎是最常见的肺炎,也是最常见的感染性疾病之一。在抗菌药物应用以前,细菌性肺炎对儿童及老年人的健康威胁极大,抗菌药物的出现及发展曾一度使肺炎病死率明显下降。但近年来,尽管应用强力的抗菌药物和有效的疫苗,肺炎总的病死率却不再降低,甚至有所上升。

(二)肺炎分类

肺炎可按解剖、病因或患病环境加以分类。

1.解剖分类

(1)大叶性(肺泡性):肺炎病原体先在肺泡引起炎症,经肺泡间孔(Cohn 孔)向其他肺泡扩散，致使部分肺段或整个肺段、肺叶发生炎症改变。典型者表现为肺实质炎症，通常并不累及支气管。致病菌多为肺炎链球菌。X线胸片显示肺叶或肺段的实变阴影。

(2)小叶性(支气管性)：肺炎病原体经支气管入侵，引起细支气管、终末细支气管及肺泡的炎症，常继发于其他疾病，如支气管炎、支气管扩张、上呼吸道病毒感染及长期卧床的危重患者。其病原体有肺炎链球菌、葡萄球菌、病毒、肺炎支原体及军团菌等。支气管腔内有分泌物，故常可闻及湿啰音，无实变的体征。X线显示为沿肺纹理分布的不规则斑片状阴影，边缘密度浅而模糊，无实变征象，肺下叶常受累。

(3)间质性肺炎：以肺间质为主的炎症，可由细菌、支原体、衣原体、病毒或肺孢子菌等引起。累及支气管壁及支气管周围，有肺泡壁增生及间质水肿，因病变仅在肺间质，故呼吸道症状较轻，异常体征较少。X线通常表现为一侧或双侧肺下部的不规则条索状阴影，从肺门向外伸展，可呈网状，其间可有小片肺不张阴影。

2.病因分类

(1)细菌性肺炎：如肺炎链球菌、金黄色葡萄球菌、甲型溶血性链球菌、肺炎克雷伯菌、流感嗜血杆菌、铜绿假单胞菌肺炎等。

(2)非典型病原体所致肺炎：如军团菌、支原体和衣原体肺炎等。

(3)病毒性肺炎：如冠状病毒、腺病毒、呼吸道合胞病毒、流感病毒、麻疹病毒、巨细胞病毒、单纯疱疹病毒肺炎等。

(4)肺真菌病：如白念珠菌、曲霉菌、隐球菌、肺孢子菌肺炎等。

(5)其他病原体所致肺炎：如立克次体(如Q热立克次体)、弓形体(如鼠弓形体)、寄生虫(如肺包虫、肺吸虫、肺血吸虫)肺炎等。

(6)理化因素所致的肺炎：如放射性损伤引起的放射性肺炎，胃酸吸入引起的化学性肺炎，或对吸入或内源性脂类物质产生炎症反应的类脂性肺炎等。

3.患病环境分类

由于细菌学检查阳性率低，培养结果滞后，病因分类在临床上应用较为困难，目前多按肺炎的获得环境分成两类，有利于指导经验治疗。

(1)社区获得性肺炎是指在医院外罹患的感染性肺实质炎症，包括具有明确潜伏期的病原体感染而在入院后平均潜伏期内发病的肺炎。其临床诊断依据如下：①新近出现的咳嗽、咳痰或原有呼吸道疾病症状加重，并出现脓性痰，伴或不伴胸痛。②发热。③肺实变体征和(或)闻及湿啰音。④白细胞计数大于$10\times10^9/L$或小于$4\times10^9/L$，伴或不伴中性粒细胞核左移。⑤胸部X线检查显示片状、斑片状浸润性阴影或间质性改变，伴或不伴胸腔积液。以上①～④项中任何1项加第⑤项，排除非感染性疾病可做出诊断。CAP常见病原体为肺炎链球菌、支原体、衣原体、流感嗜血杆菌和呼吸道病毒(甲、乙型流感病毒，腺病毒、呼吸合胞病毒和副流感病毒)等。

(2)医院获得性肺炎也称医院内肺炎，是指患者入院时不存在，也不处于潜伏期，而于入院48小时后在医院(包括老年护理院、康复院等)内发生的肺炎。HAP还包括呼吸机相关性肺炎和卫生保健相关性肺炎。其临床诊断依据是X线检查出现新的或进展的肺部浸润影加上下列三个临床征候中的两个或以上即可诊断为肺炎：①发热超过38℃。②血白细胞计数增多或减少。③脓性气道分泌物。但HAP的临床表现、实验室和影像学检查特异性低，应注意与肺不张、心力衰竭和肺水肿、基础疾病肺侵犯、药物性肺损伤、肺栓塞和急性呼吸窘迫综合征等相鉴别。无感染高危因素患者的常见病原体依次为肺炎链球菌、流感嗜血杆菌、金黄色葡萄球菌、大肠埃希菌、肺炎克雷伯菌、不动杆菌属等；有感染高危因素患者为铜绿假单胞菌、肠杆菌属、肺炎克雷伯菌等，金黄色葡萄球菌的感染有明显增加的趋势。

(三)肺炎发病机制

正常的呼吸道免疫防御机制(支气管内黏液-纤毛运载系统、肺泡巨噬细胞等细胞防御的完整性等)使气管隆凸以下的呼吸道保持无菌。是否发生肺炎取决于两个因素：病原体和宿主因素。如果病原体数量多，毒力强和(或)宿主呼吸道局部和全身免疫防御系统损害，即可发生肺炎。病原体可通过下列途径引起肺炎：①空气吸入；②血行播散；③邻近感染部位蔓延；④上呼吸道定植菌的误吸。肺炎还可通过误吸胃肠道的定植菌(胃食管反流)和通过人工气道吸入环境中的致病菌引起。病原体直接抵达下呼吸道后，滋生繁殖，引起肺泡毛细血管充血、水肿，肺泡内纤维蛋白渗出及细胞浸润。除了金黄色葡萄球菌、铜绿假单胞菌和肺炎克雷伯菌等可引起肺组织的坏死性病变易形成空洞外，肺炎治愈后多不遗留瘢痕，肺的结构与功能均可恢复。

二、几种常见病原体所致肺炎

不同病原体所致肺炎在临床表现、辅助检查及治疗要点等方面均有差异。

(一)肺炎链球菌肺炎

肺炎链球菌肺炎是由肺炎链球菌或称肺炎球菌所引起的肺炎，占社区获得性肺炎的半数。

1.临床表现

(1)症状：发病前常有受凉、淋雨、疲劳、醉酒、病毒感染史，多有上呼吸道感染的前驱症状。起病多急骤，高热、寒战，全身肌肉酸痛，体温通常在数小时内升至39～40 ℃，高峰在下午或傍晚，或呈稽留热，脉率随之增速。可有患侧胸部疼痛，放射到肩部或腹部，咳嗽或深呼吸时加剧。痰少，可带血或呈铁锈色，胃纳锐减，偶有恶心、呕吐、腹痛或腹泻，易被误诊为急腹症。

(2)体征：患者呈急性热病容，面颊绯红，鼻翼翕动，皮肤灼热、干燥，口角及鼻周有单纯疱疹；病变广泛时可出现发绀。有败血症者，可出现皮肤、黏膜出血点，巩膜黄染。早期肺部体征无明显异常，仅有胸廓呼吸运动幅度减小，叩诊稍浊，听诊可有呼吸音减低及胸膜摩擦音。肺实变时叩诊浊音、触觉语颤增强并可闻及支气管呼吸音。消散期可闻及湿啰音。心率增快，有时心律不齐。重症患者有肠胀气，上腹部压痛多与炎症累及膈胸膜有关。重症感染时可伴休克、急性呼吸窘迫综合征及神经精神症状，表现为神志模糊、烦躁、呼吸困难、嗜睡、谵妄、昏迷等。累及脑膜时，有颈抵抗及出现病理性反射。

本病自然病程为1～2周。发病5～10天，体温可自行骤降或逐渐消退；使用有效的抗菌药物后可使体温在1～3天恢复正常。患者的其他症状与体征也随之逐渐消失。

(3)并发症：肺炎链球菌肺炎的并发症近年来已很少见。严重败血症或毒血症患者易发生感染性休克，尤其是老年人。表现为血压降低、四肢厥冷、多汗、发热、心动过速、心律失常等，而高热、胸痛、咳嗽等症状并不突出。其他并发症有胸膜炎、脓胸、心包炎、脑膜炎和关节炎等。

2.辅助检查

(1)血液检查：血白细胞计数(10～20)×10^9/L，中性粒细胞多在80%以上，并有核左移，细胞内可见中毒颗粒。年老体弱、酗酒、免疫功能低下者的白细胞计数可不增高，但中性粒细胞的百分比仍增高。

(2)细菌学检查：痰直接涂片做革兰氏染色及荚膜染色镜检，如发现典型的革兰氏染色阳性、带荚膜的双球菌或链球菌，即可初步做出病原诊断。痰培养24～48小时可以确定病原体。聚合酶链反应检测及荧光标记抗体检测可提高病原学诊断率。痰标本送检应注意器皿洁净无菌,在抗菌药物应用之前漱口后采集,取深部咳出的脓性或铁锈色痰。10%～20%患者合并菌血症,故重症肺炎应做血培养。

(3)X线检查:早期仅见肺纹理增粗,或受累的肺段、肺叶稍模糊。随着病情进展,肺泡内充满炎性渗出物,表现为大片炎症浸润阴影或实变影,在实变阴影中可见支气管充气征,肋膈角可有少量胸腔积液。在消散期,X线显示炎性浸润逐渐吸收,可有片状区域吸收较快,呈现“假空洞”征,多数患者在起病3～4周后才完全消散。老年患者肺炎病灶消散较慢,容易出现吸收不完全而成为机化性肺炎。

3.治疗要点

(1)抗菌药物治疗:一经诊断即应给予抗菌药物治疗,不必等待细菌培养结果。首选青霉素G,用药途径及剂量视病情轻重及有无并发症而定:对于成年轻症患者,可用 24×10^5 U/d,分3次肌内注射,或用普鲁卡因青霉素每12小时肌内注射 60×10^4 U。病情稍重者,宜用青霉素G 24×10^5～48×10^5 U/d,分次静脉滴注,每6～8小时1次;重症及并发脑膜炎者,可增至 10×10^6～30×10^6 U/d,分4次静脉滴注。对青霉素过敏者,或耐青霉素或多重耐药菌株感染者,可用呼吸氟喹诺酮类、头孢噻肟或头孢曲松等药物,多重耐药菌株感染者可用万古霉素、替考拉宁等。

(2)支持疗法:患者应卧床休息,注意补充足够蛋白质、热量及维生素。密切监测病情变化,注意防止休克。剧烈胸痛者,可酌用少量镇痛药,如可待因15 mg。不用阿司匹林或其他解热药,以免过度出汗、脱水及干扰真实热型,导致临床判断错误。鼓励饮水每天1～2 L,轻症患者不需常规静脉输液,确有失水者可输液,保持尿比重在1.020以下,血清钠保持在145 mmol/L以下。中等或重症患者[PaO_2＜8.0 kPa(60 mmHg)或有发绀]应给氧。若有明显麻痹性肠梗阻或胃扩张,应暂时禁食、禁饮和胃肠减压,直至肠蠕动恢复。烦躁不安、谵妄、失眠者酌用地西泮5 mg或水合氯醛1.0～1.5 g,禁用抑制呼吸的镇静药。

(3)并发症的处理:经抗菌药物治疗后,高热常在24小时内消退,或数天内逐渐下降。若体温降而复升或3天后仍不降者,应考虑肺炎链球菌的肺外感染,如脓胸、心包炎或关节炎等。持续发热的其他原因尚有耐青霉素的肺炎链球菌(PRSP)或混合细菌感染、药物热或并存其他疾病。肿瘤或异物阻塞支气管时,经治疗后肺炎虽可消散,但阻塞因素未除,肺炎可再次出现。10%～20%肺炎链球菌肺炎伴发胸腔积液者,应酌情取胸液检查及培养以确定其性质。若治疗不当,约5%并发脓胸,应积极排脓引流。

(二)葡萄球菌肺炎

葡萄球菌肺炎是由葡萄球菌引起的急性肺化脓性炎症。常发生于有基础疾病如糖尿病、血液病、艾滋病、肝病、营养不良、酒精中毒、静脉吸毒或原有支气管肺疾病者。儿童患流感或麻疹时也易罹患。多急骤起病,高热、寒战、胸痛,痰脓性,可早期出现循环衰竭。X线表现为坏死性肺炎,如肺脓肿、肺气囊肿和脓胸。若治疗不及时或不当,病死率甚高。

1.临床表现

(1)症状:本病起病多急骤,寒战、高热,体温多为39～40 ℃,胸痛,痰脓性,量多,带血丝或呈脓血状。毒血症状明显,全身肌肉、关节酸痛,体质衰弱,精神萎靡,病情严重者可早期出现周围循环衰竭。院内感染者通常起病较隐袭,体温逐渐上升。老年人症状可不典型。血源性葡萄球菌肺炎常有皮肤伤口、疖痈和中心静脉导管置入等,或静脉吸毒史,咳脓性痰较少见。

(2)体征:早期可无体征,常与严重的中毒症状和呼吸道症状不平行,其后可出现两肺散在性湿啰音。病变较大或融合时可有肺实变体征,气胸或脓气胸则有相应体征。血源性葡萄球菌肺炎应注意肺外病灶,静脉吸毒者多有皮肤针口和三尖瓣赘生物,可闻及心脏杂音。

2.辅助检查

(1)血液检查:外周血白细胞计数明显升高,中性粒细胞比例增加,核左移。

(2)X线检查:胸部X线显示肺段或肺叶实变,可形成空洞,或呈小叶状浸润,其中有单个或多发的液气囊腔。另一特征是X线阴影的易变性,表现为一处炎性浸润消失而在另一处出现新的病灶,或很小的单一病灶发展为大片阴影。治疗有效时,病变消散,阴影密度逐渐减低,2～4周后病变完全消失,偶可遗留少许条索状阴影或肺纹理增多等。

3.治疗要点

强调应早期清除引流原发病灶,选用敏感的抗菌药物。近年来,金黄色葡萄球菌对青霉素G的耐药率已高达90%,因此可选用耐青霉素酶的半合成青霉素或头孢菌素,如苯唑西林钠、氯唑西林、头孢呋辛钠等,联合氨基糖苷类如阿米卡星等,也有较好疗效。阿莫西林、氨苄西林与酶抑制剂组成的复方制剂对产酶金黄色葡萄球菌有效,也可选用。对于抗甲氧西林金黄色葡萄球菌,则应选用万古霉素、替考拉宁等,近年来国外还应用链阳霉素和噁唑烷酮类药物(如利奈唑胺)。万古霉素1～2 g/d静脉滴注,或替考拉宁首日0.8 g静脉滴注,以后0.4 g/d,偶有药物热、皮疹、静脉炎等不良反应。临床选择抗菌药物时可参考细菌培养的药物敏感试验。

(三)肺炎支原体肺炎

肺炎支原体肺炎是由肺炎支原体引起的呼吸道和肺部的急性炎症改变,常同时有咽炎、支气管炎和肺炎。支原体肺炎占非细菌性肺炎的1/3以上,或各种原因引起的肺炎的10%。秋冬季节发病较多,但季节性差异并不显著。

1.临床表现

潜伏期2～3周,通常起病较缓慢。症状主要为乏力、咽痛、头痛、咳嗽、发热、食欲缺乏、腹泻、肌痛、耳痛等。咳嗽多为阵发性刺激性呛咳,咳少量黏液。发热可持续2～3周,体温恢复正常后可能仍有咳嗽。偶伴有胸骨后疼痛。肺外表现更为常见,如皮炎(斑丘疹和多形红斑)等。体格检查可见咽部充血,儿童偶可并发鼓膜炎或中耳炎,颈淋巴结肿大。胸部体格检查与肺部病变程度常不相称,可无明显体征。

2.辅助检查

(1)X线检查:X线显示肺部多种形态的浸润影,呈节段性分布,以肺下野多见,有的从肺门附近向外伸展。病变常经3～4周后自行消散。部分患者出现少量胸腔积液。

(2)血常规检查:血白细胞总数正常或略增高,以中性粒细胞为主。

(3)病原体检查:起病2周后,约2/3的患者冷凝集试验阳性,滴度大于1∶32,如果滴度逐步升高,更有诊断价值。约半数患者对链球菌MG凝集试验阳性。凝集试验为诊断肺炎支原体感染的传统实验方法,但其敏感性与特异性均不理想。血清支原体IgM抗体的测定(酶联免疫吸附试验最敏感,免疫荧光法特异性强,间接血凝法较实用)可进一步确诊。直接检测标本中肺炎支原体抗原,可用于临床早期快速诊断。单克隆抗体免疫印迹法、核酸杂交技术及聚合酶链反应技术等具有高效、特异而敏感等优点,易于推广,对诊断肺炎支原体感染有重要价值。

3.治疗要点

早期使用适当抗菌药物可减轻症状及缩短病程。本病有自限性,多数病例不经治疗可自愈。

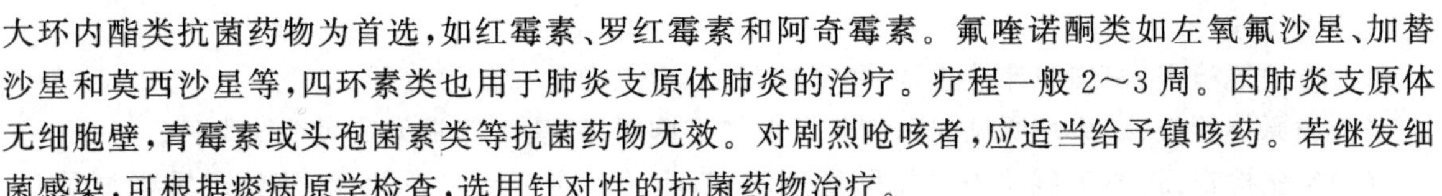

大环内酯类抗菌药物为首选，如红霉素、罗红霉素和阿奇霉素。氟喹诺酮类如左氧氟沙星、加替沙星和莫西沙星等，四环素类也用于肺炎支原体肺炎的治疗。疗程一般 2～3 周。因肺炎支原体无细胞壁，青霉素或头孢菌素类等抗菌药物无效。对剧烈呛咳者，应适当给予镇咳药。若继发细菌感染，可根据痰病原学检查，选用针对性的抗菌药物治疗。

(四)肺炎衣原体肺炎

肺炎衣原体肺炎是由肺炎衣原体引起的急性肺部炎症，常累及上下呼吸道，可引起咽炎、喉炎、扁桃体炎，鼻窦炎、支气管炎和肺炎。常在聚居场所的人群中流行，如军队、学校、家庭，通常感染所有的家庭成员，但 3 岁以下的儿童患病较少。

1.临床表现

起病多隐袭，早期表现为上呼吸道感染症状。临床上与支原体肺炎颇为相似。通常症状较轻，发热、寒战、肌痛、干咳、非胸膜炎性胸痛、头痛、不适和乏力。少有咯血。发生咽喉炎者表现为咽喉痛、声音嘶哑，有些患者可表现为双阶段病程：开始表现为咽炎，经对症处理好转，1～3 周后又发生肺炎或支气管炎，咳嗽加重。少数患者可无症状。肺炎衣原体感染时也可伴有肺外表现，如中耳炎、关节炎、甲状腺炎、脑炎、吉兰-巴雷综合征等。体格检查肺部偶可闻及湿啰音，随肺炎病变加重湿啰音可变得明显。

2.辅助检查

(1)血常规检查：血白细胞计数正常或稍高，血沉加快。

(2)病原体检查；可从痰、咽拭子、咽喉分泌物、支气管肺泡灌洗液中直接分离肺炎衣原体。也可用聚合酶链反应方法对呼吸道标本进行 DNA 扩增。原发感染者，早期可检测血清 IgM，急性期血清标本如 IgM 抗体滴度多 1∶16 或急性期和恢复期的双份血清 IgM 或 IgG 抗体有 4 倍以上的升高。再感染者 IgG 滴度 1∶512 或 4 倍增高，或恢复期 IgM 有较大的升高。咽拭子分离出肺炎衣原体是诊断的金标准。

(3)X 线检查：X 线胸片表现以单侧、下叶肺泡渗出为主。可有少到中量的胸腔积液，多在疾病的早期出现。肺炎衣原体肺炎常可发展成双侧，表现为肺间质和肺泡渗出混合存在，病变可持续几周。原发感染的患者胸片表现多为肺泡渗出，再感染者则为肺泡渗出和间质病变混合型。

3.治疗要点

肺炎衣原体肺炎首选红霉素，也可选用多西环素或克拉霉素，疗程均为 14～21 天。阿奇霉素0.5 g/d，连用 5 天。氟喹诺酮类也可选用。对发热、干咳、头痛等可对症治疗。

(五)病毒性肺炎

病毒性肺炎是由上呼吸道病毒感染向下蔓延所致的肺部炎症。可发生在免疫功能正常或抑制的儿童和成人。本病大多发生于冬春季节，暴发或散发流行。密切接触的人群或有心肺疾病者容易罹患。社区获得性肺炎住院患者约 8%为病毒性肺炎。婴幼儿、老人、原有慢性心肺疾病者或妊娠妇女，病情较重，甚至导致死亡。

1.临床表现

好发于病毒疾病流行季节，临床症状通常较轻，与支原体肺炎的症状相似，但起病较急，发热、头痛、全身酸痛、倦怠等较突出，常在急性流感症状尚未消退时，即出现咳嗽、少痰或白色黏液痰、咽痛等呼吸道症状。小儿或老年人易发生重症病毒性肺炎，表现为呼吸困难、发绀、嗜睡、精神萎靡，甚至发生休克、心力衰竭和呼吸衰竭等并发症，也可发生急性呼吸窘迫综合征。本病常无显著的胸部体征，病情严重者有呼吸浅速，心率增快，发绀，肺部干、湿啰音。

2.辅助检查

(1)血常规检查:白细胞计数正常、稍高或偏低,血沉通常在正常范围。

(2)病原体检查:痰涂片所见的白细胞以单核细胞居多,痰培养常无致病细菌生长。

(3)X线检查:胸部X线检查可见肺纹理增多,小片状浸润或广泛浸润,病情严重者显示双肺弥漫性结节性浸润,但大叶实变及胸腔积液者均不多见。病毒性肺炎的致病源不同,其X线征象也有不同的特征。

3.治疗要点

以对症为主,卧床休息,居室保持空气流通,注意隔离消毒,预防交叉感染。给予足量维生素及蛋白质,多饮水及少量多次进软食,酌情静脉输液及吸氧。保持呼吸道通畅,及时消除上呼吸道分泌物等。

原则上不宜用抗菌药物预防继发性细菌感染,一旦明确已合并细菌感染,应及时选用敏感的抗菌药物。

目前已证实较有效的病毒抑制药物如下:①利巴韦林具有广谱抗病毒活性,包括呼吸道合胞病毒、腺病毒、副流感病毒和流感病毒。0.8~1.0 g/d,分3或4次服用;静脉滴注或肌内注射每天10~15 mg/kg,分2次。也可用雾化吸入,每次10~30 mg,加蒸馏水30 mL,每天2次,连续5~7天。②阿昔洛韦具有广谱、强效和起效快的特点。临床用于疱疹病毒、水痘病毒感染。尤其对免疫缺陷或应用免疫抑制剂者应尽早应用。每次5 mg/kg,静脉滴注,每天3次,连续给药7天。③更昔洛韦可抑制DNA合成。主要用于巨细胞病毒感染,7.5~15.0 mg/(kg·d),连用10~15天。④奥司他韦为神经氨酸酶抑制剂,对甲、乙型流感病毒均有很好作用,耐药发生率低,75 mg,每天2次,连用5天。⑤阿糖腺苷具有广泛的抗病毒作用。多用于治疗免疫缺陷患者的疱疹病毒与水痘病毒感染,5~15 mg/(kg·d),静脉滴注,每10~14天为1个疗程。⑥金刚烷胺有阻止某些病毒进入人体细胞及退热作用。临床用于流感病毒等感染。成人量每次100 mg,晨晚各1次,连用3~5天。

(六)肺真菌病

肺真菌病是最常见的深部真菌病。近年来由于广谱抗菌药物、糖皮质激素、细胞毒药物及免疫抑制剂的广泛使用,器官移植的开展,以及免疫缺陷病如艾滋病增多,肺真菌病有增多的趋势。真菌多在土壤中生长,孢子飞扬于空气中,被吸入到肺部引起肺真菌病(外源性)。有些真菌为寄生菌,当机体免疫力下降时可引起感染。体内其他部位真菌感染也可沿淋巴或血液到肺部,为继发性肺真菌病。

1.临床表现

临床上表现为持续发热、咳嗽、咳痰(黏液痰或乳白色、棕黄色痰,也可有血痰)、胸痛、消瘦、乏力等症状。肺部体征无特异性改变。

2.辅助检查

肺真菌病的病理改变可有过敏、化脓性炎症反应或形成慢性肉芽肿。X线表现无特征性可为支气管肺炎、大叶性肺炎、单发或多发结节,乃至肿块状阴影和空洞。病理学诊断仍是肺真菌病的"金标准"。

3.治疗要点

轻症患者经去除诱因后病情常能逐渐好转,念珠菌感染常使用氟康唑、氟胞嘧啶治疗,肺曲霉素病首选两性霉素B。肺真菌病重在预防,合理使用抗生素、糖皮质激素,改善营养状况加强口鼻腔的清洁护理，是减少肺真菌病的主要措施。

三、护理评估

(一)病因评估

主要评估患者发病史与健康史，询问与本病发生相关的因素，如有无受凉、淋雨、劳累等诱因；有无上呼吸道感染史；有无性阻塞性肺疾病、糖尿病等慢性基础疾病；是否吸烟及吸烟量；是否长期使用激素、免疫抑制剂等。

(二)一般评估

1.生命体征

有无心率加快、脉搏细速、血压下降、脉压变小、体温不升、高热、呼吸困难等。

2.患者主诉

有无畏寒、发热、咳嗽、咳痰、胸痛、呼吸困难等症状。

3.精神和意识状态

有无精神萎靡、表情淡漠、烦躁不安、神志模糊等。

4.皮肤黏膜

有无发绀、肢端湿冷。

5.尿量

疑有休克者，测每小时尿量。

6.相关记录

体温、呼吸、血压、心率、意识、尿量(必要时记录出入量)，痰液颜色、性状和量等情况。

(三)身体评估

1.视诊

观察患者有无急性面容和鼻翼翕动等表现；有无面颊绯红、口唇发绀、有无唇周疱疹、有无皮肤黏膜出血判断患者意识是否清楚，有无烦躁、嗜睡、惊厥和表情淡漠等意识障碍；患者呼吸时双侧呼吸运动是否对称，有无一侧胸式呼吸运动的增强或减弱；有无三凹征，有无呼吸频率加快或节律异常。

2.触诊

有无头颈部浅表淋巴结肿大与压痛，气管是否居中，双肺触觉语颤是否对称；有无胸膜摩擦感。

3.听诊

有无闻及肺泡呼吸音减弱或消失，异常支气管呼吸音，胸膜摩擦音和干、湿啰音等。

(四)心理-社会评估

患者在疾病治疗过程中的心理反应与需求，家庭及社会支持情况，引导患者正确配合疾病的治疗与护理。

(五)辅助检查结果评估

1.血常规检查

有无白细胞计数和中性粒细胞比例增高及核左移、淋巴细胞增多。

2.胸部X线检查

有无肺纹理增粗、炎性浸润影等。

3.痰培养

有无致病菌生长,药物敏感试验结果如何。

4.血气分析

是否有 PaO_2减低和(或)动脉血二氧化碳分压($PaCO_2$)升高。

(六)治疗常用药效果的评估

(1)应用抗生素的评估要点:①记录每次给药的时间与次数,评估有无按时、按量给药,是否足疗程。②评估用药后患者症状有否缓解。③评估用药后患者是否出现皮疹、呼吸困难等变态反应。④评估用药后患者有无胃肠道不适,使用氨基糖苷类抗生素注意有无肾、耳等不良反应。老年人或肾功能减退者应特别注意有无耳鸣、头晕、唇舌发麻等不良反应。⑤使用抗真菌药后,评估患者有无肝功能受损。

(2)使用血管活性药时,需密切监测与评估患者血压、心率情况及外周循环改善情况。评估药液有无外渗等。

四、主要护理诊断/问题

(一)体温过高

体温过高与肺部感染有关。

(二)清理呼吸道无效

清理呼吸道无效与气道分泌物多、痰液黏稠、胸痛、咳嗽无力等有关。

(三)潜在并发症

感染性休克。

五、护理措施

(一)体温过高

1.休息和环境

患者应卧床休息。环境应保持安静、阳光充足、空气清新,室温为 18~20 ℃,湿度55%~60%。

2.饮食

提供足够热量、蛋白质和维生素的流质或半流质饮食,以补充高热引起的营养物质消耗。鼓励患者足量饮水(2~3 L/d)。

3.口腔护理

做好口腔护理,鼓励患者经常漱口;口唇疱疹者局部涂液体石蜡或抗病毒软膏。

4.病情观察

监测患者神志、体温、呼吸、脉搏、血压和尿量,做好记录,观察热型。重症肺炎不一定有高热,应重点观察儿童、老年人、久病体弱者的病情变化。

5.高热护理

寒战时注意保暖,及时添加被褥,给予热水袋时防止烫伤。高热时采用温水擦浴、冰袋、冰帽等物理降温措施,以逐渐降温为宜,防止虚脱。患者大汗时,及时协助擦汗和更换衣物,避免受凉。必要时遵医嘱使用退烧药。必要时遵医嘱静脉补液,补充因发热丢失的水分和盐,加快毒素排泄的热量散发。心脏病或老年人应注意补液速度,避免过快导致急性肺水肿。

6.用药护理

遵医嘱及时使用抗生素，观察疗效和不良反应。如头孢唑啉钠(先锋Ⅴ)可有发热、皮疹、胃肠道不适，偶见白细胞计数减少和丙氨酸氨基转移酶增高。喹诺酮类药(氧氟沙星、环丙沙星)偶见皮疹、恶心等。注意氨基糖苷类抗生素有肾、耳毒性的不良反应，老年人或肾功能减退者应慎用或适当减量。

(二)清理呼吸道无效

1.痰液观察

观察痰液颜色、性质、气味和量，如肺炎球菌肺炎呈铁锈色痰，克雷伯菌肺炎典型痰液为砖红色胶冻状，厌氧菌感染者痰液多有恶臭味等。最好在用抗生素前留取痰标本，痰液采集后应在10分钟内接种培养。

2.鼓励患者有效咳嗽，清除呼吸道分泌物

痰液黏稠不易咳出、年老体弱者，可给予翻身、叩背、雾化吸入、机械吸痰等协助排痰。

(三)潜在并发症(感染性休克)

1.密切观察病情

一旦出现休克先兆，应及时通知医师，准备药品，配合抢救。

2.体位

将患者安置在监护室，仰卧中凹位，抬高头胸部20°、抬高下肢约30°，有利于呼吸和静脉血回流，尽量减少搬动。

3.吸氧

迅速给予高流量吸氧。

4.尽快建立两条静脉通道

遵医嘱补液，以维持有效血容量，输液速度个体化，以中心静脉压作为调整补液速度的指标，中心静脉压低于0.5 kPa(5.0 cmH_2O)可适当加快输液速度，中心静脉压不低于1.0 kPa(10 cmH_2O)时，输液速度则不宜过快，以免诱发急性左心衰竭。

5.纠正水、电解质和酸碱失衡

监测和纠正钾、钠、氯和酸碱失衡。纠正酸中毒常用5%的碳酸氢钠静脉滴注，但输液不宜过多过快。

6.血管活性药物

在输入多巴胺、间羟胺(阿拉明)等血管活性药物时，应根据血压随时调整滴速，维持收缩压在12.0～13.3 kPa(90～100 mmHg)，保证重要器官的血液供应，改善微循环。注意防止液体溢出血管外引起局部组织坏死。

7.糖皮质激素应用

激素有抗炎抗休克，增强人体对有害刺激的耐受力的作用，有利于缓解症状，改善病情，及回升血压，可在有效抗生素使用的情况下短期应用，如氢化可的松100～200 mg或地塞米松5～10 mg，静脉滴注，重症休克可加大剂量。

8.控制感染

联合使用广谱抗生素时，注意观察药物疗效和不良反应。

9.健康指导

(1)疾病预防指导：避免上呼吸道感染、受凉、淋雨、吸烟、酗酒，防止过度疲劳。尤其是免疫功能低下者(糖尿病、血液病、艾滋病、肝病、营养不良等)和慢性支气管炎、支气管扩张者。易感染人群如年老体弱者,慢性病患者可接种流感疫苗、肺炎疫苗等,以预防发病。

(2)疾病知识指导:对患者与家属进行有关肺炎知识的教育,使其了解肺炎的病因和诱因。指导患者遵医嘱按疗程用药,出院后定期随访。慢性病、长期卧床、年老体弱者,应注意经常改变体位、翻身、拍背,咳出气道痰液。

(3)就诊指标:出现高热、心率增快、咳嗽、咳痰、胸痛等症状及时就诊。

(周　杰)

第六节　慢性阻塞性肺疾病

一、概述

(一)疾病概念

慢性阻塞性肺疾病(chronic obstructive pulmonary disease,COPD)是一组气流受限为特征的肺部疾病,气流受限不完全可逆,呈进行性发展,但是可以预防和治疗的疾病。慢性阻塞性肺疾病主要累及肺部,但也可以引起肺外各器官的损害。

慢性阻塞性肺疾病是呼吸系统疾病中的常见病和多发病,患病率和病死率均居高不下。近年来对我国7个地区20 245名成年人进行调查,慢性阻塞性肺疾病的患病率占40岁以上人群的8.2%。因肺功能进行性减退,严重影响患者的劳动力和生活质量。

(二)相关病理生理

慢性支气管炎并发肺气肿时,视其严重程度可引起一系列病理生理改变。早期病变局限于细小气道,仅闭合容积增大,反映肺组织弹性阻力及小气道阻力的动态肺顺应性降低。病变累及大气道时,肺通气功能障碍,最大通气量降低。随着病情的发展,肺组织弹性日益减退,肺泡持续扩大,回缩障碍,则残气量及残气量占肺总量的百分比增加。肺气肿加重导致大量肺泡周围的毛细血管受膨胀肺泡的挤压而退化,致使肺毛细血管大量减少,肺泡间的血流量减少,此时肺泡虽有通气,但肺泡壁无血液灌流,导致生理无效腔气量增大;也有部分肺区虽有血液灌流,但肺泡通气不良,不能参与气体交换。如此,肺泡及毛细血管大量丧失,弥散面积减少,产生通气与血流比例失调,导致换气功能发生障碍。通气和换气功能障碍可引起缺氧和二氧化碳潴留,发生不同程度的低氧血症和高碳酸血症,最终出现呼吸功能衰竭。

(三)病因与诱因

确切的病因不清楚,但认为与肺部对香烟烟雾等有害气体或有害颗粒的异常炎症反应有关。这些反应存在个体易感因素和环境因素的互相作用。

(1)吸烟:为重要的发病因素,吸烟者慢性支气管炎的患病率比不吸烟者高2～8倍,烟龄越长,吸烟量越大,慢性阻塞性肺疾病患病率越高。

(2)职业粉尘和化学物质:接触职业粉尘及化学物质,如烟雾、变应原、工业废气及室内空气污染等,浓度过高或时间过长时,均可能产生与吸烟类似的慢性阻塞性肺疾病。

(3)空气污染:大气中的有害气体如二氧化硫、二氧化氮、氯气等可损伤气道黏膜上皮,使纤毛清除功能下降，黏液分泌增加，为细菌感染增加条件。

(4)感染因素：与慢性支气管炎类似，感染也是慢性阻塞性肺疾病发生发展的重要因素之一。

(5)蛋白酶-抗蛋白酶失衡。

(6)炎症机制。

(7)其他：自主神经功能失调、营养不良、气温变化等都有可能参与慢性阻塞性肺疾病的发生、发展。

(四)临床表现

起病缓慢、病程较长。主要症状如下。

1.慢性咳嗽

随病程发展可终身不愈。常晨间咳嗽明显，夜间有阵咳或排痰。

2.咳痰

一般为白色黏液或浆液性泡沫性痰，偶可带血丝，清晨排痰较多。急性发作期痰量增多，可有脓性痰。

3.气短或呼吸困难

早期在劳力时出现，后逐渐加重，以致在日常活动甚至休息时也感到气短，是慢性阻塞性肺疾病的标志性症状。

4.喘息和胸闷

部分患者特别是重度患者或急性加重时出现喘息。

5.其他

晚期患者有体重下降，食欲减退等。

(五)慢性阻塞性肺疾病病程分期

慢性阻塞性肺疾病的病程可以根据患者的症状和体征的变化分为如下两期：①急性加重期是指在疾病发展过程中，短期内出现咳嗽、咳痰、气促和(或)喘息加重、痰量增多，呈脓性或黏液脓性痰，可伴发热等症状。②稳定期指患者咳嗽、咳痰、气促等症状稳定或较轻。

(六)并发症

(1)慢性呼吸衰竭：常在慢性阻塞性肺疾病急性加重时发生，其症状明显加重，发生低氧血症和(或)高碳酸血症，可具有缺氧和二氧化碳潴留的临床表现。

(2)自发性气胸：如有突然加重的呼吸困难，并伴有明显的发绀，患侧肺部叩诊为鼓音，听诊呼吸音减弱或消失，应考虑并发自发性气胸，通过X线检查可以确诊。

(3)慢性肺源性心脏病：由于慢性阻塞性肺疾病、肺病变引起肺血管床减少及缺氧致肺动脉痉挛、血管重塑，导致肺动脉高压、右心室肥厚扩大，最终发生右心功能不全。

(七)辅助检查

1.肺功能检查

肺功能检查是判断气流受限的主要客观指标，对慢性阻塞性肺疾病诊断、严重程度评价、疾病进展、预后及治疗反应等有重要意义。

(1)第一秒用力呼气容积占用力肺活量百分比(FEV_1/FVC)是评价气流受限的一项敏感指标。

(2)第一秒用力呼气容积占预计值百分比($FEV_1\%$预计值)，是评估慢性阻塞性肺疾病严重程度的良好指标，其变异性小，易于操作。

(3)吸入支气管舒张药后 $FEV_1/FVC<70\%$及 $FEV_1<80\%$预计值者,可确定为不能完全可逆的气流受限。

2.胸部 X 线检查

慢性阻塞性肺疾病早期胸片可无变化,以后可出现肺纹理增粗、紊乱等非特异性改变,也可出现肺气肿改变。X 线胸片改变对慢性阻塞性肺疾病诊断特异性不高,主要作为确定肺部并发症及与其他肺疾病鉴别之用。

3.胸部 CT 检查

CT 检查不应作为慢性阻塞性肺疾病的常规检查。高分辨 CT 对有疑问病例的鉴别诊断有一定意义。

4.血气分析

血气分析对确定发生低氧血症、高碳酸血症、酸碱平衡失调及判断呼吸衰竭的类型有重要价值。

5.其他

慢性阻塞性肺疾病合并细菌感染时,外周血白细胞计数增高,核左移。痰培养可能查出病原菌;常见病原菌为肺炎链球菌、流感嗜血杆菌、卡他莫拉菌、肺炎克雷伯菌等。

(八)治疗原则

1.缓解期治疗原则

减轻症状,阻止慢性阻塞性肺疾病病情发展,缓解或阻止肺功能下降,改善慢性阻塞性肺疾病患者的活动能力,提高其生活质量,降低病死率。

2.急性加重期治疗原则

控制感染、抗炎、平喘、解痉,纠正呼吸衰竭与右心衰竭。

(九)缓解期药物治疗

1.支气管舒张药

短期按需应用以暂时缓解症状,长期规律应用以减轻症状。

(1)β_2肾上腺素受体激动剂:主要有沙丁胺醇气雾剂,每次 100～200 μg(1～2 喷),定量吸入,疗效持续 4～5 小时,每 24 小时 8～12 喷。特布他林气雾剂也有同样作用。可缓解症状,尚有沙美特罗、福莫特罗等长效 β_2肾上腺素受体激动剂,每天仅需吸入 2 次。

(2)抗胆碱能药:是慢性阻塞性肺疾病常用的药物,主要品种为异丙托溴铵气雾剂,定量吸入,起效较沙丁胺醇慢,持续 6～8 小时,每次 40～80 mg,每天 3～4 次。长效抗胆碱药有噻托溴铵选择性作用于 M_1、M_3受体,每次吸入 18 μg,每天 1 次。

(3)茶碱类:茶碱缓释或控释片 0.2 g,每 12 小时 1 次;氨茶碱 0.1 g,每天 3 次。

2.祛痰药

对痰不易咳出者可应用。常用药物有盐酸氨溴索 30 mg,每天 3 次,N-乙酰半胱氨酸 0.2 g,每天3 次,或羧甲司坦 0.5 g,每天 3 次。

3.糖皮质激素

对重度和极重度患者(Ⅲ级和Ⅳ级)、反复加重的患者,长期吸入糖皮质激素与长效 β_2肾上腺素受体激动剂联合制剂,可增加运动耐量、减少急性加重发作频率、提高生活质量,甚至有些患者的肺功能得到改善。

4.长期家庭氧疗(LTOT)

对慢性阻塞性肺疾病、慢性呼吸衰竭者可提高生活质量和生存率。对血流动力学、运动能力、肺生理和精神状态均会产生有益的影响。LTOT 指征：①PaO_2≤7.3 kPa(55 mmHg)或SaO_2≤88%,有或没有高碳酸血症。②PaO_2 7.3～8.0 kPa(55～60 mmHg),或 SaO_2<89%,并有肺动脉高压、心力衰竭水肿或红细胞增多症(血细胞比容大于 0.55)。一般用鼻导管吸氧,氧流量为1.0～2.0 L/min,吸氧时间 10～15 h/d。目的是使患者在静息状态下,达到 PaO_2≥8.0 kPa(60 mmHg)和(或)使 SaO_2升至 90%。

(十)急性发作期药物治疗

1.支气管舒张药

药物同稳定期。有严重喘息症状者可给予较大剂量雾化吸入治疗,如应用沙丁胺醇 500 μg 或异丙托溴铵 500 μg,或沙丁胺醇 1 000 μg 加异丙托溴铵 250～500 μg,通过小型雾化器给患者吸入治疗以缓解症状。

2.抗生素

应根据患者所在地常见病原菌类型及药物敏感情况积极选用抗生素治疗。如给予 β 内酰胺类/β 内酰胺酶抑制剂;第二代头孢菌素、大环内酯类或喹诺酮类。如果找到确切的病原菌,根据药敏结果选用抗生素。

3.糖皮质激素

对需住院治疗的急性加重期患者可考虑口服泼尼松龙 30～40 mg/d,也可静脉给予甲泼尼龙 40～80 mg,每天 1 次。连续 5～7 天。

4.祛痰剂

溴己新 8～16 mg,每天 3 次;盐酸氨溴索 30 mg,每天 3 次酌情选用。

5.吸氧

持续低流量吸氧。

二、护理评估

(一)一般评估

1.生命体征

急性加重期时合并感染患者可有体温升高;呼吸频率常每分钟 30～40 次。

2.患者主诉

有无慢性咳嗽、咳痰、气短、喘息和胸闷等症状。

3.相关记录

体温、呼吸、心率、皮肤、饮食、出入量、体重等记录结果。

(二)身体评估

1.视诊

胸廓前后径增大,肋间隙增宽,剑突下胸骨下角增宽,称为桶状胸。部分患者呼吸变浅,频率增快,严重者可有缩唇呼吸等。

2.触诊

双侧语颤减弱。

3.叩诊

肺部过清音,心浊音界缩小,肺下界和肝浊音界下降。

4.听诊

两肺呼吸音减弱,呼气延长,部分患者可闻及湿啰音和(或)干啰音。

(三)心理-社会评估

患者在疾病治疗过程中的心理反应与需求,家庭及社会支持情况,引导患者正确配合疾病的治疗与护理。

(四)辅助检查结果评估

1.肺功能检查

吸入支气管舒张药后 $FEV_1/FVC<70\%$ 及 $FEV_1<80\%$ 预计值者,可确定为不能完全可逆的气流受限。

2.血气分析

对确定发生低氧血症、高碳酸血症、酸碱平衡失调及判断呼吸衰竭的类型有重要价值。

3.痰培养

痰培养可能查出病原菌。

(五)慢性阻塞性肺疾病常用药效果的评估

(1)每天用药剂量、用药的方法(雾化吸入法、口服、静脉滴注)的评估与记录。

(2)评估急性发作时,是否能正确使用定量吸入器(MDI),用药后呼吸困难是否得到缓解。

(3)评估患者是否掌握常用三种雾化吸器的正确使用方法:定量吸入器(MDI)、都保干粉吸入器、准纳器。并注意用后漱口。

三、主要护理诊断/问题

(一)气体交换受损

气体交换受损与气道阻塞、通气不足、呼吸肌疲劳、分泌物过多和肺泡呼吸面积减少有关。

(二)清理呼吸道无效

清理呼吸道无效与分泌物增多而黏稠、气道湿度减低和无效咳嗽有关。

(三)焦虑

焦虑与健康状况改变、病情危重、经济状况有关。

四、护理措施

(一)休息与活动

中度以上慢性阻塞性肺疾病急性加重期患者应卧床休息,协助患者采取舒适体位,极重度患者宜采取身体前倾坐位,视病情增加适当的活动,以患者不感到疲劳,不加重病情为宜。

(二)病情观察

观察咳嗽、咳痰及呼吸困难的程度,观察血压、心率,监测动脉血气和水、电解质、酸碱平衡情况。

(三)控制感染

遵医嘱给予抗感染治疗,有效地控制呼吸道感染

(四)合理用氧

采用低流量持续给氧,流量 1～2 L/min。提倡长期家庭氧疗,每天氧疗时间在 15 小时以上。

(五)用药护理

遵医嘱应用抗生素、支气管舒张药和祛痰药,注意观察不良反应。

(六)呼吸功能训练

指导患者正确进行缩唇呼吸和腹式呼吸训练。

1.缩唇呼吸

呼气时将口唇缩成吹笛子状,气体经缩窄的口唇缓慢呼出(图 5-1)。提高支气管内压,防止呼气时小气道过早陷闭,以利肺泡气体排出。

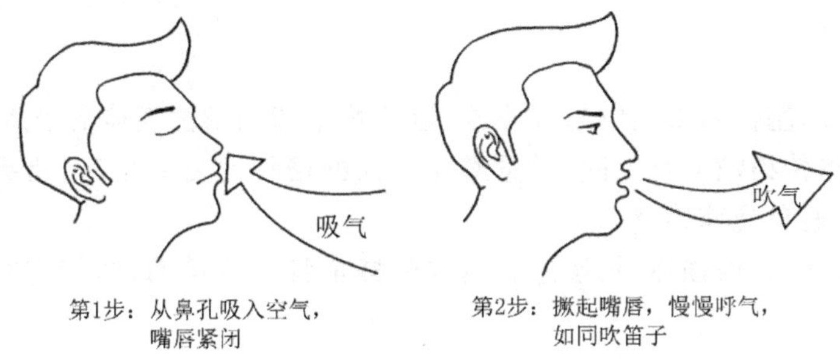

图 5-1　缩唇呼吸

2.腹式呼吸

患者可取立位、平卧位、半卧位,两手分别放于前胸部和上腹部。用鼻缓慢吸气,膈肌最大程度下降,腹部松弛,腹部凸出,手感到腹部向上抬起;经口呼气,呼气时腹肌收缩,膈肌松弛,膈肌因腹部腔内压增加而上抬,推动肺部气体排出,手感到下降(图 5-2)。

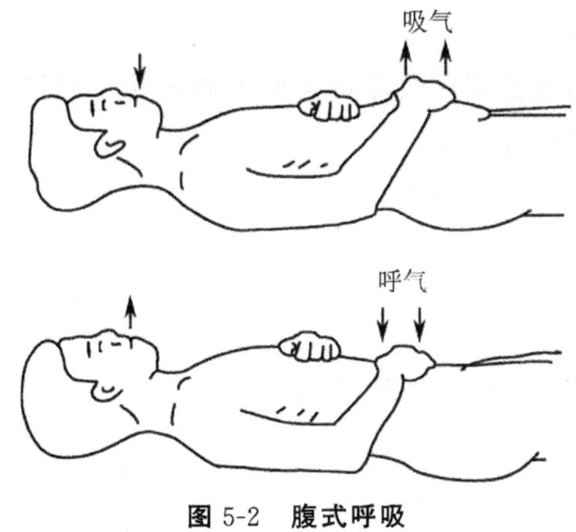

图 5-2　腹式呼吸

3.缩唇呼吸和腹式呼吸训练

每天训练 3～4 次,每次重复 8～10 次。

(七)保持呼吸道通畅

(1)痰多黏稠、难以咳出的患者需要多饮水,以达到稀释痰液的目的。

(2)遵医嘱每天进行氧气或超声雾化吸入。

(3)护士或家属协助给予胸部叩击和体位引流。

(4)指导有效咳嗽。尽可能加深吸气,以增加或达到必要的吸气容量;吸气后要有短暂的闭气,以使气体在肺内得到最大的分布,稍后关闭声门,可进一步增强气道中的压力,而后增加胸膜腔内压即增高肺泡内压力,这是使呼气时产生高气流的重要措施;最后声门开放,肺内冲出的高速气流,使分泌物从口中喷出。

(5)必要时给予机械吸痰或纤支镜吸痰。

(八)减轻焦虑

护士与家属共同帮助患者去除焦虑产生的原因;与家属、患者共同制订和实施康复计划;指导患者放松技巧。但要向家属与患者强调镇静安眠药对该病的危害,会抑制呼吸中枢,加重低氧血症和高碳酸血症,需慎用或不用。

(九)健康指导

1.疾病预防指导

戒烟是预防慢性阻塞性肺疾病的重要措施,避免粉尘和刺激性气体的吸入;避免和呼吸道感染患者接触,在呼吸道传染病流行期间,尽量避免去人群密集的公共场所;指导患者要根据气候变化,及时增减衣物,避免受凉感冒。

制订个体化锻炼计划:增强体质,按患者情况坚持全身有氧运动;坚持进行腹式呼吸及缩唇呼吸训练。

2.饮食指导

重视缓解期营养摄入,改善营养状况。应制订高热量、高蛋白、高维生素饮食计划。

3.家庭氧疗的指导

护士应指导患者和家属做到:①了解氧疗的目的、必要性及注意事项;②注意安全,供氧装置周围严禁烟火,防止氧气燃烧爆炸;③氧疗装置定期更换、清洁、消毒。

4.就诊指标

(1)患者咳嗽、咳痰症状加重。

(2)原有的喘息症状加重,或出现呼吸困难伴或不伴皮肤、口唇、甲床发绀。

(3)咳出脓性或黏液脓性痰,伴发热。

(4)突发明显的胸痛,咳嗽时明显加重。

(5)出现下垂部位水肿,如下肢等。

五、护理效果评估

(1)患者自觉症状好转(咳嗽、咳痰、呼吸困难减轻)。

(2)患者体温降至正常,生命体征稳定。

(3)患者能学会缩唇呼吸与腹式呼吸,学会有效咳嗽。

(4)患者能独立操作 3 种常用支气管扩张剂气雾剂的使用方法和注意事项。

(5)患者能掌握家属氧疗的方法与使用注意事项。

(6)患者情绪稳定。

(周　杰)

第七节 肺 栓 塞

一、概述

肺栓塞(PE)是由内源性或外源性栓子堵塞肺动脉或其分支引起肺循环和右心功能障碍的一组临床和病理生理综合征,包括肺血栓栓塞症(PTE)、脂肪栓塞综合征、羊水栓塞、空气栓塞、肿瘤栓塞等。

来自静脉系统或右心的血栓堵塞肺动脉或其分支引起肺循环和呼吸功能障碍的临床及病理综合征称为PTE,临床上95%以上的PE是PTE所致,是最常见的PE类型,因此,临床上所说的PE通常指的是PTE。PE中80%~90%的栓子来源于下肢或骨盆深静脉血栓,临床上又把PE和深静脉血栓形成(DVT)划归于静脉血栓栓塞症,并认为PE和DVT具有相同的易患因素,大多数情况下二者伴随发生,为VTE的两种不同临床表现形式。PE可单发或多发,但常发生于右肺和下叶。当栓子堵塞肺动脉,如果其支配区的肺组织因血流受阻或中断而发生坏死,称为肺梗死。由于肺组织同时接受肺动脉、支气管动脉和肺泡内气体三重供氧,因此肺动脉阻塞时临床上较少发生肺梗死。如存在基础心肺疾病或病情严重,影响到肺组织的多重氧供,才有可能导致PI。

经济舱综合征是指由于长时间空中飞行,静坐在狭窄而活动受限的空间内,双下肢静脉回流减慢,血液淤滞,从而发生DVT和(或)PTE,又称为机舱性血栓形成。长时间坐车(火车、汽车、马车等)旅行也可以引起DVT和(或)PTE,故又称为旅行者血栓形成。

“e栓塞”是指上网时间比较长而导致的下肢静脉血栓形成并栓塞的事件,与现代工作中电脑普及以及相应工作习惯有关。

二、病因与发病机制

PE的栓子99%是属血栓性质的,因此,导致血栓形成的危险因素均为PE的病因。这些危险因素包括自身因素(多为永久性因素)和获得性因素(多为暂时性因素)。自身因素一般指的是血液中一些抗凝物质及纤溶物质先天性缺损,如蛋白C缺乏、蛋白S缺乏、抗凝血酶Ⅲ(ATⅢ)缺乏,以及凝血因子V Leiden突变和凝血酶原(PTG)20210A突变等,为明确的VTE危险因素,常以反复静脉血栓形成和栓塞为主要临床表现,称为遗传性血栓形成倾向或遗传性易栓症。若40岁以下的年轻患者无明显诱因反复发生DVT和PTE,或发病呈家族聚集倾向,应注意检测这些患者的遗传缺陷。获得性因素临床常见包括:高龄、长期卧床、长时间旅行、动脉疾病(含颈动脉及冠状动脉病变)、近期手术史、创伤或活动受限(如卒中、肥胖、真性红细胞增多症、管状石膏固定患肢)、VTE病史、急性感染、抗磷脂抗体综合征、恶性肿瘤、妊娠、口服避孕药或激素替代治疗等。另外随着医学科学技术的发展,心导管、有创性检查及治疗技术(如ICD植入和中心静脉置管等)的广泛开展,也大大增加了DVT-PE的发生概率,因此,充分重视上述危险因素将有助于对PE的早期识别。

引起PTE的血栓可以来源于下腔静脉径路、上腔静脉径路或右心腔,其中大部分来源于下肢深静脉，尤其是从腘静脉上端到髂静脉段的下肢近端深静脉(占50%～90%)。盆腔静脉丛亦是血栓的重要来源。

由于PE致肺动脉管腔阻塞，栓塞部位肺血流量减少或中断，机械性肺毛细血管前动脉高压，加之肺动脉、冠状动脉反射性痉挛，使肺毛细血管床减少，肺循环阻力增加，肺动脉压力上升，使右心负荷加重，心排血量下降。由于右心负荷加重致右心压力升高，右心室扩张致室间隔左移，导致左心室舒张末期容积减少和充盈减少，使主动脉与右心室压力阶差缩小及左心室功能下降，进而心排血量减少，体循环血压下降，冠状动脉供血减少及心肌缺血，致脑动脉及冠状动脉供血不足，患者可发生脑供血不足、脑梗死、心绞痛、急性冠状动脉综合征、心功能不全等。肺动脉压力升高程度与血管阻塞程度有关。由于肺血管床具备强大的储备能力，对于原无心肺异常的患者，肺血管床面积减少25%～30%时，肺动脉平均压轻度升高；肺血管床面积减少30%～40%时，肺动脉平均压可达4.0 kPa(30 mmHg)，右心室平均压可升高；肺血管床面积减少40%～50%时，肺动脉平均压可达5.3 kPa(40 mmHg)，右心室充盈压升高，心排血指数下降；肺血管床面积减少50%～70%时，可出现持续性肺动脉高压；肺血管床面积减少达85%时，则可发生猝死。PE时由于低氧血症及肺血管内皮功能损伤，释放内皮素、血管紧张素Ⅱ，加之血栓中的血小板活化脱颗粒释放5-羟色胺、缓激肽、血栓素A、二磷酸腺苷、血小板活化因子等大量血管活性物质，均进一步使肺动脉血管收缩，致肺动脉高压等病理生理改变。PE后堵塞部位肺仍保持通气，但无血流，肺泡不能充分地进行气体交换，致肺泡无效腔增大，导致肺通气/血流比例失调，低氧血症发生。由于右心房与左心房之间压差倒转，约1/3的患者超声可检测到经卵圆孔的右向左分流，加重低氧血症，同时也增加反常栓塞和卒中的风险。较小的和远端的栓子虽不影响血流动力学，但可使肺泡出血致咯血、胸膜炎和轻度的胸膜渗出，临床表现为“肺梗死”。

若急性PE后肺动脉内血栓未完全溶解，或反复发生PTE，则可能形成慢性血栓栓塞性肺动脉高压，继而出现慢性肺心病、右心代偿性肥厚和右心衰竭。

三、临床表现

PE发生后临床表现多种多样，可涉及呼吸、循环及神经系统等多个系统，但是缺乏特异性。其表现主要取决于栓子的大小、数量与肺动脉堵塞的部位、程度、范围，也取决于过去有无心肺疾病、血流动力学状态、基础心肺功能状态、患者的年龄及全身健康状况等。较小栓子可能无任何临床症状。小范围的PE(面积小于肺循环50%的PE)一般没有症状或仅有气促，以活动后尤为明显。当肺循环＞50%突然发生栓塞时，就会出现严重的呼吸功能和心功能障碍。

多数患者因呼吸困难、胸痛、先兆晕厥、晕厥和(或)咯血而疑诊为急性肺栓塞。常见症状如下：①不明原因的呼吸困难及气促，尤以活动后明显，为PE最重要、最常见症状，发生率为80%～90%。②胸痛为PE常见的症状，发生率为40%～70%，可分为胸膜炎性胸痛(40%～70%)及心绞痛样胸痛(4%～12%)。胸膜炎性胸痛常为较小栓子栓塞周边的肺小动脉，局部肺组织中的血管活性物质及炎性介质释放累及胸膜所致。胸痛多与呼吸有关，吸气时加重，并随炎症反应消退或胸腔积液量的增加而消失。心绞痛样胸痛常为较大栓子栓塞大的肺动脉所致，是梗死面积较大致血流动力学变化，引起冠状动脉血流减少，患者发生典型心绞痛样发作，发生时间较早，往往在栓塞后迅速出现。③晕厥发生率为11%～20%，为大面积PE所致心排血量降低致脑缺血，值得重视的是临床上晕厥可见于PE首发或唯一临床症状。出现晕厥往往提示预后不良，有晕厥症状的PTE病死率高达40%，其中部分患者可猝死。④咯血占10%～30%，多于梗死后

24 小时内发生，常为少量咯血，大咯血少见，多示肺梗死发生。⑤烦躁不安、惊恐甚至濒死感，多提示梗死面积较大，与严重呼吸困难或胸痛有关。⑥咳嗽、心悸等。各病例可出现以上症状的不同组合。临床上有时出现所谓“三联征”，即同时出现呼吸困难、胸痛及咯血，但仅见于 20%的患者，常常提示肺梗死患者。急性肺栓塞也可完全无症状，仅在诊断其他疾病或尸检时意外发现。

（一）症状

常见症状如下。

1.呼吸系统

呼吸频率增加（>20 次/分）最常见；发绀；肺部有时可闻及哮鸣音和（或）细湿啰音；合并肺不张和胸腔积液时出现相应的体征。

2.循环系统

心率加快（>90 次/分），主要表现为窦性心动过速，也可发生房性心动过速、心房颤动、心房扑动或室性心律失常；多数患者血压可无明显变化，低血压和休克罕见，但一旦发生常提示中央型急性肺栓塞和（或）血流动力学受损；颈静脉充盈、怒张或搏动增强；肺动脉瓣区第二心音亢进或分裂，三尖瓣可闻及收缩期杂音。

3.其他

可伴发热，多为低热，提示肺梗死。

（二）体征

下肢 DVT 的主要表现为患肢肿胀、周径增大、疼痛或压痛、皮肤色素沉着，行走后患肢易疲劳或肿胀加重。但半数以上的下肢 DVT 患者无自觉症状和明显体征。应测量双侧下肢的周径来评价其差别。

（三）DVT 的症状与体征

周径的测量点分别为髌骨上缘以上 15 cm 处，髌骨下缘以下 10 cm 处。双侧相差>1 cm 即考虑有临床意义。

四、辅助检查

尽管血气分析的检测指标不具有特异性，但有助于对 PE 的筛选。为提高血气分析对 PE 诊断的准确率，应以患者就诊时卧位、未吸氧、首次动脉血气分析的测量值为准。由于动脉血氧分压随年龄的增长而下降，所以血氧分压的正常预计值应按照公式 PaO_2（mmHg）＝106－0.14×年龄（岁）进行计算。70%～86%的患者示低氧血症及呼吸性碱中毒，93%的患者有低碳酸血症，86%～95%的患者肺泡-动脉血氧分压差 $P_{(A-a)}O_2$增加［>2.0 kPa（15 mmHg）］。

（一）动脉血气分析

为目前诊断 PE 及 DVT 的常规实验室检查方法。急性血栓形成时，凝血和纤溶系统同时激活，引起血浆*D*-二聚体水平升高，如>500 μg/L 对诊断 PE 有指导意义。*D*-二聚体水平与血栓大小、堵塞范围无明显关系。由于血浆中 2%～3%的血浆纤维蛋白原转变为血浆蛋白，故正常人血浆中可检测到微量*D*-二聚体，正常时*D*-二聚体<250 μg/L。*D*-二聚体测定敏感性高而特异性差，阴性预测价值很高，水平正常多可以排除急性 PE 和 DVT。在某些病理情况下也可以出现*D*-二聚体水平升高，如肿瘤、炎症、出血、创伤、外科手术以及急性心肌梗死和主动脉夹层，所以*D*-二聚体水平升高的阳性预测价值很低。本项检查的主要价值在于急诊室排除急性肺栓塞，尤其是低度可疑的患者，而对确诊无益。中度急性肺栓塞可疑的患者，即使检测*D*-二聚体水

平正常，仍需要进一步检查。高度急性肺栓塞可疑的患者，不主张检测D-二聚体水平，此类患者不论检测的结果如何，均不能排除急性肺栓塞，需行超声或CT肺动脉造影进行评价。

(二)血浆D-二聚体测定

心电图改变是非特异性的，常为一过性和多变性，需动态比较观察有助于诊断。窦性心动过速是最常见的心电图改变，其他包括电轴右偏，右心前导联及Ⅱ、Ⅲ、aVF导联T波倒置(此时应注意与非ST段抬高性急性冠脉综合征进行鉴别)，完全性或不完全性右束支传导阻滞等；最典型的心电图表现是$S_{I}Q_{III}T_{III}$(Ⅰ导联S波变深，S波>1.5 mm，Ⅲ导联有Q波和T波倒置)，但比较少见。房性心律失常，尤其是心房颤动也比较多见。

(三)心电图检查

心电图在提示诊断、预后评估及除外其他心血管疾病方面有重要价值。超声心动图具有快捷、方便和适合床旁检查等优点，尤其适用于急诊，可提供急性肺栓塞的直接和间接征象，直接征象为发现肺动脉近端或右心腔(包括右心房和右心室)的血栓，如同时患者临床表现符合PTE，可明确诊断。间接征象多是右心负荷过重的表现，如右心室壁局部运动幅度降低；右心室和(或)右心房扩大；室间隔左移和运动异常；近端肺动脉扩张；三尖瓣反流速度增快等。既往无心肺疾病的患者发生急性肺栓塞，右心室壁一般无增厚，肺动脉收缩压很少超过4.7 kPa(35 mmHg)。因此在临床表现的基础上，结合超声心动图的特点，有助于鉴别急、慢性肺栓塞。

(四)超声心动图检查

PE时X线检查可有以下征象。

1.肺动脉阻塞征

区域性肺血管纹理纤细、稀疏或消失，肺野透亮度增加。

2.肺动脉高压征及右心扩大征

右下肺动脉干增宽或伴截断征，肺动脉段膨隆以及右心室扩大。

3.肺组织继发改变

肺野局部片段阴影，尖端指向肺门的楔形阴影，肺不张。

(五)胸部X线检查

胸部X线检查或膨胀不全，肺不张侧可见膈肌抬高，有时合并胸腔积液。CT肺动脉造影具有无创、快捷、图像清晰和较高的性价比等特点，同时由于可以直观的判断肺动脉阻塞的程度和形态，以及累及的部位和范围，因此是目前急诊确诊PE最主要确诊手段之一。CT肺动脉造影可显示主肺动脉、左右肺动脉及其分支的血栓或栓子，不仅能够发现段以上肺动脉内的栓子，对亚段或以上的PE的诊断价值较高，其诊断敏感度为83%，特异度为78%～100%，但对亚段以下的肺动脉内血栓的诊断敏感性较差。PE的直接征象为肺动脉内的低密度充盈缺损，部分或完全包围在不透光的血流之间(轨道征)，或者呈完全充盈缺损，远端血管不显影。间接征象包括肺野楔形密度增高影，条带状的高密度区或盘状肺不张，中心肺动脉扩张及远端血管分支减少或消失等。同时也可以对右心室的形态和室壁厚度等右心室改变的征象进行分析。

(六)CT肺动脉造影

本项检查是二线诊断手段，在急诊的应用价值有限，通常禁用于肾功能不全、造影剂过敏或者妊娠妇女。严重肺动脉高压，中度以上心脏内右向左分流及肺内分流者禁用此诊断方法。典型征象是与通气显像不匹配的肺段分布灌注缺损。其诊断肺栓塞的敏感性为92%，特异性为87%，且不受肺动脉直径的影响，尤其在诊断亚段以下肺动脉血栓栓塞中具有特殊意义。

(七)放射性核素肺通气灌注扫描

放射性核素肺通气灌注扫描是公认诊断PE的金指标,属有创性检查,不作为PTE诊断的常规检查方法。肺动脉造影可显示直径1.5 mm的血管栓塞,其敏感性为98%,特异性为95%~98%。肺动脉造影影像特点如下:直接征象为血管腔内造影剂充盈缺损,伴或不伴轨道征的血流阻断;间接征象为栓塞区域血流减少及肺动脉分支充盈及排空延迟。多在患者需要介入治疗如导管抽吸栓子、直接肺动脉内溶栓时应用。

(八)肺动脉造影

单次屏气20秒内完成磁共振肺动脉造影扫描,可直接显示肺动脉内栓子及肺栓塞所致的低灌注区。与CT肺动脉造影相比,磁共振肺动脉造影的一个重要优势在于可同时评价患者的右心功能,对于无法进行造影的碘过敏患者也适用,缺点在于不能作为独立排除急性肺栓塞的检查。

(九)磁共振肺动脉造影

对于PE来讲这项检查十分重要,可寻找PE栓子的来源。血管超声多普勒检查为首选方法,可对血管腔大小、管壁厚度及管腔内异常回声均可直接显示。除下肢静脉超声外,对可疑的患者应推荐加压静脉超声成像(compression venous ultrasonography,CUS)检查,即通过探头压迫静脉等技术诊断DVT,静脉不能被压陷或静脉腔内无血流信号为DVT的特定征象。CUS诊断近端血栓的敏感度为90%,特异度为95%。

五、病情观察与评估

(1)监测生命体征,观察患者有无呼吸、脉搏增快,血压下降。

(2)观察有无剧烈胸痛、晕厥、咯血"肺梗死三联征"。

(3)观察有无口唇及肢端发绀、鼻翼翕动、三凹征、辅助呼吸肌参与呼吸等呼吸困难的表现。

(4)观察患者有无下肢肿胀、疼痛或压痛,皮肤发红或色素沉着等深静脉血栓的表现。

(5)评估辅助检查结果D-二聚体在肺血栓栓塞症急性期升高;动脉血气分析表现为低氧血症、低碳酸血症、肺泡-动脉血氧分压差增大;深静脉超声检查发现血栓。

(6)评估有无活动性出血、近期自发颅内出血等溶栓禁忌证。

六、护理措施

(一)体位与活动

抬高床头,绝对卧床休息。

(二)氧疗

根据缺氧严重程度选择鼻导管或面罩给氧。如患者有意识改变,氧分压(PaO_2)<8.0 kPa(60 mmHg),二氧化碳分压($PaCO_2$)>6.7 kPa(50 mmHg)时行机械通气。

(三)用药护理

1.溶栓药

常用尿激酶、链激酶、重组纤溶酶原激活物静脉输注。

2.抗凝药物

常用普通肝素输注、低分子肝素皮下注射、华法林口服。

3.镇静止痛药物

常用吗啡或哌替啶止痛。

4.用药注意事项

溶栓、抗凝治疗期间观察大小便颜色,有无皮下、口腔黏膜、牙龈、鼻腔、穿刺点出血等。观察患者神志,警惕颅内出血征象。使用吗啡者观察有无呼吸抑制。定时测定国际标准化比值(INR)、活化部分凝血活酶时间(APTT)、凝血酶原时间(PT)及血小板。

七、健康指导

(1)告知患者避免挖鼻、剔牙及肌内注射,禁用硬毛牙刷,以免引起出血。

(2)禁食辛辣、坚硬、多渣饮食,服用华法林期间,避免食用萝卜、菠菜、咖啡等食物。

(3)告知患者戒烟,控制体重、血压、血脂、血糖。

(4)告知下肢静脉血栓患者患肢禁止按摩及冷热敷。

(5)定期随访,定时复查INR、APTT、PT及血小板。

(周　杰)

第八节　肺　脓　肿

肺脓肿是由多种病原菌引起肺实质坏死的肺部化脓性感染。早期为肺组织的化脓性炎症,继而坏死、液化,由肉芽组织包绕形成脓肿。高热、咳嗽和咳大量脓臭痰为其临床特征。本病可见于任何年龄,青壮年男性及年老体弱有基础疾病者多见。自抗生素广泛应用以来,发病率有明显降低。

一、护理评估

(一)病因及发病机制

急性肺脓肿的主要病原体是细菌,常为上呼吸道、口腔的定植菌,包括需氧、厌氧和兼性厌氧菌。厌氧菌感染占主要地位,较重要的厌氧菌有核粒梭形杆菌、消化球菌等。常见的需氧和兼性厌氧菌为金黄色葡萄球菌、化脓链球菌(A组溶血性链球菌)、肺炎克雷伯菌和铜绿假单胞菌等。免疫力低下者,如接受化学治疗(简称化疗)、白血病或艾滋病患者其病原菌也可为真菌。根据不同病因和感染途径,肺脓肿可分为以下三种类型。

1.吸入性肺脓肿

吸入性肺脓肿是临床上最多见的类型,病原体经口、鼻、咽吸入致病,误吸为最主要的发病原因。正常情况下,吸入物可由呼吸道迅速清除,但当由于受凉、劳累等诱因导致全身或局部免疫力下降时;在有意识障碍,如全身麻醉或气管插管、醉酒、脑血管意外时,吸入的病原菌即可致病。此外,也可由上呼吸道的慢性化脓性病灶,如扁桃体炎、鼻窦炎、牙槽脓肿等脓性分泌物经气管被吸入肺内致病。吸入性肺脓肿发病部位与解剖结构有关,常为单发性,由于右主支气管较陡直,且管径较粗大,因而右侧多发。病原体多为厌氧菌。

2.继发性肺脓肿

继发性肺脓肿可继发于:①某些肺部疾病如细菌性肺炎、支气管扩张症、空洞型肺结核、支气管肺癌、支气管囊肿等感染。②支气管异物堵塞也是肺脓肿尤其是小儿肺脓肿发生的重要因素。

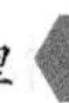

③邻近器官的化脓性病变蔓延至肺,如食管穿孔感染、膈下脓肿、肾周围脓肿及脊柱脓肿等波及肺组织引起肺脓肿。阿米巴肝脓肿可穿破膈肌至右肺下叶,形成阿米巴肺脓肿。

3.血源性肺脓肿

因皮肤外伤感染、痈、疖、骨髓炎、静脉吸毒、感染性心内膜炎等肺外感染病灶的细菌或脓毒性栓子经血行播散至肺部引起小血管栓塞,产生化脓性炎症、组织坏死导致肺脓肿。金黄色葡萄球菌、表皮葡萄球菌及链球菌为常见致病菌。

(二)病理

肺脓肿早期为含致病菌的污染物阻塞细支气管,继而形成小血管炎性栓塞,进而致病菌繁殖引起肺组织化脓性炎症、坏死,形成肺脓肿,继而肺坏死组织液化破溃经支气管部分排出,形成有气液平的脓腔。另因病变累及部位不同,可并发支气管扩张症、局限性纤维蛋白性胸膜炎、脓胸、脓气胸、支气管胸膜瘘等。急性肺脓肿经积极治疗或充分引流,脓腔缩小甚至消失,或仅剩少量纤维瘢痕。如治疗不彻底或支气管引流不畅,炎症持续存在,超过 3 个月称为慢性肺脓肿。

(三)健康史

多数吸入性肺脓肿患者有齿、口咽部的感染灶,故要了解患者是否有口腔、上呼吸道慢性感染病灶如龋齿、化脓性扁桃体炎、鼻窦炎、牙周溢脓等;或手术、劳累、受凉等;是否应用了大量抗生素。

(四)身体状况

1.症状

急性肺脓肿患者,起病急,寒战、高热,体温高至 39～40 ℃,伴有咳嗽、咳少量黏液痰或黏液脓性痰,典型痰液呈黄绿色、脓性,有时带血。炎症累及胸膜可引起胸痛。伴精神不振、全身乏力、食欲减退等全身毒性症状。如感染未能及时控制,于发病后 10～14 天可突然咳出大量脓臭痰及坏死组织,痰量可至300～500 mL/d,痰静置后分三层。厌氧菌感染时痰带腥臭味。一般在咳出大量脓痰后,体温明显下降,全身毒性症状随之减轻。约 1/3 患者有不同程度的咯血,偶有中、大量咯血而突然窒息死亡者。部分患者发病缓慢,仅有一般的呼吸道感染症状。血源性肺脓肿多先有原发病灶引起的畏寒、高热等全身脓毒血症的表现。经数天或数周后出现咳嗽、咳痰,痰量不多,极少咯血。慢性肺脓肿患者除咳嗽、咳脓痰、不规则发热、咯血外,还有贫血、消瘦等慢性消耗症状。

2.体征

肺部体征与肺脓肿的大小、部位有关。早期病变较小或位于肺深部,多无阳性体征;病变发展较大时可出现肺实变体征,有时可闻及异常支气管呼吸音;病变累及胸膜时,可闻及胸膜摩擦音或胸腔积液体征。慢性肺脓肿常有杵状指(趾)、消瘦、贫血等。血源性肺脓肿多无阳性体征。

(五)实验室及其他检查

1.实验室检查

急性肺脓肿患者血常规白细胞计数明显增高,中性粒细胞在 90%以上,多有核左移和中毒颗粒。慢性肺脓肿血白细胞可稍升高或正常,红细胞和血红蛋白减少。血源性肺脓肿患者的血培养可发现致病菌。并发脓胸时,可做胸腔脓液培养及药物敏感试验。

2.痰细菌学检查

气道深部痰标本细菌培养可有厌氧菌和(或)需氧菌存在。血培养有助于确定病原体和选择有效的抗菌药物。

3.影像学检查

X线胸片早期可见肺部炎性阴影,肺脓肿形成后,脓液排出,脓腔出现圆形透亮区和气液平面,四周有浓密炎症浸润。炎症吸收后遗留有纤维条索状阴影。慢性肺脓肿呈厚壁空洞,周围有纤维组织增生及邻近胸膜增厚。CT能更准确定位及发现体积较小的脓肿。

4.纤维支气管镜检查

纤维支气管镜检查有助于明确病因、病原学诊断及治疗。

(六)心理-社会评估

部分肺脓肿患者起病多急骤,畏寒、高热伴全身中毒症状明显,厌氧菌感染时痰有腥臭味等,使患者及家属常深感不安。患者会表现出忧虑、悲观、抑郁和恐惧。

二、主要护理诊断及医护合作性问题

(一)体温过高

体温过高与肺组织炎症性坏死有关。

(二)清理呼吸道无效

清理呼吸道无效与脓痰聚积有关。

(三)营养失调

低于机体需要量与肺部感染导致机体消耗增加有关。

(四)气体交换受损

气体交换受损与气道内痰液积聚、肺部感染有关。

(五)潜在并发症

咯血、窒息、脓气胸、支气管胸膜瘘。

三、护理目标

体温降至正常,营养改善,呼吸系统症状减轻或消失,未发生并发症。

四、护理措施

(一)一般护理

保持室内空气流通、适宜温湿度、阳光充足。晨起、饭后、体位引流后及睡前协助患者漱口,做好口腔护理。鼓励患者多饮水,进食高热量、高蛋白、高维生素等营养丰富的食物。

(二)病情观察

观察痰的颜色、性状、气味和静置后是否分层。准确记录24小时排痰量。当大量痰液排出时,要注意观察患者咳痰是否顺畅,咳嗽是否有力,避免脓痰引起窒息;当痰液减少时,要观察患者中毒症状是否好转,若中毒症状严重,提示痰液引流不畅,做好脓液引流的护理,以保持呼吸道通畅。若发现血痰,应及时报告医师,咯血量较多时,应严密观察体温、脉搏、呼吸、血压以及神志的变化,准备好抢救药品和用品,嘱患者患侧卧位,头偏向一侧,警惕大咯血或窒息的突然发生。

(三)用药及体位引流护理

肺脓肿治疗原则是抗生素治疗和痰液引流。

1.抗生素治疗

吸入性肺脓肿一般选用青霉素,对青霉素过敏或不敏感者可用林可霉素、克林霉素或甲硝唑

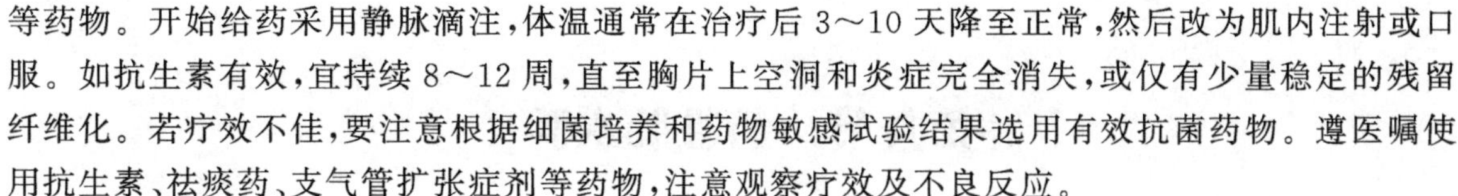

等药物。开始给药采用静脉滴注,体温通常在治疗后3~10天降至正常,然后改为肌内注射或口服。如抗生素有效,宜持续8~12周,直至胸片上空洞和炎症完全消失,或仅有少量稳定的残留纤维化。若疗效不佳,要注意根据细菌培养和药物敏感试验结果选用有效抗菌药物。遵医嘱使用抗生素、祛痰药、支气管扩张症剂等药物,注意观察疗效及不良反应。

2.痰液引流

痰液引流可缩短病程,提高疗效。无大咯血、中毒症状轻者可进行体位引流排痰,每天2~3次,每次10~15分钟。痰黏稠者可用祛痰药、支气管舒张药或生理盐水雾化吸入以利脓液引流。有条件应尽早应用纤维支气管镜冲洗及吸引治疗,脓腔内还可注入抗生素,加强局部治疗。

3.手术治疗

内科积极治疗3个月以上效果不好,或有并发症可考虑手术治疗。

(四)心理护理

向患者及家属及时介绍病情,解释各种症状和不适的原因,说明各项诊疗、护理操作目的、操作程序和配合要点。由于疾病带来口腔脓臭气味使患者害怕与人接近,在帮助患者口腔护理的同时消除患者的紧张心理。主动关心并询问患者的需要,使患者增加治疗的依从性和信心,指导患者正确对待本病,使其勇于说出内心感受,并积极进行疏导。教育患者家属配合医护人员做好患者的心理指导,使患者树立治愈疾病的信心,以促进疾病早日康复。

(五)健康指导

1.疾病知识指导

指导患者及家属了解肺脓肿发生、发展、治疗和有效预防方面的知识。积极治疗肺炎、皮肤疖、痈或肺外化脓性等原发病灶。教会患者练习深呼吸,鼓励患者咳嗽并采取有效的咳嗽方式进行排痰,保持呼吸道的通畅,促进病变的愈合。对重症患者做好监护,教育家属及时发现病情变化,并及时向医师报告。

2.生活指导

指导患者生活要有规律,注意休息,劳逸结合,应增加营养物质的摄入。提倡健康的生活方式,重视口腔护理,在晨起、饭后、体位引流后、睡前要漱口、刷牙,防止污染分泌物误吸入下呼吸道。鼓励患者平日多饮水,戒烟、酒。保持环境整洁、舒适,维持适宜的室温与湿度,注意保暖,避免受凉。

3.用药指导

抗生素治疗非常重要,但需要时间较长,为防止病情反复,应遵从治疗计划。指导患者及家属根据医嘱服药,向患者讲解抗生素等药物的用药疗程、方法、不良反应,发现异常及时向医师报告。

4.加强易感人群护理

对意识障碍、慢性病、长期卧床者,应注意指导家属协助患者经常变换体位、翻身、拍背促进痰液排出,疑有异物吸入时要及时清除。有感染征象时应及时就诊。

五、护理评价

患者体温平稳,呼吸系统症状消失,营养改善,无并发症发生或发生后及时得到处理。

(周　杰)

第九节　急性肺水肿

急性肺水肿是由不同原因引起的肺组织血管外液体异常增多，液体由间质进入肺泡，甚至呼吸道出现泡沫状分泌物。表现为急性呼吸困难、发绀，呼吸做功增加，两肺布满湿啰音，甚至从气道涌出大量泡沫样痰液。人类可发生下列两类性质完全不同的肺水肿：心源性肺水肿（亦称流体静力学或血流动力学肺水肿）和非心源性肺水肿（亦称通透性增高肺水肿、急性肺损伤或急性呼吸窘迫综合征）。

一、发病机制

（一）肺毛细血管静水压

肺毛细血管静水压（Pmv）是使液体从毛细血管流向间质的驱动力，正常情况下，Pmv 约 1.1 kPa（8 mmHg），有时易与肺毛细血管楔压（PCWP）相混淆。PCWP 反映肺毛细血管床的压力，可估计左心房压（LAP），正常情况下较 Pmv 高 0.1～0.3 kPa（1～2 mmHg）。肺水肿时 PCWP 和 Pmv 并非呈直接相关，两者的关系取决于总肺血管阻力（肺静脉阻力）。

（二）肺间质静水压

肺毛细血管周围间质的静水压即肺间质静水压（Ppmv），与 Pmv 相对抗，两者差别越大，则毛细血管内液体流出越多。肺间质静水压为负值，正常值为－2.3～－1.1 kPa（－17～－8 mmHg），可能与肺组织的机械活动、弹性回缩以及大量淋巴液回流对肺间质的吸引有关。理论上 Ppmv 的下降亦可使静水压梯度升高，当肺不张进行性再扩张时，出现复张性肺水肿可能与 Ppmv 骤降有关。

（三）肺毛细血管胶体渗透压

肺毛细血管胶体渗透压（πmv）由血浆蛋白形成，正常值为 3.3～3.9 kPa（25～28 mmHg），但随个体的营养状态和输液量不同而有所差异。πmv 是对抗 Pmv 的主要力量，单纯的 πmv 下降能使毛细血管内液体外流增加。但在临床上并不意味着血液稀释后的患者会出现肺水肿，经血液稀释后血浆蛋白浓度下降，但过滤至肺组织间隙的蛋白也不断地被淋巴系统所转移，Pmv 的下降可与 πmv 的降低相平行，故 πmv 与 Pmv 间梯度即使发挥净渗透压的效应，也可保持相对的稳定。

πmv 和 PCWP 间的梯度与血管外肺水压呈非线性关系。当 Pmv＜2.0 kPa（15 mmHg）、毛细血管通透性正常时，πmv-PCWP≤1.2 kPa（9 mmHg）可作为出现肺水肿的界限，也可作为治疗肺水肿疗效观察的动态指标。

（四）肺间质胶体渗透压

肺间质胶体渗透压（πpmv）取决于间质中渗透性、活动的蛋白质浓度，它受反应系数（δf）和毛细血管内液体流出率（Qf）的影响，是调节毛细血管内液体流出的重要因素。πpmv 正常值为 1.6～1.9 kPa（12～14 mmHg），难以直接测定。临床上可通过测定支气管液的胶体渗透压鉴别肺水肿的类型，如支气管液与血浆蛋白的胶体渗透压比值＜60%，则为血流动力学改变所致的肺水肿，如比值＞75%，则为毛细血管渗透增加所致的肺水肿，称为肺毛细血管渗漏综合征。

(五)毛细血管通透性

资料表明,越过内皮细胞屏障时,通透性肺水肿透过的蛋白多于压力性水肿,仅越过上皮细胞屏障时,两者没有明显差别。毛细血管通透性增加,使 δ 从正常的 0.8 降至 0.3~0.5,表明血管内蛋白,尤其是清蛋白大量外渗,使 πmv 与 πpmv 梯度下降。

二、病理与病理生理

(一)心源性急性肺水肿

正常情况下,两侧心腔的排血量相对恒定,当心肌严重受损和左心负荷过重而引起心排血量降低和肺淤血时,过多的液体从肺泡毛细血管进入肺间质甚至肺泡内,则产生急性肺水肿,实际上是左心衰竭最严重的表现,多见于急性左心衰竭和二尖瓣狭窄患者。

有以下并发症的患者术中易发生左心衰竭:①左心室心肌病变,如冠心病、心肌炎等;②左心室压力负荷过度,如高血压、主动脉狭窄等;③左心室容量负荷过重,如主动脉瓣关闭不全、左向右分流的先天性心脏病等。

当左心室舒张末压>1.6 kPa(12 mmHg),毛细血管平均压>4.7 kPa(35 mmHg),肺静脉平均压>4.0 kPa(30 mmHg)时,肺毛细血管静水压超过血管内胶体渗透压及肺间质静水压,可导致急性肺水肿,若同时有肺淋巴管回流受阻,更易发生急性肺水肿。其病理生理表现为肺顺应性减退、气道阻力和呼吸作用增强、缺氧、呼吸性酸中毒、间质静水压增高压迫肺毛细血管、升高肺动脉压,从而增加右心负荷,导致右心功能不全。

(二)神经源性肺水肿

中枢神经系统损伤后,颅内压急剧升高,脑血流量减少,造成下丘脑功能紊乱,解除了对视前核水平和下丘脑尾部“水肿中枢”的抑制,引起交感神经系统兴奋,释放大量儿茶酚胺,使周围血管强烈收缩,血流阻力加大,大量血液由阻力较高的体循环转至阻力较低的肺循环,引起肺静脉高压,肺毛细血管压随之升高,跨肺毛细血管 Starling 力不平衡,液体由血管渗入至肺间质和肺泡内,最终形成急性肺水肿。延髓是发生神经源性肺水肿的关键神经中枢,交感神经的激发是产生肺高压及肺水肿的基本因素,而肺高压是神经源性肺水肿发生的重要机制。通过给予交感神经阻断剂和肾上腺素 α 受体阻断剂均可降低或避免神经源性肺水肿的发生。

(三)液体负荷过重

围术期输血补液过快或输液过量,使右心负荷增加。当输入胶体液达血浆容量的 25%时,心排血量可增多至 300%。若患者伴有急性心力衰竭,虽通过交感神经兴奋维持心排血量,但神经性静脉舒张作用减弱,对肺血管压力和容量的骤增已经起不到有效的调节作用,导致肺组织间隙水肿。

大量输注晶体液,使血管内胶体渗透压下降,增加液体从血管的滤出,聚集到肺组织间隙中,易致心、肾功能不全、静脉压增高或淋巴循环障碍患者发生肺水肿。

(四)复张性肺水肿

复张性肺水肿是各种原因所致肺萎陷后,在肺复张时或复张后 24 小时内发生的急性肺水肿。一般认为与多种因素有关,如负压抽吸迅速排出大量胸膜积液、大量气胸所致的突然肺复张,均可造成单侧性肺水肿。

临床上多见于气胸或胸腔积液 3 个月后出现进行性快速肺复张,1 小时后可表现为肺水肿的临床症状,50%的肺水肿发生在 50 岁以上老年人。水肿液的形成遵循 Starling 公式。复张性肺水肿发生时，肺动脉压和PCWP正常，水肿液蛋白浓度与血浆蛋白浓度的比值>0.7，说明存在肺毛细血管通透性增加。肺萎陷越久，复张速度越快，胸膜腔负压越大，越易发生肺水肿。

肺复张性肺水肿的病理生理机制可能如下：①肺泡长期萎缩，使Ⅱ型肺细胞代谢障碍，肺泡表面活性物质减少，肺泡表面张力增加，使肺毛细血管内液体向肺泡内滤出。②肺组织长期缺氧，使肺毛细血管内皮和肺泡上皮的完整性受损，通透性增加。③使用负压吸引设备，突然增加胸内负压，使复张肺的毛细血管压力与血流量增加，作用于已受损的毛细血管，使管壁内外的压力差增大；机械性力量使肺毛细血管内皮间隙孔变形，间隙增大，促使血管内液和血浆蛋白流入肺组织间隙。④在声门紧闭的情况下用力吸气，负压峰值可超－5.0 kPa(－50 cmH_2O)，如负的胸膜腔内压传至肺间质，增加肺毛细血管和肺间质静水压之差，则增加肺循环液体的渗出。⑤肺的快速复张引起胸膜腔内压急剧改变，肺血流增加而压力升高，并产生高的直线血流速度，加大了血管内和间质的压差。当其超过一定阈值时，液体进入间质和肺泡形成肺水肿。

(五)高原性肺水肿

高原性肺水肿是一种由低地急速进入海拔3 000 m以上地区的常见病，主要表现为发绀、心率增快、心排血量增多或减少、体循环阻力增加和心肌受损。其发病因素是多方面的，如缺氧性肺血管收缩、肺动脉高压、高原性脑水肿、全身和肺组织生化改变。肺代偿功能异常和心功能减退是造成重度低氧血症的直接原因。高原性肺水肿为高蛋白渗出性肺水肿，炎性介质是毛细血管增加的主要原因。

(六)通透性肺水肿

通透性肺水肿指肺水和血浆蛋白均通过肺毛细血管内间隙进入肺间质，肺淋巴液回流量增加，且淋巴液内蛋白含量亦明显增加，表明肺毛细血管内皮细胞功能失常。

1.感染性肺水肿

感染性肺水肿指继发于全身感染和(或)肺部感染的肺水肿，如革兰氏阴性杆菌感染所致的败血症和肺炎球菌性肺炎均可引起肺水肿，主要是通过增加肺毛细血管壁通透性所致。肺水肿亦可继发于病毒感染。流感病毒、水痘-带状疱疹病毒所致的病毒性肺炎均可引起肺水肿。

2.毒素吸入性肺水肿

毒素吸入性肺水肿指吸入有害性气体或毒物所致的肺水肿。有害性气体包括二氧化氮、氯、光气、氨、氟化物、二氧化硫等，毒物以有机磷农药最为常见。其病理生理如下：①有害性气体引起变态反应或直接损害，使肺毛细血管通透性增加，减少肺泡表面活性物质，并通过神经体液因素引起肺静脉收缩和淋巴管痉挛，使肺组织水分增加。②有机磷通过皮肤、呼吸道和消化道进入人体，与胆碱酯酶结合，抑制该酶的作用，使乙酰胆碱在体内积聚，导致支气管痉挛、分泌物增加、呼吸肌麻痹和呼吸中枢抑制，导致缺氧和肺毛细血管通透性增加。

3.淹溺性肺水肿

淹溺性肺水肿指淡水和海水淹溺所致的肺水肿。淡水为低渗性，被大量吸入后，很快通过肺泡-毛细血管膜进入血循环，导致肺组织的组织学损伤和全身血容量增加，肺泡-毛细血管膜损伤较重或左心代偿功能障碍时，诱发急性肺水肿。高渗性海水进入肺泡后，使得血管内大量水分进入肺泡引起肺水肿。肺水肿引起缺氧可加重肺泡上皮、毛细血管内皮细胞损害，增加毛细血管通透性，进一步加重肺水肿。

4.尿毒症性肺水肿

肾衰竭患者常伴肺水肿和纤维蛋白性胸膜炎。主要发病因素如下：①高血压所致左心衰竭；

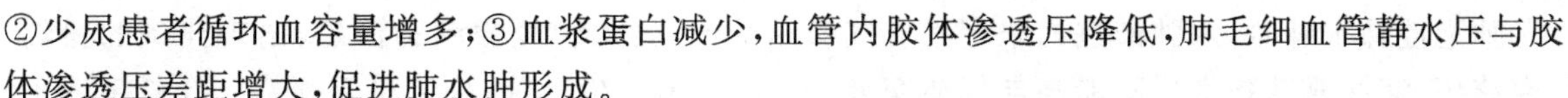

②少尿患者循环血容量增多；③血浆蛋白减少，血管内胶体渗透压降低，肺毛细血管静水压与胶体渗透压差距增大，促进肺水肿形成。

5.氧中毒性肺水肿

氧中毒性肺水肿指长时间吸入高浓度(＞60%)氧引起肺组织损害所致的肺水肿。一般在常压下吸入纯氧 12～24 小时，高压下 3～4 小时即可发生氧中毒。氧中毒的损害以肺组织为主，表现为上皮细胞损害、肺泡表面活性物质减少、肺泡透明膜形成，引起肺泡和间质水肿，以及肺不张。其毒性作用是由于氧分子还原成水时所产生的中间产物自由基(如超氧阴离子、过氧化氢、羟自由基和单线态氧等)所致。正常时氧自由基为组织内抗氧化系统，如超氧化物歧化酶(SOD)、过氧化氢酶、谷胱甘肽氧化酶所清除。吸入高浓度氧，氧自由基形成加速，当其量超过组织抗氧化系统清除能力时，即可造成肺组织损伤，形成肺损伤。

(七)与麻醉相关的肺水肿

1.麻醉药过量

麻醉药过量引起肺水肿，可见于吗啡、美沙酮、急性巴比妥酸盐和海洛因中毒。发病机制可能与下列因素有关：①抑制呼吸中枢，引起严重缺氧，使肺毛细血管通透性增加，同时伴有肺动脉高压，产生急性肺水肿。②缺氧刺激下丘脑引起周围血管收缩，血液重新分布而致肺血容量增加。③海洛因所致肺水肿可能与神经源性发病机制有关。④个别患者的易感性或变态反应。

2.呼吸道梗阻

围术期喉痉挛常见于麻醉诱导期插管强烈刺激，亦见于术中神经牵拉反应，以及甲状腺手术因神经阻滞不全对气道的刺激。气道通畅时，胸腔内压对肺组织间隙压力的影响不大，但急性上呼吸道梗死时，用力吸气造成胸膜腔负压增加，几乎全部传导至血管周围间隙，促进血管内液进入肺组织间隙。上呼吸道梗阻时，患者处于挣扎状态，缺氧和交感神经活性极度亢进，可导致肺小动脉痉挛性收缩、肺小静脉收缩、肺毛细血管通透性增加。酸中毒又可增加对心脏做功的抑制，除非呼吸道梗阻解除，否则将形成恶性循环，加速肺水肿的发展。

3.误吸

围术期呕吐或胃内容物反流可引起吸入性肺炎和支气管痉挛，肺表面活性物质灭活和肺毛细血管内皮细胞受损，从而使液体渗出至肺组织间隙内，发生肺水肿。患者表现为发绀、心动过速、支气管痉挛和呼吸困难。肺组织损害的程度与胃内容物的 pH 直接相关，pH＞2.5 的胃液所致的损害要比 pH＜2.5 者轻微得多。

4.肺过度膨胀

一侧肺不张使单肺通气，全部潮气量进入一侧肺内，导致肺过度充气膨胀，随之出现肺水肿，其机制可能与肺容量增加有关。

三、临床表现

发病早期，均先有肺间质性水肿，肺泡毛细血管间隔内的胶原纤维肿胀，刺激附近的肺毛细血管旁“J”感受器，反射性引起呼吸频率增快，促进肺淋巴液回流，同时表现为过度通气。

水肿液在肺泡周围积聚后，沿着肺动脉、静脉和小气道鞘延伸，在支气管堆积到一定程度，引起支气管狭窄，可出现呼气性啰音。患者常主诉胸闷、咳嗽，有呼吸困难、颈静脉怒张，听诊可闻及哮鸣音和少量湿啰音。若不及时发现和治疗，则继发为肺泡性肺水肿。

肺泡性肺水肿时，水肿液进入末梢细支气管和肺泡，当水肿液溢满肺泡后，出现典型的粉红色泡沫痰，液体充满肺泡后不能参与气体交换，通气/血流比值下降，引起低氧血症。插管患者可表现呼吸道阻力增大和发绀，经气管导管喷出或涌出大量的粉红色泡沫痰。

四、诊断

肺水肿发病早期多为间质性肺水肿，若未及时发现和治疗，可继发为肺泡性肺水肿，加重心肺功能紊乱，故应重视早期诊断和治疗。

肺水肿的诊断主要根据症状、体征和 X 线表现，一般并不困难。临床上同时测定 PCWP 和 πmv，πmv-PCWP 正常值为(1.20±0.2)kPa[(9.7±1.7)mmHg]，当 πmv-PCWP≤0.5 kPa(4 mmHg)时，提示肺内肺水增多，有助于早期诊断。复张性肺水肿常伴有复张性低血压。

五、鉴别诊断

心源性肺水肿在肺间质和肺泡腔的渗出以红细胞为主。左心衰竭导致肺淤血。非心源性肺水肿在肺间质和肺泡腔的渗出以血浆内的一些蛋白、体液为主。肺泡-毛细血管膜的通透性增加，为漏出性肺水肿。

(一)心源性肺水肿

1.主要表现

常突然发作、高度气急、呼吸浅速、端坐呼吸、咳嗽、咳白色或粉红色泡沫痰、面色灰白、口唇及肢端发绀、大汗、烦躁不安、心悸、乏力等。

2.体征

体征包括双肺广泛水泡音和(或)哮鸣音、心率增快、心尖区奔马律及收缩期杂音、心界向左扩大，可有心律失常和交替脉，不同心脏病尚有相应体征和症状。

急性心源性肺水肿是一种严重的重症，必须分秒必争进行抢救，以免危及患者生命。具体急救措施包括：①非特异性治疗；②查出肺水肿的诱因并加以治疗；③识别及治疗肺水肿的基础心脏病变。

(二)非心源性肺水肿

1.主要表现

进行性加重的呼吸困难、端坐呼吸、大汗、发绀、咳粉红色泡沫痰。

2.体征

双肺可闻及广泛湿啰音，可先出现在双肺中下部，然后波及全肺。

3.X线

早期可出现 Kerley 线，提示间质性肺水肿，进一步发展可出现肺泡肺水肿的表现。

肺毛细血管楔压(PCWP)用于鉴别心源性及非心源性肺水肿。前者 PCWP＞1.6 kPa(12 mmHg)，后者PCWP≤1.6 kPa(12 mmHg)。

六、治疗

治疗原则为病因治疗，是缓解和根本消除肺水肿的基本措施；维持气道通畅，充分供氧和机械通气治疗，纠正低氧血症；降低肺血管静水压，提高血浆胶体渗透压，改善肺毛细血管通透性；保持患者镇静，预防和控制感染。

(一)充分供氧和机械通气治疗

1.维持气道通畅

水肿液进入肺泡和细支气管后汇集至气管，使呼吸道阻塞，增加气道压，从气管喷出大量粉红色泡沫痰，即使用吸引器抽吸，水肿液仍大量涌出。采用去泡沫剂能提高水肿液清除效果。

2.充分供氧

轻度缺氧患者可用鼻导管给氧，每分钟 6～8 L；重度低氧血症患者，行气管内插管，进行机械通气，同时保证呼吸道通畅。约 85%的急性肺水肿患者须行短时间气管内插管。

3.间歇性正压通气

间歇性正压通气(IPPV)通过增加肺泡压和肺组织间隙压力，阻止肺毛细血管内液滤出；降低右心房充盈压，减少肺内血容量，缓解呼吸肌疲劳，降低组织氧耗量。常用的参数是潮气量8～10 mL/kg，呼吸频率 12～14 次/分，吸气峰值压力应小于 4.0 kPa(30 mmHg)。

4.持续正压通气或呼气末正压通气

应用 IPPV，$FiO_2>0.6$ 仍不能提高 PaO_2，可用持续正压通气(CPAP)或呼气末正压通气(PEEP)。通过开放气道，扩张肺泡，增加功能残气量，改善肺顺应性以及通气/血流比值。合适的 PEEP 通常先从 0.5 kPa (5 cmH_2O)开始，逐步增加到 1.0～1.5 kPa(10～15 cmH_2O)，其前提是对患者心排血量无明显影响。

(二)降低肺毛细血管静水压

1.增强心肌收缩力

急性肺水肿合并低血压时，病情更为险恶。应用适当的正性变力药物使左心室能在较低的充盈压下维持或增加心排血量，包括速效强心苷、拟肾上腺素药和能量合剂等。

强心苷药物表现为剂量相关性的心肌收缩力增强，同时可以降低房颤时的心率、延长舒张期充盈时间，使肺毛细血管平均压下降。强心药对高血压性心脏病、冠心病引起的左心衰竭所造成的急性肺水肿疗效明显。氨茶碱除增加心肌收缩力、降低后负荷外，还可舒张支气管平滑肌。

2.降低心脏前后负荷

当 CVP 为 1.5 kPa(15 cmH_2O)，PCWP 增高达 2.0 kPa(15 mmHg)时，应限制输液，同时静脉注射利尿药，如呋塞米、依他尼酸等。若不见效，可加倍剂量重复给药，尤其对心源性或输液过多引起的急性肺水肿，可迅速有效地从肾脏将液体排出体外，使肺毛细血管静水压下降，减少气道水肿液。使用利尿药时应注意补充氯化钾，并避免血容量过低。

吗啡解除焦虑、松弛呼吸道平滑肌，有利于改善通气，同时具有降低外周静脉张力、扩张小动脉的作用，减少回心血量，降低肺毛细血管静水压。一般静脉注射吗啡 5 mg，起效迅速，对高血压、二尖瓣狭窄等引起的肺水肿效果良好，应早期使用。在没有呼吸支持的患者，应严密监测呼吸功能，防止吗啡抑制呼吸。休克患者禁用吗啡。

东莨菪碱、山莨菪碱及阿托品对中毒性急性肺水肿疗效满意，该类药物具有较强的解除阻力血管及容量血管痉挛的作用，可降低心脏前后负荷，增加肺组织灌注量及冠状动脉血流，增加动脉血氧分压，同时还具有解除支气管痉挛、抑制支气管分泌过多液体、兴奋呼吸中枢及抑制大脑皮质活动的作用。

患者体位对回心血量有明显影响，取坐位或头高位有助于减少静脉回心血量、减轻肺淤血、降低呼吸做功和增加肺活量，但低血压和休克患者应取平卧位。

α 受体阻滞剂可使全身及内脏血管扩张、回心血量减少，改善肺水肿。可用酚妥拉明 10 mg

加入5%葡萄糖溶液100～200 mL静脉滴注。硝普钠通过降低心脏后负荷改善肺水肿，但对二尖瓣狭窄引起者要慎用。

(三)镇静及感染的防治

1.镇静药物

咪达唑仑、丙泊酚具有较强的镇静作用，可减少患者的惊恐和焦虑，减轻呼吸急促，将急促而无效的呼吸调整为均匀有效的呼吸，减少呼吸做功。有利于通气治疗患者的呼吸与呼吸机同步，以改善通气。

2.预防和控制感染

感染性肺水肿继发于全身感染和(或)肺部感染所致的肺水肿，革兰氏阴性杆菌所致的败血症是引起肺水肿的主要原因。各种原因引起的肺水肿均应预防肺部感染，除加强护理外，应常规给予抗生素以预防肺部感染。常用的抗生素有氨基糖苷类、头孢菌素和氯霉素。

给予抗生素的同时，应用肾上腺皮质激素，可以预防毛细血管通透性增加，减轻炎症反应，促使水肿消退，并能刺激细胞代谢，促进肺泡表面活性物质产生，增强心肌收缩，降低外周血管阻力。

临床常用的药物有氢化可的松、地塞米松和泼尼松龙，通常在发病24～48小时内用大剂量皮质激素。氢化可的松首次静脉注射200～300 mg，24小时用量可达1 g；地塞米松首次用量可静脉注射30～40 mg，随后每6小时静脉注射10～20 mg，甲泼尼龙的剂量为30 mg/kg静脉注射，用药不宜超过72小时。

(四)复张性肺水肿的防治

防止跨肺泡压的急剧增大是预防肺复张性肺水肿的关键。行胸腔穿刺或引流复张时，应逐步减少胸内液气量，复张过程应在数小时以上，负压吸引不应超过1.0 kPa(10 cmH_2O)，每次抽液量不应超过1 000 mL。

若患者出现持续性咳嗽，应立即停止抽吸或钳闭引流管，术中膨胀肺时，应注意潮气量和压力适中，主张采用双腔插管以免健侧肺过度扩张，肺复张后持续做一段时间的PEEP，以保证复张过程中跨肺泡压差不致过大，防止复张后肺毛细血管渗漏的增加。

肺复张性肺水肿治疗的目的是维持患者足够的氧合和血流动力学的稳定。无症状者无须特殊处理，低氧血症较轻者予以吸氧，较重者则需气管内插管，应用PEEP及强心利尿剂和激素。向胸内注入50～100 mL气体、做肺动脉栓塞术均是可取的方法。在肺复张期间要避免输液过多、过快。

七、病情观察与评估

(1)监测生命体征，观察患者有无呼吸增快(频率可至30～40次/分)、心率增快、脉搏细速、血压升高或持续下降。

(2)观察有无皮肤发绀、湿冷、毛孔收缩、尿量减少等微循环灌注不足表现。

(3)观察患者有无咯粉红色泡沫痰等肺水肿特征性表现。

(4)心肺听诊有无干啰音或湿啰音。

八、护理措施

(一)体位

协助患者取坐位,双腿下垂。

(二)氧疗

遵医嘱予以吸氧 6～8 L/min,可于湿化瓶中加入 50%乙醇湿化,乙醇可使肺泡内泡沫表面张力降低而破裂、消散。若患者不能耐受,可降低乙醇浓度或间歇使用。病情严重者采用无创或有创机械通气。

(三)用药护理

1.镇静剂

常用吗啡皮下或静脉注射,注意观察患者有无呼吸抑制、心动过缓、血压下降。呼吸衰竭、昏迷、严重休克者禁用。

2.利尿剂

常用呋塞米静脉推注,观察患者有无腹胀、恶心、呕吐、心律失常;有无嗜睡、意识淡漠、肌痛性痉挛;有无烦躁或谵妄、呼吸浅慢、手足抽搐等低钾、低钠血症及低氯性碱中毒等电解质紊乱表现。准确记录 24 小时尿量,监测血钾变化和心律。

3.血管扩张剂

常用硝普钠和硝酸甘油静脉滴注或微量泵泵入。硝普钠现配现用,避光输注,控制速度,严密监测血压变化,根据血压调整剂量。

4.洋地黄制剂

常用毛花苷 C 0.2～0.4 mg 稀释后缓慢静脉推注,观察心率和节律变化,心率或脉搏<60 次/分时停止用药。当出现食欲减退、恶心、心悸、头痛、黄绿视、视物模糊,心律从规则变为不规则,或从不规则变为规则时可能是中毒反应,应立即停药并告知医师。

九、健康指导

(1)告知患者避免劳累、情绪激动等诱因。

(2)告知患者限制钠盐及液体摄入。

(3)告知患者疾病相关知识,如出现频繁咳嗽、气喘、咳粉红色泡沫痰时,立即取端坐位并及时就诊。

(周　杰)

第十节　呼吸衰竭

一、护理评估

(一)一般评估

(1)生命体征(T、P、R、BP、SaO_2):严密监测患者生命体征变化,有条件须在监护室,或使用监护仪，密切观察与记录患者的生命体征与氧饱和度情况。评估患者有无呼吸频率增快，有无心动过速、血压下降、心律失常等情况。

(2)评估患者意识情况：有无精神错乱、躁狂、昏迷、抽搐等急性缺氧症状。或可出现嗜睡、淡漠、扑翼样震颤等急性二氧化碳潴留症状。

(3)评估患者有无发绀及呼吸困难程度。

(4)评估患者有无出现呕血、黑便等上消化道出血症状。

(二)身体评估

1.视诊

(1)是否为急性面容：有无发绀等缺氧体征，有无皮肤温暖潮红，有无球结膜充血水肿等二氧化碳潴留体征。

(2)呼吸运动有无三凹征，有无呼吸费力伴呼气延长，有无呼吸频率改变、深度、节律异常。如表现为呼吸过速或呼吸浅快；呼吸节律改变，如潮式呼吸、比奥呼吸等。

2.触诊

外周皮肤温湿度情况。外周体表静脉充盈、皮肤充血、温暖多汗是慢性呼吸衰竭 CO_2 潴留的表现。如出现皮肤湿冷，考虑病情严重，进入休克状态。

3.听诊

双肺呼吸音是否减弱或消失，有无闻及干、湿啰音。

(三)心理-社会评估

患者在疾病治疗过程中的心理反应与需求，家庭及社会支持情况，引导患者正确配合疾病的治疗与护理。

(四)辅助检查结果评估

1.动脉血气分析

分析氧分压与二氧化碳分压情况，有无 PaO_2<8.0 kPa(60 mmHg)和(或)$PaCO_2$>6.7 kPa(50 mmHg)，评估患者呼吸衰竭的类型；综合分析血 pH、HCO_3^-、碱剩余等情况，评估患者有无酸碱失衡及失衡的类型。

2.影像学检查

评估X线胸片、胸部CT和放射性核素肺通气/灌注扫描、肺血管造影等结果，协助医师找出呼吸衰竭的病因。

3.其他检查

分析肺功能检查结果，评估患者是否存在通气功能和(或)换气功能障碍及其严重程度；评估纤维支气管镜结果，明确大气道情况和取得病理学证据。

(五)呼吸衰竭分型的评估

1.Ⅰ型呼吸衰竭

Ⅰ型呼吸衰竭即缺氧性呼吸衰竭，血气分析特点是 PaO_2<8.0 kPa(60 mmHg)，$PaCO_2$降低或正常。主要见于肺换气障碍(通气/血流比例失调、弥散功能损害和肺动-静脉分流)疾病，如严重肺部感染性疾病、间质性肺疾病、急性肺栓塞等。

2.Ⅱ型呼吸衰竭

Ⅱ型呼吸衰竭即高碳酸性呼吸衰竭，血气分析特点是 PaO_2<8.0 kPa(60 mmHg)，同时伴有 $PaCO_2$>6.7 kPa(50 mmHg)。多为肺泡通气不足所致，也可同时伴有换气功能障碍，此时低氧血症更为严重，如慢性阻塞性肺疾病。

二、主要护理诊断/问题

(一)低效性呼吸形态

低效性呼吸形态与肺泡通气不足、通气与血流比例失调、肺泡弥散障碍有关。

(二)清理呼吸道无效

清理呼吸道无效与呼吸道分泌物多而黏稠、咳嗽无力、意识障碍或人工气道有关。

(三)焦虑

焦虑与病情危重、死亡威胁及需求未能满足有关。

(四)潜在并发症

水、电解质紊乱及酸碱失衡，肺性脑病，上消化道出血，周围循环衰竭。

三、护理措施

(一)保持呼吸道通畅

(1)清除呼吸道分泌物及异物，如湿化气道，机械吸痰等方法。

(2)昏迷患者用仰头提颏法打开气道。

(3)缓解支气管痉挛：按医嘱使用支气管扩张剂。

(4)建立人工气道：对于病情严重又不能配合，昏迷、呼吸道大量痰潴留伴有窒息危险或$PaCO_2$进行性增高的患者，若常规治疗无效，应及时建立人工气道。采用简易人工气道，如口咽通气道、鼻咽通气道和喉罩(是气管内导管的临时替代法)；严重者采用气管内导管：气管插管和气管切开。

(二)氧疗护理

1.氧疗适应证

呼吸衰竭患者 PaO_2＜8.0 kPa(60 mmHg)，是氧疗的绝对适应证，氧疗的目的是使 PaO_2＞8.0 kPa(60 mmHg)。

2.氧疗的方法

临床常用、简便的方法是应用鼻导管或鼻塞法吸氧，还有面罩、气管内和呼吸机给氧法。缺氧伴 CO_2潴留者，可用鼻导管或鼻塞法给氧；缺 O_2严重而无 CO_2潴留者，可用面罩给氧。吸入氧浓度与氧流量的关系：吸入氧浓度(%)＝21＋氧流量(L/min)×4。

3.氧疗的原则

(1)Ⅰ型呼吸衰竭：多为急性呼吸衰竭，应给予较高浓度(35%＜吸氧浓度＜50%)或高浓度(＞50%)氧气吸入。急性呼吸衰竭，通常要求氧疗后 PaO_2维持在接近正常范围。

(2)Ⅱ型呼吸衰竭：给予低流量(1～2 L/min)、低浓度(＜35%)持续吸氧。慢性呼吸衰竭，通常要求氧疗后 PaO_2维持在 8.0 kPa(60 mmHg)或 SaO_2在 90%以上。

4.氧疗疗效的观察

若呼吸困难缓解、发绀减轻、心率减慢、尿量增多、神志清醒及皮肤转暖，提示氧疗有效。若发绀消失、神志清楚、精神好转、PaO_2＞8.0 kPa(60 mmHg)、$PaCO_2$＜6.7 kPa(50 mmHg)，考虑终止氧疗，停止前必须间断吸氧几天后，方可完全停止氧疗。若意识障碍加深或呼吸过度表浅、缓慢，提示 CO_2潴留加重，应根据血气分析和患者表现，遵医嘱及时调整吸氧流量和氧浓度。

(三)增加通气量、减少 CO_2 潴留

1.适当使用呼吸兴奋剂

在呼吸道通畅的前提下,遵医嘱使用呼吸兴奋剂,适当提高吸入氧流量及氧浓度,静脉输液时速度不宜过快,若出现恶心、呕吐、烦躁、面色潮红及皮肤瘙痒等现象,提示呼吸兴奋剂过量,需减量或停药。若4～12 小时未见效,或出现肌肉抽搐等严重不良反应时,应立即报告医师。对烦躁不安,夜间失眠患者,禁用麻醉剂,慎用镇静剂,以防止引起呼吸抑制。

2.机械通气的护理

对于经过氧疗、应用呼吸兴奋剂等方法仍不能有效改善缺氧和二氧化碳潴留时,需考虑机械通气。

(1)做好术前准备工作,减轻或消除紧张、恐惧情绪。

(2)按规程连接呼吸机导管。

(3)加强患者监护和呼吸机参数及功能的监测。

(4)注意吸入气体加温和湿化,及时吸痰。

(5)停用呼吸机前后做好撤机护理。

(四)抗感染

遵医嘱选择有效的抗生素控制呼吸道感染,对长期应用抗生素患者注意有无“二重感染”。

(五)病情监测

(1)观察呼吸困难的程度、呼吸频率、节律和深度。

(2)观察有无发绀、球结膜充血、水肿、皮肤温暖多汗及血压升高等缺氧和 CO_2 潴留表现。

(3)监测生命体征及意识状态。

(4)监测并记录出入液量。

(5)监测血气分析和血生化检查。

(6)监测电解质和酸碱平衡状态。

(7)观察呕吐物和粪便性状。

(8)观察有无神志恍惚、烦躁、抽搐等肺性脑病表现,一旦发现,应立即报告医师协助处理。

(六)饮食护理

给予高热量、高蛋白、富含多种维生素、易消化、少刺激性的流质或半流质饮食。对昏迷患者应给予鼻饲或肠外营养。

(七)心理护理

经常巡视、了解和关心患者,特别是对建立人工气道和使用机械通气的患者。采用各项医疗护理措施前,向患者做简要说明,给患者安全感,取得患者信任和合作。指导患者应用放松技术、分散注意力。

(八)健康教育

1.疾病知识指导

向患者及家属介绍疾病发生、发展与治疗、护理过程,与其共同制订长期防治计划。指导患者和家属学会合理家庭氧疗的方法以及注意事项。

2.疾病预防指导

指导患者呼吸功能锻炼和耐寒锻炼,如缩唇呼吸、腹式呼吸及冷水洗脸等;教会患者有效咳嗽、咳痰、体位引流及拍背等方法。若病情变化,应及时就诊。

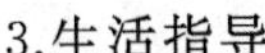

3.生活指导

劝告吸烟患者戒烟，避免吸入刺激性气体；改进膳食，增进营养，提高机体抵抗力。指导患者制订合理的活动与休息计划，劳逸结合，以维护心、肺功能状态。

4.用药指导

遵医嘱正确用药，了解药物的用法、用量和注意事项及不良反应等。

5.就诊指标

(1)呼吸困难加重。

(2)口唇发绀加重。

(3)咳嗽剧烈、咳痰不畅。

(4)神志淡漠、嗜睡、躁动等意识障碍表现。

四、护理效果评估

(1)患者呼吸困难、发绀减轻。

(2)患者血气分析结果提示 PaO_2 升高、$PaCO_2$ 降低。

(3)患者气道通畅，痰鸣音消失。

(4)患者水、电解质、酸碱失衡情况改善。

(5)患者焦虑减轻或消失。

(6)患者意识状态好转。

(孙　霞)

第六章

消化内科护理

第一节　慢性胃炎

慢性胃炎是指由多种原因引起的胃黏膜慢性炎症。其发病率在各种胃病中居首位，男性多于女性，各个年龄段均可发病，且随年龄增长发病率逐渐增高。慢性胃炎的分类方法很多，全国慢性胃炎研讨会共识意见中采纳了国际上新悉尼系统的分类方法，将慢性胃炎分为浅表性（又称非萎缩性）、萎缩性和特殊类型三大类。慢性浅表性胃炎是指不伴有胃黏膜萎缩性改变的慢性炎症，幽门螺杆菌感染是其主要病因；慢性萎缩性胃炎是指胃黏膜已经发生了萎缩性改变，常伴有肠上皮化生，又分为多灶萎缩性胃炎和自身免疫性胃炎两大类；特殊类型胃炎种类很多，临床上较少见。

一、病因及诊断检查

（一）致病因素

1.幽门螺杆菌感染

幽门螺杆菌感染是慢性浅表性胃炎最主要的病因。幽门螺杆菌具有鞭毛，其分泌的黏液素可直接侵袭胃黏膜，释放的尿素酶可分解尿素产生 NH_3 中和胃酸，使幽门螺杆菌在胃黏膜定居和繁殖，同时可损伤上皮细胞膜；幽门螺杆菌产生的细胞毒素还可引起炎症反应和菌体壁诱导自身免疫反应的发生，导致胃黏膜慢性炎症。

2.饮食因素

高盐饮食，长期饮烈酒、浓茶、咖啡，摄取过热、过冷、过于粗糙的食物等，均易引起慢性胃炎。

3.自身免疫

患者血液中存在自身抗体，如抗壁细胞抗体和抗内因子抗体，可使壁细胞数目减少，胃酸分泌减少或缺失，还可使维生素 B_{12} 吸收障碍导致恶性贫血。

4.其他因素

各种原因引起的十二指肠液反流入胃，削弱或破坏胃黏膜的屏障功能；老年胃黏膜退行性变；胃黏膜营养因子缺乏，如胃泌素缺乏；服用非甾体抗炎药等，均可引起慢性胃炎。

（二）身体状况

慢性胃炎起病缓慢，病程迁延，常反复发作，缺乏特异性症状。由幽门螺杆菌感染引起的慢性胃炎患者多数无症状；部分患者有上腹不适、腹部隐痛、腹胀、食欲缺乏、恶心和呕吐等消化不良的表现；少数患者可有少量上消化道出血；自身免疫性胃炎患者可出现明显厌食、体重减轻和贫血。体格检查可有上腹部轻压痛。

(三)心理-社会状况

病情反复、病程迁延不愈可使患者出现烦躁、焦虑等不良情绪。

(四)实验室及其他检查

1.胃镜及活组织检查

胃镜及活组织检查是诊断慢性胃炎最可靠的方法。慢性浅表性胃炎可见红斑(点、片状或条状)、黏膜粗糙不平、出血点或出血斑；慢性萎缩性胃炎可见黏膜呈颗粒状、黏膜血管显露、色泽灰暗、皱襞细小。

2.幽门螺杆菌检测

可通过侵入性(如快速尿素酶试验、组织学检查和幽门螺杆菌培养等)和非侵入性(如^{13}C或^{14}C尿素呼气试验、粪便幽门螺杆菌抗原检测和血清学检查等)方法检测幽门螺杆菌。

3.胃液分析

自身免疫性胃炎时，胃酸缺乏；多灶萎缩性胃炎时，胃酸分泌正常或偏低。

4.血清学检查

自身免疫性胃炎时，血清抗壁细胞抗体和抗内因子抗体可呈阳性，血清胃泌素水平明显升高；多灶萎缩性胃炎时，血清胃泌素水平正常或偏低。

二、护理诊断及医护合作性问题

(一)疼痛

与胃黏膜炎性病变有关。

(二)营养失调

与厌食、消化吸收不良等有关。

(三)焦虑

与病情反复、病程迁延有关。

(四)潜在并发症

癌变。

(五)知识缺乏

缺乏对慢性胃炎病因和预防知识的了解。

三、治疗及护理措施

(一)治疗要点

治疗原则是积极去除病因，根除幽门螺杆菌感染，对症处理，防治癌前病变。

1.病因治疗

根除幽门螺杆菌感染：目前多采用的治疗方案是以胶体铋剂或质子泵抑制药为基础加上两种抗生素的三联治疗方案。如常用奥美拉唑或枸橼酸铋钾，与阿莫西林及甲硝唑或克拉霉素3种药物联用，2周为1个疗程。治疗失败后再治疗比较困难，可换用两种抗生素，或采用胶体铋剂和质子泵抑制药合用的四联疗法。

其他病因治疗：因非甾体抗炎药引起者，应立即停药并给予制酸药或硫糖铝；因十二指肠液反流引起者，应用硫糖铝或氢氧化铝凝胶吸附胆汁；因胃动力学改变引起者，应给予多潘立酮或莫沙必利等。

2.对症处理

有胃酸缺乏和贫血者，可用胃蛋白酶合剂等以助消化；对于上腹胀满者，可选用胃动力药、理气类中药；有恶性贫血时可肌内注射维生素 B_{12}。

3.胃黏膜异型增生的治疗

异型增生是癌前病变，应定期随访，给予高度重视。对不典型增生者可给予维生素 C、维生素 E、β-胡萝卜素、叶酸和微量元素硒预防胃癌的发生；对已经明确的重度异型增生可手术治疗，目前多采用内镜下胃黏膜切除术。

(二)护理措施

1.病情观察

主要观察有无上腹不适、腹胀、食欲缺乏等消化不良的表现；观察腹痛的部位、性质，呕吐物与大便的颜色、量及性状；评估实验室及胃镜检查结果。

2.饮食护理

(1)营养状况评估：观察并记录患者每天进餐次数、量和品种，以了解机体的营养摄入状况。定期监测体重，监测血红蛋白浓度、血清蛋白等有关营养指标的变化。

(2)制订饮食计划：①与患者及其家属共同制订饮食计划，以营养丰富、易消化、少刺激为原则；②胃酸低者可适当食用刺激胃酸分泌或酸性的食物，如浓肉汤、鸡汤、山楂、食醋等；胃酸高者应指导患者避免食用酸性和多脂肪食物，可进食牛奶、菜泥、面包等；③鼓励患者养成良好的饮食习惯，进食应规律，少食多餐，细嚼慢咽；④避免摄入过冷、过热、过咸、过甜、辛辣和粗糙的食物，戒除烟酒；⑤提供舒适的进餐环境，改进烹饪技巧，保持口腔清洁卫生，以促进患者的食欲。

3.药物治疗的护理

(1)严格遵医嘱用药，注意观察药物的疗效及不良反应。

(2)枸橼酸铋钾：宜在餐前半小时服用，因其在酸性环境中方起作用；服药时要用吸管直接吸入，防止将牙齿、舌染黑；部分患者服药后出现便秘或黑便，少数患者有恶心、一过性血清转氨酶升高，停药后可自行消失，极少数患者可能出现急性肾衰竭。

(3)抗菌药物：服用阿莫西林前应详细询问患者有无青霉素过敏史，用药过程中要注意观察有无变态反应的发生；服用甲硝唑可引起恶心、呕吐等胃肠道反应及口腔金属味、舌炎、排尿困难等不良反应，宜在餐后半小时服用。

(4)多潘立酮及西沙必利：应在餐前服用，不宜与阿托品等解痉药合用。

4.心理护理

护理人员应主动安慰、关心患者，向患者说明不良情绪会诱发和加重病情，经过正规的治疗和护理慢性胃炎可以康复。

5.健康指导

向患者及家属介绍本病的有关知识、预防措施等；指导患者避免诱发因素，保持愉快的心情，养成良好的饮食习惯，戒除烟酒；向患者介绍服用药物后可能出现的不良反应，指导患者按医嘱坚持用药，定期复查，如有异常及时复诊。

(姚雪梅)

第二节 病毒性肝炎

一、甲型病毒性肝炎

甲型病毒性肝炎旧称流行性黄疸或传染性肝炎。目前全世界有40亿人口受到该病的威胁。后经对其病原学和诊断技术等方面的研究进展较大，并已成功研制出甲型肝炎病毒减毒活疫苗和灭活疫苗，已有效控制甲型肝炎的流行。

(一)病因

甲型肝炎传染源是患者和亚临床感染者。潜伏期后期及黄疸出现前数天传染性最强，黄疸出现后2周粪便仍可能排出病毒，但传染性已明显减弱。本病无慢性甲肝病毒(HAV)携带者。

(二)诊断要点

甲型病毒性肝炎主要依据流行病学资料、临床特点、常规实验室检查和特异性血清学诊断。流行病学资料应参考当地甲型肝炎流行疫情，病前有无肝炎患者密切接触史及个人、集体饮食卫生状况。急性黄疸型病例黄疸期诊断不难。在黄疸前期获得诊断称为早期诊断，此期表现似“感冒”或“急性胃肠炎”，如尿色变为深黄色应疑及本病。急性无黄疸型及亚临床型病例不易早期发现，诊断主要依赖肝功能检查。根据特异性血清学检查可做出病因学诊断。凡慢性肝炎和重型肝炎，一般不考虑甲型肝炎的诊断。

1.分型

甲型肝炎潜伏期为2～6周，平均为4周，临床分为急性黄疸型(AIH)、急性无黄疸型和亚临床型。

(1)急性黄疸型：①黄疸前期，急性起病，多有畏寒发热，体温38 ℃左右，全身乏力，食欲缺乏，厌油、恶心、呕吐，上腹部饱胀不适或腹泻。少数患者以上呼吸道感染症状为主要表现，偶见荨麻疹，继之尿色加深。本期一般持续5～7天。②黄疸期，热退后出现黄疸，可见皮肤巩膜不同程度黄染。肝区隐痛，肝大，触之有充实感，伴有叩痛和压痛，尿色进一步加深。黄疸出现后全身及消化道症状减轻，否则可能发生重症化，但重症化者罕见。本期持续2～6周。③恢复期，黄疸逐渐消退，症状逐渐消失，肝脏逐渐回缩至正常，肝功能逐渐恢复。本期持续2～4周。

(2)急性无黄疸型：起病较缓慢，除无黄疸外，其他临床表现与黄疸型相似，症状一般较轻。多在3个月内恢复。

(3)亚临床型：部分患者无明显临床症状，但肝功能有轻度异常。

(4)急性淤胆型：本型实为黄疸型肝炎的一种特殊形式，特点是肝内胆汁淤积性黄疸持续较久，消化道症状轻，肝实质损害不明显。而黄疸很深，多有皮肤瘙痒及粪色变浅，预后良好。

2.实验室检查

(1)常规检查：外周血白细胞总数正常或偏低，淋巴细胞相对增多，偶见异型淋巴细胞，一般不超过10%，这可能是淋巴细胞受病毒抗原刺激后发生的母细胞转化现象。黄疸前期末尿胆原及尿胆红素开始呈阳性反应，是早期诊断的重要依据。血清丙氨酸氨基转移酶(ALT)于黄疸前期早期开始升高，血清胆红素在黄疸前期末开始升高。血清ALT高峰在血清胆红素高峰之前，一般在黄疸消退后一至数周恢复正常。急性黄疸型血浆球蛋白常见轻度升高，但随病情恢复而逐渐恢复。急性无黄疸型和亚临床型病例肝功能改变以单项 ALT 轻中度升高为特点。急性淤胆型病例血清胆红素显著升高而 ALT 仅轻度升高，两者形成明显反差，同时伴有血清 ALP 及 GGT 明显升高。

(2)特异性血清学检查：特异性血清学检查是确诊甲型肝炎的主要指标。血清 IgM 型甲型肝炎病毒抗体(抗-HAV-IgM)于发病数天即可检出，黄疸期达到高峰，一般持续 2～4 个月，以后逐渐下降乃至消失。目前临床上主要用酶联免疫吸附法(ELISA)检查血清抗-HAV-IgM，以作为早期诊断甲型肝炎的特异性指标。血清抗-HAV-IgM 出现于病程恢复期，较持久，甚至终身阳性，是获得免疫力的标志，一般用于流行病学调查。新近报道应用线性多抗原肽包被进行 ELISA 检测 HAV 感染，其敏感性和特异性分别高于 90%和 95%。

(三)鉴别要点

本病需与药物性肝炎、传染性单核细胞增多症、钩端螺旋体病、急性结石性胆管炎、原发性胆汁性肝硬化、妊娠期肝内胆汁淤积症、胆总管梗阻、妊娠急性脂肪肝等鉴别。其他如血吸虫病、肝吸虫病、肝结核、脂肪肝、肝淤血及原发性肝癌等均可有肝大或 ALT 升高，鉴别诊断时应加以考虑。与乙型、丙型、丁型及戊型病毒型肝炎急性期鉴别除参考流行病学特点及输血史等资料外，主要依据血清抗-HAV-IgM 的检测。

(四)规范化治疗

急性期应强调卧床休息，给予清淡而营养丰富的饮食，外加充足的 B 族维生素及维生素 C。进食过少及呕吐者，应每天静脉滴注 10%的葡萄糖液 1 000～1 500 mL，酌情加入能量合剂及 10%氯化钾。热重者可服用茵陈蒿汤、栀子柏皮汤加减；湿重者可服用茵陈胃苓汤加减；湿热并重者宜用茵陈蒿汤和胃苓汤合方加减；肝气郁结者可用逍遥散；脾虚湿困者可用平胃散。

二、乙型病毒性肝炎

慢性乙型病毒性肝炎是由乙型肝炎病毒感染致肝脏发生炎症及肝细胞坏死，持续 6 个月以上而病毒仍未被清除的疾病。我国是慢性乙型病毒性肝炎的高发区，人群中约有 9.09%为乙型肝炎病毒携带者。该疾病呈慢性进行性发展，间有反复急性发作，可演变为肝硬化、肝癌或肝衰竭等，严重危害人民健康，故对该疾病的早发现、早诊断、早治疗很重要。

(一)病因

1.传染源

传染源主要是有 HBV DNA 复制的急、慢性患者和无症状慢性 HBV 携带者。

2.传播途径

主要通过血清及日常密切接触而传播。血液传播途径除输血及血制品外，可通过注射，刺伤，共用牙刷、剃刀及外科器械等方式传播，经微量血液也可传播。由于患者唾液、精液、初乳、汗液、血性分泌物均可检出 HBsAg，故密切的生活接触可能是重要传播途径。所谓“密切生活接触”可能是由于微小创伤所致的一种特殊经血传播形式，而非消化道或呼吸道传播。另一种重要的传播方式是母婴传播(垂直传播)。HBsAg/HBeAg 阳性母亲生的婴儿，HBV 感染率高达 95%，大部分在分娩过程中感染，低于20%可能为宫内感染。因此，医源性或非医源性经血液传播，是本病的传播途径。

3.易感人群

感染后患者对同一 HBsAg 亚型 HBV 可获得持久免疫力。但对其他亚型免疫力不完全，偶可再感染其他亚型，故极少数患者血清抗-HBs（某一亚型感染后）和 HBsAg（另一亚型再感染）可同时阳性。

（二）诊断要点

急性肝炎病程超过半年，或原有乙型病毒性肝炎或 HBsAg 携带史，本次又因同一病原再次出现肝炎症状、体征及肝功能异常者可以诊断为慢性乙型病毒性肝炎。发病日期不明或虽无肝炎病史，但肝组织病理学检查符合慢性乙型病毒性肝炎，或根据症状、体征、化验及 B 超检查综合分析，亦可做出相应诊断。

1.分型

据 HBeAg 可分为两型。

（1）HBeAg 阳性慢性乙型病毒性肝炎：血清 HBsAg、HBV DNA 和 HBeAg 阳性，抗-HBe 阴性，血清 ALT 持续或反复升高，或肝组织学检查有肝炎病变。

（2）HBeAg 阴性慢性乙型病毒性肝炎：血清 HBsAg 和 HBV DNA 阳性，HBeAg 持续阴性，抗-HBe 阳性或阴性，血清 ALT 持续或反复异常，或肝组织学检查有肝炎病变。

2.分度

根据生化学试验及其他临床和辅助检查结果，可进一步分 3 度。

（1）轻度：临床症状、体征轻微或缺如，肝功能指标仅 1 项或 2 项轻度异常。

（2）中度：症状、体征、实验室检查居于轻度和重度之间。

（3）重度：有明显或持续的肝炎症状，如乏力、食欲缺乏、尿黄、便溏等，伴有肝病面容、肝掌、蜘蛛痣、脾大，并排除其他原因，且无门静脉高压症者。实验室检查血清 ALT 和（或）AST 反复或持续升高，清蛋白降低或A/G比值异常，球蛋白明显升高。除前述条件外，凡清蛋白不超过 32 g/L，胆红素大于 5 倍正常值上限，凝血酶原活动度为 40%～60%，胆碱酯酶低于 2 500 U/L，4 项检测中有 1 项达上述程度者即可诊断为重度慢性肝炎。

3.B 超检查结果可供慢性乙型病毒性肝炎诊断参考

（1）轻度：B 超检查肝脾无明显异常改变。

（2）中度：B 超检查可见肝内回声增粗，肝脏和（或）脾脏轻度肿大，肝内管道（主要指肝静脉）走行多清晰，门静脉和脾静脉内径无增宽。

（3）重度：B 超检查可见肝内回声明显增粗，分布不均匀；肝表面欠光滑，边缘变钝；肝内管道走行欠清晰或轻度狭窄、扭曲；门静脉和脾静脉内径增宽；脾大；胆囊有时可见“双层征”。

4.组织病理学诊断

组织病理学诊断包括病因（根据血清或肝组织的肝炎病毒学检测结果确定病因）、病变程度及分级分期结果。

（三）鉴别要点

本病应与慢性丙型病毒性肝炎、嗜肝病毒感染所致肝损害、酒精性及非酒精性肝炎、药物性肝炎、自身免疫性肝炎、肝硬化、肝癌等鉴别。

（四）规范化治疗

1.治疗目标

最大限度地长期抑制或消除乙肝病毒，减轻肝细胞炎症坏死及肝纤维化，延缓和阻止疾病进展，减少和防止肝脏失代偿、肝硬化、肝癌及其并发症的发生，从而改善生活质量和延长存活时间。主要包括抗病毒、免疫调节、抗炎保肝、抗纤维化和对症治疗，其中抗病毒治疗是关键，只要有适应证，且条件允许，就应进行规范的抗病毒治疗。

2.适应证

适应证如下：①HBV DNA≥2×10^4 U/mL（HBeAg 阴性者为不低于 2×10^3 U/mL）；②ALT≥2×ULN；如用干扰素治疗，ALT 应不高于 10×ULN，血总胆红素水平应低于 2×ULN；③如 ALT<2×ULN，但肝组织学显示 Knodell HAI≥4，或≥G_2。

具有①并有②或③的患者应进行抗病毒治疗；对达不到上述治疗标准者，应监测病情变化，如持续 HBV DNA 阳性，且 ALT 异常，也应考虑抗病毒治疗。ULN 为正常参考值上限。

3.HBeAg 阳性慢性乙型肝炎患者

对于 HBV DNA 定量不低于 2×10^4 U/mL，ALT 水平不低于 2×ULN 者，或 ALT<2×ULN，但肝组织学显示 Knodell HAI≥4，或≥G_2 炎症坏死者，应进行抗病毒治疗。可根据具体情况和患者的意愿，选用IFN-α，ALT 水平应低于 10 ×ULN，或核苷（酸）类似物治疗。对 HBV DNA 阳性但低于2×10^4 U/mL者，经监测病情 3 个月，HBV DNA 仍未转阴，且 ALT 异常，则应抗病毒治疗。

（1）普通 IFN-α：5 MU（可根据患者的耐受情况适当调整剂量），每周 3 次或隔天 1 次，皮下或肌内注射，一般疗程为 6 个月。如有应答，为提高疗效亦可延长疗程至 1 年或更长。应注意剂量及疗程的个体化。如治疗 6 个月无应答者，可改用其他抗病毒药物。

（2）聚乙二醇干扰素 α-2a：180 μg，每周 1 次，皮下注射，疗程 1 年。剂量应根据患者耐受性等因素决定。

（3）拉米夫定：100 mg，每天 1 次，口服。治疗 1 年时，如 HBV DNA 检测不到（PCR 法）或低于检测下限、ALT 复常、HBeAg 转阴但未出现抗-HBeAg 者，建议继续用药直至 HBeAg 血清学转归，经监测 2 次（每次至少间隔 6 个月）仍保持不变者可以停药，但停药后需密切监测肝脏生化学和病毒学指标。

（4）阿德福韦酯：10 mg，每天 1 次，口服。疗程可参照拉米夫定。

（5）恩替卡韦：0.5 mg（对拉米夫定耐药患者 1 mg），每天 1 次，口服。疗程可参照拉米夫定。

4.HBeAg 阴性慢性乙型肝炎患者

HBV DNA 定量不低于 2×10^3 U/mL，ALT 水平不低于 2×ULN 者，或 ALT<2 ULN，但肝组织学检查显示 Knodell HAI≥4，或 G_2 炎症坏死者，应进行抗病毒治疗。由于难以确定治疗终点，因此，应治疗至检测不出 HBVDNA（PCR 法），ALT 复常。此类患者复发率高，疗程宜长，至少为 1 年。

因需要较长期治疗，最好选用 IFN-α（ALT 水平应低于 10×ULN）或阿德福韦酯或恩替卡韦等耐药发生率低的核苷（酸）类似物治疗。对达不到上述推荐治疗标准者，则应监测病情变化，如持续 HBV DNA 阳性，且 ALT 异常，也应考虑抗病毒治疗。

（1）普通 IFN-α：5 MU，每周 3 次或隔天 1 次，皮下或肌内注射，疗程至少 1 年。

（2）聚乙二醇干扰素 α-2a：180 μg，每周 1 次，皮下注射，疗程至少 1 年。

（3）阿德福韦酯：10 mg，每天 1 次，口服，疗程至少 1 年。当监测 3 次（每次至少间隔 6 个月）HBV DNA检测不到（PCR 法）或低于检测下限和 ALT 正常时可以停药。

（4）拉米夫定：100 mg，每天 1 次，口服，疗程至少 1 年。治疗终点同阿德福韦酯。

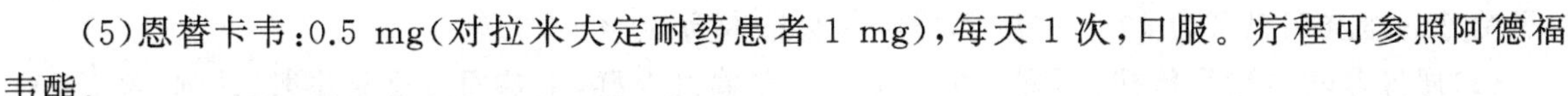

(5)恩替卡韦:0.5 mg(对拉米夫定耐药患者 1 mg),每天 1 次,口服。疗程可参照阿德福韦酯。

5.应用化疗和免疫抑制剂治疗的患者

对于因其他疾病而接受化疗、免疫抑制剂(特别是肾上腺糖皮质激素)治疗的 HBsAg 阳性者,即使 HBV DNA 阴性和 ALT 正常,也应在治疗前 1 周开始服用拉米夫定,每天 100 mg,化疗和免疫抑制剂治疗停止后,应根据患者病情决定拉米夫定停药时间。对拉米夫定耐药者,可改用其他已批准的能治疗耐药变异的核苷(酸)类似物。核苷(酸)类似物停用后可出现复发,甚至病情恶化,应十分注意。

6.其他特殊情况的处理

(1)经过规范的普通 IFN-α 治疗无应答患者,再次应用普通 IFN-α 治疗的疗效很低。可试用聚乙二醇干扰素 α-2a 或核苷(酸)类似物治疗。

(2)强化治疗指在治疗初始阶段每天应用普通 IFN-α,连续 2～3 周后改为隔天 1 次或每周 3 次的治疗。目前对此疗法意见不一,因此不予推荐。

(3)应用核苷(酸)类似物发生耐药突变后的治疗,拉米夫定治疗期间可发生耐药突变,出现"反弹",建议加用其他已批准的能治疗耐药变异的核苷(酸)类似物,并重叠 1～3 个月或根据 HBV DNA 检测阴性后撤换拉米夫定,也可使用 IFN-α(建议重叠用药 1～3 个月)。

(4)停用核苷(酸)类似物后复发者的治疗,如停药前无拉米夫定耐药,可再用拉米夫定治疗,或其他核苷(酸)类似物治疗。如无禁忌证,亦可用 IFN-α 治疗。

7.儿童患者间隔

12 岁以上慢性乙型病毒性肝炎患儿,其普通 IFN-α 治疗的适应证、疗效及安全性与成人相似,剂量为 3～6 $\mu U/m^2$,最大剂量不超过 10 $\mu U/m^2$。在知情同意的基础上,也可按成人的剂量和疗程用拉米夫定治疗。

三、丙型病毒性肝炎

慢性丙型病毒性肝炎是一种主要经血液传播的疾病,是由丙型肝炎病毒(HCV)感染导致的慢性传染病。慢性 HCV 感染可导致肝脏慢性炎症坏死,部分患者可发展为肝硬化甚至肝细胞癌(HCC),严重危害人民健康,已成为严重的社会和公共卫生问题。

(一)病因

1.传染源

主要为急、慢性患者和慢性 HCV 携带者。

2.传播途径

与乙型肝炎相同,主要有以下 3 种。

(1)通过输血或血制品传播:由于 HCV 感染者病毒血症水平低,所以输血和血制品(输 HCV 数量较多)是最主要的传播途径。经初步调查,输血后非甲非乙型肝炎患者血清丙型肝炎抗体(抗-HCV)阳性率高达 80%,已成为大多数(80%～90%)输血后肝炎的原因。但供血员血清抗-HCV 阳性率较低,欧美各国为 0.35%～1.4%,故目前公认,反复输入多个供血员血液或血制品者更易发生丙型肝炎,输血3 次以上者感染 HCV 的危险性增高 2～6 倍。国内曾因单采血浆回输血细胞时污染,造成丙型肝炎爆发流行,经 2 年以上随访,血清抗-HCV 阳性率达到 100%。国外综合资料表明,抗-HCV 阳性率在输血后非甲非乙型肝炎患者为 85%,血源性凝血因子治疗的血友病患者为60%～70%，静脉药瘾患者为50%～70%。

(2)通过非输血途径传播：丙型肝炎亦多见于非输血人群，主要通过反复注射、针刺、含HCV血液反复污染皮肤黏膜隐性伤口及性接触等其他密切接触方式而传播。这是世界各国广泛存在的散发性丙型肝炎的传播途径。

(3)母婴传播：要准确评估HCV垂直传播很困难，因为在新生儿中所检测到的抗-HCV实际可能来源于母体(被动传递)。检测HCV RNA提示，HGV有可能由母体传播给新生儿。

3.易感人群

对HCV无免疫力者普遍易感。在西方国家，除反复输血者外，静脉药瘾者、同性恋等混乱性接触者及血液透析患者丙型肝炎发病率较高。本病可发生于任何年龄，一般儿童和青少年HCV感染率较低，中青年次之。男性HCV感染率大于女性。HCV多见于16岁以上人群。HCV感染恢复后血清抗体水平低，免疫保护能力弱，有再次感染HCV的可能性。

(二)诊断要点

1.诊断依据

HCV感染超过6个月，或发病日期不明、无肝炎史，但肝脏组织病理学检查符合慢性肝炎，或根据症状、体征、实验室及影像学检查结果综合分析，做出诊断。

2.病变程度判定

慢性肝炎按炎症活动度(G)可分为轻、中、重3度，并应标明分期(S)。

(1)轻度慢性肝炎(包括原慢性迁延性肝炎及轻型慢性活动性肝炎)：$G_{1\sim2}$，$S_{0\sim2}$。①肝细胞变性，点、灶状坏死或凋亡小体；②汇管区有(无)炎症细胞浸润、扩大，有或无局限性碎屑坏死(界面肝炎)；③小叶结构完整。

(2)中度慢性肝炎(相当于原中型慢性活动性肝炎)：G_3，$S_{1\sim3}$。①汇管区炎症明显，伴中度碎屑坏死；②小叶内炎症严重，融合坏死或伴少数桥接坏死；③纤维间隔形成，小叶结构大部分保存。

(3)重度慢性肝炎(相当于原重型慢性活动性肝炎)：G_4，$S_{2\sim4}$。①汇管区炎症严重或伴重度碎屑坏死；②桥接坏死累及多数小叶；③大量纤维间隔，小叶结构紊乱，或形成早期肝硬化。

3.组织病理学诊断

组织病理学诊断包括病因(根据血清或肝组织的肝炎病毒学检测结果确定病因)、病变程度及分级分期结果，如病毒性肝炎，丙型，慢性，中度，G_3/S_4。

(三)鉴别要点

本病应与慢性乙型病毒性肝炎、药物性肝炎、酒精性肝炎、非酒精性肝炎、自身免疫性肝炎、病毒感染所致肝损害、肝硬化、肝癌等鉴别。

(四)规范化治疗

1.抗病毒治疗的目的

清除或持续抑制体内的HCV，以改善或减轻肝损害，阻止进展为肝硬化、肝衰竭或HCC，并提高患者的生活质量。治疗前应进行HCV RNA基因分型(1型和非1型)和血中HCV RNA定量，以决定抗病毒治疗的疗程和利巴韦林的剂量。

2.HCV RNA基因为1型或(和)HCV RNA定量不低于4×10^5 U/mL者

可选用下列方案之一。

(1)聚乙二醇干扰素α联合利巴韦林治疗方案：聚乙二醇干扰素α-2a 180 μg，每周1次，皮下注射，联合口服利巴韦林 1 000 mg/d，至 12 周时检测 HCV RNA。①如 HCV RNA 下降幅度少于 2 个对数级，则考虑停药。②如 HCV RNA 定性检测为阴转，或低于定量法的最低检测限。继续治疗至 48 周。③如 HCV RNA 未转阴，但下降超过 2 个对数级，则继续治疗到 24 周。如 24 周时 HCV RNA 转阴，可继续治疗到 48 周；如果 24 周时仍未转阴，则停药观察。

(2)普通 IFN-α 联合利巴韦林治疗方案：IFN-α 3～5 MU，隔天 1 次，肌内或皮下注射，联合口服利巴韦林 1 000 mg/d，建议治疗 48 周。

(3)不能耐受利巴韦林不良反应者的治疗方案：可单用普通 IFN-α 复合 IFN 或 PEG-IFN，方法同上。

3.HCV RNA 基因为非 1 型或(和)HCV RNA 定量小于 4×10^5 U/mL 者

可采用以下治疗方案之一。

(1)聚乙二醇干扰素 α 联合利巴韦林治疗方案：聚乙二醇干扰素 α-2a 180 μg，每周 1 次，皮下注射，联合应用利巴韦林 800 mg/d，治疗 24 周。

(2)普通 IFN-α 联合利巴韦林治疗方案：IFN-α 3 mU，每周 3 次，肌内或皮下注射，联合应用利巴韦林 800～1 000 mg/d，治疗 24～48 周。

(3)不能耐受利巴韦林不良反应者的治疗方案：可单用普通 IFN-α 或聚乙二醇干扰素 α。

四、丁型病毒性肝炎

丁型病毒性肝炎是由丁型肝炎病毒(HDV)与 HBV 共同感染引起的以肝细胞损害为主的传染病，呈世界性分布，易使肝炎慢性化和重型化。

(一)病因

HDV 感染呈全球性分布。意大利是 HDV 感染的发现地。地中海沿岸、中东地区、非洲和南美洲亚马孙河流域是 HDV 感染的高流行区。HDV 感染在地方性高发区的持久流行，是由 HDV 在 HBsAg 携带者之间不断传播所致。除南欧为地方性高流行区之外，其他发达国家 HDV 感染率一般只占 HBsAg 携带者的 5%以下。发展中国家 HBsAg 携带者较高，有引起 HDV 感染传播的基础。我国各地 HBsAg 阳性者中 HDV 感染率为 0～32%，北方偏低，南方较高。活动性乙型慢性肝炎和重型肝炎患者 HDV 感染率明显高于无症状慢性 HBsAg 携带者。

1.传染源

主要是急、慢性丁型肝炎患者和 HDV 携带者。

2.传播途径

输血或血制品是传播 HDV 的最重要途径之一。其他包括经注射和针刺传播，日常生活密切接触传播，以及围产期传播等。我国 HDV 传播方式以生活密切接触为主。

3.易感人群

HDV 感染分两种类型：①HDV/HBV 同时感染，感染对象是正常人群或未接受 HBV 感染的人群。②HDV/HBV 重叠感染，感染对象是已受 HBV 感染的人群，包括无症状慢性 HBsAg 携带者和乙型肝炎患者，他们体内含有 HBV 及 HBsAg，一旦感染 HDV，极有利于 HDV 的复制，所以这一类人群对HDV 的易感性更强。

(二)诊断要点

我国是 HBV 感染高发区，应随时警惕 HDV 感染。HDV 与 HBV 同时感染所致急性丁型肝炎，仅凭临床资料不能确定病因。凡无症状慢性 HBsAg 携带者突然出现急性肝炎样症状、重型肝炎样表现或迅速向慢性肝炎发展者，以及慢性乙型肝炎病情突然恶化而陷入肝衰竭者，均应想到 HDV 重叠感染，及时进行特异性检查，以明确病因。

1.临床表现

HDV 感染一般只与 HBV 感染同时发生或继发于 HBV 感染者中，故其临床表现部分取决于HBV 感染状态。

(1)HDV 与 HBV 同时感染(急性丁型肝炎)：潜伏期为 6～12 周，其临床表现与急性自限性乙型肝炎类似，多数为急性黄疸型肝炎。在病程中可先后发生两次肝功能损害，即血清胆红素和转氨酶出现两个高峰。整个病程较短，HDV 感染常随 HBV 感染终止而终止，预后良好，很少向重型肝炎、慢性肝炎或无症状慢性 HDV 携带者发展。

(2)HDV 与 HBV 重叠感染：潜伏期为 3～4 周。其临床表现轻重悬殊，复杂多样。①急性肝炎样丁型肝炎：在无症状慢性 HBsAg 携带者基础上重叠感染 HDV 后，最常见的临床表现形式是急性肝炎样发作，有时病情较重，血清转氨酶持续升高达数月之久，或血清胆红素及转氨酶升高呈双峰曲线。在 HDV 感染期间，血清 HBsAg 水平常下降，甚至转阴，有时可使 HBsAg 携带状态结束。②慢性丁型肝炎：无症状慢性 HBsAg 携带者重叠感染 HDV 后，更容易发展成慢性肝炎。慢性化后发展为肝硬化的进程较快。早期认为丁型肝炎不易转化为肝癌，近年来在病理诊断为原发性肝癌的患者中，HDV 标志阳性者可为 11%～22%，故丁型肝炎与原发性肝癌的关系不容忽视。

(3)重型丁型肝炎：在无症状慢性 HBsAg 携带者基础上重叠感染 HDV 时，颇易发展成急性或亚急性重型肝炎。在“暴发性肝炎”中，HDV 感染标志阳性率为 21%～60%，认为 HDV 感染是促成大块肝坏死的一个重要因素。按国内诊断标准，这些“暴发性肝炎”应包括急性和亚急性重型肝炎。HDV 重叠感染易使原有慢性乙型肝炎病情加重。如有些慢性乙型肝炎患者，病情本来相对稳定或进展缓慢，血清 HDV 标志转阳，临床状况可突然恶化，继而发生肝衰竭，甚至死亡，颇似慢性重型肝炎，这种情况国内相当多见。

2.实验室检查

近年丁型肝炎的特异诊断方法日臻完善，从受检者血清中检测到 HDAg 或 HDV RNA，或从血清中检测抗-HDV，均为确诊依据。

(三)鉴别要点

应注意与慢性重型乙型病毒型肝炎相鉴别。

(四)规范化治疗

丁型病毒性肝炎以护肝对症治疗为主。近年研究表明，IFN-α 可能抑制 HDV RNA 复制，经治疗后，可使部分病例血清 DHV RNA 转阴，所用剂量宜大，疗程宜长。目前 IFN-α 是唯一可供选择的治疗慢性丁型肝炎的药物，但其疗效有限。IFN-α 900 万 U。每周 3 次，或者每天 500 万 U，疗程 1 年，能使40%～70%的患者血清中 HDV RNA 消失，但是抑制 HDV 复制的作用很短暂，停止治疗后 60%～97%的患者复发。

五、戊型病毒性肝炎

戊型病毒型肝炎原称肠道传播的非甲非乙型肝炎或流行性非甲非乙型肝炎，其流行病学特点及临床表现颇像甲型肝炎，但两者的病因完全不同。

(一)病因

戊型肝炎流行最早发现于印度,开始疑为甲型肝炎,但回顾性血清学分析,证明既非甲型肝炎,也非乙型肝炎。本病流行地域广泛,在发展中国家以流行为主,发达国家以散发为主。其流行特点与甲型肝炎相似,传染源是戊型肝炎患者和阴性感染患者,经粪-口传播。潜伏期末和急性期初传染性最强。流行规律大体分两种:一种为长期流行,常持续数月,可长达 20 个月,多由水源不断污染所致;另一种为短期流行,约 1 周即止,多为水源一次性污染引起。与甲型肝炎相比,本病发病年龄偏大,16~35 岁者占 75%,平均 27 岁。孕妇易感性较高。

(二)诊断要点

流行病学资料、临床特点和常规实验室检查仅作临床诊断参考,特异血清病原学检查是确诊依据,同时排除 HAV、HBV、HCV 感染。

1.临床表现

本病潜伏期 15~75 天,平均为 6 周。绝大多数为急性病例,包括急性黄疸型和急性无黄疸型肝炎,两者比例约为 1∶13。临床表现与甲型肝炎相似,但其黄疸前期较长,症状较重。除淤胆型病例外,黄疸常于一周内消退。戊型肝炎胆汁淤积症状(如浅灰色大便、全身瘙痒等)较甲型肝炎为重,大约 20%的急性戊型肝炎患者会发展成淤胆型肝炎。部分患者有关节疼痛。

2.实验室检查

用戊型肝炎患者急性期血清 IgM 型抗体建立 ELISA 法,可用于检测拟诊患者粪便内的 HEAg,此抗原在黄疸出现第 14~18 天的粪便中较易检出,但阳性率不高。用荧光素标记戊型肝炎恢复期血清 IgG,以实验动物 HEAg 阳性肝组织作抗原片,进行荧光抗体阻断实验,可用于检测血清戊型肝炎抗体(抗-HEV),阳性率 50%~100%。但本法不适用于临床常规检查。

用重组抗原或合成肽原建立 ELISA 法检测血清抗-HEV,已在国内普遍开展,敏感性和特异性均较满意。用本法检测血清抗-HEV-IgM,对诊断戊型肝炎更有价值。

(三)鉴别要点

应注意与 HAV、HBV、HCV 相鉴别。

(四)规范化治疗

急性期应强调卧床休息,给予清淡而营养丰富的饮食,外加充足的 B 族维生素及维生素 C。

HEV ORF2 结构蛋白可用于研制有效疫苗,并能对 HEV 株提供交叉保护。HEV ORF2 蛋白具有较好的免疫原性,用其免疫猕猴能避免动物发生戊型肝炎和 HEV 感染。该疫苗正在研制,安全性和有效性正在评估。

六、护理措施

(1)甲、戊型肝炎进行消化道隔离;急性乙型肝炎进行血液(体液)隔离至 HBsAg 转阴;慢性乙型和丙型肝炎患者应分别按病毒携带者管理。

(2)向患者及家属说明休息是肝炎治疗的重要措施。重型肝炎、急性肝炎、慢性活动期应卧床休息;慢性肝炎病情好转后,体力活动以不感疲劳为度。

(3)急性期患者宜进食清淡、易消化的饮食,蛋白质以营养价值高的动物蛋白为主 1.0~1.5 g/(kg·d);慢性肝炎患者宜高蛋白、高热量、高维生素易消化饮食,蛋白质 1.5~2.0 g/(kg·d);重症肝炎患者宜低脂、低盐、易消化饮食,有肝性脑病先兆者应限制蛋白质摄入,蛋白质摄入小于0.5 g/(kg·d);合并腹水、少尿者,钠摄入限制在 0.5 g/d。

(4)各型肝炎患者均应戒烟和禁饮酒。

(5)皮肤瘙痒者及时修剪指甲,避免搔抓,防止皮肤破损。

(6)应向患者解释注射干扰素后可出现发热、头痛、全身酸痛等"流感样综合征",体温常随药物剂量增大而增高,不良反应随治疗次数增加而逐渐减轻。发热时多饮水、休息,必要时按医嘱对症处理。

(7)密切观察有无皮肤瘀点瘀斑、牙龈出血、便血等出血倾向;观察有无性格改变、计算力减退、嗜睡、烦躁等肝性脑病的早期表现。如有异常及时报告医师。

(8)让患者家属了解肝病患者易生气、易急躁的特点,对患者要多加宽容理解;护理人员多与患者热情、友好交谈沟通,缓解患者焦虑、悲观、抑郁等心理问题;向患者说明保持豁达、乐观的心情对于肝脏疾病的重要性。

七、应急措施

(一)消化道出血

(1)立即取平卧位,头偏向一侧,保持呼吸道通畅,防止窒息。

(2)通知医师,建立静脉液路。

(3)合血、吸氧、备好急救药品及器械,准确记录出血量。

(4)监测生命体征的变化,观察有无四肢湿冷、面色苍白等休克体征的出现,如有异常,及时报告医师并配合抢救。

(二)肝性脑病

(1)如有烦躁,做好保护性措施,必要时给予约束,防止患者自伤或伤及他人。

(2)昏迷者,平卧位,头偏向一侧,保持呼吸道通畅。

(3)吸氧,密切观察神志和生命体征的变化,定时翻身。

(4)遵医嘱给予准确及时的治疗。

八、健康教育

(1)宣传各类型病毒性肝炎的发病及传播知识,重视预防接种的重要性。

(2)对于急性肝炎患者要强调彻底治疗的重要性及早期隔离的必要性。

(3)慢性患者、病毒携带者及家属采取适当的家庭隔离措施,对家中密切接触者鼓励尽早进行预防接种。

(4)应用抗病毒药物者必须在医师的指导、监督下进行,不得擅自加量或停药,并定期检查肝功能和血常规。

(5)慢性肝炎患者出院后避免过度劳累、酗酒、不合理用药等,避免反复发作,并定期监测肝功能。

(6)对于乙肝病毒携带者禁止献血和从事饮食、水管、托幼等工作。

(姚雪梅)

第七章

神经外科护理

第一节 颅脑损伤

颅脑损伤在战时和平时都比较常见，占全身各部位伤的10%～20%，仅次于四肢伤，居第2位。但颅脑伤所造成的病死率则居第1位。重型颅脑伤患者病死率为30%～60%。颅脑火器伤的阵亡率占全部阵亡率的40%～50%，居各部位伤的首位。及早诊治和加强护理是提高颅脑伤救治效果的关键。

一、颅脑损伤的分类

(一)开放性颅脑损伤

1.火器性颅脑损伤

头皮伤、颅脑非穿透伤、颅脑穿透伤(非贯通伤、贯通伤、切线伤)。

2.非火器性颅脑损伤

锐器伤、钝器伤(头皮开放伤、颅骨开放伤、颅脑开放伤)。

(二)闭合性颅脑损伤

1.头皮伤

头皮挫伤、头皮血肿(头皮下血肿、帽状腱膜下血肿、骨膜下血肿)。

2.颅骨骨折

颅盖骨骨折(线形骨折、凹陷性骨折、粉碎性骨折)、颅底骨折(颅前窝、颅中窝、颅后窝骨折)。

3.脑损伤

原发性(脑震荡、脑挫裂伤、脑干伤)、继发性(颅内血肿、硬膜外血肿、硬膜下血肿、脑内血肿、多发性血肿)、脑疝。

二、头皮损伤

(一)头皮的解剖特点

(1)头皮分为5层：表皮层、皮下层、帽状腱膜层、帽状腱膜下层及颅骨外膜层。①表皮层：含有汗腺、皮脂腺和毛囊，并长满头发，易藏污纳垢，易造成创口感染。②皮下层：具有大量纵形纤维隔，紧密牵拉皮层与帽状腱膜层，使头皮缺乏收缩能力。③帽状腱膜层：坚韧并有一定张力，断裂时可使创口移开。④帽状腱膜下层：为疏松结缔组织，没有间隔，损伤时头皮撕脱，出血易感染，沿血管侵犯颅内。⑤颅骨外膜层：在骨缝处与骨缝相连，并嵌入缝内。

(2)头皮血供丰富，伤口愈合及抗感染能力较强，但伤时出血多，皮肤收缩力差，不易自止，出血过多，易发生出血性休克，年幼儿童更应提高警惕。

(二)临床表现

1.擦伤

擦伤是表皮层的损伤，仅为表皮受损脱落，有少量渗血或渗液，疼痛明显。

2.挫伤

除表皮局限擦伤外，损伤延及皮下层，可见皮下血肿、肿胀或有淤血，并发血肿。

3.裂伤

头皮组织断裂，帽状腱膜完整者，皮肤裂口小而浅；帽状腱膜损伤者，裂口可深达骨膜，多伴有挫伤。

4.头皮血肿

头皮血肿分为3种。①皮下血肿：一般局限于头皮伤部，质地硬，波动感不明显。②帽状腱膜下血肿：可以蔓延整个头部，不受颅缝限制，有波动感，严重出血可致休克。③骨膜下血肿：血肿边缘不超过颅缝，张力大，有波动感，常伴有颅骨骨折。

5.撕脱伤

大片头皮自帽状腱膜下撕脱，头皮自帽状腱膜下部分甚至整个头皮连同额肌、颞肌、骨膜一并撕脱，多为头皮强烈暴力牵拉所致。此撕脱伤伤情重，可因大量出血而发生休克。可缺血、感染、坏死，后果严重。

(三)治疗原则

(1)头皮损伤：出血不易自止，极小的裂伤，多需缝合。

(2)头皮表皮层损伤：易隐匿细菌，清创要彻底。

(3)头皮血肿：除非过大，一般加压包扎，自行吸收；血肿巨大，时间长不吸收，可在严密消毒下做穿刺，吸除血液，并加压包扎，一旦感染应切开引流。

(4)大片缺损者：①可酌情采用成形手术修复。②止痛、止血、加压包扎。③必要时给予输血，补液抗休克。④防治感染。

三、颅骨骨折

颅骨骨折分为颅盖和颅底骨折。其分界线为眉间、眶上缘、颧弓、外耳孔、上项线及枕外隆凸。分界线以上为颅盖，以下为颅底。颅骨骨折常反映脑损伤部位和程度。按解剖分类为颅盖骨折、颅底骨折和颅缝分离。按骨折形态分为线性骨折、粉碎性骨折、凹陷骨折和洞形骨折。

(一)颅盖骨折

1.临床表现

(1)线形骨折：骨折线长短不一，单发或多发，需X线摄片明确诊断，无并发损害时，常无特殊临床表现。

(2)凹陷骨折：颅骨内板或全颅板陷入颅内，成人的凹陷骨折片周围有环形骨折线，中心向颅内陷入。

(3)粉碎性骨折：由两条以上骨折线及骨折线相互交叉，将颅骨分裂为数块。

2.治疗原则

(1)骨折本身不需特殊处理。

(2)发生于婴幼儿,骨板薄而有弹性,无骨折线,在生长发育过程中可自行复位。

(3)一般凹陷骨折均需手术治疗,而骨片无错位或无凹陷者不需手术。

(二)颅底骨折

单纯颅底骨折比较少见,常由颅盖骨折延续而来。颅底骨折的诊断主要依靠临床表现。根据解剖部位分为颅前窝骨折、颅中窝骨折和颅后窝骨折。

1.临床表现

(1)颅前窝骨折:眼睑青紫肿胀,呈"熊猫眼",可有脑脊液鼻漏,常伴有额叶损伤和第Ⅰ、Ⅱ对脑神经损伤。

(2)颅中窝骨折:颞肌下出血压痛、耳道流血,可有脑脊液耳漏或脑脊液鼻漏,常伴有颞叶损伤和第Ⅲ~Ⅶ对脑神经损伤。

(3)颅后窝骨折:乳突皮下出血(Bottle 斑),咽后壁黏膜下出血,常伴有脑干损伤和第Ⅸ~Ⅻ对脑神经损伤。

2.治疗原则

(1)脑脊液漏,一般在伤后 3~7 天自行停止。若 2 周后仍不停止或伴颅内积气经久不消失时,应行硬膜修补术。脑脊液漏患者注意事项:严禁堵塞,冲洗鼻腔、外耳道。避免擤鼻等动作,以防逆行感染;保持鼻部与耳部清洁卫生;应用适量抗生素预防感染;禁忌腰穿。

(2)颅底骨折本身无须特殊处理,重点是预防感染。

(3)口鼻大出血,应及时行气管切开,置入带气囊的气管导管。鼻出血可行鼻腔填塞暂时压迫止血,有条件可行急症颈内外动脉血管造影及血管内栓塞治疗,闭塞破裂血管。

(4)颅神经损伤:视神经管骨折压迫视神经时,应争取在伤后 4~5 天开颅行视神经管减压术;大部分颅神经损伤为神经挫伤,属部分性损伤,应用促神经功能恢复药物如 B 族维生素、地巴唑、神经节苷脂等,配合针灸理疗,可以逐步恢复。完全性神经断裂恢复困难,常留有神经功能缺损症状。严重面神经损伤,可暂时缝合眼睑以防止角膜溃疡发生。吞咽困难及饮水呛咳者,置鼻饲管,长期不恢复时可做胃造瘘。

3.治愈标准

(1)软组织肿胀、淤血已消退。

(2)脑脊液漏停止,无颅内感染征象。

(3)脑局灶症状和颅神经功能障碍基本消失。

四、脑损伤

(一)脑震荡

头部受伤后,脑功能发生的短暂性障碍,称为脑震荡。

1.临床表现

(1)意识障碍:一般不超过 30 分钟。

(2)近事遗忘:清醒后不能叙述受伤经过,伤前不久之事也失去记忆,但往事仍能清楚回忆。

(3)全身症状:醒后有头痛、耳鸣、失眠、健忘等症状,多于数天逐渐消失。

(4)生命体征:无明显改变。

(5)神经系统检查:无阳性体征,腰穿脑脊液正常。

2.治疗原则

(1)多数经过严格休息 7～14 天即可恢复正常工作,完全康复,无须特殊治疗处理。

(2)对症治疗:诉头痛者,可给罗通定、索米痛片等。有恶心呕吐可给异丙嗪,每次 12.5 mg,每天 3 次;维生素 C 10 mg,每天 3 次。心情烦躁忧虑失眠者可服镇静剂,如阿普唑仑(佳静安定),每次 0.4 mg,每天 3 次。

(二)脑挫裂伤

脑挫裂伤为脑实质损伤,发生在着力部位称冲击伤,发生在对冲部位称对冲伤,两者可单独发生,也可同时存在。肉眼可见脑组织点状、片状出血及脑组织挫裂等。显微镜下皮层失去正常结构,神经元轴突碎裂,胶质细胞变性坏死及有点状或片状出血灶等。脑挫裂伤昏迷时间不超过 12 小时,有轻度生命体征改变和神经系统阳性体征,而无脑受压症状者属中度脑损伤。广泛脑挫裂伤昏迷时间超过 12 小时,有较明显生命体征改变或脑受压症状者属重型脑损伤。

1.临床表现

(1)意识障碍:持续时间较长,甚至持续昏迷。

(2)生命体征改变:轻中度局灶性脑挫裂伤患者生命体征基本平稳,重度脑挫裂伤患者可发生明显的生命体征改变,急性颅内压增高的典型生命体征变化特点是"两慢一高",即呼吸慢、脉搏慢、血压升高。

(3)定位症状:伤灶位于脑功能区会出现偏瘫、失语及感觉障碍等。

(4)精神症状:多见于双侧额颞叶挫裂伤,表现为情绪不稳定、烦躁、易怒、骂人或淡漠、痴呆等。

(5)癫痫发作:多见于运动区挫裂伤。

(6)脑膜刺激征:由于蛛网膜下腔出血所致,表现为颈项强直、克氏征阳性,腰穿为血性脑脊液。

(7)颅内压增高症状:意识恢复后仍有头痛、恶心、呕吐及定向力障碍等。

(8)CT 扫描:挫裂伤区呈点状、片状高密度区,常伴有脑水肿或脑肿胀、脑池和脑室受压、变形、移位等。

2.治疗原则

(1)保持呼吸道通畅,防治呼吸道感染。

(2)严密观察意识、瞳孔、颅内压、生命体征变化,有条件时对重症患者进行监护。

(3)伤后早期行 CT 扫描,病情严重时应该行动态 CT 扫描。

(4)头部抬高 15°～30°。

(5)维持水、电解质平衡。

(6)给予脱水利尿剂,目前最常用的药物包括 20%甘露醇、呋塞米、人体清蛋白。用法:20%甘露醇每次 0.5～1.0 g/kg,静脉滴注 2～3 次/天;呋塞米每次 20～40 mg,静脉注射 2～3 次/天;人体清蛋白每次 5～10 g,静脉滴注1～2 次/天。

(7)应用抗自由基及钙通道阻滞剂,如大剂量维生素 C 10～20 mg/d,25%硫酸镁 10～20 mL/d,尼莫地平 10～20 mg/d 等。

(8)防治癫痫,应用地西泮、苯妥英钠、苯巴比妥等药物。

(9)脑细胞活化剂,主要包括:ATP、辅酶 A、脑活素及胞二磷胆碱。

(10)亚低温疗法,对于严重挫裂伤、脑水肿、脑肿胀患者宜采用正规亚低温疗法,使体温维持在32～34 ℃,持续1周左右,在降温治疗过程中,可给予适量冬眠药物和肌松剂。

(11)病情平稳后及时腰穿,放出蛛网膜下腔积血,必要时椎管内注入氧气。

3.治愈标准

(1)神志清楚,症状基本消失,颅内压正常。

(2)无神经功能缺失征象,能恢复正常生活和从事工作。

4.好转标准

(1)意识清醒,但言语或智能仍较差。

(2)尚存在某些神经损害,如部分性瘫痪症状和体征,或尚存在某些精神症状。

(3)生活基本自理或部分自理。

(三)脑干损伤

脑干损伤是指中脑、脑桥、延髓部分的挫裂伤。脑干伤分原发性和继发性两种。原发性脑干伤是指外力直接损伤脑干,伤后立即发生,常由于脑干与天幕裂孔疝或斜坡相撞或脑干移位扭转牵拉所造成的损伤,也可能是直接贯通伤所致。继发性脑干伤是指伤后因继发性颅内血肿或脑水肿引起的颅内压增高致脑疝形成的压迫脑干所致,临床主要表现为长时间昏迷和双侧锥体束征阳性。伤后立即出现明显脑干损伤症状或脑疝晚期,脑干损伤严重者,属特重型脑损伤。

1.临床表现

(1)意识障碍:通常表现为伤后立即昏迷,昏迷持续长短不一,可长达数月或数年,甚至植物生存状态。

(2)眼球和瞳孔变化:可表现为瞳孔大小不一,形态多变且不规则,眼球偏斜或眼球分离。

(3)生命体征改变:伤后出现呼吸循环功能紊乱或呼吸循环衰竭,中枢性高热或体温不升。

(4)双侧锥体束征阳性:表现为双侧肌张力增高,腱反射亢进及病理征阳性,严重者呈弛缓状态。

(5)出现去皮层或去大脑强直。

(6)各部分脑干损伤可出现以下不同特点:中脑损伤见瞳孔大小,形态多变且不规则,对光反射减弱或消失,眼球固定、四肢肌张力增高。损伤在红核以上呈上肢屈曲、下肢伸直的去皮层强直;脑桥损伤见双瞳孔极度缩小,光反应消失,眼球同向偏斜或眼球不在同一轴线上,损伤累及红核和前庭核间,则四肢张力均增高,呈伸直的去脑强直痉挛;延髓损伤突出表现为呼吸循环功能障碍。如呼吸不规则、潮式呼吸或呼吸停止;血压下降、心律不齐或心搏骤停。

(7)CT 扫描:基底池、环池、四叠体池、第四脑室受压变小或闭塞,可见脑干点状、片状密度增高区。

(8)MRI 扫描:可见脑干肿胀,点状或片状出血等改变。

2.治疗

(1)严密观察意识、生命体征及瞳孔变化,有条件时在重症监护病房监护。

(2)保持呼吸道通畅,尽早行气管插管或气管切开。气管切开指征如下:有颌面部伤、颅底骨折、合并上消化道出血、脑脊液漏较多;合并有严重胸部伤,尤其是多发性肋骨骨折和反常呼吸;昏迷较深,术后短时间内不能清醒;有慢性呼吸道疾病,呼吸道分泌物多不易咳出;术前有呕吐物或血液等气管内返流误吸。

(3)下列情况下应该行人工控制呼吸:PaO_2＜8.0 kPa;$PaCO_2$＞6.0 kPa;无自主呼吸或呼吸

节律不规则，呼吸频率慢（＜10 次/分）或呼吸浅快（＞40 次/分）；弥漫性脑损伤，颅内压＞5.3 kPa，呈去脑或去皮层强直。

（4）维持水、电解质平衡，适当控制输入液体量和速度，防止高血糖，尽量少用含糖液体并加用胰岛素。

（5）脱水利尿，激素治疗，抗自由基和钙超载等处理方法同脑挫裂伤。

（6）预防消化道出血，早期行胃肠道减压，应用奥美拉唑、雷尼替丁等药物。

（7）亚低温治疗，体温宜控制在 32～34 ℃，维持 3～10 天，应用亚低温治疗时应该使用适量镇静剂和肌松剂。

（8）预防肺部并发症：雾化吸入；注意翻身、拍背及吸痰；加强气管切开后的呼吸道护理，应用生理盐水、庆大霉素和糜蛋白酶等气管冲洗液定时适量冲洗，也可根据痰细菌培养和药敏试验配制气管冲洗液；根据痰细菌培养和药敏试验选用敏感抗生素治疗。

（9）中枢性高热处理：冰袋、冰帽降温；50％乙醇擦浴；退热剂，复方阿司匹林及吲哚美辛等；冬眠合剂，氯丙嗪 25 mg＋异丙嗪 25 mg，6～8 小时肌内注射 1 次；采用全身冰毯机降温，通常能收到肯定的退热效果。

（10）长期昏迷处理，目前常用的催醒和神经营养药物包括吡硫醇、吡拉西坦、脑活素、胞二磷胆碱及纳洛酮等，通常同时使用两种以上药物。另外高压氧是促进患者苏醒的行之有效的措施，一旦生命体征稳定，应该尽早采用高压氧治疗，疗程一般为 30 天。

3.治愈标准

同脑挫裂伤。

4.好转标准

（1）神志清醒，可存有智力障碍。

（2）尚遗有某些脑损害征象。

（3）生活尚不能自理。

（四）颅内血肿

颅脑损伤致使颅内出血，使血液在颅腔内聚集达到一定体积称为颅内血肿。一般幕上血肿量在20 mL以上，幕下血肿量 10 mL 以上，即可引起急性脑受压症状。颅内血肿引起脑受压的程度主要与血肿量、出血速度及出血部位有关。

1.分类

根据血肿在颅腔内的解剖部位可分为以下 6 种。

（1）硬脑膜外血肿：是指血肿位于颅骨与硬脑膜之间，出血来源包括脑膜中动脉、板障血管、静脉窦及蛛网膜颗粒等，以脑膜中动脉出血最为常见，多为加速伤，常伴有颅盖骨骨折。可出现中间清醒期。

（2）硬脑膜下血肿：是指硬脑膜与蛛网膜之间的血肿，出血来源于脑挫裂伤血管破裂、皮层血管、桥静脉、静脉窦撕裂，多为减速伤，血肿常发生于对冲部位。通常伴有脑挫裂伤。

（3）脑内血肿：是指脑伤后在脑实质内形成的血肿，常与对冲性脑挫裂伤和急性硬膜下血肿并存。多为减速伤，血肿常发生在对冲部位，均伴有不同程度脑挫裂伤。脑内血肿是一种较为常见的致命的，却又是可逆的继发性病变，血肿压迫脑组织引起颅内占位和颅内高压，若得不到及时处理，可导致脑疝，危及生命。

（4）多发性血肿：指颅内同一部位或不同部位形成两个或两个以上血肿。

(5)颅后窝血肿:由于颅后窝代偿容积很小,易发生危及生命的枕骨大孔疝。

(6)迟发性外伤性颅内血肿:是指伤后首次CT扫描未发现血肿,再次CT扫描出现的颅内血肿,随着CT扫描的普及,迟发性外伤性颅内血肿检出率明显增加。

根据血肿在伤后形成的时间可分为以下4种:特急性颅内血肿,伤后3小时形成;急性颅内血肿,伤后3小时至3天形成;亚急性颅内血肿,伤后3天至3周形成;慢性颅内血肿,伤后3周以上形成。

2.临床表现

(1)了解伤后意识障碍变化情况,昏迷程度和时间,有无中间清醒或好转期。

(2)颅内压增高症状:头痛、恶心、呕吐、视盘水肿等;生命体征变化,典型患者出现“二慢一高”,即脉搏慢,呼吸慢,血压升高;意识障碍进行性加重。

(3)局灶症状:可出现偏瘫、失语、局灶性癫痫等,通常在伤后逐渐出现,与脑挫裂伤伤后立即出现上述症状有所区别。

(4)脑疝症状:一侧瞳孔散大,直间接对光反射消失,对侧偏瘫,腱反射亢进及病理征阳性等,通常提示小脑幕切迹疝;双侧瞳孔散大,光反射消失及双侧锥体束征阳性,提示双侧小脑幕切迹疝晚期,病情危重;突然出现病理性呼吸困难,很快出现呼吸心搏停止,提示枕骨大孔疝。

3.诊断

(1)了解病史,详细了解受伤时间、原因及头部着力部位等。

(2)了解伤后意识变化情况,是否有中间清醒期。

(3)症状:头痛呕吐,典型“二慢一高”。

(4)局灶症状:可出现偏瘫、失语、局灶性癫痫等。通常在伤后逐渐出现,与脑挫裂伤伤后立即出现上述症状有所区别。

(5)X线检查:颅骨平片,为常规检查,颅骨骨折对诊断颅内血肿有较大的参考价值。CT扫描是诊断颅内血肿的首要措施,它具有准确率高、速度快及无损伤等优点,已成为颅脑损伤诊断的常规方法,对于选择治疗方案有重要意义。急性硬脑膜外血肿主要表现为颅骨下方梭形高密度影,常伴有颅骨骨折或颅内积气;急性硬膜下血肿常表现为颅骨下方新月形高密度影,伴有点状或片状脑挫裂伤灶;急性脑内血肿表现为脑高密度区,周围常伴有点状、片状高密度出血灶及低密度水肿区;亚急性颅内血肿常表现为等密度或混合密度影;慢性颅内血肿通常表现为低密度影。

(6)MRI扫描:对于急性颅内血肿诊断价值不如CT扫描。对亚急性和慢性颅内血肿特别是高密度血肿诊断价值较大。

4.治疗

(1)非手术治疗:适应证主要包括无意识进行性恶化;无新的神经系统阳性体征出现或原有神经系统阳性体征无进行性加重;无进行性加重的颅内压增高征;CT扫描显示除颞区外大脑凸面血肿量<30 mL,无明显占位效应(中线结构移位<5 mm),环池和侧裂池>4 mm,颅后窝血肿量<10 mL;颅腔容积压力反应良好。非手术治疗基本同脑挫裂伤,但需特别注意观察患者意识、瞳孔和生命体征变化,做动态头颅CT扫描观察。若病情恶化或血肿增大,应立即行手术治疗。

(2)手术治疗:适应证主要包括有明显临床症状和体征的颅内血肿;CT扫描提示明显脑受压的颅内血肿;幕上血肿量>30 mL,颞区血肿>20 mL,幕下血肿>10 mL;患者意识障碍进行性加重或出现再昏迷；颅内血肿诊断一旦明确应尽快手术，解除脑受压，并彻底止血；脑水肿严重者，可同时进行减压手术或去除骨瓣。

五、颅脑损伤的分型

目前国际上通用的是格拉斯哥昏迷评分量表（Glasgow-Coma Scale，GCS）。它是英国 Glasgow 市一些学者设计的一种脑外伤昏迷评分法，经改进后被推广，现成为国际上公认评判脑外伤严重程度的准绳，统一了对脑外伤严重程度的目标标准（表 7-1）。根据 GCS 对昏迷患者检查睁眼、言语和运动反应进行综合评分。正常总分为 15 分，病情越重，积分越低，最低 3 分。总分越低表明意识障碍越重，伤情越重。总分在 8 分以下表明已达昏迷阶段。

表 7-1　脑外伤严重程度目标标准

项目	记分	项目	记分	项目	记分
睁眼反应		言语反应		运动反应	
正常睁眼	4	回答正确	5	按吩咐动作	6
呼唤睁眼	3	回答错乱	4	刺痛时能定位	5
刺痛时睁眼	2	词句不清	3	刺痛时躲避	4
无反应	1	只能发音	2	刺痛时肢体屈曲	3
		无反应	1	刺痛时肢体伸直	2
				无反应	1

我国的颅脑损伤分型大致划分为轻型、中型、重型（其中包括特重型）。轻型 13～15 分，意识障碍时间在 30 分钟内；中型 9～12 分，意识模糊至浅昏迷状态，意识障碍时间在 12 小时以内；重型 5～8 分，意识呈昏迷状态，意识障碍时间大于 12 小时；特重型 3～5 分，伤后持续深昏迷。

（一）轻型（单纯脑震荡）

（1）原发意识障碍时间在 30 分钟以内。

（2）只有轻度头痛、头晕等自觉症状。

（3）神经系统和脑脊液检查无明显改变。

（4）可无或有颅骨骨折。

（二）中型（轻的脑挫裂伤）

（1）原发意识障碍时间不超过 12 小时。

（2）生命体征可有轻度改变。

（3）有轻度神经系统阳性体征，可有或无颅骨骨折。

（三）重型（广泛脑挫伤和颅内血肿）

（1）昏迷时间在 12 小时以上，意识障碍逐渐加重或有再昏迷的表现。

（2）生命体征有明显变化，即出现急性颅内压增高症状。

（3）有明显神经系统阳性体征。

（4）可有广泛颅骨骨折。

（四）特重型（有严重脑干损伤和脑干衰竭现象）

（1）伤后持续深昏迷。

（2）生命体征严重紊乱或呼吸已停止。

(3)出现去大脑强直,双侧瞳孔散大等体征。

六、重型颅脑损伤的急救和治疗原则

(一)急救

及时有效的急救,不仅使当时的某些致命威胁得到缓解,而且是抢救颅脑损伤患者是否能取得效果的关键。急救处置须视患者所在地点,所需救治器材及伤情而定。

1.维持呼吸道通畅

如患者受伤即来就诊或在现场急救,在重点了解受伤过程后,即刻观察呼吸情况,清除呼吸道梗阻,使呼吸道畅通,对颅脑伤严重者,在救治时应早做气管切开。

2.抗休克

在清理呼吸道同时,测量脉搏和血压,观察有无休克情况,如出现休克,应立即检查头部有无创伤、胸腹脏器及四肢有无大出血,及时静脉补液。

3.止血

对活动性出血能及时止血者,如头皮软组织出血,表浅可见,可即刻钳夹缝扎。

4.早期诊断治疗

患者昏迷加深,脉搏慢而有力,血压升高,则提示有颅内压增高,应尽早脱水治疗,限制摄入液量每天 1 500～2 000 mL,以葡萄糖水和半张(0.5%)盐水为主,不可过多,以免脑水肿加重。有 CT 的医院宜行 CT 扫描,确定有无颅内血肿,如有颅内血肿,应尽早手术治疗。

5.正确及时记录

正确记录内容包括受伤经过,初步检查所见,急救处理及伤员的意识、瞳孔、生命体征、肢体活动等,为进一步抢救治疗提供依据。意识状态记录。①清醒:回答问题正确,判断力和定向力正确。②模糊:意识朦胧,可回答简单话但不一定确切,判断和定向力差。③浅昏迷:意识丧失,对痛刺激尚有反应,角膜反射、吞咽反射和病理反射均尚存在。④深昏迷:对痛的刺激已无反应,生理反射和病理反射均消失,可出现去脑强直、尿潴留或充溢性尿失禁。

如发现伤者由清醒转为嗜睡或躁动不安,或有进行性意识障碍加重时,应考虑可能有颅内血肿形成,要及时采取措施。

(二)治疗原则

1.最初阶段

(1)急救必须争分夺秒。

(2)解除呼吸道梗阻。

(3)及早清创,紧急开颅清除血肿。

(4)及早防治急性脑水肿。

(5)及时纠正水、电解质平衡紊乱,防治感染。

2.第 2 阶段

第 2 阶段即过渡期,经过血肿清除,减压术与脱水疗法等治疗,脑部伤情初步趋向稳定,这个阶段,多数患者可能仍处于昏迷状态。

(1)加强支持疗法,如鼻饲营养,包括多种维生素及高蛋白食品;酌用促进神经营养与代谢的药物如脑活素等及中药。

(2)积极防治并发症,如肺炎、胃肠道出血、水与电解质平衡失调、肾衰竭等。

(3)在过渡期患者出现谵妄、躁动,精神症状明显者,酌情用冬眠、镇静药,保持患者安静。

3.第 3 阶段

第 3 阶段即恢复阶段,患者可能遗留精神障碍,神经功能缺损如失语、瘫痪等或处于长期昏睡状态,可采用体疗、理疗、新针、中西药等综合治疗,以促进康复。

七、重型颅脑损伤的护理

(一)卧位

依患者伤情取不同卧位。

(1)低颅内压患者适取平卧位,如头高位时则头痛加重。

(2)颅内压增高时,宜取头高位,以利颈静脉回流,减轻颅内压。

(3)脑脊液漏时,取平卧位或头高位。

(4)重伤昏迷患者取平卧、侧卧与侧俯卧位,以利口腔与呼吸道分泌物向外引流,保持呼吸道通畅。

(5)休克时取平卧或头低卧位,时间不宜过长,避免增加颅内淤血。

(二)营养的维持与补液

重型颅脑损伤的患者由于创伤修复、感染和高热等原因,机体消耗量增加,维持营养及水、电解质平衡极为重要。

(1)伤后 2～3 天一般予以禁食,每天静脉输液量 1 500～2 000 mL,不宜过多或过快,以免加重脑水肿与肺水肿。

(2)应用脱水剂甘露醇时应快速输入。

(3)出血性休克的患者宜先输血。严重脑水肿患者先用脱水剂后酌情输液,补液须缓慢,限制入液量,以免脑水肿加重。

(4)脑损伤患者输浓缩人血清蛋白与血浆,既能增高血浆蛋白,也有利于减轻脑水肿。

(5)长期昏迷,营养与水分摄入不足,可输氨基酸、脂肪乳剂、间断小量输血。

(6)准确记录出入量。

(7)颅脑伤可致消化吸收功能减退,肠鸣音恢复后,可用鼻饲给予高蛋白、高热量、高维生素和易于消化的流食,常用混合奶(每 1 000 mL 所含热量约 4.6 kJ)或要素饮食用输液泵维持。

(8)患者吞咽反射恢复后,即可试行喂食,开始少量饮水,确定吞咽功能正常后,可喂少量流质饮食,逐渐增加,使胃肠功能逐渐适应,防止发生消化不良或腹泻。

(三)呼吸系统护理

(1)保持呼吸道通畅,防止缺氧、窒息及预防肺部感染。

(2)氧疗:术后(或入监护室后)常规持续吸氧 3～7 天,中等浓度吸氧(氧流量 2～4 L/min)。

(3)观察呼吸音和呼吸频率、节律并准确描述记录。

(4)深昏迷或长期昏迷、舌后坠影响呼吸道通畅者,早期行气管切开术。

(5)做好切开后护理,监护室做好空气消毒隔离,保持一定温度和湿度(温度 22～25 ℃,相对湿度约 60%)。

(6)吸痰要及时,按无菌操作,吸痰要充分和有效,动作要轻,防止损伤支气管黏膜,一次性吸痰管可防止交叉感染。一人一盘,每吸一次戴无菌手套,气管内滴入稀释的糜蛋白酶+生理盐水+庆大霉素有利于黏稠痰液的排出。

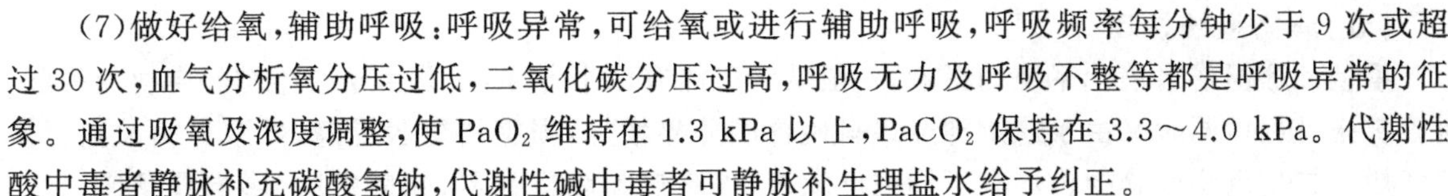

(7)做好给氧,辅助呼吸:呼吸异常,可给氧或进行辅助呼吸,呼吸频率每分钟少于9次或超过30次,血气分析氧分压过低,二氧化碳分压过高,呼吸无力及呼吸不整等都是呼吸异常的征象。通过吸氧及浓度调整,使 PaO_2 维持在1.3 kPa以上,$PaCO_2$ 保持在3.3~4.0 kPa。代谢性酸中毒者静脉补充碳酸氢钠,代谢性碱中毒者可静脉补生理盐水给予纠正。

(四)颅内伤情监护

重点是防治继发病理变化,在颅内血肿清除后脑水肿是颅脑损伤后最突出的继发变化,伤后48~72小时达到高峰,采用甘露醇或呋塞米+血清蛋白1/6小时交替使用。

1.意识的判断

(1)清醒:回答问题正确,判断力和定向力正确。

(2)模糊:意识朦胧,可回答简单话但不一定确切,判断力和定向力差,伤员呈嗜睡状。

(3)浅昏迷:意识丧失,对痛刺激尚有反应,角膜反射、吞咽反射和病理反射均尚存在。

(4)深昏迷:对痛的刺激已无反应,生理反射和病理反射均消失,可出现去脑强直、尿潴留或充溢性失禁。如发现伤员由清醒转为嗜睡或躁动不安,或有进行性意识障碍时,可考虑有颅内压增高表现,可能有颅内血肿形成,要及时采取措施。尽早行CT扫描确定有否颅内血肿,对原发损伤的程度和继发性损伤的发生、发展均是最可靠的指标。避免过度刺激和连续护理操作,以免引起颅内压持续升高。

2.严密观察瞳孔(大小、对称、对光反射)变化

病情变化往往在瞳孔细微变化中发现,如瞳孔对称性缩小并有颈项强直、头剧痛等脑膜刺激征,常为伤后出现的蛛网膜下腔出血,可做腰椎穿刺放出1~2 mL脑脊液证实。如双侧瞳孔针尖样缩小、光反应迟钝,伴有中枢性高热、深昏迷则多为脑桥损害。如瞳孔光反应消失、眼球固定,伴深昏迷和颈项强直,多为原发性脑干伤。伤后伤侧瞳孔先短暂缩小继之散大,伴对侧肢体运动障碍,则往往提示伤侧颅内血肿。如一侧瞳孔进行性散大,光反射逐渐消失,伴意识障碍加重、生命体征紊乱和对侧肢体瘫痪,是脑疝的典型改变。如瞳孔对称性扩大、对光反射消失则伤员已濒危。

3.生命体征对颅内继发伤的反映

颅脑损伤对呼吸功能的影响如下:①脑损伤直接导致中枢性呼吸障碍。②间接影响呼吸道发生支气管黏膜下水肿出血。意识障碍者,呼吸道分泌物不能主动排出、咳嗽和吞咽功能降低,引起呼吸道梗阻性通气障碍。③可引起肺部充血、淤血、水肿和神经源性肺水肿致换气障碍,伤后脑细胞脆弱,血氧供给不足将加重脑细胞损害。呼吸功能障碍是颅脑外伤最常见的死亡原因,加强呼吸功能的监护对脑保护是至关重要的。

4.护理操作时避免引起颅内压变化

头部抬高30°,保持中位,避免前屈、过伸、侧转(均影响脑部静脉回流),避免胸腹腔压升高,如咳嗽、吸痰、抽搐(胸腹腔内压增高可致脑血流量增高)。

5.掌握和准确执行脱水治疗

颅脑外伤的患者在抢救治疗中,常用的脱水剂有甘露醇,该药静脉快速注射后,血中浓度迅速增高,产生一时性血中高渗压,将组织间隙中水分吸入血管中,由于脱水剂在体内不易代谢,仍以原形经肾脏排泄而利尿能使组织脱水。颅脑外伤使用脱水剂后,可明显降低颅内压力,一般注射后10分钟可产生利尿,2~3小时血中达到高峰,维持4~6小时。甘露醇脱水静脉滴注时要求15~30分钟滴完,必要时进行静脉推注,及时准确收集记录尿量。

(五)消化系统护理

重型颅脑损伤对消化系统的影响,一般认为可能有两个方面:一是由于交感神经麻痹使胃肠血管扩张、淤血,同时又由于迷走神经兴奋使胃酸分泌增加,损害胃黏膜屏障,导致黏膜缺血,局部糜烂。二是重型颅脑损伤均有不同程度缺氧,胃肠道黏膜也受累,缺氧水肿,影响胃肠道正常消化功能。对消化道功能监护主要是观察和防治胃肠道出血和腹泻,尤其是亚低温状态下,伤员胃肠道蠕动恢复慢。伤后几天内应放置胃管,待肠鸣音恢复后给予胃肠道营养。

重型颅脑损伤,特别是丘脑下部损伤的患者,可并发神经源性应激性胃肠道出血。出血之前患者多有呼吸异常、缺氧或并发肺炎、呃逆,随之出现咖啡色胃液及柏油样便,多次大量柏油样便可导致休克和衰竭。在处理上,要改善缺氧,稳定生命体征,记录出血情况,禁食,药物止血,如给予西咪替丁、酚磺乙胺、氯甲苯酸、云南白药等。必要时胃内注入少量去甲肾上腺素稀释液,对止血有帮助。同时采取抗休克措施、输血或血浆,注意水、电解质平衡,对于便秘 3 天以上者可给缓泻剂、润肠剂或开塞露,必要时戴手套掏出干结大便块。

(六)五官护理

(1)注意保护角膜,由于外伤造成眼睑闭合不全,故要防止角膜干燥坏死。一般可戴眼罩,眼部涂眼药膏,必要时暂时缝合上下眼睑。

(2)脑脊液漏及耳漏,宜将鼻、耳血迹擦净,禁用水冲洗,禁用纱条、棉球填塞。患者取半卧位或平卧位多能自愈。

(3)及时做好口腔护理,清除鼻咽与口腔内分泌物与血液。用 3%过氧化氢或生理盐水或 0.1%呋喃西林清洗口腔 4 次/天,长期应用多种抗生素者,可并发口腔真菌,发现后宜用制霉菌素液每天清洗 3～4 次。

(七)皮肤护理

昏迷及长期卧床,尤其是衰竭患者易发生压疮,预防要点如下。

(1)勤翻身,至少 1 次/2 小时,避免皮肤连续受压,采用气垫床、海绵垫床。

(2)保持皮肤清洁干燥,床单平整,大小便浸湿后随时更换。

(3)交接班时,要检查患者皮肤,如发现皮肤发红,只要避免再受压即可消退。

(4)昏迷患者如需应用热水袋,一定按常规温度 50 ℃,避免烫伤。

(八)泌尿系统护理

(1)留置导尿管,每天冲洗膀胱 1～2 次,每周更换导尿管。

(2)注意会阴护理,防止泌尿系统感染,观察有无尿液含血,重型颅脑伤者每天记尿量。

(九)血糖监测

高血糖在脑损伤 24 小时后发生较为常见,它可进一步破坏脑细胞功能,因此对高血糖的监测防治也是必需的。监测方法应每天采血查血糖,应用床边血糖监测仪和尿糖试纸监测血糖和尿糖 4 次/天,脑外伤术后预防性应用胰岛素 12～24 U 静脉滴注,每天 1 次。

护理要点:①正确掌握血糖、尿糖测量方法。②掌握胰岛素静脉滴注的浓度,每 500 mL 液体中不超过 12 U,滴速＜60 滴/分。

(十)伤口观察与护理

(1)开放伤或开颅术后,观察敷料有无血性浸透情况,及时更换,头下垫无菌巾。

(2)注意是否有脑脊液漏。

(3)避免患侧伤口受压。

（十一）躁动护理

颅脑伤急性期因颅内出血，血肿形成，颅内压急剧增高，常引起躁动。此外，缺氧、休克兴奋期、尿潴留、膀胱过度膨胀、脑外伤恢复期也可有躁动。对躁动患者应适当将四肢加以约束，防止自伤、坠床，分析躁动原因，针对原因加以处理。

（十二）高热护理

颅脑损伤患者出现高热时，急性期体温可为38～39 ℃，经过5～7天逐渐下降。

(1)如体温持续不退或下降后又高热，要考虑伤口、颅内、肺部或泌尿系统并发感染。

(2)颅内出血，尤其脑室出血也常引起高热。

(3)因丘脑下部损伤发生的高热可以持续较长时间，体温可高达41 ℃，部分患者因高热不退而死亡。

高热处理：①一般头部枕冰袋或冰帽，酌用冬眠药。②小儿及老年人应着重预防肺部并发症。③长期高热要注意补液。④冬眠低温是治疗重型颅脑伤、防治脑水肿的措施，也用于高热时。⑤目前我们采用亚低温，使患者体温降至34 ℃左右，一般3～5天可自然复温。⑥冰袋降温时要外加包布，避免发生局部冻伤。⑦在降温时，观察患者需注意区别药物的作用与伤情变化引起的昏迷。

（十三）癫痫护理

颅骨凹陷骨折、急性脑水肿、蛛网膜下腔出血、颅内血肿、颅内压增高、高热等均可引起癫痫发作，应注意以下几点。

(1)防止误吸与窒息，有专人守护，将患者头转向一侧，上下牙之间加牙垫防舌咬伤。

(2)自动呼吸停止时，应立即行辅助呼吸。

(3)大发作频繁，连续不止，称为癫痫持续状态，可造成脑缺氧而加重脑损伤，一旦发现应及时通知医师做有效的处理。

(4)详细记录癫痫发作的形式与频度及用药剂量。

(5)癫痫持续状态用药，常用地西泮、冬眠药、苯妥英钠。

(6)癫痫发作和发作后不安的患者，要倍加防范，避免坠床而发生意外。

（十四）亚低温治疗的护理

亚低温治疗重型颅脑伤是近几年临床开展的有效新方法。大量动物实验研究和临床应用结果都表明，亚低温对脑缺血和脑外伤具有肯定的治疗效果，但亚低温保护的确切机制尚不十分清楚，可能包括以下几个方面。①降低脑组织氧耗量，减少脑组织乳酸堆积；②保护血-脑屏障，减轻脑水肿；③抑制内源性毒性产物对脑细胞的损害作用；④减少钙离子内流，阻断钙对神经元的毒性作用；⑤减少脑细胞结构蛋白破坏，促进脑细胞结构和功能修复；⑥减轻弥漫性轴索损伤，弥漫性轴索损伤是导致颅脑伤死残的主要病理基础，尤其是脑干网状上行激活系统轴索损伤是导致长期昏迷的确切因素。

亚低温能显著地控制脑水肿，降低颅内压，减少脑组织细胞耗能，减轻神经毒性产物过度释放等。目前临床常用半导体冰毯制冷与药物降温相结合方法，使患者肛温一般维持在30～34 ℃，持续3～10天。

亚低温治疗状态下护理要点如下所示。①生命体征监测：亚低温状态下会引起血压降低和心率缓慢，护理工作中应该严密观察伤员心率、心律、血压等，尤其是儿童和老年患者及心脏病、高血压伤员应该重视，采用床边监护仪连续监测。②降温毯置于患者躯干部，背部和臀部皮肤温度较低，血循环减慢，容易发生压疮，每小时翻身一次，避免长时间压迫，血运减慢而发生压疮。③防治肺部感染。亚低温状态下，患者自身抵抗力降低，气管切开后较易发生肺部感染。加强翻身叩背、吸痰，呼吸道冲洗时将冲洗液吸净是关键护理措施。

（十五）精神与心理护理

不论伤情轻重，患者都可能对脑损伤存在一定的忧虑，担心今后的工作能否适应、生活是否受影响。护士对患者从机体的代偿功能和可逆性多作解释，给患者安慰和鼓励，以增强其自信心。对饮食、看书、学习等不宜过分限制，早期锻炼有利康复。因器质性损伤引起失语、瘫痪者，宜早期进行训练与功能锻炼。

（十六）康复催醒治疗的护理

目前认为颅脑伤患者伤后持续昏迷 1 个月以上为长期昏迷。长期昏迷催醒治疗应包括：预防各种并发症，使用催醒药物，减少或停用苯妥英钠和巴比妥类药物，交通性脑积水外科治疗等。

高压氧是目前用于长期昏迷患者催醒的行之有效的方法之一，颅脑伤昏迷患者一旦伤情平稳，应该尽早接受高压氧治疗，疗程通常 30 天左右。对于高热、高血压、心脏病和活动性出血的昏迷患者应该慎用此类治疗以防发生意外。

长期昏迷的正规康复治疗包括早期和后期康复治疗。早期康复治疗是指患者在伤后住院期间由医护人员所进行的康复治疗；后期康复治疗是指患者出院后转至康复中心，在康复体疗、心理等方面的医护人员指导下进行的康复训练和治疗。康复治疗的原则包括以下几点。

（1）从简单基本功能训练开始循序渐进。

（2）放大效应：如收录机音量适当放大，选用大屏幕电视机、放大康复训练器材和生活用具，选择患者喜爱的音像带等。

（3）反馈效应：在整个训练康复过程中，医护人员要经常给患者鼓励、称赞和指导性批评。有条件时将患者整个康复治疗过程进行录像，定期放给患者看，使其感到康复的过程中，神经功能较前逐渐恢复，增强自信心。

（4）替代方法：若患者不能行走则教会患者如何使用各种辅助工具行走。

（5）重复训练：在相当长的康复训练过程中，既要让患者反复训练以促进运动功能重建，又要不断改进训练方法和器材，才能不使患者产生厌倦情绪。迄今已经有大量随机双盲前瞻性临床观察结果表明，正规康复治疗对重型颅脑伤患者运动神经功能恢复较未接受正规康复治疗患者明显。早期（＜35 天）较晚期（＞35 天）开始正规康复治疗的患者神经功能恢复快一倍以上。对正规康复治疗伤后 7 天内开始与7 天以上开始者进行评分，前者明显高于后者。一般情况下，早期康复治疗疗程 1～3 个月，重残颅脑伤患者需要 1～2 年。

目前临床治疗颅脑伤患者智能障碍的主要药物包括三大类：儿茶酚胺类、胆碱能类和智能增强剂。近年来发现神经节苷脂和促甲状腺释放激素对颅脑伤患者智能的恢复也有促进作用。

颅脑伤患者伤后智能障碍主要临床表现为记忆力障碍、语言障碍和计数能力障碍。记忆力障碍主要包括视觉记忆力障碍、听觉记忆力障碍、空间记忆力障碍和颞叶定向障碍，语言障碍主要包括阅读理解障碍、失认症、失写症、语言理解障碍、发音和拼音障碍等。近年来采用智能训练和药物结合治疗颅脑伤患者智能障碍已受到人们重视。智能康复训练加药物治疗有助于颅脑伤患者的智能恢复。然而，智能康复训练应与体能康复训练同期进行。目前我们的智能康复训练主要包括仪器工具训练、反复操作程度训练及帮助记忆力的技巧训练等。

康复期伤病员需加强心理护理：对于轻型伤员应鼓励尽早自理生活、防止过度依赖医务人员。要鼓励他们树立战胜伤病的信心，清除“脑外伤后综合征”的顾虑。脑外伤后综合征是指脑外伤后患者所出现的临床精神神经症或主诉，主要包括头痛、眩晕、记忆力减退、软弱无力、四肢麻木、恶心、复视和听力障碍等。应该向伤员做适当解释，让伤员知道有些症状属于功能性的，可以恢复。对于遗留神经功能残疾伤员的今后生活工作问题，偏瘫失语的锻炼等问题，应该积极向伤员及家属提出合理建议和正确指导，帮助伤员恢复，鼓励伤员面对现实、树立争取完全康复的信心。

（张　磊）

第二节　脑　出　血

脑出血是指原发于脑实质内的出血，主要发生于高血压和动脉硬化的患者。脑出血多发生于55岁以上的老年人，多数患者有高血压史，常在情绪激动或活动用力时突然发病，出现头痛、呕吐、偏瘫及不同程度昏迷等。

一、护理措施

（一）术前护理

(1)密切监测病情变化，包括意识、瞳孔、生命体征变化及肢体活动情况，定时监测呼吸、体温、脉搏、血压等，发现异常(瞳孔不等大、呼吸不规则、血压高、脉搏缓慢)，及时报告医师立即抢救。

(2)绝对卧床休息，取头高位，15°～30°，头置冰袋可控制脑水肿，降低颅内压，有利于静脉回流。吸氧可改善脑缺氧，减轻脑水肿。翻身时动作要轻，尽量减少搬动，加床挡以防坠床。

(3)神志清楚的患者谢绝探视，以免情绪激动。

(4)脑出血昏迷的患者24～48小时禁食，以防止呕吐物反流至气管造成窒息或吸入性肺炎，以后按医嘱进行鼻饲。

(5)加强排泄护理：若患者有尿潴留或不能自行排尿，应进行导尿，并留置尿管，定时更换尿袋，注意无菌操作，每天会阴冲洗1～2次，便秘时定期给予通便药或食用一些粗纤维的食物，嘱患者排便时勿用力过猛，以防再出血。

(6)遵医嘱静脉快速输注脱水药物，降低颅内压，适当使用降压药，使血压保持在正常水平，防止高血压引起再出血。

(7)预防并发症：①加强皮肤护理，每天小擦澡1～2次，定时翻身，每2小时翻身1次，床铺干净平整，对骨隆突处的皮肤要经常检查和按摩，防止发生压力性损伤。②加强呼吸道管理，保持口腔清洁，口腔护理每天1～2次；患者有咳痰困难，要勤吸痰，保持呼吸道通畅；若患者呕吐，应使其头偏向一侧，以防发生误吸。③急性期应保持偏瘫肢体的生理功能位。恢复期应鼓励患者早期进行被动活动和按摩，每天2～3次，防止瘫痪肢体的挛缩畸形和关节的强直疼痛，以促进神经功能的恢复，对失语的患者应进行语言方面的锻炼。

（二）术后护理

1.卧位

患者清醒后抬高床头15°～30°，以利于静脉回流，减轻脑水肿，降低颅内压。

2.病情观察

严密监测生命体征，特别是意识及瞳孔的变化。术后24小时内易再次脑出血，如患者意识障碍继续加重、同时脉搏缓慢、血压升高，要考虑再次脑出血可能，应及时通知医师。

3.应用脱水剂的注意事项

临床常用的脱水剂一般是20%甘露醇，滴注时注意速度，一般20%甘露醇250 mL应在20～30分钟输完，防止药液渗漏于血管外，以免造成皮下组织坏死；不可与其他药液混用；血压过低时禁止使用。

4.血肿腔引流的护理

注意引流液量的变化，若引流量突然增多，应考虑再次脑出血。

5.保持出入量平衡

术后注意补液速度不宜过快，根据出量补充入量，以免入量过多，加重脑水肿。

6.功能锻炼

术后患者常出现偏瘫和失语，加强患者的肢体功能锻炼和语言训练。协助患者进行肢体的被动活动，进行肌肉按摩，防止肌肉萎缩。

(三)健康指导

1.清醒患者

(1)应避免情绪激动，去除不安、恐惧、愤怒、忧虑等不利因素，保持心情舒畅。

(2)饮食清淡，多吃含水分、含纤维素多的食物；多食蔬菜、水果。忌烟、酒及辛辣、刺激性强的食物。

(3)定期测量血压，复查病情，及时治疗可能并存的动脉粥样硬化、高脂血症、冠心病等。

(4)康复活动。应规律生活，避免劳累、熬夜、暴饮暴食等不利因素，保持心情舒畅，注意劳逸结合。坚持适当锻炼。康复训练过程艰苦而漫长(一般为1～3年，长者需终身训练)，需要信心、耐心、恒心，在康复医师指导下，循序渐进、持之以恒。

2.昏迷患者

(1)昏迷患者注意保持皮肤清洁、干燥，每天床上擦浴，定时翻身，防止压力性损伤形成。

(2)每天坚持被动活动，保持肢体功能位置。

(3)防止气管切开患者出现呼吸道感染。

(4)不能经口进食者，应注意营养液的温度、保质期以及每天的出入量是否平衡。

(5)保持大小便通畅。

(6)定期高压氧治疗。

二、主要护理问题

(1)疼痛：与颅内血肿压迫有关。

(2)生活自理能力缺陷：与长期卧床有关。

(3)脑组织灌注异常：与术后脑水肿有关。

(4)有皮肤完整性受损的危险：与昏迷、术后长期卧床有关。

(5)躯体移动障碍：与出血所致脑损伤有关。

(6)清理呼吸道无效：与长期卧床所致的机体抵抗力下降有关。

(7)有受伤的危险：与术后癫痫发作有关。

(张　磊)

第三节 小脑扁桃体下疝畸形

一、疾病概述

小脑扁桃体下疝畸形又称 Chiari 畸形，或 Arnold-Chairi 畸形，是以颅后窝容积减小、小脑扁桃体向下进入椎管腔为主要病理学特征的先天性发育畸形。严重者除小脑扁桃体向下进入椎管腔外，小脑蚓部、下位脑干和第四脑室等亦随之下移，造成导水管和第四脑室变形，枕骨大孔与上颈椎管蛛网膜增厚、蛛网膜下腔狭窄等一系列变化。这些改变的结果可造成脑干和上颈髓受压、后组脑神经和上颈段脊神经根受牵拉和移位，以及脑脊液循环受阻、产生脑积水和脊髓空洞症等继发性改变。

(一)分型

1.Chiari 畸形Ⅰ型

临床多以此型为主，小脑扁桃体下端变尖甚至呈舌状或钉状，由枕大孔向下疝入椎管内超过 5 mm，多疝至 C_1，可达 C_3。一般无延髓、四脑室变形和下疝。20%～40%合并脊髓空洞症，多数仅限于颈段；有临床症状者，脊髓空洞症的发生率为 60%～90%；可合并脑积水、颅颈交界区畸形如寰枕融合畸形或寰椎枕化。

2.Chiari 畸形Ⅱ型

小脑扁桃体、下蚓部与第四脑室下移并疝入椎管，第四脑室变形，疝入颈部的第四脑室扩张可呈泪滴状；延髓和脑桥明显伸长，延髓疝入颈椎管内。颅后窝内结构拥挤，可见顶盖鸟嘴样改变、天幕低位、小脑上疝形成的“小脑假瘤”征、枕大池极度变小、枕大孔扩大、扁平颅底等；几乎均合并显性或隐性脊椎裂，50%～90%合并脊髓空洞症、脑积水和其他脑畸形，与Ⅰ型的鉴别要点为延髓和第四脑室变形和下疝。

3.Chiari 畸形Ⅲ型

Ⅲ型罕见，为Ⅱ型伴有枕下部或高颈部脑或脊髓膨出，常合并脑积水。

4.Chiari 畸形Ⅳ型

Ⅳ型非常罕见，为严重的小脑发育不全或缺如，脑干细小，颅后窝大部分充满脑脊液，但不向外膨出，该型后小脑发育不良。Ⅲ、Ⅳ型多于新生儿期发病。

(二)临床表现

1.无症状期

并非所有具有小脑扁桃体下疝畸形影像学特征的患者都会出现临床症状，有些患者可能终身不出现症状。当突向枕骨大孔下方的小脑扁桃体对脑干或上颈髓产生压迫，或由于小脑扁桃体长期在脑脊液搏动压力驱动下反复与周围组织摩擦，产生局部蛛网膜增厚、粘连，出现脑脊液循环受阻，并加重局部脑干受压后，可能出现明显的临床症状，即进入症状期。

2.症状期

小脑扁桃体下疝畸形出现临床症状的年龄段多在 20 岁以后，儿童及青少年出现症状者较少。本病临床表现缺乏特异性，症状轻重似与小脑扁桃体下疝程度关系不大，主要取决于小脑扁桃体和枕骨大孔之间的比值。该比值除受疝入的小脑扁桃体的大小影响外，也受枕骨大孔区骨结构异常的影响。该比值越小，延髓颈髓受压程度就可能越重，而临床症状也相应较重。最常见的症状是枕下头痛，通常表现为颈项部疼痛，向上可放射到头顶甚至到眼眶后部，向下放射到颈部和肩胛部，常在用力、屏气、头位改变时加重。女性患者可在行经前的1周头疼加重。其次是眼部症状，表现为间断性眶后疼痛或压迫感、视力模糊、闪光、怕光、复视和视野缺损等，但神经眼科学检查往往正常。耳部症状也很常见，包括头晕、平衡障碍、眼球震颤、耳部压迫感、耳鸣、听力减退或听觉过敏、眩晕等。有头晕或眩晕的患者在检查时，可能有低频的神经性听力丧失，以及不同程度的前庭功能障碍。

3.其他临床表现

(1)延髓和颈髓受压症状：主要表现为四肢尤其是下肢肌力下降，肌张力增高，出现病理反射等，在合并有颅底陷入症尤其是延髓颈髓前方受压者，更易出现此种临床表现。

(2)小脑受压症状：多见于颅后窝容积过小者。

(3)后组脑神经功能障碍：表现为呛咳、吞咽困难和声音嘶哑等症状。

除以上表现外，小脑扁桃体下疝畸形的临床表现还取决于是否合并有其他继发改变，如脊髓空洞症、脑室系统梗阻、椎基底动脉供血不足等相应的临床表现。在Ⅱ型、Ⅲ型畸形，由于常在婴儿期出现症状，多表现为吞咽困难，进食后食物从口、鼻腔反流，出现误吸并发生肺炎等症状。这两型畸形还可合并有严重的其他器官畸形，如脑、脊髓等发育异常，预后多较差。

(三)辅助检查

1.X线

普通X线检查不能直接发现是否存在小脑扁桃体下疝畸形，但可发现同时存在的颅颈交界区骨性异常。

2.CT

因枕骨大孔区骨结构解剖复杂，加上CT扫描对软组织的分辨率远不如MRI检查清晰，价值有限。

3.MRI

MRI主要表现为小脑扁桃体疝入到椎管内(正中矢状面小脑扁桃体下移超过枕骨大孔5 mm)，颅后窝容积减小，小脑延髓池变小或消失，延髓颈髓和第四脑室受压、变形，或向椎管方向移位等。另外，小脑扁桃体下疝畸形同时伴发的异常，如脑膜脑膨出、脑和脊髓发育异常、颅颈交界区骨性结构异常、脑积水，以及脊髓空洞症等，也能清晰地显示。

(四)手术治疗

1.手术适应证

无症状性小脑扁桃体下疝畸形不需治疗，但应密切随访。对症状期患者，尤其是儿童和青壮年，应采取较为积极的外科治疗态度。手术的目的在于早期解除延髓颈髓受压，扩大颅后窝容积、切除可能存在的颅颈交界区骨性压迫和纤维结缔组织粘连，疏通脑与脊髓蛛网膜下腔之间的脑脊液循环通路，重建正常的脑脊液循环，同时消除颅颈交界区的不稳定因素。另外，对无症状期小脑扁桃体下疝畸形经MRI检查提示存在脊髓空洞症的患者，也应积极进行手术干预，以阻止脊髓空洞症的进一步发展。

2.手术技术

其具体术式尚不统一，应根据不同病因采取不同术式。如何彻底解除枕大孔区压迫因素，恢

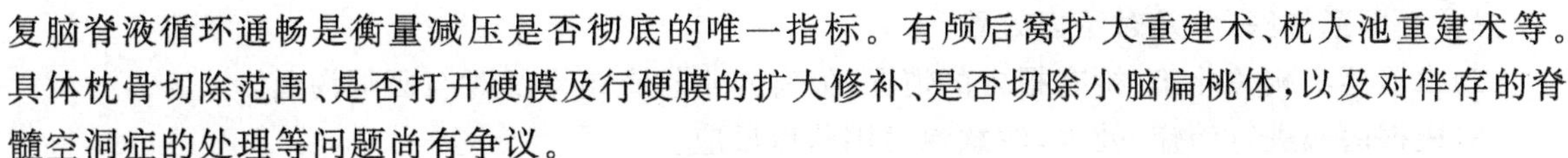

复脑脊液循环通畅是衡量减压是否彻底的唯一指标。有颅后窝扩大重建术、枕大池重建术等。具体枕骨切除范围、是否打开硬膜及行硬膜的扩大修补、是否切除小脑扁桃体,以及对伴存的脊髓空洞症的处理等问题尚有争议。

(五)预后

小脑扁桃体下疝畸形的预后取决于多种因素,包括脑干受压时间、是否合并斜坡齿状突型颅颈交界区畸形、是否合并脊髓空洞症等。术后脑干受压症状常最先缓解,尤其是受压症状不严重者恢复更快。合并脊髓空洞症者,与脊髓空洞症相关的临床表现改善较慢,即使手术后脊髓空洞症消失,有的患者临床症状的消失仍不太理想。

二、护理

(一)入院护理

1.入院常规护理

(1)向患者介绍病房环境(医师办公室、护士站、卫生间、换药室、配餐室的位置)、护理用具的使用方法(床单位、呼叫器等)、物品的放置、作息时间及餐卡的办理等;介绍科主任、护士长、负责医师及责任护士。

(2)病房应安静、清洁舒适、空气新鲜洁净,每天通风换气1～2次,温度保持在18～22 ℃,湿度50％～60％,以发挥呼吸道的自然防御功能,防止肺内感染。

(3)测量生命体征、体重,并通知医师接诊。

(4)了解患者高血压、糖尿病等既往史、家族史、过敏史、吸烟史等。

(5)协助清洁皮肤,更换病员服,修剪指(趾)甲,剃胡须,女性患者勿化妆及涂染指(趾)甲等。

2.常规安全防护教育

(1)对高龄、小儿、活动不便、使用镇静剂等有跌倒危险的患者,向家属交代清楚;及时填写预防跌倒告知书、跌倒或坠床风险评估表(对于风险评估分值≥25分患者,应在床尾挂上"小心跌倒"的标识);指导患者穿防滑鞋;离床活动时避开湿滑处;地面有水迹处应设立防滑标牌;卧床时加用床挡;加强生活护理,协助患者打饭及如厕等,并做好交接班。

(2)对于有发生压疮危险的患者,采取有效的预防措施;如有入院前压疮应详细记录压疮的部位、面积、程度,向家属交代清楚;及时填写预防压疮告知书、压疮危险因素评估表,并做好交接班。

(3)对于意识障碍、高龄、幼儿、智力障碍、步态不稳、活动受限、贫血、感觉异常、听力下降等患者,及时做好防烫伤的风险评估和相关措施。

3.健康指导

(1)常规健康指导:①指导患者次日晨采集血、尿等标本;告知各种检查的时间、地点及相关注意事项等。②对有吸烟嗜好者,应指导戒烟,避免呼吸道黏膜受尼古丁刺激而使呼吸道分泌物过多,术后易发生痰液阻塞气道,并增加肺部感染的机会。③对有饮酒嗜好者,应指导戒酒,避免乙醇与药物发生反应引起不适症状。

(2)指导患者合理饮食,进高热量、高蛋白、低脂、低胆固醇、易消化及富含维生素的食物,如蛋类、奶类、肉类、新鲜的蔬菜和水果等,保证机体的需求,以增强机体对手术的耐受力。

(二)术前护理

(1)每1～2小时巡视患者1次,观察患者的生命体征、意识、瞳孔及肢体活动、感觉等情况,如有异常立即通知医师，及时予以处置。

(2)术前落实相关化验、检查报告的情况，如有异常检查结果及时与医师沟通。

(3)根据医嘱进行治疗、处置，注意观察用药后反应。

(4)指导患者练习床上大小便；指导患者练习有效深呼吸、咳嗽、咳痰等。

(5)指导患者修剪指(趾)甲、剃胡须，女性患者勿化妆及涂染指(趾)甲。

(6)根据医嘱正确备血(复查血型)，行药物过敏试验皮肤准备，术区皮肤异常需及时通知医师。

(7)指导患者术前 12 小时禁食，8 小时禁饮水，防止术中呕吐导致窒息；术前晚进半流质饮食，如米粥、面条等。

(8)指导患者注意休息，适度活动，避免着凉，保证良好的睡眠，必要时遵医嘱使用镇静催眠药。

(9)了解患者的心理状态，向患者讲解疾病相关知识，介绍同种疾病手术成功的例子，增强患者手术信心，减轻焦虑、恐惧的心理。

(三)手术当天护理

1.送手术前

(1)术晨为患者测量体温、脉搏、呼吸、血压；如有发热、血压过高、女性月经来潮等情况均应及时报告医师，以确定是否延期手术。

(2)协助患者取下义齿、项链、耳钉、手链、发夹等物品，并交由家属妥善保管。

(3)术区皮肤准备(剃除全部头发及颈部毛发、保留眉毛)后，协助患者更换清洁病员服。

(4)遵医嘱术前用药，携带术中用物，平车护送患者入手术室。

2.术后回病房

(1)每 15～30 分钟巡视患者 1 次，严密观察患者生命体征、瞳孔、意识、肢体活动及感觉平面等变化。若患者出现不能耐受的头痛，及时通知医师，遵医嘱给予止痛药物。

(2)脊髓颈段手术后，易影响呼吸中枢，导致呼吸抑制。密切观察患者的呼吸情况，床旁备好气管切开包。若患者出现呼吸不规则、呼吸困难及口唇发绀时，应立即通知医师，做好气管切开的准备工作。

(3)若患者出现肢体麻木、肌力减弱或活动障碍、感觉异常时，应立即通知医师，及时处理。

(4)遵医嘱行心电监测、血氧饱和度监测、氧气吸入、静脉输液等。观察输液部位有无肿胀、渗出。

(5)留置导尿管的护理：观察尿液的颜色、性状、量；每天 2 次会阴护理；每 3～4 小时夹闭尿管 1 次，锻炼膀胱收缩功能。

(6)术后 6 小时内给予去枕平卧位，颈部制动。6 小时后可协助戴颈托，进行床上轴式翻身，以保证患者皮肤的完整性。

(7)术后 24 小时内禁食水，可行口腔护理，每天 2 次。清醒患者可口唇覆盖湿纱布，保持口腔湿润。

(8)妥善固定引流管，保持引流管引流通畅。床上翻身时，注意保护引流管不要打折、扭曲、受压，防止脱管。密切观察引流液的颜色、性状、量等情况并记录；注意观察切口敷料有无渗血、脱落，如有异常立即通知医师。

(9)麻醉清醒可以进行语言沟通的患者，向其讲解疾病术后相关知识，树立战胜疾病的信心；

带有气管插管或语言障碍的患者，可进行肢体语言和书面卡片的沟通，疏导患者紧张、恐惧的情绪。

(10)加强皮肤护理，根据患者的肢体活动和感觉情况，每1～2小时协助患者轴式翻身，受压部位应予软枕垫高减压，以保证患者的舒适度。

(四)术后护理

1.术后第1～3天

(1)每1～2小时巡视患者1次，注意观察患者的生命体征、意识、瞳孔及肢体活动、感觉等变化。

(2)术后24小时如无恶心、呕吐等麻醉后反应，遵医嘱进食，由流质饮食逐步过渡到普通饮食。

(3)妥善放置引流袋。将引流袋置于头旁枕上或枕边，高度与头部创面保持一致，以保证创腔内有一定的液体压力。

(4)妥善固定引流管，观察引流液的颜色、性状、量等情况并记录；观察切口敷料有无脱落、渗血及渗液，如有异常及时通知医师。

(5)指导患者多饮水、进行有效的咳嗽，保持呼吸道通畅。痰液黏稠不易咳出时，可遵医嘱行雾化吸入，每天2～3次，以清除呼吸道分泌物，防止肺内感染。

(6)肢体功能障碍的护理指导；肢体感觉障碍的护理指导。

(7)协助患者生活护理，如洗脸、刷牙、喂饭、大小便等。

(8)指导患者预防便秘。

(9)指导并协助患者定时床上轴式翻身(做好压疮风险评估)，应注意颈部制动，保护受压皮肤，预防压疮，保证患者的舒适。

2.术后第4天至出院日

(1)拔除引流管后，注意观察患者的生命体征、意识、瞳孔等变化，切口敷料有无渗血、渗液及皮下积液等，每1～2小时巡视患者1次，如有异常及时通知医师。

(2)指导患者多饮水，进行有效的咳嗽，保持呼吸道通畅。痰液黏稠不易咳出时，可遵医嘱行雾化吸入，每天2～3次，以清除呼吸道分泌物，防止肺内感染。

(3)拔除留置导尿管后，指导患者听流水声、温毛巾敷下腹及按摩腹部，诱导自行排尿。排尿后，指导患者多饮水，以稀释尿液，起到自然冲洗尿道的作用，预防尿路感染。观察患者有无尿路刺激征，如有不适，应及时通知医师。

(4)若患者病情允许，可戴颈托在病室内进行离床活动。应告知患者避免头部过伸或大幅度转头，不要剧烈活动颈部，防止颈枕部关节脱位及损伤，避免损伤延髓，危及生命。离床活动时要有家属专人陪同，防止跌倒。

(5)肢体功能障碍的护理指导；肢体感觉障碍的护理指导。

(6)协助患者生活护理，如洗脸、刷牙、喂饭、大小便等。

(7)了解患者的心理活动，向患者讲解疾病相关知识。关心、体贴患者，尤其是有肢体功能障碍的患者，应鼓励和协助患者进行肢体功能锻炼，疏导焦虑、失落的情绪，增强战胜疾病、恢复生活自理能力的信心。

(8)根据医嘱进行治疗、处置，观察用药后反应。

(五)出院指导

(1)防止患者受伤,对有痛、温觉消失的患者,应防烫伤及冻伤,禁用热水袋及冰袋,冬天注意保暖;对有步态不稳者,应卧床休息,下床活动时有人陪护。

(2)指导缓解疼痛的方法,翻身时需注意卧位舒适,必要时使用止痛剂,但要防止产生依赖性。

(3)步态不稳者,采取预防跌倒的安全措施,家属 24 小时陪护。

(4)功能锻炼应尽早进行,减轻肌肉萎缩、促进血液循环、防止静脉血栓。

(张　磊)

第四节　脑动静脉畸形

脑动静脉畸形是指脑血管发育障碍引起的脑局部血管数量和结构异常,并对正常脑血流产生影响。动静脉畸形是一团异常的畸形血管,其间无毛细血管,常有一支或数支增粗的供血动脉,引流动脉明显增粗曲张,管壁增厚,内为鲜红动脉血,似动脉,故称之为静脉的动脉化。动静脉畸形引起的继发性病变有出血、盗血。

一、病理与病理生理

(一)病理

脑动静脉畸形可发生在颅内的任何部位。80%～90%位于幕上,以大脑半球表面特别是大脑中动脉供应区的顶、颞叶外侧面最为多见,其次为大脑前动脉供应区的额叶及大脑内侧面,其他部位如枕叶、基底节、丘脑、小脑、脑干、胼胝体、脑室内较少见。幕上病变多由大脑中动脉或大脑前动脉供血,幕下动静脉畸形多由小脑上动脉供血或小脑前下或后下动脉供血。供血动脉一般只有一条,多者可有二三条,回流静脉多为一条,偶有两条。供血动脉及回流静脉多粗大,比正常动、静脉大一倍到数倍。据统计,供血动脉大脑中动脉占 60%,大脑前动脉分支占 20%,大脑中动脉和大脑前动脉分支联合供血占 10%,脉络膜前动脉及椎-基底动脉分支供血少见,小脑后动脉分支占 2%左右。回流静脉依其病变的部位分别汇入矢状窦、大脑大静脉、鞍旁静脉丛、岩窦、横窦、直窦、岩上窦等。由于胚胎脑血管首先在软脑膜发育,故动静脉畸形常位于脑表面,亦可位于脑沟内或深部脑组织内。典型的脑动静脉畸形呈圆锥形,锥底在脑表面,锥尖朝向脑室,深达脑室壁,有的伸入脑室与侧脑室脉络丛相连。有少数动静脉畸形呈类球形、长条形或不规则形,边缘不整齐。

畸形血管团的大小不一,小者只有在仔细检查下才能看到,脑血管造影不能显示,只有在术后病理检查时才能发现,有的甚至连常规病理检查亦难发现。大者病变直径可为 8～10 cm,可累及两个脑叶以上,占大脑半球的 1/3～1/2 或广泛分布在一侧或双侧大脑或小脑半球。病变中的畸形血管纠缠成团,血管管径大小不一,有时较为细小,有时极度扩张、扭曲,甚至其行程迂曲,呈螺旋状或绕成圆圈形。不同大小的动静脉毛细血管交织在一起,其间可夹杂脑组织。显微镜下,动静脉畸形的特点是由大小不等、走向不同的动静脉组成,管腔扩张,管壁动脉内膜增生肥厚,有的突向管腔内,内弹力层极为薄弱,甚至缺失,中层厚薄不一。动脉壁上可附有粥样硬化斑块及机化的血凝块,有的管腔部分堵塞,有的呈动脉瘤样扩张。静脉常有纤维变或玻璃样变而增厚,偶见有钙化。但动脉和静脉常常难以区分。畸形血管周围常见有含铁血黄素沉着,夹杂在血管之间的脑组织可变性坏死。

脑动静脉畸形的继发改变,最常见的是畸形血管破坏,血肿形成,畸形血管的血栓形成,脑缺血,脑胶质增生,脑萎缩等。畸形血管破裂常表现为蛛网膜下腔出血、脑内出血、硬膜下出血、脑室内出血。脑内出血常由深在动静脉畸形引起,合并血肿形成,表现为血管移位的占位改变,亦可见有造影剂外溢和动脉痉挛等表现。脑缺血可因"盗血"引起,使缺血区脑组织萎缩,脑胶质增生。畸形血管血栓形成一般难以发现,有时造影可见畸形血管内有充盈缺损。

(二)病理生理

由于动静脉畸形的动静脉之间没有毛细血管,血液经动脉直接流入静脉,缺乏血管阻力,局部血流量增加,血循环速度加快。这种血流改变,引起大量"脑盗血"现象。由于动脉血直接流入静脉内,使动脉内压大幅度下降,供血动脉内压由正常体循环平均动脉压的90%降至45.1%~61.8%,而静脉内压上升,引起病变范围内静脉回流受阻而致静脉怒张、扭曲。动脉压的下降以及"脑缺血"现象,使动脉的自动调节功能丧失,致使动脉扩张,以弥补远端脑供血不足。动脉内血流的冲击致使动脉瘤形成,以及静脉长期曲张、扭曲,形成巨大静脉瘤。这都是动静脉畸形破裂出血的因素。静脉内血流加快,血管壁增厚,静脉内含有动脉血,手术时可见静脉呈鲜红色,与动脉难以区别,这称之为静脉的动脉化。随着动静脉的扩张,盗血量日益增加使病变范围逐渐扩大。

二、临床表现

小型动静脉畸形可没有任何症状或体征,绝大多数脑动静脉畸形可出现一定的临床表现。

(一)性别、年龄

男性较女性多见,男女之比为(1.1~2):1。可发生在任何年龄,但以20~30岁青年为最多见,80%的患者年龄在11~40岁。

(二)症状和体征

1.出血

动静脉畸形出血的发生率为20%~88%,并且多为首发症状。动静脉畸形越小越易出血,这是因为动静脉畸形小,其动静脉管径小,在动静脉短路处的动脉压的下降不显著,小静脉管壁又薄,难以承受较高动脉压力的血液冲击,故易发生破裂出血。动静脉畸形多发生在30岁以下的年轻患者,出血前患者常有激动、体力活动及用力大小便等诱因,但亦可没有明显的诱因而发生出血。出血常表现为蛛网膜下腔出血,亦可为脑内出血,40%形成脑内血肿,少数患者脑内血肿可穿破脑室壁破入脑室或穿破皮层形成硬膜下血肿,动静脉畸形出血具有反复性。再出血率为23%~50%,每年再出血率为2%左右。50%以上出血2次,30%出血3次,20%出血4次以上,最多可达十余次。再出血的病死率为12%~20%,仅为脑动脉瘤出血死亡的1/3。再出血的间隔时间少数在数周或数月,多数在1年以上,甚至在十几年以后,平均为4~6年。有学者报告,13%的患者于6周内再出血。与动脉瘤相比,脑动静脉畸形出血的特点有两个,一是出血的高发年龄小,出血程度轻,再出血率低,再出血间隔时间长且无规律;二是出血后血管痉挛发生率低。

2.癫痫

动静脉畸形患者的癫痫发生率为30%～60%,其中10%～30%以癫痫为首发症状。癫痫多发生在30岁以上患者,癫痫可发生在出血之前或出血之后,亦可发生在出血时。癫痫的发生率尚与动静脉畸形的部位及大小有关。额顶区动静脉畸形的癫痫发生率最高,达86%,额叶为85%,顶叶为58%,颞叶为56%,枕叶为55%。动静脉畸形愈大癫痫发生率越高,"脑盗血"严重的大型动静脉畸形癫痫的发生率更高。其癫痫的发作类型与动静脉畸形的部位亦有一定关系,顶叶动静脉畸形多为局限性癫病发作,额叶者多为全身性癫痫,颞叶者可为颞叶癫痫。

3.头痛

60%以上的动静脉畸形患者有长期头痛史,其中15%～24%为首发症状。头痛常限于一侧,一般表现为阵发性非典型的偏头痛,可能与脑血管扩张有关。出血时的头痛较为剧烈且伴有呕吐。

4.进行性神经功能障碍

约40%的病例可出现进行性神经功能障碍,多表现为进行性轻偏瘫、失语、偏侧感觉障碍和同向偏盲等。引起神经功能障碍的主要原因是"脑盗血"引起的脑缺血和动静脉畸形破裂出血形成血肿压迫。

5.颅内血管杂音

部分患者在颅外可听到持续性血管杂音,并在收缩期杂音增强,少数患者自已亦能感觉到颅内血管杂音。

6.智力减退

巨大的动静脉畸形由于累及大脑组织范围广泛,可导致智力减退。

7.颅内压增高

动静脉畸形虽非肿瘤,但亦有一定体积,并且逐渐扩大,少数患者可出现颅内压增高的表现,这主要是由于静脉压增高,动静脉畸形梗阻脑脊液循环造成脑积水;蛛网膜下腔出血产生交通性脑积水;出血后血肿形成。

8.其他

少数患者可出现眼球突出,头晕耳鸣,视力障碍,精神症状,脑神经麻痹,共济失调及脑干症状等。小儿可因大型动静脉畸形导致静脉血回流过多而右心衰竭。

三、辅助检查

(一)腰穿

出血前多无明显改变,出血后颅内压力多在1.9～3.8 kPa,脑脊液呈均匀血性,提示蛛网膜下腔出血。

(二)颅内平片

多数患者无阳性发现。10%～20%的病例可见病变钙化,20%～30%的钙化为线状、环状、斑状或不规则状,影像常很淡。若脑膜中动脉参与供血,可见颅骨脑膜中动脉沟增宽,颅底像棘孔扩大。颅后窝动静脉畸形致梗阻性脑积水者,可显示有颅内压增高征象。出血后可见松果体钙化移位。

(三)多普勒超声

多普勒超声对动静脉畸形有初步的定性定位诊断能力。外侧裂附近的动静脉畸形,多普勒超声在同一超声取样深度。能经颞部直接记录到动静脉畸形、血管畸形本身的血流频谱改变，即同时有朝向和离开超声探头的重叠的和不规则的多普勒的频移图；还能听到强弱各异的机器样血流杂音。部分患者可探测到侧裂静脉作为引流静脉的特殊性搏动性高流速频谱改变。二维多普勒超声和彩色多普勒超声可直接于新生儿头部准确地发现动静脉畸形，并显示其部位、形态、大小和高血流速度的供血动脉和引流静脉。

经颅多普勒显示动静脉畸形的供血动脉血流速度增快，血管阻力指数和搏动指数下降，尚能显示引流静脉流速较快和独特的搏动性低阻力血流图形。但经颅多普勒不能发现小型动静脉畸形。

（四）脑电图

多数患者脑电图可出现异常，多为局限性的不正常活动，包括 α 节律的减少或消失，波率减慢，波幅降低，有时可出现弥散性 θ 波。有脑内血肿者，可出现局灶的 δ 波。幕下动静脉畸形脑电图常呈不规则的慢波。约 50%有癫痫史的患者可出现癫痫波形。少数患者一侧大脑半球动静脉畸形可表现为双侧脑电图异常，这是由于“脑盗血”现象，使对侧大脑半球缺血所致。

（五）放射性核素扫描

90%～95%的幕上动静脉畸形放射性核素扫描时可出现阳性结果。一般用^{89}Tc 或^{197}Hg 做闪烁扫描连续摄像，多可做出定位诊断，表现为放射性核素集聚。但直径在 2 cm 以下的动静脉畸形常难以发现。

（六）气脑或脑室造影

目前已很少采用此项检查，但对于有明显脑积水征象的患者仍可考虑行气脑或脑室造影。以癫痫发作或进行性轻偏瘫为主要症状的患者，在气脑造影中，可见脑室系统轻度病侧移位，病侧脑室有局限性扩大。颅后窝动静脉畸形在脑室造影中常显现脑干或小脑占位病变，第三脑室以上对称性脑室扩张。

（七）脑血管造影

脑血管造影不仅是确诊本病最可靠的检查方法，也是为下一步制订治疗方案提供资料的重要手段。因此，怀疑出血可能由动静脉畸形引起者，应首选脑血管造影术。上述辅助检查由于不能确诊，临床上很少采用。为全面了解病变的部位、大小、形状、供血动脉和引流静脉，近年来已采用静脉注射剂做数字减影全脑血管造影，并且能减少漏诊率。脑动静脉畸形在脑血管造影的动脉摄片中，可见到一堆不规则的扭曲血管团，其近端有一条或数条粗大的供血动脉，引流静脉亦常于动脉期显影，表现为极度扩张并导入颅内静脉窦，病变远端的动脉充盈不良或不充盈。一般无脑血管移位，如有较大血肿形成，则有血管移位等占位表现。畸形的血管团可呈团块状、网状、囊状或小簇状等。但一少部分患者可因血栓形成而不显影，其原因包括：①血管钙化；②栓子堵塞动静脉畸形的供血动脉；③血流缓慢；④动静脉畸形的组成血管过度扭曲延长，引起管内血流受阻；⑤体液因素引起血管内过度凝结。

（八）CT 扫描

CT 扫描虽不如脑血管造影显示病变详细全貌，但对于定位诊断以及寻找较小的病灶有独到的优点。CT 平扫可显示动静脉畸形的脑出血、脑梗死、脑水肿、脑萎缩、胶质增生、钙化、囊腔形成及脑积水等。病变可为高、低、混杂密度等各种影像，亦可无异常发现（25%）。强化扫描可见病变近缘不整齐、密度不均匀或斑点状高密度影，并可见粗大扩张扭曲的引流静脉。较大的病变可有占位效应。

(九)磁共振成像

与CT比较,磁共振成像在动静脉畸形的检出率、定性及脑萎缩的诊断方面均优于CT。由于磁共振中颅骨不引起假像,故对脑回、脑表面的萎缩都能充分观察。动静脉畸形在磁共振成像中可表现为低信号区,为屈曲蛇行、圆形曲线状或蜂窝状低信号区。在出血病例中,磁共振成像能抓住血肿和动静脉畸形在磁共振成像上的不同信号加以识别,并能清楚地显示供血动脉与引流静脉。大多数动静脉畸形内血流呈湍流、高速状态,因而在常用的标准成像序列上会引起信号丢失现象。畸形内缓慢流动血液在第二回波上可呈高信号。另外,T_1加权像上粗大的引流静脉呈明显无信号影,还可看到增大的静脉窦。在显示隐性动静脉畸形方面磁共振成像优于CT。隐性动静脉畸形附近的小出血灶,在磁共振成像上呈短T_1与长T_2,出血3个月仍能清晰可辨。此时,CT上能见到的高密度血肿早已吸收。

四、诊断与鉴别诊断

(一)诊断

年龄在40岁以下的突发蛛网膜下腔出血,出血前有癫痫史或轻偏瘫、失语、头痛史,而无明显颅内压增高者,应高度怀疑动静脉畸形,但确诊有赖于脑血管造影,CT及磁共振成像检查有助于确诊。

(二)鉴别诊断

脑动静脉畸形尚需与其他脑血管畸形、烟雾病、原发性癫痫、颅内动脉瘤等相鉴别。

1.脑海绵状血管畸形

这也是青年人反复蛛网膜下腔出血的常见原因之一。出血前患者常无明显临床症状。脑血管造影常为阴性或出现病理性血管团,但看不到增粗的供血动脉或扩张的引流静脉。CT平扫可表现为蜂窝状低密度区,强化后可见病变轻度增强。但最后需要手术切除及病理检查才能与动静脉畸形相鉴别。

2.原发性癫痫病

脑动静脉畸形常出现癫痫,并且已发生血栓的动静脉畸形更易出现顽固性癫痫发作,这时脑血管造影常不显影,故常误诊为癫痫。但原发性癫痫常见于儿童,对于青年人发生癫痫,并有蛛网膜下腔出血或癫痫出现在蛛网膜下腔出血之后,应考虑为动静脉畸形。另外,动静脉畸形患者除癫痫外,尚有其他症状体征,例如头痛、进行性轻偏瘫、共济失调、视力障碍等。CT扫描有助于鉴别诊断。

3.脑动脉瘤

脑动脉瘤是蛛网膜下腔出血最常见的原因,发病年龄比脑动静脉畸形大20岁左右,即多在40～50岁发病,并且女性多见。患者常有高血压、动脉硬化史。癫痫发作少见而动眼神经麻痹多见。根据脑血管造影不难鉴别。

4.静脉性血管畸形

静脉性血管畸形较少见,有时可破裂出血引起蛛网膜下腔出血,并可出现颅内压增高。脑血管造影没有明显畸形血管显示,有时仅见有一条粗大的静脉带有一些引流属支。CT扫描显示低密度区,强化扫描可见病变增强。

5.烟雾病

此病多见于儿童及青壮年,儿童以脑缺血为主要表现,成人以颅内出血为主要症状。明确鉴

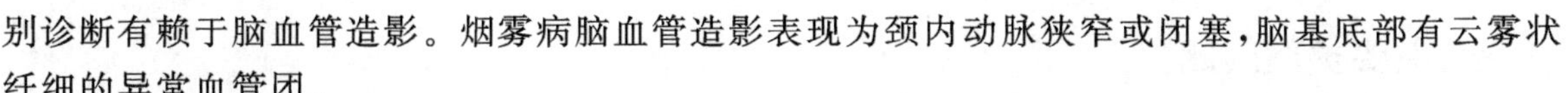

别诊断有赖于脑血管造影。烟雾病脑血管造影表现为颈内动脉狭窄或闭塞,脑基底部有云雾状纤细的异常血管团。

6.血供丰富的脑瘤

脑动静脉畸形尚需与血供丰富的胶质瘤、转移瘤、脑膜瘤及血管网状细胞瘤相鉴别。由于这些肿瘤血供丰富,脑血管造影中可见动静脉之间的交通与早期出现静脉,故会与脑动静脉畸形相混淆。但根据发病年龄、病史、病程、临床症状体征等不难鉴别,CT 扫描可有助于明确鉴别诊断。

五、治疗

手术为治疗脑动静脉畸形的根本方法,目的在于减少或消除脑动静脉畸形再出血的机会,减轻盗血现象。手术方法包括血肿清除术、畸形血管切除术、供应动脉结扎术、介入栓塞术。

六、护理措施

(一)术前护理

(1)患者要绝对卧床,并避免情绪激动,防止畸形血管破裂出血。

(2)监测生命体征,注意瞳孔变化,若双侧瞳孔不等大,表明有血管破裂出血的可能。

(3)排泄的管理:向患者宣教合理饮食,嘱其多食富含纤维素的食物,如水果、蔬菜等,以防止便秘。观察患者每天粪便情况,必要时给予开塞露或缓泻剂。

(4)注意冷暖变化,以防感冒后用力打喷嚏或咳嗽诱发畸形血管破裂出血。

(5)注意安全,防止患者癫痫发作时受伤。

(6)危重患者应做好术前准备,如剃头。若有出血,应进行急诊手术。

(二)术后护理

(1)严密监测患者生命体征,尤其注意血压变化,如有异常立即通知医师。

(2)给予患者持续低流量氧气吸入,并观察肢体活动及感觉情况。

(3)按时予以脱水及抗癫痫药物,防止患者颅内压增高或癫痫发作。

(4)如有引流,应保持引流通畅,并观察引流量、颜色及性质变化。短时间内若引流出大量血性物质,应及时通知医师。

(5)如果患者癫痫发作,应保持呼吸道通畅,并予以吸痰、氧气吸入,防止坠床等意外伤害,用床挡保护并约束四肢,口腔内置口咽通气导管,配合医师给予镇静及抗癫痫药物。

(6)长期卧床、活动量较少的患者,应注意其肺部情况,及时给予拍背,促进有效咳痰,防止发生肺部感染,还须定期拍 X 线胸片,根据胸片有重点有选择性地进行拍背。

(7)术后应鼓励患者进食高蛋白食物,以增加组织的修复能力,保证机体的营养供给。

(8)清醒患者保持头高位(床头抬高 30°),以利血液回流,减轻脑水肿。

(9)准确记录出入量,保证出入量平衡。

(10)对有精神症状的患者,适当给予镇静剂,并注意患者有无自伤或伤害他人的行为。

(11)给予患者心理上的支持,使其对疾病的痊愈有信心,从而减轻患者的心理负担。

七、主要护理问题

(一)脑出血

脑出血与手术伤口有关。

(二)脑组织灌注异常

脑组织灌注异常与脑水肿有关。

(三)有受伤的危险

有受伤的危险与癫痫发作有关。

(四)疼痛

疼痛与手术创伤有关。

(五)睡眠形态紊乱

睡眠形态紊乱与疾病产生的不适有关。

(六)便秘

便秘与术后长期卧床有关。

(七)活动无耐力

活动无耐力与术后长期卧床有关。

(张　磊)

第五节　脑动脉瘤

脑动脉瘤是局部动静脉异常改变产生的脑动静脉瘤样突起,好发于组成大脑动脉环的大动脉分支或分叉部。因为这些动脉位于脑底的脑池中,所以动脉瘤破裂出血易引起动脉痉挛、栓塞及蛛网膜下腔出血等。主要见于中年人。脑动脉瘤的病因尚未完全明了,但目前多认为与先天性缺陷、动脉粥样硬化、高血压、感染、外伤有关。

一、临床表现

(一)性别

在多数资料中,女性略多于男性,男女之比为 4∶6。性别比例亦与年龄有一定关系,20 岁以下男女之比为 2.7∶1,40 岁以上男性所占比例开始下降,40～49 岁男女比例为 1∶1,50 岁后女性所占比例增高,60～69 岁男女之比为 1∶3,70 岁以上男女之比为 1∶10。性别发病率亦与动脉瘤的部位有关,据 Sahs 统计,颈内动脉-后交通动脉动脉瘤中,男性占 32%;前交通动脉动脉瘤中,男性占 28%;大脑中动脉动脉瘤中,男性占 41%。

(二)年龄

先天性脑动脉瘤可发生在任何年龄。据文献记载,年龄最小者为出生后 64 小时,最大者为 94 岁,约 1/3 的病例在 20～40 岁发病,半数以上的患者年龄在 40～60 岁。发病高峰年龄为 50～54 岁,10 岁以下及 80 岁以上很少见。

(三)症状和体征

先天性脑动脉瘤患者在破裂出血之前,90%的患者没有明显的症状和体征,只有极少数患者因动脉瘤影响到邻近神经或脑部结构而产生特殊的表现,如巨大型动脉瘤可引起颅内压增高的症状。动脉瘤症状和体征大致可分为破裂前先兆症状、破裂时出血症状、局部定位体征以及颅内压增高症状等。

1.先兆症状

40%～60%的动脉瘤在破裂之前有某些先兆症状,这是因为动脉瘤在破裂前往往有一个突然扩大或漏血及脑局部缺血的过程。这些先兆症状在女性患者中出现的机会较多,青年人较老年人发生率高。各部位动脉瘤以颈内动脉-后交通动脉动脉瘤出现先兆症状的发生率最高,后部循环的动脉瘤出现先兆症状最少。概括起来先兆症状可分为三类,即:①动脉瘤漏血症状,表现为全头痛、恶心、颈部僵硬疼痛、腰背酸痛、畏光、乏力、嗜睡等。②血管性症状,表现为局部头痛、眼痛、视力下降、视野缺损和眼球外肌麻痹等,这是由于动脉瘤突然扩大引起的。最有定侧和定位意义的先兆症状为眼外肌麻痹,但仅发生在7.4%的患者。③缺血性症状,表现为运动障碍、感觉障碍、幻视、平衡功能障碍、眩晕等。以颈内动脉-后交通动脉动脉瘤出现缺血性先兆症状最常见,可达69.2%,椎-基底动脉动脉瘤则较少出现。这些表现可能与动脉痉挛以及血管闭塞或栓塞有关。

先兆症状中以头痛和眩晕最常见,但均无特异性,其中以漏血症状临床意义最大,应注意早行腰穿和脑血管造影确诊,早期处理以防破裂发生。从先兆症状出现到发生大出血平均为3周,动脉瘤破裂常发生在漏血症状出现后的1周左右。先兆症状出现后不久即有大出血,并且先兆症状的性质和发生率及间隔时间与动脉瘤的部位有关,前交通动脉和大脑前动脉动脉瘤56.5%出现先兆症状。表现为全头痛、恶心呕吐,从症状开始到大出血平均间隔时间为16.9天;大脑中动脉48.8%有先兆症状,表现为全头痛、运动障碍、恶心呕吐等,平均间隔时间为6天;颈内动脉动脉瘤68.8%有先兆症状,表现为局限性头痛、恶心呕吐、眼外肌麻痹等,平均间隔时间为7.3天。

2.出血症状

80%～90%的动脉瘤患者是因为破裂出血引起蛛网膜下腔出血才被发现,故出血症状以自发性蛛网膜下腔出血的表现最多见。出血症状的轻重与动脉瘤的部位、出血的急缓及程度等有关。

(1)诱因与起病:部分患者在动脉瘤破裂前常有明显的诱因,如重体力劳动、咳嗽、用力大便、奔跑、酒后、情绪激动、忧虑、性生活等。部分患者可以无明显诱因,甚至发生在睡眠中。多数患者突然发病,通常以头痛和意识障碍为最常见和最突出的表现。头痛常从枕部或前额开始,迅速遍及全头部及颈项、肩背和腰腿等部位。41%～81%的患者在起病时或起病后出现不同程度的意识障碍。部分患者起病时仅诉说头痛、眩晕、颈部僵硬、程度不重,无其他症状;部分患者起病时无任何诉说,表现为突然昏倒、深昏迷、迅速出现呼吸衰竭,甚至于几分钟或几十分钟内死亡。部分患者起病时先呼喊头痛,继之昏迷、躁动、频繁呕吐、抽搐,可于几分钟或几十分钟后清醒,但仍有精神错乱、嗜睡等表现。

(2)出血引起的局灶性神经症状:单纯蛛网膜下腔出血很少引起局灶性神经症状。但动脉瘤破裂出血并不都引起蛛网膜下腔出血,尤其是各动脉分支上的动脉瘤,破裂出血会引起脑实质内血肿。蛛网膜下腔出血引起神经症状为脑膜刺激征,表现为颈项强直、克氏征阳性。因脑水肿或脑血管痉挛等引起精神错乱、偏瘫、偏盲、偏身感觉障碍、失语和锥体束征。7%～36%的患者出现视盘水肿，1%～7%的患者出现玻璃体膜下出血等。

脑实质内血肿引起的症状与动脉瘤的部位有关，例如大脑前动脉动脉瘤出血常侵入大脑半球的额叶，引起痴呆、记忆力下降、大小便失禁、偏瘫、失语等。大脑中动脉动脉瘤出血常引起颞叶血肿，表现为偏瘫、偏盲、失语及颞叶疝症状等。后交通动脉动脉瘤破裂出血时可出现同侧动眼神经麻痹等。脑实质内血肿尚可引起癫痫，多为全身性发作，如脑干周围积血，还可引起强直性抽搐发作。

(3)全身性症状：破裂出血后可出现一系列的全身性症状。①血压升高：起病后患者血压多突然升高，常为暂时性的，一般于数天到3周后恢复正常，这可能是出血影响下丘脑中枢或颅内压增高所致。②体温升高：多数患者不超过39 ℃，多在38 ℃左右，体温升高常发生在起病后24～96小时，一般于5天至2周内恢复正常。③脑心综合征：临床表现为发病后1～2天，出现一过性高血压、意识障碍、呼吸困难、急性肺水肿、癫痫，严重者可出现急性心肌梗死(多在发病后第一周内发生)，心电图表现为心律失常及类急性心肌梗死改变，即QT时间延长，P波、U波增高，ST段升高或降低，T波倒置等。意识障碍越重，出现心电图异常的概率越高。据报道，蛛网膜下腔出血后心电图异常的发生率为74.5%～100%。一般认为脑心综合征的发病机制为，发病后血中儿茶酚胺水平增高，以及下丘脑功能紊乱，引起交感神经兴奋性增高。另外，继发性颅内高压和脑血管痉挛亦可影响自主神经中枢引起脑心综合征。④胃肠出血：少数患者可出现上消化道出血征象，表现为呕吐咖啡样物或柏油样便，系出血影响下丘脑及自主神经中枢导致胃肠黏膜扩张而出血。患者尚可出现血糖升高、糖尿、蛋白尿、白细胞增多、中枢性高热、抗利尿激素分泌异常及电解质紊乱等。

(4)再出血：动脉瘤一旦破裂将会反复出血，其再出血率为9.8%～30%。据统计再出血的时间常在上一次出血后的7～14天。第1周占10%。11%可在1年内再出血，3%可于更长时间发生破裂再出血。第1次出血后存活的时间愈长，再出血的机会愈小。如患者意识障碍突然加重，或现在症状再次加重，瘫痪加重以及出现新的神经系统体征，均应考虑到再出血的可能，应及时复查CT以确定是否有再出血。再出血往往比上一次出血更严重，危险性更大，故对已有出血史的动脉瘤患者应尽早手术，防止再出血的发生。

3.局部定位症状

动脉瘤破裂前可有直接压迫邻近结构而出现症状，尤其是巨大型动脉瘤。破裂后可因出血破坏或血肿压迫脑组织以及脑血管痉挛等而出现相应的症状。而这些症状与动脉瘤的部位、大小有密切关系，故在诊断上这些症状具有定位意义。常见的局部定位症状如下。

(1)脑神经症状：这是动脉瘤引起的最常见的局部定位症状之一，以动眼神经、三叉神经、滑车神经和展神经受累最为常见。由于动眼神经走行在颅底，并且行程较长，与大血管关系密切，故可在多处受到动脉瘤的压迫而出现动眼神经麻痹。颈内动脉后交通动脉分叉处的动脉瘤约20%的患者出现动眼神经麻痹；颈内动脉海绵窦段动脉瘤亦可压迫动眼神经引起麻痹；大脑后动脉动脉瘤可在动眼神经通过该动脉的下方时压迫此神经引起麻痹；颈内动脉动脉瘤5%的患者出现滑车神经麻痹或展神经麻痹。动眼神经麻痹表现为病侧眼睑下垂、眼球外展、瞳孔扩大、光反射消失等，常为不完全性麻痹，其中以眼睑下垂最突出，而瞳孔改变可较轻。颈内动脉动脉瘤、基底动脉动脉瘤常压迫三叉神经后根及半月节而产生三叉神经症状，其中以三叉神经第一支受累最常见，发生率为10%；表现为同侧面部阵发性疼痛及面部浅感觉减退，同侧角膜反射减退或消失，同侧嚼肌无力、肌肉萎缩，张口下颌偏向病侧等。基底动脉动脉瘤最容易引起三叉神经痛的症状。在少数患者中，可以出现三叉神经麻痹的表现。

(2)视觉症状：这是由动脉瘤压迫视觉通路引起的。大脑动脉环前半部的动脉瘤，例如大脑前动脉动脉瘤、前交通动脉动脉瘤可压迫视交叉而出现双颞侧偏盲或压迫视束引起同向偏盲。颈内动脉床突上段动脉瘤可压迫一侧视神经而出现鼻侧偏盲或单眼失明。眼动脉分支处动脉瘤常引起病侧失明。颈内动脉分叉处动脉瘤可压迫一侧视神经或视束，造成一侧鼻侧偏盲或同向性偏盲。大脑后动脉动脉瘤可因破裂出血累及视辐射及枕叶皮层，而产生同向性偏盲或出现幻视等。由于在动脉瘤破裂出血时患者常伴有意识障碍故不易查出上述视觉症状，因此临床上这些视觉症状的定位诊断意义不大。

(3)眼球突出：海绵窦段颈内动脉动脉瘤破裂出血时，由于动脉瘤压迫或堵塞海绵窦引起眼静脉回流障碍，而出现搏动性眼球突出、结合膜水肿和眼球运动障碍，并可在额部、眶部、颞部等处听到持续性血管杂音。

(4)偏头痛：动脉瘤引起的典型偏头痛并不多见，其发生率为1%～4%。头痛多为突然发生，常为一侧眼眶周围疼痛，多数呈搏动性疼痛，压迫同侧颈总动脉可使疼痛暂时缓解。这种动脉瘤引起的偏头痛，可能是由于颈内动脉周围交感神经丛功能紊乱所致。

(5)下丘脑症状：动脉瘤可直接或间接影响下丘脑的血液供应而引起一系列下丘脑症状，主要表现为尿崩症、体温调节障碍、脂肪代谢障碍、水和电解质平衡紊乱、肥胖症及性功能障碍等。由破裂出血造成的下丘脑损害，可引起急性胃黏膜病变，而出现呕血、便血。

(6)其他症状：大脑中动脉动脉瘤破裂后可出现完全性或不完全性偏瘫、失语。出血早期出现一侧或双侧下肢短暂轻瘫，常为一侧或双侧大脑前动脉痉挛，提示为前交通动脉动脉瘤。在少数病例中，可于病侧听到颅内杂音，一般都很轻，压迫同侧颈动脉时杂音消失。

4.颅内压增高症状

一般认为动脉瘤的直径超过2.5 cm的未破裂的巨大型动脉瘤或破裂动脉瘤伴有颅内血肿时可引起颅内压增高。由于巨大型动脉瘤不易破裂出血，它所引起的症状不是出血症状而是类脑瘤症状，主要是动脉瘤压迫或推移邻近脑组织结构引起，并伴有颅内压增高或阻塞脑脊液通路而加速颅内压增高的出现。巨大型动脉瘤引起的类脑瘤表现，除出现头痛、头晕、恶心呕吐、视盘水肿外，尚有类脑瘤定位征，如鞍区动脉瘤，很像鞍区肿瘤；巨大型大脑中动脉动脉瘤突入侧裂可出现额颞肿瘤的表现；巨大型基底动脉动脉瘤可侵及大脑脚、下丘脑、脑干，引起脑积水，很像脑干肿瘤；巨大型小脑上动脉动脉瘤可突入桥小脑角，而出现桥小脑角肿瘤的体征。巨大型动脉瘤引起的眼底水肿改变，与破裂出血时引起的眼底水肿出血改变有所不同，前者为颅内压增高引起的视盘水肿，后者多为蛛网膜下腔出血引起的视盘水肿、视网膜出血，这是由于血液从蛛网膜下腔向前充满了神经鞘的蛛网膜下腔，而使视网膜静脉回流受阻所致。

5.特殊表现

动脉瘤有时会出现一些特殊表现。例如，颈内动脉动脉瘤或前交通动脉动脉瘤可出现头痛、双颞侧偏盲、肢端肥大、垂体功能低下等类鞍区肿瘤的表现。个别病例亦可以短暂性脑缺血发作为主要表现；少数患者在动脉瘤破裂出血后可出现急性精神障碍，表现为急性精神错乱、定向力障碍、兴奋、幻觉、语无伦次及暴躁行为等。

二、诊断

对于绝大多数动脉瘤来说，确诊主要是根据自发性蛛网膜下腔出血和脑血管造影来确诊，腰穿是诊断蛛网膜下腔出血最简单和最可靠的方法。根据临床表现和上述辅助检查确诊动脉瘤并不困难。凡中年以后突发蛛网膜下腔出血，或一侧展神经或动眼神经麻痹；有偏头痛样发作、伴一侧眼肌麻痹；反复大量鼻出血伴一侧视力视野进行性障碍，以及出现嗅觉障碍者，均应考虑到动脉瘤的可能，应及时行辅助检查或脑血管造影以明确诊断。一般来说，如果造影质量良好，造影范围充分，阅片水平较高，则96%以上的动脉瘤可以得到确诊。

三、治疗

外科治疗动脉瘤是根本治疗方法。其目的是防止动脉瘤发生出血或再出血。因此，凡没有明显手术禁忌证者均应首先行外科治疗。近几十年来，随着动脉瘤夹的改进和显微技术的应用，手术时机的选择，低温、控制性低血压麻醉的应用等，手术成功率大大提高，降低了手术死亡率和致残率，扩大了手术适应证范围，提早了手术时间，减少了手术中动脉瘤的破裂。

四、护理措施

(一)术前护理

(1)一旦确诊，患者需绝对卧床，暗化病室，减少探视，避免一切外来刺激。情绪激动、躁动不安可使血压上升，增加再出血的可能，适当给予镇静剂。

(2)密切观察生命体征及意识变化，每天监测血压2次，及早发现出血情况，尽早采取相应的治疗措施。

(3)胃肠道的管理：合理饮食，勿食用易导致便秘的食物；常规给予口服缓泻剂如酚酞、麻仁润肠丸，保持排便通畅，必要时给予低压缓慢灌肠。

(4)尿失禁的患者，应留置导尿管。

(5)患者避免用力打喷嚏或咳嗽，以免增加腹压，反射性地增加颅内压，引起脑动脉瘤破裂。

(6)伴发癫痫者，要注意安全，防止发作时受外伤；保持呼吸道通畅，同时给予吸氧，记录抽搐时间，遵医嘱给予抗癫痫药。

(二)术后护理

(1)监测患者生命体征，特别是意识、瞳孔的变化，尽量使血压维持在一个个体化的稳定水平，避免血压过高引起脑出血或血压过低致脑供血不足。

(2)持续低流量给氧，保持脑细胞的供氧。观察肢体活动及感觉情况，与术前对比有无改变。

(3)遵医嘱给予甘露醇及甲泼尼龙泵入，减轻脑水肿；或泵入尼莫地平，减轻脑血管痉挛。

(4)保持引流通畅，观察引流液的色、量及性质，如短时间内出血过多，应通知医师及时处理。

(5)保持呼吸道通畅，防止肺部感染及压疮的发生。

(6)避免情绪激动及剧烈活动。

(7)手术恢复期应多进食高蛋白食物，加强营养，增强机体的抵抗力。

(8)减少刺激，防止癫痫发作，尽量将癫痫发作时的损伤减到最小，装好床挡，备好抢救用品，防止意外发生。

(9)清醒患者床头抬高30°，利于减轻脑水肿。

(10)准确记录出入量，保证出入量平衡。

(11)减轻患者心理负担，加强沟通。

五、主要护理问题

(一)脑出血

脑出血与手术创伤有关。

(二)脑组织灌注异常

脑组织灌注异常与脑水肿有关。

(三)有感染的危险

有感染的危险与手术创伤有关。

(四)睡眠形态紊乱

睡眠形态紊乱与疾病创伤有关。

(五)便秘

便秘与手术后卧床有关。

(六)疼痛

疼痛与手术损伤有关。

(七)有受伤的危险

有受伤的危险与手术可能诱发癫痫有关。

(八)活动无耐力

活动无耐力与术后卧床时间长有关。

(张　磊)

第八章

胃肠外科护理

第一节　胃十二指肠溃疡瘢痕性幽门梗阻

胃十二指肠溃疡患者因幽门管、幽门溃疡或十二指肠壶腹部溃疡反复发作形成瘢痕狭窄、幽门痉挛水肿而造成幽门梗阻。

一、病因与病理

瘢痕性幽门梗阻常见于十二指肠壶腹部溃疡和位于幽门的胃溃疡。溃疡引起幽门梗阻的机制有幽门痉挛、炎性水肿和瘢痕三种，前两种情况是暂时的和可逆的，在炎症消退、痉挛缓解后梗阻解除，无须外科手术；而瘢痕性幽门梗阻属于永久性，需要手术方能解除梗阻。梗阻初期，为克服幽门狭窄，胃蠕动增强，胃壁肌肉代偿性增厚。后期，胃代偿功能减退，失去张力，胃高度扩大，蠕动减弱甚至消失。由于胃内容物潴留引起呕吐而致水、电解质的丢失，导致脱水、低钾低氯性碱中毒；长期慢性不完全性幽门梗阻者由于摄入减少，消化吸收不良，患者可出现贫血与营养障碍。

二、临床表现

(一)症状

患者表现为进食后上腹饱胀不适并出现阵发性胃痉挛性疼痛，伴恶心、嗳气与呕吐。呕吐多发生在下午或晚间，呕吐量大，1 次达 1 000～2 000 mL，呕吐物内含大量宿食，有腐败酸臭味，但不含胆汁。呕吐后自觉胃部舒适，故患者常自行诱发呕吐以缓解症状。常有少尿、便秘、贫血等慢性消耗表现。体检时可见患者常有消瘦、皮肤干燥、皮肤弹性消失等营养不良的表现。

(二)体征

上腹部可见胃型和胃蠕动波，用手轻拍上腹部可闻及振水声。

三、实验室及其他检查

(一)内镜检查

可见胃内有大量潴留的胃液和食物残渣。

(二)X 线钡餐检查

可见胃高度扩张，24 小时后仍有钡剂存留(正常 24 小时排空)。已明确幽门梗阻者避免做此检查。

四、治疗要点

瘢痕性幽门梗阻以手术治疗为主。最常用的术式是胃大部切除术，但年龄较大、身体状况极差或合并其他严重内科疾病者，可行胃空肠吻合加迷走神经切断术。

五、常见护理诊断/问题

（一）体液不足

体液不足与大量呕吐、胃肠减压引起水、电解质的丢失有关。

（二）营养失调

低于机体需要量与幽门梗阻致摄入不足、禁食和消耗、丢失体液有关。

六、护理措施

（一）术前护理

（1）静脉输液：根据医嘱和电解质检测结果合理安排输液种类和速度，以纠正脱水及低钾、低氯性碱中毒。密切观察及准确记录 24 小时出入量，为静脉补液提供依据。

（2）饮食与营养支持：非完全梗阻者可给予无渣半流质饮食，完全梗阻者术前应禁食水，以减少胃内容物潴留。根据医嘱于手术前给予肠外营养，必要时输血或输注其他血液制品，以纠正营养不良、贫血和低蛋白血症，提高患者对手术的耐受力。

（3）采取有效措施以减轻疼痛、增进舒适。①禁食，胃肠减压：完全性幽门梗阻患者，给予禁食，保持有效胃肠减压，减少胃内积气、积液，减轻胃内张力。必要时遵医嘱给予解痉药物，以减轻疼痛，增加患者的舒适度。②体位：取半卧位，卧床休息。呕吐时，头偏向一侧。呕吐后及时为患者清理呕吐物。情绪紧张者，可遵医嘱给予镇静药。

（4）洗胃：完全性幽门梗阻者，除持续胃肠减压排空胃内潴留物外，须做术前胃的准备，即术前 3 天每晚用 300～500 mL 温盐水洗胃，以减轻胃黏膜水肿和炎症，有利于术后吻合口愈合。

（二）术后护理

加强术后护理，促进患者早日康复。

（李燕萍）

第二节　大肠癌急性梗阻

大肠癌急性梗阻是常见的外科急腹症，是大肠癌晚期特征性表现之一，起病隐匿，发展缓慢，临床表现不典型，易被人们忽视，大肠癌急性梗阻病情发展快，病情重，一旦达到完全梗阻阶段，出现典型肠梗阻表现时，临床处理起来非常棘手。引起梗阻的主要为左半结肠，其中以乙状结肠癌最为多见，而直肠癌所引起的梗阻要少于乙状结肠癌。

一、病因

大肠癌急性肠梗阻是由于腹腔内肿瘤压迫导致肠腔缩窄、肠内容物通过障碍引起的；结肠癌发生急性肠梗阻时，病变肠襻两端完全阻塞，称为闭襻性肠梗阻。大肠癌的病因尚未完全阐明，其因素可归纳为两大类。

（一）环境因素

1.饮食习惯

饮食以高蛋白、高脂肪、低纤维素的食品为主，过多摄入腌制及油煎炸食品可增加肠道内致癌物质，诱发大肠癌；维生素、微量元素及矿物质的缺乏均可增加大肠癌的发病率。

2.肠道细菌

肠道内细菌特别是厌氧菌对直肠癌的发生具有极为重要的作用，厌氧菌中又以梭状芽孢杆菌极为重要。

3.化学致癌物质

亚硝胺是导致肠癌发生最强烈的化学物质，与大肠癌的发生有密切联系，油煎和烘烤类食品也具有致癌作用。

（二）内在因素

1.遗传因素

10%～15%的大肠癌患者为遗传性结直肠肿瘤，常见的有家族性腺瘤性息肉病及遗传性非息肉病性结肠癌，在散发性大肠癌患者家族成员中，大肠癌的发病率高于一般人群。

2.血吸虫性结肠炎

血吸虫病流行区是结直肠癌的高发区，由于血吸虫卵长期积存在结直肠黏膜上，慢性炎症反复溃疡的形成和修复，导致黏膜的肉芽肿形成，继而发生癌变。

3.慢性溃疡性结肠炎

慢性溃疡性结肠炎是一种非特异性炎症，好发在直肠和乙状结肠，此病反复发作，病程越长，癌变率越高，一般在发病 10 年后，每 10 年增加 10%～20%的癌变率。

二、临床表现

（一）症状

大肠肿瘤生长缓慢，原发肿瘤的增长时间平均为 620 天。早期可无症状或缺乏特异性症状而未引起患者或医师注意，出现明显症状或出现梗阻症状就诊时已达晚期。一般表现为腹部隐痛不适、贫血、消瘦、消化不良、乏力、排便习惯性改变、便血等症状。以急性肠梗阻就诊的大肠癌表现具有典型的肠梗阻特征，而且结肠梗阻是闭锁性梗阻，出现梗阻后症状逐渐加重，进展快，需要及时救治，症状表现如下。

(1)腹痛：大肠癌的梗阻性疼痛为阵发性腹部绞痛，一般情况下是单纯性梗阻。

(2)呕吐：大肠癌急性梗阻可伴有呕吐，多为反射性，呕吐物以胃液和食物为主。低位梗阻时呕吐可伴有粪样物。

(3)腹胀：由于位置比较低，所以腹胀非常明显，而且由于回盲瓣的单向阀门的作用，结肠内气体和内容物聚积，腹胀无法缓解。

(4)停止排便和排气。

（二）体征

腹部经检查可观察到有不同程度的腹胀，腹壁比较薄的患者，可见到肠型大肠蠕动、肠型在大肠蠕动腹痛发作时明显。触诊时单纯结肠梗阻腹壁柔软，按之有如充气的球囊，有时在梗阻的

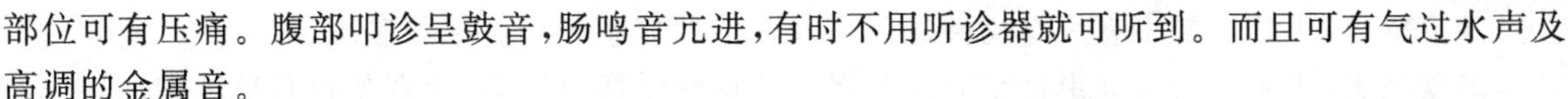

部位可有压痛。腹部叩诊呈鼓音,肠鸣音亢进,有时不用听诊器就可听到。而且可有气过水声及高调的金属音。

三、辅助检查

(一)X 线检查

腹部立位和卧位 X 线片有典型的肠梗阻表现,立位腹部 X 线片可呈现气液平面,小肠黏膜环状皱襞可显示"鱼肋骨刺"状改变,结肠可见结肠袋,根据气液平面位置大概可以判断梗阻部位。但如果结肠内气体少而多为肠内容物,气液平面可不明显。

(二)CT 及 MRI 检查

可显示扩张的结肠,增强 CT 可显示肿块影。CT 及 MRI 检查除提示结直肠梗阻外还可评估肿瘤的浸润深度、壁外侵犯程度和转移情况。

(三)B 超检查

在腹部检查扪及肿块时,B 超检查可帮助判断肿块是否为实质性或非实质性,同时超声探测肿块有无转移灶。

(四)纤维结肠镜检查

纤维结肠镜检查是诊断结、直肠癌最可靠的方法,但急性梗阻的情况下肠道准备难度大,只能靠灌肠清洁肠道,同时取病理。

四、治疗要点

大肠癌急性梗阻需立即行急诊手术,术前准备要在最短的时间内完成,包括常规的检查。准备完成后应立即急诊治疗。常用手术方式如下。

(一)单纯造口术

即在梗阻近端做结肠造瘘,术中根据肿瘤位置选择造瘘位置,此手术方式适用于年龄大、一般情况不佳、基础病较多等情况的患者。优点是手术简单、省时、风险小;缺点是肿瘤未切除,需要二期手术。

(二)Hartmann 手术

该手术是目前最常用的术式,适用于一般情况尚可、心肺功能良好的患者。术中将肠管距肿瘤下缘一定长度切断,远端封闭,近端结肠造口。

(三)一期切除吻合术

对于右半结肠一期切除吻合及手术方式早已确定,实践证明只要患者全身状况良好,无严重并发症,肠管血运良好,水肿轻,施行一期右半结肠及横结肠切除、吻合是安全可靠的。而对于左半结肠一期切除吻合仍缺乏大量患者研究报道,争议较大,近年来随着认识的深入,手术技术的进步发展,有部分患者采用此法。

五、护理评估

(一)术前评估

1.健康史

(1)一般资料:了解患者年龄、性别、饮食习惯。有无烟酒嗜好。了解患者沟通能力、职业等一般情况。

(2)家族史:了解家族中有无腺瘤性息肉病及遗传性非息肉病性结肠癌患者。

(3)既往史:患者有无血吸虫性结肠炎及慢性溃疡性结肠炎病史,患者是否有动脉粥样硬化、手术史、过敏史。是否合并糖尿病、高血压、心脏病、慢性肺部疾病等。

2.身体状况

(1)症状:患者有无腹痛、呕吐、腹胀、停止排便和排气等肠梗阻症状,有无腹部隐痛不适、贫血、消瘦、消化不良、乏力等症状,有无排便习惯性改变,便血等症状。评估生命体征,心肺功能及营养状态,有无眼窝凹陷、脱水体征,有无水、电解质紊乱,酸碱失衡及休克表现。

(2)体征:有无腹部压痛和腹膜刺激征,有无肠鸣音亢进或肠鸣音减弱或消失,有无气过水音。

(3)辅助检查:血常规,术前常规检查及凝血,X 线、CT、MRI、B 超检查、结肠镜检查、实验室检查是否提示有水、电解质紊乱及酸碱失衡情况。

3.心理-社会状况

评估患者和家属对疾病的认知程度,有无焦虑、恐惧等影响疾病康复的心理状况;评估患者及家属是否接受治疗护理方案,对手术可能导致的并发症有无足够的心理承受能力及家庭经济能力。

(二)术后评估

1.手术情况

了解患者手术方式、麻醉方式,手术过程是否顺利,术中有无出血及出血量,有无输血。

2.康复情况

术后观察患者生命特征是否平稳,引流是否通畅,引流液的颜色、性质、量。记录 24 小时出入量。造瘘口是否保持清洁干燥,有无腹腔感染。评估患者有无出血、腹痛、尿潴留、肺水肿、心功能衰竭及肺部感染等并发症。评估患者伤口愈合情况,营养状况是否得到保证。

3.心理-社会状况

了解患者术后心理适应程度,能否生活自理。对目前治疗是否达到期望。

六、护理诊断

(1)疼痛:与肠蠕动增强、肠壁缺血及手术创伤有关。

(2)焦虑:与对于疾病的治疗缺乏信心、担心术后康复有关。

(3)营养失调:低于机体需要量,与手术造成体液丢失、炎症引起的机体消耗增加有关。

(4)缺乏有关术前准备知识及术后治疗康复知识。

(5)潜在并发症:感染、出血、尿潴留、肺部感染、心功能衰竭等。

七、护理措施

(一)术前护理

1.常规准备

遵医嘱做好血常规、血型、出凝血时间、尿常规、便常规、肝肾心肺功能等检查,根据辅助检查确定手术方式。

2.心理护理

了解患者对于疾病的认知与心理状态,理解关心患者,告诉患者有关于疾病及手术治疗的必

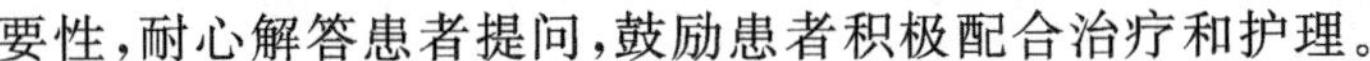

要性，耐心解答患者提问，鼓励患者积极配合治疗和护理。

3.饮食护理

术前如有营养不良，给予患者高蛋白、高热量、高维生素、易消化清淡饮食。

4.皮肤、肠道准备

剃除手术部位毛发，注意防止损伤皮肤。术前3天进流质饮食，遵医嘱给予清洁灌肠或口服缓泻药物，术前排空大便，清洁肠道。

5.对症处理

纠正水、电解质紊乱，留置胃管进行胃肠减压，留置尿管。疼痛患者可遵医嘱应用止痛药物，并密切观察患者用药后反应。

(二)术后护理

1.病情观察

术后密切观察生命体征变化，至少每30分钟测生命体征1次，直至血压平稳，如果病情较重，仍需每1～2小时测量1次；详细记录患者24小时出入量，保留尿管，密切观察尿量变化，防止尿路感染；维持水、电解质及酸碱平衡，维持有效循环血量。密切关注患者主诉，注意体征变化，及时发现异常情况，并通知医师处理；观察患者神志、体温、切口渗血渗液、有无内出血等情况。

2.体位护理

患者术后给予平卧位。全麻未清醒者头偏向一侧，注意有无呕吐，保持呼吸道通畅。全麻清醒或硬膜外麻醉患者平卧6小时，生命体征平稳后改半卧位，以利于腹腔引流，减轻腹痛，并鼓励患者早期活动。

3.持续胃肠减压

保持通畅，待结肠造瘘开放或肛门排气后停止胃肠减压。

4.营养支持

根据患者的营养状况给予营养支持，术后给予全胃肠外营养，待排气排便后逐渐过渡到肠内营养。

5.预防感染

合理应用抗生素，患者全身情况得到改善、临床感染症状消失后，可停用抗生素。保证有效引流，妥善固定各引流装置、引流管，防止脱出、曲折受压，维持有效引流，准确记录引流液的量、颜色和性状，患者无发热和腹胀、白细胞恢复正常，可考虑拔除引流管。

6.肠造口的护理

术后有造瘘口的患者，造瘘口第1次排便前应耐心解释造瘘的目的，使患者了解造瘘口的护理，排便后必须及时清洗干净，保持造瘘口周围皮肤干燥清洁，防止大便污染伤口。

7.伤口护理

观察伤口敷料是否干燥，有渗血或渗液时应及时更换敷料；观察伤口愈合情况，及早发现感染情况。

8.预防并发症

生命体征平稳时应协助患者翻身、叩背、指导患者有效咳嗽咳痰，必要时给予雾化吸入治疗，促使呼吸道分泌物排出，减少肺部感染的发生。高龄患者切忌补液速度过快，防止肺水肿和心功能衰竭的发生。观察患者有无尿潴留、腹痛、便血、出血等并发症，发现异常情况及时协助医师处理。

八、护理评价

(1)患者生命体征是否平稳。
(2)患者有无水、电解质紊乱或休克表现。
(3)患者各种引流管是否妥善固定，是否通畅。
(4)患者焦虑是否得到减轻，情绪是否稳定，能否顺利配合诊疗和护理。
(5)患者是否得到充分的营养支持。
(6)患者术后排尿、排便是否正常。
(7)患者及家属是否获得精神支持，是否掌握疾病有关知识，是否能复述健康教育内容。
(8)患者是否有并发症出现，若发生是否得到及时发现及处理。

九、健康教育

(一)疾病指导

为患者讲解有关疾病治疗和护理方面的知识。

(二)饮食调整

讲解术后恢复饮食的规律，鼓励循序渐进，少食多餐，多进食富含蛋白质、高热量、高维生素的食物，以提高机体防御能力，促进伤口愈合。少食刺激性的辛辣食物，避免暴饮暴食，忌饭后剧烈运动。

(三)早期活动

鼓励患者早期床上活动，根据病情好转和体力的恢复可下床活动，促进肠功能恢复，防止肠粘连，利于术后康复。适当参加体育锻炼，生活规律，保持心情舒畅。避免劳累和过度运动，保证充分休息，劳逸结合。

(四)保持排便通畅

便秘者可通过饮食调整，腹部按摩等方法保持大便通畅，必要时可服用缓泻剂，避免用力排便。

(五)随访指导

术后定期复查随访，每3～6个月门诊复查。指导患者自我监测，出现腹痛、呕吐、腹胀、停止排气排便或不适症状，及时到医院就诊。

(李燕萍)

第九章

骨科护理

第一节 肩袖损伤

一、概述

肩袖为包绕于肩关节周围的冈上肌、冈下肌、小圆肌和肩胛下肌 4 块肌肉的总称，肩袖损伤是指此 4 块肌肉损伤。肩袖的作用主要为参与肩关节外展、内收、上举等活动。肩袖损伤后，患者出现肩关节功能障碍，外展上举困难，出现疼痛弧。肩部疼痛或酸困不适，夜间疼痛尤甚，姿势不对时疼痛加重不能入睡，常放射至三角肌止点、大结节处及上臂中段外侧，肱二头肌肌间沟压痛。多发生于创伤后，并发有骨折或脱位。

二、治疗原则

(一)非手术治疗

肩袖不完全损伤，采用保守治疗，外展架或石膏固定于外展位，采用理疗，口服 NSAIDs、活血药等，1 个月后进行肩关节功能锻炼；关节镜治疗只对一些小撕裂、不全层撕裂有效。

(二)手术治疗

肩袖撕裂较重或肩袖全层断裂，或陈旧性肩袖损伤患者，采用手术切开肩袖修补术。

三、护理措施

(一)入院评估

患者入院后，认真观察患者疼痛性质、部位及肢体感觉、运动情况。

(二)心理护理

加强心理护理，了解心理所需，解除心理障碍。

(三)半卧位训练

入院后即给予患肢外展架固定，床头抬高半卧位训练，每天 2 次，每次 30～120 分钟，以适应术后体位。

(四)中药熏洗

术前 4～7 天给予中药熏洗，将中药加水 2 000 mL 煮沸，煎 30 分钟后，取药汁放入中药熏洗机中，打开电源继续加热，保持温度在70 ℃左右。让患者仰卧在熏洗床上并充分暴露患肩，肩部用双层治疗巾覆盖，保持药液的蒸汽能充分蒸到患者的肩部。每次熏蒸30分钟，每天2次。熏蒸30分钟后关闭电源停止加热，待药液温度在40～45 ℃时，给患者洗患肩，在熏洗的过程中配合关节功能锻炼，活动肩关节，主动询问患者的适应程度，熏蒸时注意保持药液温度，不可过热，防止烫伤皮肤，也不可过凉，影响治疗效果。

（五）饮食护理

手术前尊重患者的生活习惯，建议进食高蛋白、高维生素、高纤维等易消化饮食，每天饮鲜牛奶250～500 mL，手术当天根据麻醉方式选择进食时间，术前4～6小时禁食，术后第2天根据患者饮食习惯，宜食高维生素、清淡可口易消化食物，如新鲜蔬菜、香蕉、米粥、面条等；忌食生冷、辛辣、油腻、煎炸、腥发的食物，如辣椒、鱼、牛羊肉等。以后根据患者食欲及习惯进食高蛋白、高营养之饮食，如牛奶、鸡蛋、水果、新鲜蔬菜等，中后期多食滋补肝肾之品，如动物肝脏、排骨汤、鸡汤等，注意饮食节制。

（六）体位护理

手术前3天指导患者进行抬肩练习，每天2次，每次10～15分钟，且可在患者平卧时于患肢下垫棉垫或软枕。手术后患者取半卧位，患肢置于外展60°，前屈30°，保持床铺清洁、平整，防止压伤（石膏固定者按石膏固定的护理措施）。术后第2天下床时（石膏干后），先坐起30分钟，站立2分钟，再活动，防止因手术后体质虚弱或直立性低血压而致晕倒。

（七）病情观察

手术及石膏、外展架固定后，如发现指端严重肿胀、发绀、麻木、剧痛、发凉、桡动脉搏动异常，及时报告医师处理。观察手术部位有无渗血情况，对于术后采用管型肩胸石膏固定的患者，观察石膏上血迹的范围是否扩大或渗血是否从石膏的边际流出。

四、功能锻炼

手术当天麻醉消失后，做伸屈手指、握拳及腕关节功能锻炼。术后第2天可做易筋功，主动收缩肱二头肌及前臂肌肉，做握拳、伸指、伸掌等活动。术后第3天开始，做掌屈背伸、上翘下钩、五指增力、左右摆掌等，活动要循序渐进，每天2～3次，每次5～10分钟。6～8周石膏及外展架固定拆除后，进行肩、肘关节全方位功能锻炼，加大活动强度，如屈肘耸肩、托手屈肘、肘关节的屈伸活动，也可做弯腰划圈、后伸探肩等，逐渐做提重物等活动。活动要循序渐进，逐渐增加次数，以不疲劳为度。必要时做后伸探背，手指爬墙，肩关节的外展、内收、上举。

五、出院指导

（1）嘱患者加强营养，增强机体抵抗力，多食胡桃、瘦肉、骨头汤、山芋肉、黑芝麻等补肝肾强筋骨的食物。

（2）肩袖损伤保守治疗外展架固定最少4周，术后固定最少6周，固定期间勿随意调节松紧、高度，勿随意拆除。

（3）继续进行手、腕、肘部功能锻炼，持之以恒，忌盲目粗暴活动。

（4）慎起居，避风寒，保持心情愉快，生活有规律，按时用药。

（5）出院1周后门诊复查，不适时来诊。

（6）3个月可恢复正常活动，并逐渐恢复工作。

（王　迎）

第二节 肩关节脱位

一、基础知识

(一)解剖生理

肩关节由肩胛骨的关节盂与肱骨头构成,为上肢最大最灵活的关节。关节盂周缘有盂唇,略增加关节盂的深度。关节囊在肩胛骨附着于关节盂的周缘,肱骨则附着于解剖颈。肩关节囊薄而松弛,囊的上部有韧带,囊的后部和前方有肌肉,以增强联结。此外,关节腔内有肱二头肌腱通过,经结节间沟出关节囊。在肩关节的上方还有喙肩韧带和肌肉,最为薄弱,因此,临床上常见的肩关节脱位以前下方脱位最常见,好发于青壮年,在全身关节脱位中居第 2 位。肩关节在冠状轴上可做屈伸运动;矢状轴上可做内收、外展运动;垂直轴上可做内旋、外旋运动,此外还可做旋转运动。

(二)病因

肩关节脱位多由间接暴力所致,当跌倒时手掌或肘部撑地,肩关节外展、外旋,使肩关节前方关节囊破裂,肱骨头滑出肩胛盂而脱位。肩关节脱位的主要病理改变是关节囊撕裂和肱骨头移位。

(三)分类

肩关节脱位分为前脱位、后脱位、下脱位和盂上脱位,以前脱位为多见。前脱位常见的有喙突下脱位、盂下脱位和锁骨下脱位,少数可有肋骨骨折,形成胸腔内脱位。

1.喙突下脱位

患者侧向跌倒,上肢呈高度外展、外旋位,手掌或肘部着地,地面的反作用力由下向上,经手掌沿肱骨纵轴传递到肱骨头,肱骨头向肩胛下肌与大圆肌的薄弱部分冲击,将关节囊的前下部顶破而脱出,加之喙肱肌等的痉挛,将肱骨头拉至喙突下凹陷处,形成喙突下脱位。

2.锁骨下脱位

在形成喙突下脱位的同时,若外力继续作用,肱骨头可被推至锁骨下部,形成锁骨下脱位。

3.胸腔内脱位

若暴力强大,则肱骨头可冲破肋骨进入胸腔,形成胸腔内脱位。

(四)临床表现

1.症状

患肩疼痛、肿胀、功能障碍,患者不敢活动肩关节。

2.体征

三角肌塌陷,肩部失去正常轮廓,成方肩畸形,关节盂空虚,在关节盂外可触及肱骨头。搭肩试验阳性,即患侧手掌搭于健侧肩部时,肘部不能紧贴胸壁。如果肘部紧贴胸壁,患侧手掌无法搭于健侧肩部,而正常情况下则可以做到。

3.X 线检查

能明确脱位的类型及有无合并骨折。

二、治疗原则

新鲜肩关节脱位，一般采用手法复位，肩部“8”字形绷带贴胸固定即可；大结节骨折，腋神经及血管受压，往往可随脱位整复使骨折复位，血管神经受压解除；陈旧性脱位先试行手法复位，若不能整复，则根据年龄、职业及其他情况，考虑做切开复位；合并肱骨外科颈骨折，新鲜者，可先试行手法复位；若手法复位不成功或陈旧者，应考虑切开复位内固定；习惯性脱位，可做关节囊缩紧术。

(一)手法复位

一般在局麻下行手法复位，复位手法有牵引推拿法、手牵足蹬法、拔伸托入法、椅背整复法、膝顶推拉法、牵引回旋法等。临床最常用的为手牵足蹬法和牵引回旋法。

(二)固定

复位后，一般采用胸壁绷带固定，将肩关节固定于内收、内旋位，肘关节屈曲 90°～120°，前臂依附胸前，用绷带将上臂固定在胸壁，前臂用颈腕带或三角巾悬吊于胸前、腋下。患侧腋下及肘部内侧放置纱布棉垫，固定时间为 2～3 周，如合并撕脱骨折，可适当延长固定时间。肩关节后脱位不能用腕颈带悬吊。悬吊即又脱位，需用外展石膏管型或外展支架将患肢固定于肩关节外展 80°、背伸 30°～40°的位置，肘关节屈曲位 3～4 周。

(三)功能锻炼

固定期间须活动腕部与手指，解除固定后，鼓励患者主动进行肩关节各方向活动的功能锻炼。

三、护理

(一)护理问题

(1)焦虑：与自理能力下降有关。

(2)疼痛。

(3)知识缺乏：缺乏有关功能锻炼的方法。

(二)护理措施

1.对自理能力下降的防护措施

(1)护理人员应热情接待患者，关心体贴患者，消除其紧张恐惧心理，使患者尽快进入角色转位，以利配合治疗。

(2)患者固定后，生活很不方便，护理人员应帮助患者生活所需，真正做到“急患者所急，想患者所想”。

(3)加强饮食调护，宜食易消化、清淡且富有营养之品，忌食辛辣之物。

2.疼痛护理

(1)给予活血化瘀、消肿止痛药物：如内服舒筋活血汤、活血止痛汤或筋骨痛消丸等，外敷活血散、消定膏等。

(2)分散患者注意力，如听一些轻松愉快的音乐或针刺止痛等，必要时口服止痛药物。

3.指导患者功能锻炼

(1)向患者介绍功能锻炼的目的和方法，尤其是老年人，以提高其对该病的认识，取得合作。

(2)固定后即鼓励患者做手腕及手指活动：新鲜脱位 1 周后去绷带，保留三角巾悬吊前臂，开始练习肩关节前屈，后伸运动；2 周后去除三角巾，开始逐渐做有关关节向各方向的主动功能锻炼，如手拉滑车、手指爬墙等运动，并配合按摩理疗等，以防肩关节周围组织粘连和挛缩，加快肩关节功能恢复。

(3)在固定期间，禁止做上臂外旋活动，以免影响软组织修复；固定去除后，禁止做强力的被动牵拉活动，以免造成软组织损伤及并发骨化性肌炎。

(4)陈旧性脱位，固定期间应加强肩部按摩理疗。

（王　迎）

第三节　锁骨骨折

一、基础知识

(一)解剖生理

锁骨又名“锁子骨”“缺盆骨”，位于胸廓前上部两侧，全骨浅居皮下，桥架于胸骨与肩峰之间，是联系肩胛带与躯干的唯一支架。其骨干较细，内侧 2/3 呈三棱棒形，凸向前，有胸锁乳突肌和胸大肌附着，中外 1/3 交界处是骨折的好发部位。锁骨的功能是支持肩胛骨，使上肢骨与胸廓之间保持一定的距离，从而保证上肢的灵活运动。骨折后，近折端受胸锁乳突肌的牵拉而向上向后移位，远折端因上肢本身重量牵拉而向下移位，又因胸大肌、斜方肌、背阔肌的牵拉而向前向内移位，造成断端重叠(图 9-1)。锁骨骨折可发生于各种年龄，但多见于儿童及青壮年，约有 2/3 为儿童患者，多见于幼儿。

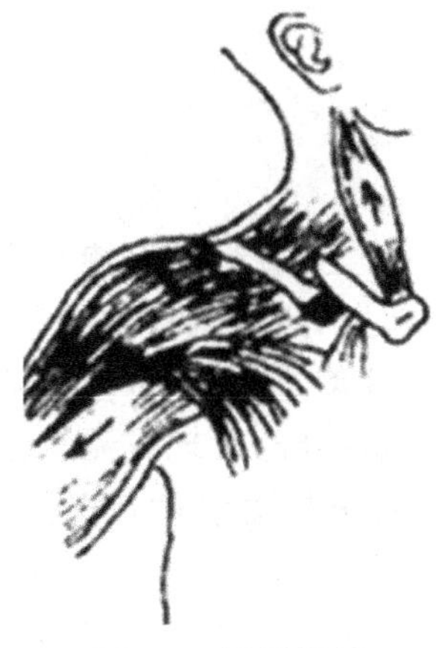

图 9-1　锁骨骨折

(二)病因

直接暴力和间接暴力均可造成锁骨骨折，但多由间接暴力所致。

(三)分类

1.横断骨折

跌倒时肩部外侧或手掌先着地，向上传导的外力经肩锁关节传至锁骨而发生骨折，以斜形或横断骨折为多。除有重叠移位,内侧段因胸锁乳突肌的牵拉向后上方移位,外侧段则由于上肢的重力和胸大肌、斜方肌、三角肌的牵拉而向前下方移位。

2.青枝骨折

幼儿骨质柔嫩而富有韧性,多发生青枝骨折。

3.粉碎性骨折

直接暴力所致者,多因棒打、撞击等外力直接作用于锁骨而造成横断或粉碎性骨折。粉碎性骨折若严重移位,骨折片向下、向内移位时刺破胸膜或肺尖,可造成气胸、血胸。

(四)临床表现

骨折后局部疼痛、肿胀明显,锁骨上、下窝变浅或消失,骨折处异常隆起,出现功能障碍,患肩下垂并向前、内倾斜。患者常以健手托着患侧肘部,以减轻上肢重力牵拉而引起的疼痛。幼儿如不愿活动上肢,穿衣伸袖时哭闹,提示有锁骨骨折。X线检查可了解骨折和移位情况。

二、治疗原则

(1)幼儿青枝骨折用三角巾悬吊即可,有移位骨折用"8"字形绷带固定1～2周。

(2)少年或成年人有移位骨折,手法复位"8"字形石膏固定。手法复位可在局麻下进行。患者坐在木凳上,双手叉腰,肩部外旋后伸挺胸,医师站于背后,一脚踏在凳上,顶在患者肩胛间区,双手握住两肩向后、向外、向上牵拉纠正移位。复位后用纱布棉垫保护腋窝,用绷带缠绕两肩在背后交叉呈"8"字形,然后用石膏绷带同样固定,使两肩固定在高度后伸、外旋和轻度外展位置。固定后即可练习握拳、伸屈肘关节及双手叉腰后伸,卧木板床休息,肩胛区可稍垫高,保持肩部后伸。3～4周后拆除。锁骨骨折复位并不难,但不易保持位置,愈合后上肢功能无影响,所以临床不强求解剖复位。

(3)锁骨骨折合并神经、血管压迫症状,畸形愈合影响功能,不愈合或少数要求解剖复位者,可切开复位内固定。

三、护理

(一)护理要点

(1)手法复位固定患者,要经常检查固定情况,既保持有效固定,又不能压迫腋窝。若发现患肢有麻木、发凉、运动障碍时,说明固定过紧,压迫血管神经,应及时调整固定。

(2)对粉碎性骨折,不必强行按压碎片使之复位,以防其刺伤肺尖及臂丛神经。对此种类型患者要严密观察呼吸及患肢运动情况,以便及时发现有无气、血胸及神经症状。

(3)术后患者要严密观察伤口渗血及末梢血液循环、感觉、运动情况,发现问题及时记录并处理。

(4)保持正常固定姿势。复位后,站立时保持挺胸提肩,卧位时应去枕仰卧于硬板床上。两肩胛间垫一窄枕,以使两肩后伸、外展,维持良好的复位位置。局部未加固定的患者,不可随便更换卧位。

(二)护理问题

有肩关节强直的可能。

(三)护理措施

(1)向患者解释功能锻炼的目的是促进气血运行,防止患肢肿胀,避免肩关节僵直,以取得患者配合。

(2)正确、适时指导患者功能锻炼。

(四)出院指导

(1)锁骨骨折复位固定后,极少发生骨折不愈合,即使复位稍差,骨折畸形愈合,也不影响上肢功能,应先向患者及家属说明情况。

(2)复位固定后即出院的患者,应告诉其保持正确姿势,早期禁止做肩前屈动作,防止骨折移位;解除外固定出院的患者,应告诉其全面练习肩关节活动的要求:首先分别练习肩关节每个方向的动作,重点练习薄弱方面如肩前屈,活动范围由小到大,次数由少到多,然后进行各方面动作的综合练习,如肩关节环转活动,两臂做“箭步云手”等。不可过于急躁,活动幅度不可过大,力量不可过猛,以免造成软组织损伤。

(3)按时用药,患者出院时将药的名称、剂量、时间、用法、注意事项,向患者介绍清楚。

(4)饮食调养,骨折早期宜进清淡可口、易消化的半流食或软食;骨折中后期,饮食宜富有营养,增加钙质、胶质和滋补肝肾食品。

(5)注意休息,保持心情愉快,勿急躁。

(王 迎)

第四节 肘关节脱位

全身大关节中,肘关节脱位的发生率相对低,约占总发病数的1/5。脱位后如不及时复位,容易导致前臂缺血性痉挛。

一、病因与脱位机制

肘关节脱位可有后脱位、外侧方脱位、内侧方脱位和前脱位,其中后脱位最常见(见图9-2),多由间接暴力所致。摔倒时前臂旋后位手掌撑地,由于肱骨滑车横轴线向外倾斜,使所传达的暴力达到肘部时转成肘外翻及前臂旋后过伸的应力,尺骨鹰嘴突在鹰嘴窝内呈杠杆作用,导致尺桡骨近端同时被推向后外侧,产生后脱位。肘前关节囊及肱前肌撕裂,后关节囊及内侧副韧带损伤,可合并肱骨内上髁骨折、正中神经和尺神经损伤。晚期可发生骨化性肌炎。

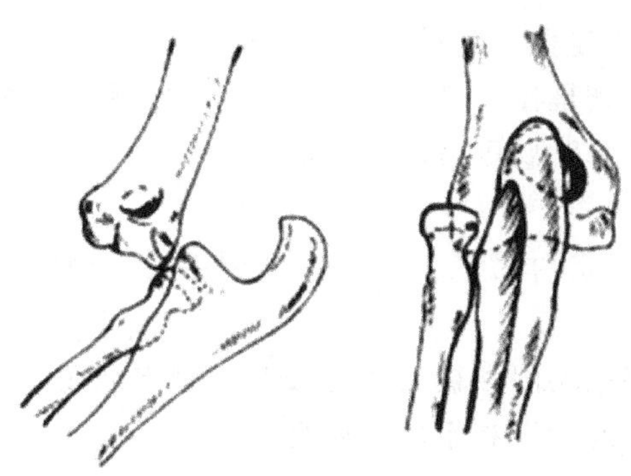

图9-2 肘关节后脱位

二、临床表现

(一)一般表现

伤后局部疼痛、肿胀、功能和活动受限。

(二)特异体征

1.畸形

肘后突,前臂短缩,肘后三角相互关系改变,鹰嘴突出内外髁,肘前皮下可触及肱骨下端。

2.弹性固定

肘处于半屈近于伸直位,屈伸活动有阻力。

3.关节窝空虚

肘后侧可触及鹰嘴的半月切迹。

(三)并发症

脱位后,由于肿胀而压迫周围神经血管。后脱位时可伤及正中神经、尺神经、肱动脉。

1.正中神经损伤

成“猿手”畸形,拇指、示指、中指感觉迟钝或消失,不能屈曲,拇指不能外展和对掌。

2.尺神经损伤

成“爪状手”畸形,表现为手部尺侧皮肤感觉消失,小鱼际及骨间肌萎缩,掌指关节过伸,拇指不能内收,其他四指不能外展及内收。

3.动脉受压

患肢血液循环障碍,表现为患肢苍白、发冷、大动脉搏动减弱或消失。

三、实验室及其他检查

X 线检查用以证实脱位及发现合并的骨折。

四、诊断要点

有外伤史,以跌倒手掌撑地最为常见,根据临床表现和 X 线检查可明确诊断。

五、治疗要点

(一)复位

一般均能通过闭合方法完成复位。助手沿畸形关节方向对前臂和上臂作牵引和反牵引,术者从肘后用双手握住肘关节,以指推压尺骨鹰嘴向前下,同时矫正侧方移位,助手在复位过程中配合维持牵引并逐渐屈肘,出现弹跳感则表示复位成功。

(二)固定

用长臂石膏或超关节夹板固定肘关节于功能位,3 周后去除固定。

(三)功能锻炼

要求主动渐进活动关节,避免超限和被动牵拉关节。固定期间,可主动伸掌、握拳、屈伸手指等,去除固定后练习肘关节屈伸旋转以利于功能恢复。

六、护理要点

(一)固定

注意观察固定的正确有效,固定期间保持肘关节的功能位,不可随意放松。

(二)保持清洁、平整

肘关节周围皮肤保持清洁,石膏夹板内衬物保持平整。

(三)指导活动

指导患者活动患侧掌指,按摩患肢,防止肌肉萎缩。

(王 迎)

第五节 肱骨干骨折

一、基础知识

(一)解剖生理

肱骨干是指肱骨外科颈下 1 cm 至肱骨髁上 2 cm 之间的部分,肱骨干中下 1/3 交界处后外侧有桡神经沟,此处骨折易损伤桡神经;肱骨中段有营养动脉穿入下行,中段以下骨折易损伤营养血管而影响骨折愈合。此外,肱骨干骨折有时也伤及由上臂经过的肱动脉、肱静脉、正中神经和尺神经。

(二)病因

直接暴力和间接暴力均可造成肱骨干骨折,肱骨干的上 1/3、中 1/3 骨质较为坚硬。该段骨折多由直接暴力引起,如棍棒打击、重物挤压和机器缠绞等,折线多为横断或粉碎。肱骨干周围有许多肌肉附着,由于肩部和上臂周围肌肉牵拉,在不同平面的骨折可造成不同方向的移位。

(三)分类

1.肱骨干上 1/3 骨折

骨折线若在胸大肌附着点以下、三角肌止点以上,则近折端受三角肌、喙肱肌、肱二头肌和肱三头肌的牵拉而向上向外移位。

2.肱骨干中 1/3 骨折

骨折线若在三角肌止点以下,近折端受三角肌牵拉向前、向外移位,远折端受肱二头肌、肱三头肌牵拉而向上移位。如患者将患肢屈肘悬于胸前,远折端将向内旋转移位。

3.肱骨干下 1/3 骨折

多为间接暴力引起,折线多为斜形或螺旋形,暴力方向、前臂和肘关节的位置不同可引起不同移位,大多都有成角移位(图 9-3)。

(四)临床表现

伤后患臂疼痛、肿胀明显、活动障碍,患肢不能抬举,局部有明显环形压痛和纵向叩击痛。检查时必须注意腕及手指的功能,以便确定是否合并有神经损伤。肱骨中下 1/3 骨折常易合并桡神经损伤，桡神经损伤后，可出现腕下垂、掌指关节不能伸直，拇指不能伸展，手背第1、2掌骨间(虎口区)皮肤感觉障碍。

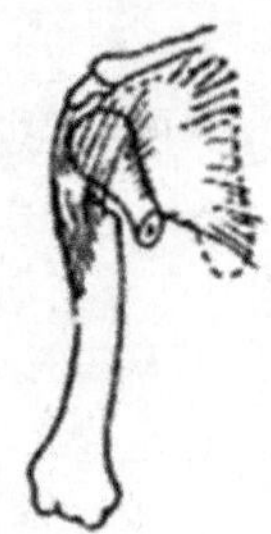
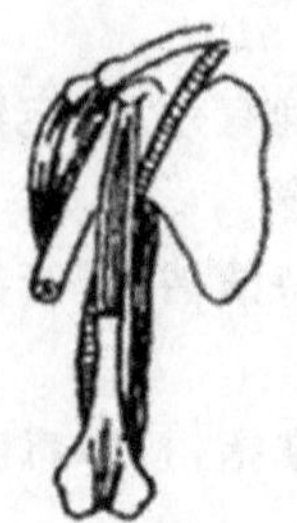

图9-3　肱骨干骨折

二、治疗原则

(一)手法复位小夹板固定

肱骨干各型骨折均可在局麻下或臂丛麻醉下行手法整复，根据X线片移位情况，分析受伤机制，采取复位手法。麻醉后，纵向牵引纠正重叠，推按骨折两断端复位，小夹板固定。长管型石膏也可固定，但限制肩、肘关节活动。若石膏过重造成骨端分离，影响骨折愈合。

(二)骨折合并桡神经损伤

骨折无移位，神经多为挫伤，用小夹板或石膏固定，观察1～3个月，神经无恢复可手术探查。骨折移位明显，桡神经有嵌入骨折断端可能。手法复位可造成神经断裂，应特别小心。手术探查神经时，同时做骨折复位内固定。晚期神经损伤多为压迫或粘连，应考虑手术治疗。

(三)开放骨折

伤势轻、无神经受损，可彻底清创，关闭伤口，闭合复位外固定，变开放伤为闭合伤。伤情重、错位多可彻底清创，探查神经、血管，同时复位固定骨折。

(四)陈旧性肱骨干骨折不愈合

肱骨干骨折无论用石膏或小夹板固定，都因肢体重量的悬吊作用很少发生重叠、旋转及成角畸形，而因牵拉过度造成延迟愈合或不愈合者则多见，用石膏固定尤为常见。治疗肱骨干骨折时，要注意骨折断端分离，早期发现及时处理。已经不愈合者，应手术内固定并植骨促进愈合。

三、护理要点

(一)非手术治疗及术前护理

(1)减轻或预防不良情绪。

(2)给予高蛋白、高热量、高维生素、含钙丰富的饮食。

(3)U形石膏托固定时可平卧。患肢以枕垫起，悬垂固定，2周内只能取坐位或半坐位。

(4)合并桡神经损伤者应注意预防皮肤溃疡。

(5)外固定期间注意观察伤肢血液循环；合并桡神经损伤者观察感觉和运动功能恢复情况；注意肱动脉、肱静脉损伤情况。如发生可出现肢端皮肤苍白、皮温低、肿胀、发绀、湿冷等。

(6)功能锻炼如下。①早、中期：骨折固定后立即进行伤臂肌肉的舒缩活动。握拳、腕伸屈及主动耸肩等动作，每天3次。②晚期：去除固定后逐渐行摆肩。肩屈伸、内收、外展、内外旋等练习。

(二)术后护理

(1)内固定术后或使用外展架固定者,宜半卧位,平卧位时患肢下垫软枕。

(2)疼痛的护理:①找出引起疼痛的原因。②手术切口疼痛可用镇痛药;缺血性疼痛及时解除压迫;感染时及时处理伤口,应用抗生素。③移动时保护患处。

(3)预防血管痉挛:进行神经修复和血管重建术后,可能出现血管痉挛,应做到以下几点:①避免一切不良刺激。②一周内应用扩血管、抗凝药物。③密切观察患肢血液循环变化。④功能锻炼。

四、健康指导

(1)注意保持功能体位。

(2)合并桡神经损伤者遵医嘱,服用神经营养药物。

(3)继续进行功能锻炼:复位固定后即可进行手指主动伸屈运动。外固定或手术内固定者,2～3 周后进行腕、肘关节的主动运动和肩关节的内收、外展运动;4～6 周后进行肩关节的旋转活动。

(4)复诊:U 形石膏固定者,肿胀消退后复诊;悬吊石膏固定 2 周后更换长臂石膏托,维持 6 周左右;伴桡神经损伤者,定期复查肌电图。

(王　迎)

第六节　肱骨髁上骨折

肱骨髁上骨折指在肱骨干与肱骨髁交界处发生的骨折。多发生于 10 岁以下儿童。易损伤神经和血管,导致前臂缺血性肌挛缩,引起爪形手畸形。

一、病因与发病机制

(一)伸直型骨折

肘关节处于过伸位跌倒时,手掌着地,暴力经前臂向上,加上身体前倾,向下产生剪式应力,尺骨鹰嘴向前的杠杆力,使肱骨干与肱骨髁交界处发生骨折。骨折远端向后上移位,近折端向前下移位,尺神经、桡神经可因肱骨髁上骨折的侧方移位受伤。

(二)屈曲型骨折

此型较少见,由间接暴力引起。跌倒时,肘关节屈曲,肘后方着地,暴力向上传导至肱骨下端,导致髁上屈曲型骨折。较少合并血管和神经损伤。

二、临床表现

肘部明显疼痛、肿胀、皮下瘀斑和功能障碍,伸直型骨折肘部向后突出,近折端向前移,并处于半屈位。局部明显压痛,有骨摩擦音及假关节活动,与肘关节脱位相比,肘后三角关系正常。如果合并有正中神经、尺神经、桡神经、肱动脉损伤,则出现前臂和手相应的神经支配区的感觉减弱或消失,以及相应的功能障碍。如复位不当可致肘内翻畸形。

三、实验室及其他检查

肘部正、侧位X线摄片可以明确骨折部位、类型、移位方向，为选择治疗方法提供依据。

四、诊断要点

根据X线片和受伤病史可以明确诊断。

五、治疗要点

(一)手法复位外固定

若受伤时间短，血液循环良好，局部肿胀不明显者，可行手法复位后外固定。给予局部麻醉或臂丛神经阻滞麻醉。在持续牵引下，行手法复位，使患肢肘关节屈曲60°～90°给予后侧石膏托固定4～5周，X线摄片证实骨折愈合良好，即可拆除石膏。

(二)持续牵引

对于手法复位不成功，受伤时间较长，肢体肿胀明显者，可行尺骨鹰嘴牵引，牵引重量1～2 kg，牵引时间控制在4～6周。

(三)手术复位

对于骨折移位严重，手法复位失败，有神经、血管损伤者，采取手术复位。复位方法有经皮穿针内固定、切开复位内固定。

六、护理要点

(一)保持有效的固定

观察固定的屈曲角度，离床活动时要用三角巾悬吊患肢于胸前。发现固定体位改变时，要及时给予纠正。

(二)严密观察

重点观察患肢的血液循环、感觉、活动情况，以利于及时发现外伤后肱动脉、正中神经、尺桡神经的损伤。

(三)康复锻炼

复位固定后当天可做握拳、屈伸手指练习，1周后可做肩部主动活动，并逐渐加大运动幅度。3周后去除外固定，可做腕、肘、肩部的屈伸练习。伸直型骨折注意恢复屈曲活动，屈曲型骨折注意恢复增加伸展活动。

(吕　涛)

第七节　尺桡骨干双骨折

尺桡骨干双骨折可由直接暴力、间接暴力、扭转暴力引起，青少年多见，占各类骨折的6%。

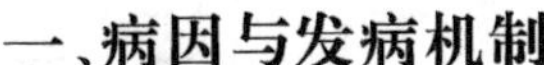

一、病因与发病机制

(一)直接暴力

重物打击、机器或车轮的直接碾压,导致同一平面的横形或粉碎性骨折。

(二)间接暴力

跌倒时手掌着地,暴力通过腕关节向上传导,暴力作用首先使桡骨骨折。若暴力较强,则通过骨间膜向内下方传导,可引起低位尺骨斜形骨折。

(三)扭转暴力

跌倒时前臂旋转、手掌着地,或手遭受机器扭转暴力,导致不同平面的尺桡骨螺旋形骨折或斜形骨折。可并发软组织撕裂、神经血管损伤,或合并他处骨折。

二、临床表现

伤侧前臂出现疼痛、肿胀、成角畸形及功能障碍,主要不能进行旋转活动。局部明显压痛,严重者出现剧痛、患肢肿胀、手指屈曲。可扪及骨折端、骨摩擦感及假关节活动。听诊骨传导音减弱或消失。严重者可发生骨筋膜室综合征。

三、实验室及其他检查

正位及侧位X线片可见骨折的部位、类型及移位方向,及是否合并有桡骨头脱位或尺骨小头脱位。

四、诊断要点

可依据临床检查、X线正侧位片确诊。

五、治疗要点

(一)手法复位外固定

可在局部麻醉或臂丛神经阻滞麻醉下进行,重点是矫正旋转移位,恢复骨膜紧张度,紧张的骨间膜牵动骨折端复位。复位成功后,用小夹板或石膏托固定。

(二)切开复位内固定

不稳定骨折或手法复位失败者倾向于切开复位,用螺钉钢板或髓内针内固定术治疗。

六、护理要点

(一)保持有效的固定

注意观察石膏或夹板是否有松动和移位。

(二)维持患肢良好血液循环

术后抬高患肢,观察患肢皮肤的颜色、温度、有无肿胀及桡动脉搏动情况。如出现剧痛,手部皮肤苍白、发凉、麻木,被动伸指疼痛,桡动脉搏动减弱或消失等表现时,提示骨筋膜室综合征的发生。如有缺血表现,立即通知医师处理。

(三)康复锻炼

术后2周开始练习手指屈伸活动和腕关节活动。4周后开始练习肘、肩关节活动。8～10周后X线片证实骨折愈合后,可进行前臂旋转活动。

(王 迎)

第八节 桡骨远端骨折

桡骨远端骨折(Colles 骨折)指距桡骨远端关节面 3 cm 内的骨折,占全身骨折的6.7%~11%,多见于有骨质疏松的中老年人。

一、病因与发病机制

多由间接暴力引起,跌倒时腕关节通常处于背伸位、手掌着地、前臂旋前,应力由手掌传导到桡骨下端发生骨折。骨折远端向背侧及桡侧移位。

二、临床表现

骨折部疼痛、肿胀,可出现典型畸形,由于骨折远端向背侧移位,侧面看呈"银叉"畸形,骨折远端向桡侧移位,并有缩短桡骨茎突上移畸形,正面看呈"枪刺刀样"畸形(见图 9-4)。检查局部压痛明显,腕关节活动障碍,皮下出现瘀斑。

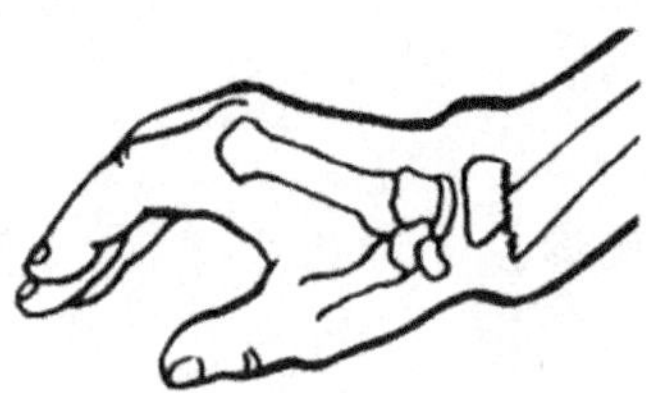

图 9-4 骨折后典型移位

三、实验室及其他检查

X线片可见骨折端移位表现:桡骨远骨折端向背侧移位,远端向桡侧移位,骨折端向掌侧成角。可同时有下尺桡关节脱位及尺骨茎突撕脱骨折。

四、诊断要点

根据X线检查结果和受伤史可明确诊断。

五、治疗要点

(一)手法复位外固定

局部麻醉下手法复位后,用超过腕关节的小夹板固定或石膏夹板在屈腕、尺偏位固定 2 周,消肿后,腕关节中立位继续用小夹板或改用前臂管型石膏固定。

(二)切开复位内固定

严重粉碎性骨折有明显移位者,桡骨下端关节面破坏;手法复位失败,或复位后不能维持固定者，应切开复位，用松质骨螺钉或钢针固定。

六、护理要点

（一）保持有效的固定

骨折复位固定后不可随意移动位置，注意维持骨折远端旋前、掌曲、尺偏位。避免腕关节旋后或旋前。肿胀消除后要及时调整石膏或夹板的松紧度。

（二）密切观察患肢血液循环情况

如有无腕部肿胀、疼痛、颜色异常、皮温降低等。

（三）康复锻炼

复位当天或手术后次日可做肩部的前后摆动练习，2～3 天后可做肩肘部的主动活动。2～3 周后可进行手和腕部的抗阻力练习。后期做腕部的主动屈伸练习和前臂的旋前、旋后牵引练习。

（王　迎）

第九节　急性腰扭伤

一、概述

急性腰扭伤是腰部肌肉、筋膜、韧带、椎间小关节及腰骶关节的急性损伤，多系突然遭受间接外力所致。俗称“闪腰”“岔气”，损伤可使腰部肌肉、筋膜、韧带、关节囊等组织，受到过度牵拉、扭转，甚至撕裂。急性腰扭伤临床常见于急性腰肌筋膜损伤、急性腰部韧带损伤和急性腰椎后关节紊乱等。其临床表现为受伤后腰部立即出现剧烈疼痛，疼痛为持续性，休息后可减轻但不能消除，咳嗽、打喷嚏、用力大便时可使疼痛加剧，腰部不能挺直，行走不便；严重者卧床不起，辗转困难，压痛明显，压痛最明显的部位即多为损伤之处。

二、治疗原则

（一）其他治疗

手法治疗、针灸治疗、局部注射治疗。

（二）物理治疗

磁疗、TDP 照射、中药离子导入。

（三）药物治疗

活血化瘀、理气止痛、消炎止痛。

（四）康复治疗

加强腰背肌功能锻炼。

三、护理措施

（一）心理护理

协助患者做好各项生活所需，介绍本病的有关知识、治疗方法及康复的过程，解除思想顾虑，增加患者战胜疾病的信心。

(二)休息

绝对卧硬板床休息 1～2 周,以减轻疼痛,缓解肌肉痉挛,防止继续损伤。

(三)疼痛

观察患者疼痛的性质、部位、发作时间、发作规律,伴随症状及诱发因素评估疼痛程度,及时正确应用药物,观察用药的反应,消除患者疼痛。

(四)预防感染

局部封闭时,保持针眼处干燥清洁,防止感染。

(五)健康教育

患者掌握正确的劳动姿势,如扛、抬重物时,要尽量让胸部挺直,提重物时,应取半蹲位,使物体尽量贴近身体,在做扛、抬、搬、提等体力劳动时,应佩戴腰围。

(六)加强腰背肌功能锻炼

治疗 2 周后指导患者做功能锻炼。

1.燕飞式

取俯卧位,两手后伸,把上身和两腿同时后伸抬起,膝部不能弯曲,尽量在一种姿势下维持一段时间约半分钟,每天 2 次,每次 5～10 分钟,不疲劳为度。

2.拱桥式

取仰卧位,以头、双肘、双足为着力点,用力将躯干和下肢离开床面做过伸锻炼,维持 1 分钟,每天 2～3 次,每次 5～10 分钟。

四、出院指导

(1)掌握日常生活中扛、抬、搬、提的正确姿势,保护腰部,减少慢性腰部损伤的发生。

(2)佩戴腰围 1 个月。

(3)继续腰背肌锻炼。

(4)加强营养,增强机体抵抗力,根据患者不同体质进行饮食调护。一般患者可食核桃、山芋肉、黑芝麻等补肾之品;阳虚者嘱其多食温补之品,如羊肉、狗肉、鳝鱼、桂圆等;肝肾阴虚者可嘱其多食滋补肝肾之品,如山药、鸭肉、牛肉、百合、枸杞子等。

(王　迎)

第十节　髋关节脱位

一、基础知识

(一)解剖生理

髋关节由股骨头和髋臼构成,股骨头呈球形,约占圆球的 2/3,股骨头的方向朝向上、内、前方;髋臼为半球形,深而大,能容纳股骨头的大部分,属杵臼关节,其关节面部分是马蹄形,覆以关节软骨,周围有坚强的韧带及肌肉保护,结构稳固,脱位的发生率较低。髋关节是全身最深最大的关节，也是最完善的球窝关节（杵臼关节），髋关节位于全身的中间部分，其主要功能是负重和维持相当大范围的活动。因此，髋关节的特点是稳定、有力而灵活，当髋部损伤时，以上功能就会丧失或减弱。

（二）病因

髋关节脱位多由强大的外力作用导致，且致伤暴力多为杠杆暴力、传导暴力、旋扭暴力等间接暴力。

（三）分类

按股骨头脱位后的位置可分为后脱位、前脱位和中心脱位，其中后脱位最为常见。当髋关节屈曲或屈曲内收时，暴力从膝部向髋部冲击，使股骨头穿出后关节囊；或者在弯腰工作时，重物砸于腰骶部，使股骨头向后冲破关节囊，造成髋关节后脱位。

（四）临床表现和诊断

1.症状

患侧髋关节疼痛，主动活动功能丧失，被动活动时引起剧痛。

2.体征

患侧下肢呈屈曲、内收、内旋和短缩畸形，臀后隆起，可触及脱位的股骨头。

3.X 线检查

可了解脱位及有无合并髋臼或股骨头骨折。

二、治疗原则

（一）复位

1.手法复位

在全麻或腰麻下进行手法复位，力争在 24 小时内复位，常用的复位方法有提拉法和旋转法。

2.手术复位

对闭合复位失败者应采用手术切开复位加内固定。

（二）固定

复位后置下肢于外展中立位，皮肤牵引 3～4 周。

（三）功能锻炼

制动早期，应鼓励患者进行患肢肌肉等长收缩锻炼，以后逐步开始关节的各方向活动锻炼。

三、护理

（一）护理问题

(1)肿胀。

(2)疼痛。

(3)有患肢感觉运动异常的可能。

(4)有患肢血液循环障碍的可能。

(5)有发生意外的可能。

(6)有髋关节再脱位的可能。

(7)知识缺乏：缺乏有关功能锻炼的知识。

(二)护理措施

(1)髋关节前脱位尤其是前上方脱位时,股骨头可挤压致损伤股动脉、静脉,所以应密切观察患肢末梢血液循环情况。

(2)当股骨头后脱位时,易顶撞、牵拉或挤夹坐骨神经,因此,应注意观察患肢感觉、运动情况。

(3)经常观察患肢髋部畸形是否消失,两下肢是否等长,预防发生再脱位。

(4)如进行切开复位者,应注意观察伤口渗血情况,如渗血较多,应及时更换敷料。同时应严密观察生命体征的变化,为治疗提供依据。

(5)固定开始即嘱患者做股四头肌的收缩运动,加强功能锻炼,并经常督促检查,使其积极配合。

(6)保持有效的牵引固定,防止再脱位。

(7)牵引固定期间,应指导患者进行股四头肌等长收缩,同时,可配合手指推拿髌骨的锻炼,以防膝关节僵硬。

(8)解除固定后,指导患者进行髋关节自主功能锻炼并按摩活筋,可持拐下床行走,但不宜过早负重。

(三)出院指导

(1)继续加强髋关节功能锻炼,以促使关节早日恢复正常活动度。

(2)股骨头脱位后有发生缺血性坏死的可能,因此患肢不宜过早负重。3 个月后拍片复查,证实股骨头血液循环良好,再逐渐负重行走。

(3)不能从事站立和过多行走的工作,5 年内应定期拍 X 线片复查,如发现有股骨头无菌性坏死或骨性关节炎征象,应尽早接受治疗。

(王　迎)

第十一节　膝关节脱位

膝关节脱位在中医中无相应病名,膝关节外伤性脱位不多见,但损伤的严重程度和涉及组织之广,居各类关节损伤之首。近年其发病率有明显增长趋势,多由高能量创伤所致。

膝关节是人体最复杂的关节,其骨性结构由股骨远端、胫骨近端和髌骨构成。膝关节缺乏球与窝,仅胫骨内、外髁关节面轻度凹陷。缺乏骨结构的自然稳定性,关节的稳定主要靠周围软组织来维持。

膝关节囊宽阔松弛,各部厚薄不一,周围有许多韧带。主要有前方的髌韧带,两侧的胫侧副韧带及腓侧副韧带,可防止膝关节向前及侧方移动。关节腔内有前、后交叉韧带,可防止胫骨的前、后移位。膝部前方有股四头肌,外侧有股二头肌,髂胫束止于腓骨小头等,其中尤以股四头肌及内侧韧带对稳定膝关节起重要作用(图 9-5)。

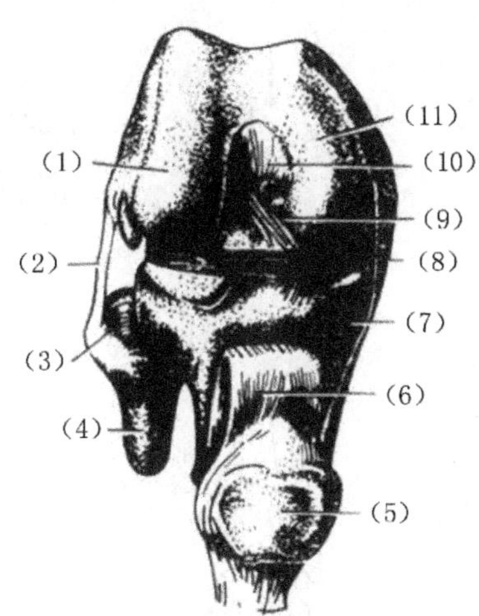

(1)外侧髁;(2)腓侧副韧带;(3)腓骨头韧带;(4)腓骨;(5)髌骨;(6)髌韧带;
(7)胫侧副韧带;(8)膝横韧带;(9)前交叉韧带;(10)后交叉韧带;(11)内侧髁

图 9-5 膝关节及其周围结构

膝关节后方的腘窝内,由浅入深走行有胫神经、腘静脉及腘动脉,在膝关节脱位时,上述血管神经有可能受到损伤。

膝关节的稳定性,主要依靠关节周围坚强的软组织来维持,在遭受强大暴力发生脱位时,可并发关节周围软组织损伤,甚至出现骨折及血管神经损伤。当合并腘动脉损伤时,若诊治不当,有导致下肢截肢的危险,必须高度重视。

一、病因病机

膝关节脱位多由强大的直接暴力或间接暴力引起,以直接暴力居多。如从高处跌下、车祸、塌方等暴力直接撞击股骨下端或胫骨上端而致脱位。

(一)脱位类型

如图 9-6 所示。

1.前脱位

膝关节屈曲时,外力由前方作用于股骨下端,或外力由后向前作用于胫骨上端,使胫骨向前移位。

2.后脱位

当屈膝时,暴力由前向后作用于胫骨上端,使其向后移位。这类脱位较少见,但损伤极为严重。由于膝关节内侧关节囊与内侧副韧带和胫骨、股骨内侧紧密相连,故有限制后脱位的作用,另外,伸膝装置也有同样的限制作用。故膝关节后脱位时,必然合并严重的交叉韧带、内侧副韧带、内侧关节囊的撕裂伤,并可能发生肌腱断裂及髌骨撕脱骨折。同时,也常并发腓总神经损伤。

3.外侧脱位

强大外翻暴力或外力直接由外侧作用于股骨下端,而使胫骨向外侧移位。

4.内侧脱位

强大外力由外侧作用于胫腓骨上端,使胫骨向内侧脱位。

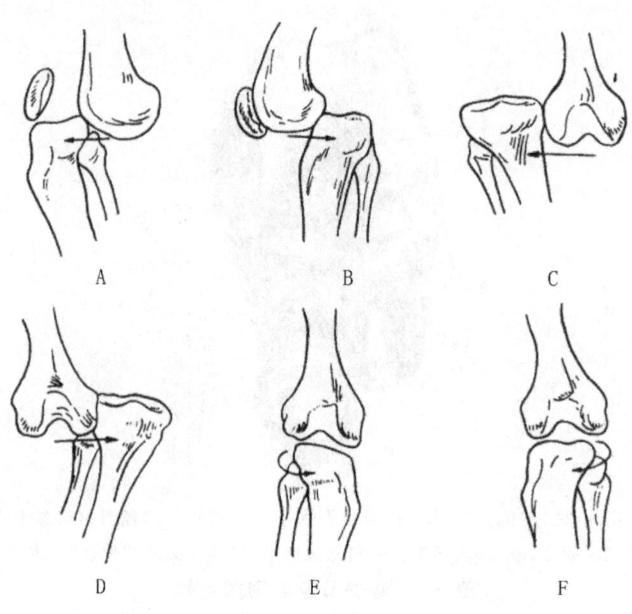

图 9-6 膝关节脱位

A.前脱位;B.后脱位;C.外侧脱位;D.内侧脱位;E、F.旋转脱位

5.旋转脱位

为旋转暴力所引起,多发生在膝关节微屈位,小腿固定,股骨头发生旋转,迫使膝关节承受扭转压力而产生膝关节旋转脱位。这种旋转脱位可因位置不同分为前内、前外、后内、后外 4 种类型,以向后外侧脱位居多。

(二)并发症

1.关节囊损伤

关节脱位时,多伴有关节囊撕裂。如外侧脱位时,关节囊及内侧副韧带断裂后嵌入关节内,可造成手法复位困难。后外侧旋转脱位时,股骨外髁可被关节囊纽扣状裂口卡住影响复位。

2.韧带损伤

可见有前、后交叉韧带,内、外侧副韧带,髌韧带的损伤,这些韧带损伤可单独发生,也可合并出现。韧带损伤后,影响关节的稳定性。

3.肌腱损伤

脱位时,膝关节周围肌腱,如腘绳肌、腓肠肌、股四头肌、腘肌等会有不同程度损伤。

4.骨折

(1)肌腱、韧带附着部的撕脱骨折。如胫骨结节、胫骨髁间嵴、股骨髁、胫骨髁撕脱骨折。

(2)挤压骨折。如内、外侧脱位时,合并对侧胫骨平台挤压骨折。

5.半月板损伤

脱位时,可合并内外侧半月板不同程度损伤。

6.血管损伤

脱位后可造成腘动脉、静脉的损伤,轻者为血管受压狭窄,供血下降;重则血管内膜撕裂形成动脉栓塞,引起肢端缺血坏死,甚至动脉断裂,膝以下组织血供中断,腘窝部大量出血而形成巨大血肿,出血后向下流入小腿筋膜间隔,加重膝以下缺血,处理不及时,可导致肢体坏死而截肢。

7.神经损伤

脱位后,神经受压迫或牵拉,重者出现挫伤及撕裂伤。神经损伤后,出现支配区肌肉运动及皮肤感觉功能障碍。

二、诊断要点

(一)症状体征

有严重外伤史,伤后膝关节剧烈疼痛、肿胀、功能丧失。不全脱位者,由于胫骨平台和股骨髁之间不易交锁,脱位后常自行复位而没有畸形。完全脱位者,患膝明显畸形,下肢缩短,筋肉在膝部松软堆积,可出现侧方活动与弹性固定,在患膝的前、后或侧方可摸到脱出的胫骨上端与股骨下端。

前、后交叉韧带断裂时,抽屉试验阳性;内外侧副韧带断裂时,侧向试验阳性。值得注意的是,韧带损伤早期难以做出正确判断,因脱位早期关节肿痛,肌肉紧张,影响上述检查结果的真实性。如有血管损伤迹象时,上述试验被视为禁忌,可在病情稳定或闭合复位数天后复查。

血管损伤的主要体征是足背动脉、胫后动脉无搏动,足部温度降低,小腿与足趾苍白,足趾感觉减退,腘部进行性肿胀。即使足部动脉可触及和足部温暖,绝不能排除血管损伤,足趾感觉消失是明确的缺血征象。此外,膝以下虽温暖,但动脉搏动持续消失,亦有动脉损伤的可能。

腓总神经损伤时,可见胫前肌麻痹,足下垂,踝及足趾背伸无力,小腿与足背前外侧皮肤感觉减弱或消失。注意区分神经本身损伤和缺血所致损伤。

(二)辅助检查

1.X 线片检查

膝关节正、侧位片可明确脱位的类型及有无骨折。

2.CT、MRI 检查

CT 对股骨髁、胫骨髁间嵴、胫前平台骨折的显示优于 X 线平片,有时可发现 X 线片上表现不明显的骨折。MRI 对韧带及半月板损伤诊断有帮助。

3.关节镜检查

可在直视下了解前后交叉韧带、关节囊及半月板的损伤情况。

4.多普勒及血管造影

当有血管损伤征象时,需要血管超声多普勒或动脉造影检查。有专家建议,对前、后交叉韧带同时断裂的脱位,无论有无真正的脱位表现,均应行多普勒和动脉造影,尤其是后脱位患者,至少先做多普勒检查,必要时再进一步进行动脉造影,以免造成不可挽救的后果。

5.肌电图检查

有神经损伤者,肌电图检查可进一步了解神经损伤的具体情况。

三、治疗方法

(一)整复固定方法

1.手法复位外固定

膝关节脱位属急症,一旦确诊,应在充分麻醉下及早手法复位。

(1)整复方法:患者取仰卧位,一助手用双手握住患侧大腿,另一助手握住患侧踝部及小腿做对抗牵引,保持膝关节半屈伸位置。术者用双手按脱位的相反方向推挤或提托股骨下端与胫骨上端，如有入臼声，畸形消失，即表明已复位。复位后，将膝关节轻柔屈伸数次，检查关节间是否完全吻合，并可理顺被卷入关节间的关节囊、韧带和移位的半月板。

(2)固定方法：脱位整复后，可用长腿石膏托将膝关节固定在20°～30°中立位，固定6～8周。禁止伸直位固定，以免加重血管神经损伤。适当抬高患肢，以利消肿。外固定期间应注意观察伤肢肿胀情况及外固定松紧、位置，及时调整。注意观察患肢末梢血运、感觉、运动功能，发现异常，及时处理。

2.手术治疗

(1)适应证：①韧带、肌腱或关节囊嵌顿，手法难以复位者。②严重半月板损伤者。③合并骨折、韧带、血管及神经损伤者。

(2)手术方法：①切开复位，将关节囊纽扣状裂口纵向延长，使股骨髁还纳，同时修复关节囊、韧带、肌腱，清理关节内软骨碎屑，对严重损伤的半月板给予修复。②切开复位内固定，合并髁部骨折者，应及时手术撬起塌陷的髁部，并以螺栓、拉力螺钉或特制的"T"形钢板固定，否则骨性结构紊乱带来的关节不稳定将在后期给患者造成严重后遗症。③韧带修复、重建，需掌握修复的时机和范围。全面的韧带修复，只有在肯定无血管合并症时才可在急性期进行。如有血管损伤或血运障碍，不应在急性期修复，可进行二期修复或重建。④血管探查及修复术，有血管损伤时，应毫不迟疑地进行手术探查、修复，不能只切除腘动脉血栓或结扎动脉，否则有肢体坏死而截肢可能。目前主张利用大隐静脉修复腘动脉，同时处理损伤的腘静脉，并同期进行筋膜切开术。⑤神经探查及修复术，一般不必立即处理，在血运改善后神经功能随之改善者，可继续观察治疗，3个月后如无恢复，可进行二期手术探查、修复。对确有神经撕裂者，则应及早修复。

(二)药物治疗

初期以活血化瘀，消肿止痛为主，服用桃红四物汤加牛膝、延胡索、川楝子、泽泻、茯苓或跌打丸等；中后期选用强筋壮骨的正骨紫金丹或健步虎潜丸。脱位整复后，早期可外敷消肿止痛膏；中期可用消肿活血汤外洗以活血舒筋；后期可用苏木煎熏洗以利关节。若有神经损伤，早期内服药中可加全虫、白芷；后期宜益气通络，祛风壮筋，服用黄芪桂枝五物汤加续断、五加皮、桑寄生、牛膝、全虫、僵蚕、制马钱子等。

(三)功能康复

复位固定后，即可做股四头肌舒缩及踝、趾关节屈伸练习。4～6周后，可在外固定下，进行扶双拐不负重步行锻炼，8周后可解除外固定。先在床上练习膝关节屈伸，待股四头肌力量恢复及膝关节屈伸活动等稳定以后，才可逐步负重行走。

四、术后康复及护理

康复有赖于手术执行的情况和外伤的程度。在伤后3～5天进行关节内修复和重建关节结构时，如果固定时间长于3～5天，可能会产生严重的关节纤维化。在非手术治疗时，仅靠物理治疗的方法难以恢复关节活动度，应该直接在麻醉下进行手法活动。不同的手术设计需要不同的康复手段，早期的PCL修复术可在铰链膝支架保护下很快恢复关节活动度，这样下一阶段的ACL重建通常可在6周内进行。当进行急性手术时，PCL重建需进行早期积极的关节活动练习，密切观察患者以确保能完全伸直且屈曲度逐渐改进。不推荐在PCL重建后用缓慢的活动度练习手段，且对于行急性或亚急性膝关节脱位的重建是不适合的。必须制定积极的关节活动度练习，但在任何进行自体同侧中1/3髌腱重建时，均需要严密监测。 (王　迎)

第十二节 膝关节交叉韧带损伤

一、概述

交叉韧带位于膝关节内，分为前交叉韧带和后交叉韧带。与内外侧副韧带和关节囊韧带共同构成关节囊网，成为维持关节稳定的基本结构。前交叉韧带自胫骨前窝斜向外后上方，止于股骨外髁内侧面的后部。后交叉韧带自胫骨髁间后窝斜向内前上方，止于股骨内髁的外侧面，交叉韧带损伤是指交叉韧带的连续性、完整性的破坏和中断。

二、治疗原则

(一)非手术治疗

适应于交叉韧带部分断裂、超限拉长的患者，主要采取石膏固定，肌力练习。

(二)手术治疗

手术治疗包括交叉韧带修补缝合、紧缩、重建和移植。

三、护理措施

(一)体位

协助患者取舒适卧位。

(二)入院评估

了解生活习惯，详细询问病史，做好记录。

(三)石膏固定者的病情观察

单纯石膏固定者，固定膝关节于伸直位置后，密切观察伤肢末梢血液循环、活动、感觉、运动。观察石膏的松紧度是否合适，遇有伤肢末梢发凉、颜色发紫及足部肿胀明显时，报告医师，做好处理。

(四)加压包扎者的病情观察

指导行手术治疗患者练习在床上大小便。抬高患肢，密切观察患肢的血液循环、活动、感觉情况。观察伤口渗血以及引流管通畅情况。加压包扎者观察包扎伤口绷带的松紧度是否合适，避免过紧时引起下肢肿胀，影响血液循环，或造成腓总神经损伤。

四、功能锻炼

石膏干燥后应指导石膏固定者行股四头肌的收缩锻炼和踝关节的屈伸锻炼。主动股四头肌、腘绳肌的收缩锻炼，每天 2 次，每次 5～10 分钟。伤口愈合后，被动做患肢髌骨的推移训练，每天2 次，每次 5～10 分钟。膝关节活动度在 2 周内逐渐至 60°～90°。

五、出院指导

(1)告知功能锻炼的重要性，取得患者配合，积极坚持行被动屈伸练习。

(2)指导患者正确的步态,正确的扶拐,扶单拐时,健侧扶拐。

(3)石膏、支具固定的患者应根据医嘱,复查调整。

(4)整个锻炼过程应循序渐进,不可过度。

(王　迎)

第十三节　股骨颈骨折

一、基础知识

(一)解剖生理

1.内倾角

股骨颈指股骨头下至粗隆间的一段较细部,股骨颈与股骨干相交处形成夹角称颈干角,又名内倾角。正常成人颈干角为125°～135°,平均为127°,幼儿可达150°,若小于125°为髋内翻,大于135°为髋外翻。内翻时股骨颈变短,大粗隆位置升高,沿大粗隆顶端向内的水平线高于股骨头凹,内、外翻均可引起功能障碍,影响正常步态。但临床多发生髋内翻畸形,股骨颈骨折治疗时应注意恢复正常的颈干角。

2.前倾角

下肢中立位时,股骨头与股骨干还在同一冠状面上,股骨头居前,因而股骨颈向前倾斜与股骨干之冠状面形成一个夹角,称前倾角。新生儿为20°～40°,随年龄增长而逐渐减小,成人为12°～15°。股骨上端大部分为松质骨,股骨颈近乎中空。股骨头表层有0.5～1.0 cm的致密区,股骨颈内侧骨皮质最为坚厚,称股骨距。因此当股骨颈骨折进行内固定时,理想的位置是靠近内侧皮质深达股骨头表层的致密区,固定最为牢固。

3.血液供应

股骨头、颈供血较差,其主要供血来源有三。

(1)关节囊支为股骨头、颈的主要供血来源,来自由股动脉发出的旋股内动脉,分成上、下干骺端动脉,分别于上、下方距股骨头软骨缘下0.5 cm处,经关节囊进入股骨头,彼此交通形成血管网。

(2)网韧带支来自闭孔动脉的髋臼支,沿圆韧带进入股骨头,供血范围较小,仅供股骨头内下方不到1/3的范围,但为儿童生长期的重要血供来源。

(3)骨干营养支在儿童期不穿过骺板,在成年一般也只达股骨颈,仅小部分与关节囊支有吻合,故当股骨颈骨折或股骨头脱位时,均可损伤关节囊支和圆韧带支而影响血液供应,导致骨折愈合迟缓或不愈合,甚或发生股骨头缺血性坏死。

(二)病因

股骨颈骨折多发于老人,平均年龄在60岁以上。由于老人肾气衰弱,股骨颈骨质疏松、脆弱,不需太大外力即可造成骨折。骨折多为间接外力引起,如平地滑倒,大粗隆部着地;或下肢于固定情况下,躯体猛烈扭转;或自高坠下足跟着地时沿股骨纵轴的冲击应力,均可引起股骨颈骨折。而青壮年的股骨颈骨折,多由严重损伤引起,如工、农业和交通事故,或由高处跌坠等引起,偶有因过量负重、行走过久而引起的疲劳性骨折。

(三)分型

股骨颈骨折,从不同方面有多种分型方法,而正确的分型对指导治疗和预后都有很重要的意义。

(1)按外力作用方向和损伤机制,可分为内收型和外展型:①内收型骨折骨折移位大时,将严重损伤关节囊血管,使骨折愈合迟缓,股骨头缺血坏死率增高。②外展型骨折骨折比较稳定,血液循环破坏少,愈合率高,预后较好。

(2)按骨折移位程度,分为有移位型骨折和无移位型骨折。

(3)按骨折部位,可分为头下型、颈型和基底型三种,以颈型最多,头下型次之,基底型多见于儿童。前两型骨折部位均在关节囊内,故又称囊内骨折;后一型的骨折部位在关节囊外,故又称囊外骨折。

(4)按骨折线倾斜度可分为稳定型和不稳定型。

(5)按骨折时间可分为新鲜型和陈旧型,一般以骨折在三周以内者为新鲜性骨折,若骨折后由于某种原因失治或误治,超过三周者为陈旧性骨折。

除以上各型外,还有因负重过度、长久行走而引起的股骨颈疲劳性骨折。

(四)临床表现

1.肢体功能障碍

虽因不同类型而有很大差异,但都有程度不等的功能受限。无移位的线形或嵌插型骨折,伤后尚可站立或勉强行走,特别是疲劳性骨折,能坚持较长时间的劳动。

2.肿胀

在不同类型的股骨颈骨折中,差异很大。关节囊内骨折多无明显肿胀和瘀斑,有些可在腹股沟中点出现小片瘀斑。外展嵌插型骨折也无明显肿胀,股骨颈基底部骨折多有明显肿胀,甚或可沿内收肌向下出现大片淤血斑。

3.畸形

在不同类型的股骨颈骨折中,差异很大。无移位骨折,外展嵌插型骨折和疲劳性骨折的早期,均无明显畸形。而有移位的内收型骨折和股骨颈基底部骨折,多有明显畸形。

4.疼痛

腹股沟中点部的压痛,大粗隆部的叩击痛,沿肢体纵轴的推、顶、叩击、扭旋等的疼痛和大腿滚动试验阳性,为股骨颈骨折所共有。

二、治疗原则

(一)新鲜股骨颈骨折的治疗

1.无移位或外展嵌插型骨折

无须整复,卧床休息和限制活动即可。患肢外展30°,膝下垫枕使髋、膝关节屈曲30°～40°位,大粗隆部外贴止痛膏,挤砖法固定维持体位。也可于上述体位下采用皮肤牵引,以对抗肌肉收缩,预防骨折移位。一般牵引6～8周,骨折愈合后,可扶拐下床进行不负重活动。

2.内收型股骨颈骨折

临床上最多见的一种,治疗比较困难,不愈合率和股骨头坏死率也较高。为提高治愈率,减少并发症,在全身情况允许的情况下,应尽早整复固定,常用的固定方法为经皮进行三根鳞纹钉内固定。术后置患肢于外展30°中立位,膝关节微屈,膝下垫软枕或其他软物,固定3～4周,可下床扶拐不负重行走。

(二)陈旧性股骨颈骨折的治疗

可根据不同情况,采取下述方法处理。

(1)骨折时间在1个月左右,可先用胫骨结节或皮肤牵引,1周后拍X线片检查。若仍未完成复位者,可实行“牵拉推挤内旋外展”手法复位。复位后进行鳞纹针经皮内固定,4周后可扶拐下床不负重活动。

(2)骨折时间在2～3个月者,可进行股骨髁上牵引,1～2周拍X线片检查。若复位仍不满意者,可辅以手法矫正残余错位,然后进行鳞纹针固定术,3～4周后扶拐下床不负重活动。

(3)若骨折日久,折端上移,吸收均较严重,骨折不易愈合并有股骨头坏死的可能者,或陈旧性股骨颈骨折不愈合者,可以采用鳞纹针固定加股骨颈植骨手术。植骨方法多采用带肌蒂骨瓣或带血管蒂骨瓣,如股方肌骨瓣移植或带旋髂深血管的髂骨瓣移植较为常用,以改善局部血供,有利于骨折愈合和股骨头复活。

三、护理

(一)护理要点

(1)股骨颈骨折多见于老年人,感觉及反应都比较迟钝,生活能力低下,并且有不少老年人合并有其他疾病,如心脏病、高血压、糖尿病、脑血栓、偏瘫、失语、大小便失禁、气管炎、哮喘等。因此,护理人员首先应细致地观察、了解病情,给予及时适当的治疗和护理,同时要加强基础护理,预防肺炎、泌尿系统感染、压疮等并发症的发生。

(2)鳞纹钉内固定术后,应严密观察患者体位摆放是否正确,正确的体位应保持患肢外展中立位,严禁侧卧、患肢内收、外旋、盘腿坐,以防鳞纹钉移位。

(3)陈旧性股骨颈骨折进行“带血管骨瓣移植术”后,4周内禁止患者坐起,以防骨瓣、血管蒂脱落。伤口置负压引流管的患者,应注意观察引流液的量、颜色、性质,以及时发现出血的速度及量,为治疗提供依据。

(二)护理问题

(1)疼痛。

(2)肿胀。

(3)应激的心理反应。

(4)有发生意外的可能。

(5)营养不良。

(6)生活自理能力下降。

(7)失眠。

(8)伤口感染。

(9)有发生并发症的可能。

(10)食欲缺乏。

(11)不能保持正确体位。

(12)功能锻炼主动性差。

(13)移植的骨瓣和血管有脱落的可能。

(14)股骨头置换有脱位的可能。

(三)护理措施

(1)一般护理措施:①创伤骨折、外固定过紧、压迫、伤口感染等均可引起疼痛,针对引起疼痛的不同原因对症处理,对疼痛严重而诊断已明确者,在局部对症处理前可应用吗啡、哌替啶等镇痛药物,减轻患者的痛苦。②适当抬高患肢,如无禁忌应尽早恢复肌肉、关节的功能锻炼,促进损伤局部血液循环,以利于静脉血液及淋巴液回流,防止、减轻或及早消除肢体肿胀。③突然的创伤刺激的较重的伤势,可能会遗留较严重的肢体功能障碍或丧失,患者会有焦虑、恐惧、忧郁、消沉、悲观失望等应激的心理反应,要有针对性地进行医疗卫生知识宣教,及时了解患者的思想情绪波动,通过谈心、聊天,有的放矢地进行心理护理。④有些骨折及老年患者合并有潜在的心脏病、高血压、糖尿病等疾病,受到疼痛刺激后,可能诱发脑血管意外、心肌梗死、心搏骤停等意外的发生,应予以密切观察,以防发生意外。⑤加强营养,提高机体的抗病能力,对严重营养缺乏的患者可从静脉补充脂肪乳剂、氨基酸、人血清蛋白等。⑥股骨颈骨折因牵引、手术或保持有效固定的被迫体位,长期不能下床,导致生活自理能力下降。应从生活上关心体贴患者,以理解宽容的态度主动与患者交往,了解生活所需,尽量满足患者的要求,并引导患者做一些力所能及的事,以助于锻炼和增强信心。同时告诫患者力所不及的事不要勉强去做,以免影响体位引起骨折错位。⑦因疼痛、恐惧、焦虑、对环境不熟悉、生活节奏被打乱等常导致患者失眠,应同情、关心、体贴患者,消除影响患者情绪的不良因素,使患者尽快适应医院环境。避免一切影响患者睡眠的不良刺激,如噪声、强光等,为患者创造一个安静舒适的优良环境,鼓励患者适当娱乐,分散患者对疾病的注意力。⑧注意观察伤口情况,伤口疼痛的性质是否改变,有无红肿、波动感。对于伤口污染或感染严重的,应根据情况拆除缝线,敞开伤口、中药外洗、抗生素湿敷等。同时定期细菌培养,合理有效使用抗生素,积极控制感染。⑨保持病室空气新鲜,温湿度适宜,定期紫外线消毒,预防感染。鼓励患者做扩胸运动、深呼吸、拍背咳痰、吹气球等,以改善肺功能,预防发生坠积性肺炎。保持床铺平整、松软、清洁、干燥、无皱褶、无渣屑。经常为患者温水擦浴,保持皮肤清洁。每天定时按摩骶尾部、膝关节、足跟等受压部位,预防压疮发生。督促患者多饮水,便后清洗会阴部,预防泌尿系统感染。多食新鲜蔬菜和水果,以防发生胃肠道感染和大便秘结。鼓励患者及早进行正确的活动锻炼,如肌肉的等长收缩、关节活动,辅以肌肉按摩,指导髌骨以及关节的被动活动,以促进血液循环、维持肌力和关节的正常活动度,以防止发生肌肉萎缩、关节僵硬、骨质疏松等并发症。

(2)老年患者胃肠功能差,常发生紊乱:损伤早期,因情绪不佳,肝失条达,横逆反胃,往往导致消化功能减弱。引导患者食素淡可口、易消化吸收的软食物,如米粥、面条、藕粉、青菜、水果等,忌食油腻或不易消化的食物,同时要注意色、香、味俱全,以提高患者食欲。深入病房与之亲切交谈,进行思想、情感上的沟通,使患者心情舒畅、精神愉快。做好口腔护理、保持口腔清洁。加强功能锻炼,在床上进行一些力所能及的活动,促进消化功能恢复。必要时,少食多餐,口服助消化的药物,以利消化。

(3)骨折整复后,要求患者保持被动体位,且时间较长,老年患者因耐受力差等因素,往往不能保持正确体位。可向患者讲解股骨颈的生理解剖位置,说明保持正确体位的重要性和非正确体位会出现的不良后果,以取得患者积极合作。患者应保持患肢外展中立位(内收型骨折外展20°～30°,外展型骨折外展15°左右即可),忌侧卧、盘腿、内收、外旋,以防鳞纹钉移位,造成不良后果。老年患者因皮下脂肪较薄,长时间以同一姿势卧床难免不适,因此应保持床铺清洁平整、干燥,硬板床上褥子应厚些,并经常按摩受压部位,同时可协助患者适当半坐位,避免时间过长,以减轻不适。抬高患肢,以利消肿止痛。必要时穿丁字鞋,两腿之间放一枕头,以防患肢外旋、内收。

(4)由于对功能锻炼的目的不甚了解,甚至误认为功能锻炼会影响骨折愈合和对位,老年患者体质差,懒于活动等因素可导致功能锻炼主动性差。向患者说明功能锻炼的目的及意义,打消思想顾虑,使其主动进行功能锻炼,配合治疗和护理。督促和指导患者功能锻炼,使其掌握正确的功能锻炼方法,如股四头肌的等长收缩,踝、趾关节的自主运动。同时应给患者经常推拿、按摩髌骨,以防肌肉萎缩,髌骨粘连,膝、踝关节强直等。功能锻炼应循序渐进,量力而行,以不感到疲劳为度。患者下床活动时,应指导患者正确使用双拐,患肢保持外展、不负重行走,2～3 个月摄 X 线片复查后,再酌情负重行走。

(5)移植的骨瓣和血管束在未愈合的情况下,如果髋关节活动度过大或患肢体位摆放不正确,均有造成脱落的可能。术后 4 周内患者保持平卧位,禁止坐起和下床活动。患肢需维持在外展 20°～30°中立位,禁止外旋、内收。术后 4～6 周后,移植的骨瓣和血管束已部分愈合,方可鼓励和帮助患者坐起并扶拐下床做不负重活动。待 3 个月后拍 X 线片检查,再酌情由轻到重进行负重行走。

(6)护理搬动方法不当、早期功能锻炼方法不正确、患者个体差异等因素均可造成所置换股骨头脱位的可能。了解患者的手术途径、关节类型,以便做好术后护理,避免关节脱位。术后应保持患肢外展中立位,必要时穿防外旋鞋,以防外旋引起脱位。搬动患者时需将髋关节及患肢整个托起,指导患者将患肢保持水平位,防止内收及屈髋,避免造成髋脱位。鼓励患者尽早进行床上功能锻炼,并使其掌握正确的功能锻炼方法,即在术后疼痛消失后,在床上锻炼股四头肌、臀肌,足跖屈、背伸等,以增强髋周围的肌肉力量,固定股骨头,避免过早进行直腿抬高活动。如发生髋关节脱位,应绝对卧床休息,制动,以防发生血管、神经损伤,然后酌情处理。

(王　迎)

第十四节　股骨干骨折

股骨干骨折是指由小转子下至股骨髁上部位骨干的骨折。

一、病因与发病机制

由强大的直接暴力或间接暴力所致,多见于 30 岁以下的男性。直接暴力可引起横形或粉碎形骨折,间接暴力多为坠落伤,可引起斜形骨折或螺旋形骨折。

二、临床表现

股骨干骨折后出血多,当高能损伤时,软组织被破坏,出血和液体外渗,肢体明显肿胀。常导致低血容量性休克。患侧肢体短缩、成角、旋转和功能障碍,可有骨擦感。如果损伤腘窝血管和神经,可出现远端肢体的血液循环、感觉、运动功能障碍。常见的并发症有低血容量性休克、脂肪栓塞综合征、深静脉血栓、创伤性关节炎等。

三、实验室及其他检查

X线正侧位摄片应包括其近端的髋关节和远端的膝关节。骨折早期进行血气监测，可监测脂肪栓塞的发生。

四、诊断要点

根据受伤史及受伤后患肢缩短、外旋畸形，X线正侧位片可明确骨折的部位和类型。

五、治疗要点

（一）儿童股骨干骨折的治疗

3岁以下儿童股骨干骨折常用Bryant架行双下肢垂直悬吊牵引。牵引重量以臀部稍悬空为宜。牵引时间为3～4周。由于儿童骨骼愈合塑形能力强，骨折断端即使重叠1～2 cm，轻度向前、外成角是可以自行纠正的。但不能有旋转畸形。

（二）成人股骨干骨折的治疗

一般采用骨牵引，持续股骨髁上或胫骨结节骨牵引，直到骨折临床愈合，一般需6～8周。牵引过程中要复查X线，了解复位情况。非手术治疗失败或合并有神经、血管损伤或伴有多发性损伤不宜卧床过久的老年人可采用切开复位内固定，钢板、螺钉、带锁髓内针固定。

六、护理要点

（一）牵引的护理

小儿垂直悬吊牵引时，经常触摸患儿足部温度、颜色及足背动脉的搏动情况，以防血液循环障碍及皮肤破损。为有效产生反牵引力，注意牵引时臀部要离开床面，两腿牵引重量要相等。成人牵引时要抬高床尾，保持牵引力方向与股骨干纵轴成直线。定期测量下肢长度和力线以保持有效牵引。骨牵引针处每天消毒，严禁去除血痂。注意检查足背伸肌功能。腓骨头处加垫软垫，以防腓总神经受损伤。防止发生压疮。

（二）功能锻炼

1.小儿骨折

炎性期卧床进行股四头肌的静力收缩。骨痂形成期，患儿从不负重行走过渡到负重行走。骨痂成熟期，由部分负重行走过渡到完全负重行走。

2.成人骨折

除疼痛减轻后进行股四头肌等长收缩外，还要练习踝关节、足关节等小关节的活动。去除外固定后，可进行行走训练，适应下床行走后，逐渐进行负重行走。

（王　迎）

第十五节　股骨粗隆间骨折

一、基础知识

(一)解剖生理

股骨粗隆间骨折也叫转子间骨折，是指发生在大小粗隆之间的骨折。股骨大粗隆呈长方形，罩于股骨颈后上部，它的后上面无任何结构附着，由直接暴力引起骨折机会较大。小粗隆在股骨干之后上内侧，在大粗隆平面之下，髂腰肌附着其上。股骨粗隆部的结构主要是骨松质，老年时变得脆而疏松，易发生骨折，其平均年龄较股骨颈骨折还要高。骨折多沿粗隆间线由外上斜向小粗隆，移位多不大。由于该部周围有丰富的肌肉层，血运丰富，且骨折的接触面大，所以容易愈合，极少发生不愈合或股骨头缺血性坏死。但复位不良或负重过早常会造成畸形愈合，较常见的为髋内翻，并由于承重线的改变，可能在后期引起患侧创伤性关节炎。

(二)病因

股骨粗隆间骨折多为间接外力损伤，好发于 65 岁以上老人，由于年老肝肾衰弱，骨质疏松变脆，关节活动不灵，应变能力较差，突遭外力身体失去平衡，仰面或侧身跌倒，患肢因过度外旋或内旋，或内翻而引起；或下肢于固定情况下，上身突然扭旋，以及跌倒时大粗隆与地面碰撞等扭旋、内翻和过伸综合伤所致。

(三)分型

股骨粗隆间骨折，根据损伤机制、骨折线的走行方向和骨折的局部情况，可分为顺粗隆间型、反粗隆间型和粉碎性骨折三种，其中顺粗隆间型骨折最为多见。根据骨折后的移位情况，可分为无移位型和移位型两种，而无移位型骨折较为少见。根据受伤时间长短，可分为新鲜性和陈旧性骨折两种。

(四)临床表现

肿胀、疼痛、功能受限，有些可沿内收大肌和阔筋膜张肌向下、后出现大片淤血斑，患肢可有程度不等的短缩，多有明显外旋畸形。X 线检查可明确骨折的类型和移位程度。

二、治疗原则

(一)无移位骨折

无须整复，只需在大粗隆部外贴接骨止痛的消定膏，患肢固定于 30°～40°外展位，或配合皮牵引。6 周左右骨折愈合后，可扶拐下床活动。

(二)顺粗隆间型骨折

手法整复，保持对位，以 5 kg 重量皮肤或胫骨结节牵引，维持患肢于 45°外展位，8 周后酌情去除牵引，扶拐下床活动。此型骨折也可用外固定器固定，固定后根据患者全身情况，2 周后下床扶拐活动，3 个月后 X 线检查骨折愈合后，去除固定。

(三)粉碎性粗隆间骨折

手法复位后以胫骨结节或皮肤牵引，维持肢体于外展 45°位 8～10 周，骨折愈合后去除牵引，扶拐下床活动。

(四)反粗隆间型骨折

手法复位后采用股骨髁上或胫骨结节牵引，以 5～8 kg 重量为宜，维持肢体于外展 45°位，固定 10 周左右，骨折愈合后去除牵引，扶拐下床活动。

(五)陈旧性粗隆间骨折

骨折时间为 1 个月左右，全身情况允许，可在麻醉下进行手法复位，用胫骨结节或股骨髁上牵引，重量为6～8 kg，维持患肢外展 45°位，6～8 周骨折愈合后，去除牵引，扶拐下床活动。

三、护理

(一)护理要点

1.股骨粗隆间骨折

多见于老年人，感觉及反应都比较迟钝，生活能力低下，并且有不少老年人合并有其他疾病，如心脏病、高血压、糖尿病、脑血栓、偏瘫、失语、大小便失禁、气管炎、哮喘。因此，护理人员首先应细致地观察、了解病情，给予及时适当的治疗和护理，同时要加强基础护理，预防肺炎、泌尿系统感染、压疮等并发症的发生。

2.牵引固定

应严密观察患者体位摆放是否正确，应保持患肢外展中立位，切忌内收，保持有效牵引。

(二)护理问题

有发生髋内翻的可能。

(三)护理措施

1.一般护理措施

(1)创伤骨折、外固定过紧、压迫、伤口感染等均可引起疼痛，针对引起疼痛的不同原因对症处理，对疼痛严重而诊断已明确者，在局部对症处理前可应用吗啡、哌替啶、布桂嗪等镇痛药物，减轻患者的痛苦。

(2)适当抬高患肢，如无禁忌应及早恢复肌肉、关节的功能锻炼，促进损伤局部血液循环，以利于静脉血液及淋巴液回流，防止、减轻或及早消除肢体肿胀。

(3)突然的创伤刺激及较重的伤势，可能会遗留较严重的肢体功能障碍或丧失，患者会有焦虑、恐惧、忧郁、消沉、悲观失望等应激的心理反应，要有针对性地进行医疗卫生知识宣教，及时了解患者的思想情绪波动，通过谈心、聊天，有的放矢地进行心理护理。

(4)有些骨折的老年患者合并有潜在的心脏病、高血压、糖尿病等疾病，受到疼痛刺激后，可能诱发脑血管意外、心肌梗死、心搏骤停等意外的发生，应予以密切观察，以防发生意外。

(5)加强营养，提高机体的抗病能力，对严重营养缺乏的患者可从静脉补充脂肪乳剂、氨基酸、人血清蛋白等。

(6)股骨粗隆间骨折因牵引、手术或保持有效固定的被迫体位，长期不能下床，导致生活自理能力下降。应从生活上关心体贴患者，以理解宽容的态度主动与患者交往，了解生活所需，尽量满足患者的要求，并引导患者做一些力所能及的事，以助于锻炼和增强信心，并告诫患者力所不及的事不要勉强去做，以免影响体位，引起骨折错位。

(7)因疼痛、恐惧、焦虑、对环境不熟悉、生活节奏被打乱等常导致患者失眠，应同情、关心、体贴患者，消除影响患者情绪的不良因素，使患者尽快适应医院环境。避免一切影响患者睡眠的不良刺激，如噪声、强光等，为患者创造一个安静舒适的优良环境，鼓励患者适当娱乐，分散患者对疾病的注意力。

(8)注意观察伤口情况，伤口疼痛的性质是否改变，有无红肿、波动感。对于伤口污染或感染严重的，应根据情况拆除缝线敞开伤口、中药外洗、抗生素湿敷等。定期细菌培养，合理有效使用抗生素，积极控制感染。

(9)保持病室空气新鲜，温湿度适宜，定期紫外线消毒，预防感染。鼓励患者做扩胸运动、深呼吸、拍背咳痰、吹气球等，以改善肺功能，预防发生坠积性肺炎。保持床铺平整、松软、清洁、干燥、无皱褶、无渣屑。经常为患者温水擦浴，保持皮肤清洁。每天定时按摩骶尾部、膝关节、足跟等受压部位，预防压疮发生。督促患者多饮水，便后清洗会阴部，预防泌尿系统感染。多食新鲜蔬菜和水果，以防发生胃肠道感染和大便秘结。鼓励患者及早进行正确的活动锻炼，如肌肉的等长收缩、关节活动，辅以肌肉按摩，指导髌骨以及关节的被动活动，以促进血液循环、维持肌力和关节的正常活动度，以防止发生肌肉萎缩、关节僵硬、骨质疏松等并发症。

2.股骨粗隆间骨折的特殊护理

(1)早期满意的整复和有效固定是防止发生髋内翻畸形的关键。因此，在整复对位后应向患者说明保持正确体位的重要性和必要性，以取得他们的配合。

(2)保持患肢外展、中立位，切忌内收，保持有效牵引，预防内收肌牵拉引起髋内翻畸形。

(3)为了防止患肢内收，应将骨盆放正，必要时进行两下肢同时外展中立位牵引，预防髋内翻畸形。

(4)牵引或外固定解除后，仍应保持患肢外展位，避免过早离拐。应在X线片检查骨折已坚固愈合后，方可弃拐负重行走。

(王　迎)

第十六节　跟腱断裂

一、概述

跟腱是由腓肠肌肌腱和比目鱼肌肌腱混合而成的，又称小腿三头肌肌腱，是人体中最坚强、肥大的肌腱。起于小腿中下1/3交界处，止于跟骨后结节中点，止点位于皮下，跟腱的功能是使足踝跖屈，后提足跟。跟腱断裂常发生于踝关节背伸位，突然用力跳跃的一瞬间。跟腱断裂是临床中常见的一种损伤，多发生于体育及文艺工作者。分为开放性和闭合性两种，开放性跟腱断裂多为锐器直接切割所造成。跟腱断裂后不能活动，继而肿胀、压痛，皮下淤血斑。

二、治疗原则

(一)非手术治疗

石膏外固定，适用于不完全性跟腱断裂；夹板固定法，治疗闭合性跟腱断裂。

(二)手术治疗

跟腱缝合术适用于新鲜的开放性或闭合性跟腱断裂。筋膜修补术适用于陈旧性跟腱断裂。

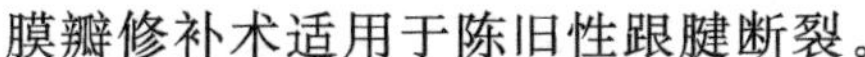

膜瓣修补术适用于陈旧性跟腱断裂。

三、护理措施

(一)密切观察病情变化

石膏固定后的患者需床头交接班,倾听患者主诉,严密观察肢体血液循环及感觉运动情况,若患者主诉局部有固定性压迫疼痛感或其他异常时,及时报告医师。

(二)患者制动

尽量不要搬动患者,若需变换体位,需用手掌托扶患肢,不可用手指抓捏,以免在石膏上形成凹陷,引起肢体压疮。

(三)石膏干固后的护理

石膏干固后脆性增加,容易断裂,翻身或改变体位时要平托石膏,力量要轻柔均匀,避免折断。术后石膏外固定者,应注意石膏内有无伤口渗血情况,如石膏内有血迹渗出并逐渐扩大,为持续出血征象,报告医师,及时处理。

(四)体位护理

前后石膏托或短腿石膏靴将患肢固定于膝关节屈曲,踝关节重力跖屈位(即自然垂足位),患肢制动6 周左右,限制踝关节的背伸活动,股四头肌等长收缩,足趾背伸和跖屈活动,每天 2～3 次,每次 5～10 分钟。

四、功能锻炼

患肢固定 6 周后去除石膏,进行踝关节背伸、跖屈和膝关节的伸屈功能锻炼,并加强股四头肌等长收缩锻炼,每天 3 次,每次 15～30 分钟;8 周后可下地行走。

五、出院指导

(1)根据医嘱告知患者复诊时间,适时解除外固定。

(2)告知患者坚持锻炼的重要性,使其能主动循序渐进地行伤肢功能锻炼。患肢固定 4 周后去除膝关节石膏进行膝关节屈的锻炼,继续加强股四头肌的等长舒缩,足趾背伸和跖屈活动,每天 3 次,每次 15～30 分钟。患肢固定 6 周后去除踝关节石膏,进行踝关节的背伸、跖屈锻炼,每天3 次,每次 15～30 分钟。被动锻炼踝关节关节时,力度适宜,禁用暴力,强度以患者能够承受为准。循序渐进,不可以操之过急。8 周后可下地行走,9 个月内禁止弹跳等剧烈活动。后期可配合中药熏洗,按摩舒筋,穿高跟鞋等促其功能恢复。

(3)根据病情,做好随访,遇有不适及时复诊。

(王　迎)

第十章
妇科护理

第一节　子宫颈炎与盆腔炎性疾病

一、急性(慢性)子宫颈炎

(一)疾病定义

子宫颈炎是妇科最常见的疾病,有急性和慢性两种。急性子宫颈炎症常与急性子宫内膜炎或急性阴道炎同时发生。临床多见慢性子宫颈炎。

(二)临床表现

1.主要症状

白带增多,白带的性质依据病原体种类、炎症的程度而有不同,可呈乳白色黏液状,或呈淡黄色脓性,或血性白带。当炎症沿宫骶韧带扩散到盆腔时,可有腰骶部疼痛、盆腔部下坠痛等。

2.体征

妇科检查时可见宫颈有不同程度的糜烂、肥大,有时质较硬,有时可见息肉、裂伤、外翻及宫颈腺囊肿。

(三)辅助检查

宫颈刮片细胞学检查:在治疗前先进行宫颈刮片细胞学检查,用于排除早期宫颈癌。

(四)评估与观察要点

1.健康史

评估是否有分娩、流产或手术损伤宫颈,是否病原体侵入而引起感染。

2.观察要点

观察白带的量和性质。是否有腰骶部疼痛。妇科检查时,观察是否有宫颈糜烂及糜烂程度、是否有宫颈息肉、宫颈肥大和宫颈腺囊肿。

3.心理-社会评估

慢性子宫颈炎病程长,白带多致外阴不舒服,心理压力大。有接触性出血的患者,因焦虑、害怕癌变而拒绝性生活。

(五)护理措施

1.心理护理

对病程较长、疾病反复不愈者给予关心并进行耐心开导,减轻和消除其心理负担,鼓励其坚持治疗。

2.物理治疗术前护理

向需要接受物理治疗的患者讲解物理治疗的目的和大致过程,使其对物理治疗有一定的了解并能配合治疗。

3.物理治疗术后护理

协助患者每天用流动的清水清洗外阴 2 次,保持外阴清洁。患者在宫颈创面痂皮脱落前,阴道有大量黄水流出,在术后 1～2 周脱痂时可有少量血水或少许流血,局部可遵医嘱用止血粉或协助医师给予患者压迫止血处理。

(六)健康指导

告知患者于两次月经干净后 3～7 天复查。让患者知道定期做妇科检查的重要性,发现宫颈炎症予以积极治疗。

二、女性盆腔炎性疾病

(一)疾病定义

盆腔炎性疾病(PID)指女性上生殖道的一组感染性疾病,主要包括子宫内膜炎、输卵管炎、输卵管卵巢脓肿、盆腔腹膜炎。炎症可局限于一个部位,也可同时累及几个部位,以输卵管炎、输卵管卵巢炎最为常见。盆腔炎性疾病多见于性活跃期、有月经的妇女,初潮前、无性生活和绝经后妇女很少发生盆腔炎性疾病,即使发生也常常是邻近器官炎症的扩散。盆腔炎性疾病若未能得到及时、彻底治疗,可导致不孕、输卵管妊娠、慢性盆腔痛、炎症反复发作,从而严重影响妇女的生殖健康,且增加家庭与社会经济负担。

(二)临床表现

1.不孕

输卵管粘连阻塞可致患者不孕。

2.异位妊娠

盆腔炎性疾病后异位妊娠发生率是正常妇女的 8～10 倍。

3.急性盆腔炎

因炎症轻重及范围大小而有不同的临床表现。发病时下腹痛伴发热,重者可有寒战、高热、头痛、食欲缺乏。患者体温升高,心率加快,腹胀,下腹部有压痛、反跳痛及肌紧张,肠鸣音减弱或消失。妇科检查可见阴道充血,并有大量脓性分泌物从宫颈口流出;穹隆有明显触痛,宫颈充血、水肿、举痛明显;宫体增大,有压痛,活动受限;子宫两侧压痛明显,若有脓肿形成则可触及包块且压痛明显。

4.慢性盆腔炎

全身症状多不明显,有时出现低热、乏力。慢性炎症形成的瘢痕粘连及盆腔充血,常引起下腹部坠胀、隐痛及腰骶部酸痛。常在劳累、月经前后、性交后加重。

(三)辅助检查

1.妇科检查

若为输卵管病变,则在子宫一侧或双侧触及呈索条状增粗的输卵管,并有轻度压痛;若为盆腔结缔组织病变,子宫常呈后倾后屈,活动受限或粘连固定。

2.实验室检查

白细胞总数及中性粒细胞数增高,血沉增快。高热时应做血培养,宫颈分泌物培养及药物敏感试验。

3.后穹隆穿刺

在脓肿形成时,如抽出脓液即可确诊。

4.超声检查

如果条件允许,还应给患者做超声检查以了解盆腔内有无包块。如有包块,看是否为脓肿。

(四)评估与观察要点

1.健康史

询问患者既往是否患有盆腔炎或邻近器官炎症(阑尾炎、腹膜炎)、是否有流产史及妇科手术史。评估患者经期卫生习惯、不洁性生活史是否早年性交、多个性伴侣、性交过频等。评估患者的生命体征,是否有下腹痛、腰骶部疼痛,疼痛的性质及程度,阴道分泌物的量及性质。

2.观察要点

妇科检查穹隆是否有明显触痛,宫颈充血、水肿、举痛明显;是否有宫体增大,有压痛,活动受限;子宫两侧压痛是否明显,若有脓肿形成则可触及包块且压痛明显。

3.心理-社会状况

评估患者有无心理问题,对疾病及治疗方法的认识及接受情况。患者家人对疾病的态度。

(五)护理措施

1.病情观察

严密观察患者生命体征,高热患者给予物理降温,并及时通知医师,根据医嘱用药,并观察用药后反应和效果。观察患者腹痛情况及性质,如有病情变化及时报告医师,必要时根据医嘱给予镇静止痛药物。

2.个人卫生

教会患者每天用流动温水清洗会阴 2 次,嘱其勤换会阴垫及内裤。

(六)健康指导

(1)让患者坚持锻炼,增强抵抗力。避免过度劳累,预防慢性盆腔炎急性发作。

(2)纠正患者不良饮食习惯,注意饮食营养。饮食宜营养丰富,给予高热量、高蛋白、高维生素、易消化食品。忌食油腻、辛辣、生冷、寒凉的食物。鼓励患者多饮水。加强锻炼,增强体质。

三、生殖器结核

(一)疾病定义

由结核杆菌引起的女性生殖器炎症称为生殖器结核,又称结核性盆腔炎。

(二)临床表现

1.月经失调

早期可有月经量多或淋漓不断,晚期可出现月经稀少或闭经。

2.下腹坠痛

由盆腔炎症和粘连引起，经期腹痛加重。

3.全身症状

若为活动期，可有结核病的一般症状，如发热、盗汗、乏力、食欲缺乏、体重减轻等，有时仅有经期发热。

4.不孕

由于输卵管管腔阻塞、输卵管周围粘连及黏膜纤毛被破坏，输卵管僵硬、蠕动受限，丧失其运输功能，可引起不孕。在原发性不孕患者中，生殖器结核常为主要原因之一。

（三）辅助检查

1.实验室检查

大多数患者白细胞总数及分类基本正常，慢性轻型内生殖器结核的红细胞沉降率加速不如化脓性或淋菌性盆腔炎明显，但往往表示病灶尚在活跃阶段，可供诊断与治疗时参考。

2.胸部 X 线检查

注意有无陈旧性结核病灶或胸膜结核征象，阳性发现对诊断可疑患者有一定参考价值。

3.结核菌素试验

皮试阳性说明以往曾有过感染，并不表示试验时仍有活动性结核病灶，参考价值在于提高怀疑指数。要注意的是阴性结果有时也不能完全排除结核病，如受检对象感染严重结核病、使用肾上腺皮质激素、老人、营养不良等。

4.盆腔检查

子宫形态大小，活动是否正常，或因粘连活动受限。如病情发展，双侧输卵管增粗、变硬、呈条索状，甚至附件区有大小不等的块物，固定、有触痛。

5.病理检查

行诊断性刮宫，如病理检查结果为阴性，应重复检查 2～3 次。

6.腹腔镜检查

观察输卵管及盆腔腹膜表面的粟粒样结节，可取活检，确定诊断。

（四）评估与观察要点

1.健康史

评估是否有结核的家族史和感染史；评估是否有免疫力低下、营养不良等与结核病发病有关的因素；是否有低热、乏力、消瘦等症状；评估月经情况。

2.观察要点

观察患者的月经量和白带情况。

3.心理-社会状况

了解患者及家属对该疾病的治疗方法及其预后的认知程度，评估患者的家庭经济状况及社会支持系统。

（五）护理措施

1.心理护理

多关心和体贴患者，采用安慰、鼓励等语言帮助患者消除顾虑，减轻焦虑，在平静的心态下积极地接受治疗。

2.用药指导

应向患者耐心细致地讲解坚持按疗程、医嘱、时间、规律用药的重要性。讲明药物的名称、剂量、时间、用法、注意事项及毒副作用。

(六)健康指导

(1)让患者知道加强营养、适当休息、增强机体抵抗力及免疫力的重要性。

(2)让患者掌握如何服用医师开具的药物,并观察药物的不良反应。

(3)使患者记住随诊的时间、地点和联系方式。

(王建平)

第二节　子宫内膜异位症与子宫腺肌病

子宫内膜异位性疾病包括子宫内膜异位症和子宫腺肌病,两者均由具有生长功能的异位子宫内膜所致,临床上常可并存。

一、子宫内膜异位症

(一)疾病定义

具有生长功能的子宫内膜组织(腺体和间质)出现在子宫体以外的部位时称为子宫内膜异位症。

(二)临床表现

子宫内膜异位症的临床表现多种多样,病变部位不同,临床表现也不相同。常有痛经、慢性盆腔痛、性交痛、月经异常和不孕。部分患者无任何症状。

1.痛经和慢性盆腔痛

此病最典型的症状为继发性痛经,呈进行性加重。典型的痛经常于月经开始前1～2天出现,月经第1天最剧烈,以后逐渐减轻并持续至整个月经期。疼痛部位多为下腹深部和腰骶部,并可向会阴、肛门、大腿放射。部分患者伴有直肠刺激症状,表现为稀便和大便次数增加。疼痛程度与病灶大小不一定成正比。偶有患者长期下腹痛,腹痛时间与月经不同步,形成慢性盆腔痛,至月经期加剧。

2.性交痛

一般表现为深部性交痛,月经来潮前性交痛更明显。多见于直肠子宫陷凹有子宫内膜异位病灶或因病变导致子宫后倾固定的患者。

3.月经异常

15%～30%患者有经量增多、经期延长或经前点滴出血。

4.不孕

患者不孕率高达40%。

5.急腹痛

卵巢子宫内膜异位囊肿破裂,可引起突发性剧烈腹痛,伴恶心、呕吐和肛门坠胀。破裂多发生在经期前后或经期,部分也可能发生在排卵期。

6.其他症状

盆腔外组织有异位内膜种植和生长时，多在病变部位出现结节样肿块，并伴有周期性疼痛、出血或经期肿块明显增大，月经后又缩小。

较大的卵巢子宫内膜异位囊肿在腹部可扪及囊性包块，腹部瘢痕子宫内膜异位病灶可在切口瘢痕内触及结节状肿块，囊肿破裂时出现腹膜刺激征。盆腔检查典型者可发现子宫多后倾固定。

（三）辅助检查

1.影像学检查

腹部和阴道B超检查是鉴别卵巢子宫内膜异位囊肿及直肠阴道隔内异位症的重要手段。它可确定卵巢子宫内膜异位囊肿的位置、大小、形状和囊内容物，与周围脏器，特别是与子宫的关系等。

2.CA125 测定

CA125 为卵巢癌相关抗原。轻度子宫内膜异位症患者血清 CA125 水平多正常，中至重度患者血清 CA125 可能会升高，但一般均为轻度升高，多低于 100 U/mL。

（四）评估与观察要点

1.健康史

询问年龄、婚姻状况等信息。了解患者月经情况、初潮年龄、月经周期长短及月经量。有无腹痛，腹痛的发作时间特点、程度及对于日常生活的影响、缓解方式等。是否生育及将来生育计划。有无内膜异位症相关手术史。

2.观察要点

患者痛经时表现及主诉及疼痛程度、疼痛部位有无伴发症状，如疼痛时恶心、呕吐、排便异常等。

3.心理-社会状况

患者及其家人对患者的态度和对疾病的认知程度。评估患者情绪变化等。

（五）护理措施

1.术前护理

(1)肠道准备：术前一般禁食 12 小时、禁水 8 小时。根据患者子宫内膜异位症的盆腔粘连程度行肠道准备。

(2)阴道准备：需术中放置举宫器及做好涉及子宫腔、阴道操作的手术准备，术前行阴道冲洗或用碘伏棉球擦洗 1～2 次，术日晨再次擦洗阴道，尤其宫颈管的清洁。行腹腔镜手术的患者，备好腹部敷料，开腹手术的患者准备沙袋和腹带。

2.术后护理

(1)术后监测生命体征：全麻下手术的患者需监测血氧饱和度，并给予吸氧。

(2)术后观察：全麻手术的患者术后 6 小时内，观察患者意识及有无恶心、呕吐等表现，意识清醒，无恶心、呕吐的患者可采取去枕卧位或头部枕薄枕使头部与肩部水平，患者可床上翻身。腰麻和硬膜外麻醉的患者术后 4～6 小时去枕平卧位，并头偏向一侧，观察有无恶心、呕吐等症状。手术 6 小时后患者可着枕头，鼓励患者床上翻身和活动，促进肠蠕动，预防肠粘连。

(3)鼓励患者早下床活动：注意活动安全。卧床时取半卧位姿势，腹肌放松，以减轻疼痛，并使渗出液局限在盆腔。

(4)保持管路通畅:留置盆腔引流管者观察引流液颜色、性质、量,警惕腹腔内出血。

(5)观察伤口渗出情况:密切观察伤口有无渗出,及时更换敷料等。

(6)评估患者疼痛程度,遵医嘱给予止痛药物。

(7)心理护理:子宫内膜异位症患者术后复发率较高,有时对于不孕症的患者容易出现负性心理情绪,应倾听患者主诉,了解其心理情况,提供心理支持。鼓励家属多关心患者,给予心理安慰。

(六)健康指导

(1)妊娠可缓解子宫内膜异位症,有生育需求的患者,术后应尽早妊娠。

(2)使用性激素进行假孕或假绝经治疗为子宫内膜异位症患者保守治疗或术后联合治疗的常用方法,但使用性激素替代治疗的患者应注意药物不良反应,如使用雌激素的药物须警惕血栓风险,使用 GnRH-a 假绝经治疗的患者须注意骨质丢失的问题,注意补钙。

二、子宫腺肌病

(一)疾病定义

当子宫内膜腺体及间质侵入子宫肌层时,称子宫腺肌病。

(二)临床表现

(1)月经量过多、经期延长,月经过多发生率为 40%~50%,表现为连续数个月经周期中月经期出血量多,一般大于 80 mL。

(2)逐渐加重的进行性痛经,疼痛位于下腹正中,常于经前 1 周开始,直至月经结束,子宫腺肌病痛经的发生率为 15%~30%。

(3)子宫呈均匀增大或有局限性结节隆起,质硬且有压痛,经期压痛更甚。

(4)妇科检查子宫均匀性增大或局限性结节隆起,质硬有压痛。

(三)辅助检查

1.B 超检查

可见子宫均匀增大或局限性隆起。

2.影像学检查

对诊断有一定的帮助,可酌情选择,疾病确诊取决于术后的病理学检查。

3.血清 CA125 测定

血清 CA125 水平增高。

4.腹腔镜检查

可见子宫均匀增大或局限性隆起、质硬,外观灰白或暗紫色,表面可见一些浆液性小泡或结节。

(四)评估与观察要点

1.健康史

患者的年龄、妊娠、分娩次数、手术史、月经史。

2.观察要点

经量有无增多、经期延长、逐渐加剧的痛经,患者是否贫血等。

3.心理-社会状况

评估患者对疼痛产生的恐惧,对月经改变产生焦虑,担心手术效果等。

(五)护理措施

1.缓解疼痛

主要通过药物和手术治疗使疼痛症状缓解或消失,但在治疗前可口服止痛药,注意不要形成止痛药物依赖。

2.心理支持

给予心理支持,减轻患者及家属的焦虑,由于患者多数因为病情长且逐渐加重而身心痛苦,护士应该做好心理护理,并要做好疾病的宣教工作,让患者了解相关的疾病及手术相关的知识,药物治疗和手术治疗的适应证与最佳时期,讲解手术方法和术后注意事项,鼓励患者建立治疗疾病的信心,与患者共同寻求最佳治疗方案。

3.治疗护理

(1)药物治疗:对于症状较轻、有生育要求者可使用活血化瘀型中成药、止痛药如吲哚美辛;近绝经期患者可使用口服避孕药、达那唑、孕三烯酮或 GnRH-a 治疗,均可缓解症状,但需要注意药物的不良反应,并且停药后症状可重复出现,在 GnRH-a 治疗时应注意患者骨丢失风险,可以给予反添加治疗和钙剂补充。

(2)年轻或希望生育的患者:除考虑药物治疗,还可手术治疗,行病灶挖除术、超声聚焦治疗(海扶刀),但术后有复发风险;对症状严重、无生育要求或药物治疗无效者,可行介入治疗、全子宫切除术。是否保留卵巢,取决于卵巢有无病变和患者年龄。

4.手术护理

(1)术前准备:①遵医嘱完善术前各项检查。②针对患者存在的心理问题做好情志护理。③讲解有关疾病的知识、术前的注意事项等。④术前晚间禁食、禁水。⑤肠道准备,必要时遵医嘱予清洁灌肠。⑥手术前一天清洁皮肤,行手术区备皮,并注意脐部清洁,做好护理记录。皮肤准备时,应注意动作轻柔,刀片勿划破患者皮肤引起感染。⑦嘱患者取下义齿、贵重物品,并交家属保管。⑧将病历、X 线片、CT 片及术中带药等手术用物带入手术室。⑨再次核对患者姓名、床号、病案号及手术名称。⑩根据手术要求准备麻醉床、氧气及监护仪等用物。

(2)术后护理:①全麻患者清醒前去枕平卧,头偏向一侧;硬膜外麻醉患者平卧 6 小时,头偏向一侧。②病情观察:观察患者生命体征;观察阴道出血及腹部切口有无渗血,发现异常报告医师,及时处理;评估肠蠕动的恢复情况;保持引流管、导尿管通畅,定时观察颜色、性质及量;定时查看敷料,观察有无出血和分泌物,注意颜色、性质及量,及时更换;评估伤口疼痛的性质、程度、持续时间,并分析疼痛的原因,遵医嘱使用镇痛药;行腹壁手术患者为减轻伤口张力,体位应保持屈膝位;行会阴部手术患者,应注意饮食管理及排便管理,防止大便干燥。同时,为预防伤口感染,术后应保持伤口处皮肤清洁干燥,每天做好会阴护理,做好护理记录。

(六)健康指导

(1)指导患者生活:告知患者经期避免过度或过强的体育、舞蹈活动,以防剧烈的体位和腹压变化引起经血倒流。

(2)患者术后知道如何保持会阴和腹部伤口清洁,避免感染。

(3)指导贫血患者除加强营养促进康复,还应注意活动时防止跌倒。指导患者正确服用铁剂。

(4)预防该病发生:避免月经期及月经刚干净时性生活,以免脱落的子宫内膜经输卵管进入盆腔,减少发病因素。

(5)对实施保留生育功能手术的患者,应指导其术后 6～12 个月受孕。

(6)对实施切除子宫保留卵巢的患者,应指导其术后服用 3～6 个月的孕激素,以防复发。

(7)告知患者术后复查时间,观察治疗效果和制订后续的治疗计划。

(王建平)

第三节 盆底功能障碍与生殖器官损伤

一、阴道前壁膨出

(一)疾病定义

阴道前壁膨出多因膀胱和尿道膨出所致,以膀胱膨出为常见,常伴有不同程度的子宫脱垂。阴道前壁膨出可单独存在或合并阴道后壁膨出。

(二)临床表现

1.症状

轻者无症状。重者自述阴道内有肿物脱出,伴腰酸、下坠感。阴道脱出肿物在休息时小,站立过久或活动过度时增大。难以排空小便,膀胱内有残余尿存在,易发生膀胱炎,可有尿频、尿急、尿痛等症状。重度膀胱膨出多伴有尿道膨出,此时常伴有压力性尿失禁症状。如膀胱膨出加重,可导致排尿困难,需用手将阴道前壁向上抬起方能排尿。

2.体征

检查时可见阴道前壁呈球状膨出,阴道口松弛,膨出膀胱柔软,该处阴道壁黏膜皱襞消失,如组织反复受到摩擦,可发生溃疡。

阴道膨出分度:临床上传统分为 3 度。以屏气下膨出最大限度来判定。

(1)Ⅰ度:阴道前壁形成球状物,向下突出,达处女膜缘,但仍在阴道内。

(2)Ⅱ度:阴道壁展平或消失,部分阴道前壁突出于阴道口外。

(3)Ⅲ度:阴道前壁全部突出于阴道口外。

(三)辅助检查

1.妇科检查

发现膨出的阴道前壁,评估分度。区分阴道前壁膨出是膀胱膨出还是尿道膨出,或者两者合并存在。

2.压力性尿失禁检查

让患者先憋尿,在膀胱截石位下咳嗽,如有尿液溢出,检查者用示、中两指分别置于尿道口两侧,稍加压再嘱患者咳嗽,如能控制尿液外溢,证明有压力性尿失禁。

3.尿动力学检查

直观量化尿路功能,协助诊断压力性尿失禁。

(四)评估与观察要点

1.健康史

了解患者生育史,分娩过程中有无产程延长、阴道助产及盆底组织撕伤等病史。同时,还应

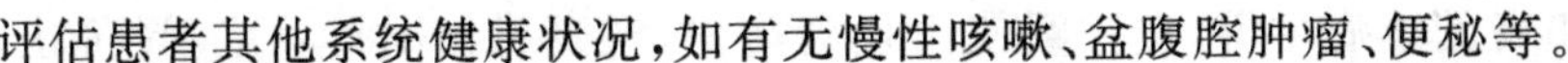

评估患者其他系统健康状况，如有无慢性咳嗽、盆腹腔肿瘤、便秘等。

2.观察要点

观察患者有无下腹部坠胀、腰痛症状，是否有大小便困难、阴道肿物脱出。是否在用力下蹲、增加腹压时上述症状加重，甚至出现尿失禁，但卧床休息后症状减轻。

3.心理-社会状况

评估患者是否因为担心肿物脱出导致行动不便，不能从事体力劳动，大小便异常，性生活受到影响而出现焦虑、情绪低落。

(五)护理措施

1.心理护理

患者由于长期受疾病折磨，往往有烦躁情绪。护士鼓励患者说出内心感受和需求，给予心理支持。向患者介绍疾病的知识及预后，帮助患者消除紧张焦虑的情绪。告知患者术前、术后的注意事项，帮助患者以良好的心态接受手术。

2.改善患者一般情况

加强患者营养，卧床休息。积极治疗原发病，如慢性咳嗽、便秘等。教会患者做盆底肌肉、肛门肌肉的运动锻炼，增强盆底肌肉、肛门括约肌的张力，每天 3 次，每次 5～10 分钟。

3.教会患者子宫托的放取方法

选择大小适宜的子宫托，使用注意事项：①放置前阴道应有一定水平的雌激素作用，绝经后妇女可用阴道雌激素霜剂，一般应用子宫托前 4～6 周开始应用，并在放托的过程中长期使用；②子宫托应每天早上放入阴道，睡前取出消毒备用，避免放置过久压迫生殖道而致糜烂、溃疡，甚至坏死造成生殖道瘘；③保持阴道清洁，月经期和妊娠期停止使用；④上托以后，分别于第 1、3、6 个月时到医院检查 1 次，以后每 3～6 个月到医院检查 1 次。

4.术前护理

(1)皮肤准备：根据医嘱和院内感染要求，于手术当天给予患者备皮。备皮范围上至耻骨联合上 10 cm，下至会阴部、肛门周围、腹股沟及大腿内侧 1/3，备皮后洗净皮肤。患者于术前 1 天晚自行沐浴。

(2)阴道准备：术前 5 天开始进行阴道准备，Ⅰ度脱垂患者应每天坐浴 2 次，一般采取 1∶5 000的高锰酸钾或 0.2‰的聚维酮碘(碘伏)液；对于Ⅱ、Ⅲ度脱垂的患者特别是有溃疡者，行阴道冲洗后局部涂 40%紫草油或含抗生素的软膏，并勤换内裤。因子宫颈无感觉，易导致患者局部溃疡，所以应特别注意冲洗液的温度，一般在 41～43 ℃为宜，冲洗后戴上无菌手套将脱出物还纳于阴道内，让患者平卧于床上半小时；用清洁的卫生带或丁字带支托膨出物，避免与内裤摩擦，减少异常分泌物；积极治疗局部炎症，按医嘱使用抗生素及局部涂含雌激素的软膏。另外，根据医嘱于术前 1 天及手术当天清晨予患者阴道冲洗一次，冲洗时应特别注意阴道穹隆。

(3)肠道准备：根据病情需要，遵医嘱于术前 1 天或术前 3 天给予口服泻药、灌肠等肠道准备。

5.术后护理

(1)病情观察及护理：严密观察患者的意识情况、生命体征、伤口有无渗血、阴道出血的量和颜色、引流液的量和颜色、麻醉不良反应、肠蠕动恢复情况，注意阴道分泌物的量、性质、颜色及有无异味，如有异常及时通知医师并予以处理。阴道内放置纱布卷压迫止血的患者，应观察排尿情况及纱布卷取出后阴道出血的情况，一般在术后 12～24 小时取出，取出时注意核对数目。

(2)疼痛护理:认真对待患者的疼痛主诉,遵医嘱使用止痛药物,观察药物不良反应,评价止痛效果。阴道内置纱布者可能会稍感不适,如疼痛、便意为正常现象,待纱布取出后,即消失。

(3)管路护理:根据手术范围导尿管留置 2～14 天,在留置引流管和导尿管期间,应保持管路通畅,妥善固定,准确记录引流液和尿量。各班交接班时,查看管路的情况。告知患者活动时注意勿让管路脱出。

(4)营养支持:术后以流质为主,之后向半流质及普食过渡,饮食宜清淡为主,保持排便通畅。

(5)活动与休息:手术当天卧床休息,鼓励患者床上翻身与活动,以平卧位为宜,降低外阴阴道张力,促进伤口愈合;术后第 1 天鼓励患者尽早下地活动,促进排气,避免肠粘连和血栓的发生。术后患者第 1 次下床时注意预防跌倒。

(6)预防感染:保持外阴清洁干燥、勤换内衣裤及床垫,每天行外阴擦洗 2 次,患者排便后用同法清洁外阴以预防感染;注意观察阴道分泌物的特点;监测患者体温,体温≥38.5 ℃要通知医师,遵医嘱应用抗生素。

(7)预防下肢深静脉血栓:术后要注意早期活动,按摩双下肢,促进血液循环,遵医嘱给予抗凝剂或抗血栓压力泵,注意观察下肢血供情况及周径变化。

(六)健康指导

1.疾病知识指导

患者学会自我观察阴道出血量,术后出现血性分泌物或少量流血为正常现象,若流血量多如月经,应及时返院就诊。

2.生活指导

指导患者保持心情舒畅,生活要有规律,注意休息;术后禁性生活 3 个月,避免缝线脱落而致手术失败;做好个人卫生,每天清洗会阴,拆线一周后可淋浴,禁盆浴两个月;注意保暖,防止呼吸道疾病,避免剧烈咳嗽及慢性咳嗽,以免增加腹压。

3.活动指导

术后 3 个月内勿行重体力劳动,剧烈运动及跳跃动作,避免使腹压增高的行为方式和生活习惯,如长期站立、蹲位、负重等,术后 1 个月可恢复一般活动,下蹲时双膝尽可能并拢。可做适当的运动和简单的家务活动。指导患者行盆底肌和肛提肌的训练,每天用力做缩肛动作 2～3 次,每次 10～15 分钟。

4.饮食指导

饮食宜选择清淡、易消化、富含粗纤维、有营养的食物,并鼓励患者多饮水,养成每天排便的习惯,并保持大便通畅,避免便秘,必要时使用缓泻药物。

5.用药指导

绝经后的患者可遵医嘱服用结合雌激素或戊酸雌二醇,促进阴道壁伤口愈合。

6.延续性护理

定期进行电话随访并记录每次回访情况,了解患者出院后状况。术后 1 个月到医院复查伤口愈合情况,3 个月后再到门诊复查,医师确认完全恢复以后方可有性生活。

二、阴道后壁膨出

(一)疾病定义

阴道后壁膨出也称直肠膨出。阴道后壁膨出可以单独存在,也常合并阴道前壁膨出。

(二)临床表现

1.症状

阴道后壁黏膜在阴道口刚能看到者,多无不适。阴道后壁明显凸出于阴道口外者,有外阴摩擦异物感。部分患者有下坠感、腰酸痛。膨出重者出现排便困难,需下压阴道后壁方能排便。

2.体征检查

可见阴道后壁黏膜呈球状膨出,阴道松弛,多伴有陈旧性会阴裂伤。肛门检查手指向前方可触及向阴道凸出的直肠,呈盲袋;如无盲袋的感觉,可能仅为阴道后壁黏膜膨出。阴道后壁有两个球状突出时,位于阴道中段的球形膨出为直肠膨出,而位于后穹隆部位的球形突出是肠膨出,指诊可触及疝囊内的小肠。

阴道后壁膨出分度:临床上传统分为 3 度。以屏气下膨出最大限度来判定。

(1)Ⅰ度:阴道后壁达处女膜缘,但仍在阴道内。

(2)Ⅱ度:阴道后壁部分脱出阴道口。

(3)Ⅲ度:阴道后壁全部脱出阴道口外。

(三)辅助检查

1.妇科检查

发现膨出的阴道后壁,评估分度。肛门指诊了解肛提肌的肌力和生殖裂隙宽度,区分阴道后壁膨出是直肠膨出还是合并阴道前壁膨出。

2.压力性尿失禁检查

让患者先憋尿,在膀胱截石位下咳嗽,如有尿液溢出,检查者用示、中两指分别置于尿道口两侧,稍加压再嘱患者咳嗽,如能控制尿液外溢,证明有压力性尿失禁。

3.尿动力学检查

直观量化尿路功能,协助诊断压力性尿失禁。

(四)评估与观察要点

1.健康史

了解患者生育史,分娩时有无产程延长、阴道助产及盆底组织撕伤等病史。同时,还应评估患者其他系统健康状况,如有无慢性咳嗽、盆腹腔肿瘤、便秘等。

2.观察要点

观察患者有无下腹部坠胀、腰痛症状,是否有大小便困难、阴道肿物脱出。是否在用力下蹲、增加腹压时上述症状加重,甚至出现尿失禁,但卧床休息后症状减轻。

3.心理-社会状况

评估患者是否因为担心肿物脱出导致行动不便,不能从事体力劳动,大小便异常,性生活受到影响而出现焦虑、情绪低落。

(五)护理措施

同阴道前壁膨出。

(六)健康指导

同阴道前壁膨出。

三、子宫脱垂

（一）疾病定义

子宫从正常位置沿阴道下降，至宫颈外口达坐骨棘水平以下，甚至子宫全部脱出于阴道口以外，称为子宫脱垂，子宫脱垂常合并有阴道前壁和后壁膨出。

（二）临床表现

轻症患者一般无不适，重症子宫脱垂对子宫韧带有牵拉，并可导致盆腔充血，使患者有不同程度的腰骶部酸痛或下坠感，站立过久或劳累后症状明显，卧床休息则症状减轻。重症子宫脱垂常伴有排便排尿困难和便秘，残余尿增加，部分患者可发生压力性尿失禁，但随着膨出的加重，其压力性尿失禁症状可缓解或消失，反而出现排尿困难，甚至需要手压迫阴道前壁帮助排尿，并易并发尿路感染。子宫脱垂严重时脱出的块物不能还纳，影响行动。子宫颈因长期暴露在外而发生黏膜表面增厚、角化或发生糜烂、溃疡和出血等，如继发感染则有脓性分泌物。子宫脱垂分为3度。

1.Ⅰ度

Ⅰ度轻型指宫颈外口距处女膜缘＜4 cm，未达处女膜缘；重型指宫颈已达处女膜缘，阴道口可见宫颈。

2.Ⅱ度

Ⅱ度轻型子宫颈及部分阴道前壁脱出阴道口外，宫体仍在阴道内；Ⅱ度重型宫颈与部分宫体脱出阴道口外。

3.Ⅲ度

宫颈与宫体全部脱出阴道口外。

另一种分度方法为盆腔器官脱垂定量分度法（POP-Q）。此分期系统分别利用阴道前壁、阴道顶端、阴道后壁上的各2个解剖指示点与处女膜的关系来界定盆腔器官的脱垂程度，该分类方法将盆腔脏器脱垂分为0度、Ⅰ～Ⅳ度。与处女膜平行以0表示，位于处女膜以上用负数表示，处女膜以下用正数表示。

（三）辅助检查

1.实验室检查

术前常规实验室检查等。

2.影像学检查

伴有直肠膨出或阴道前后壁膨出的患者可行B超或磁共振成像（MRI）等，判断盆腔脏器有无缺损和脏器间相互关系。

3.尿动力学检查

伴有尿失禁或排尿障碍的患者可行尿动力学评估排尿功能。

（四）评估及观察要点

1.健康史

询问患者年龄、婚育史及性生活情况，子宫脱垂发生时间和程度，子宫脱垂对日常生活的影响程度。

2.观察要点

子宫脱垂程度阴道有无黏膜糜烂、溃疡、出血和感染等，有无排便、排尿异常。

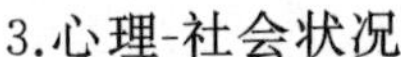

3.心理-社会状况

患者情绪是否焦虑，患者及家属对疾病的认知和对患者治疗是否支持等。

(五)护理措施

1.保守治疗护理措施

(1)指导加强盆底肌肉力量的练习：常用Kegel锻炼和辅助生物反馈治疗。单独采用盆底肌肉锻炼治疗用于POP-Q分期Ⅰ度和Ⅱ度的子宫脱垂患者。辅助生物反馈治疗效果优于自身Kegel锻炼。

(2)指导患者饮食：嘱患者多进食粗纤维食物，预防便秘。

(3)积极治疗老年性慢性支气管炎、慢性咳嗽等长期增加腹压的疾病，同时避免久蹲、提重物等活动以避免腹压的增加。

(4)指导患者正确使用子宫托：子宫托是一种支持子宫和阴道壁并使其维持在阴道内而不脱出的工具。POP-Q Ⅱ～Ⅳ度脱垂患者均可使用，尤其适用于全身状况不宜手术、妊娠期和产后的患者。手术前放置可促进膨出面溃疡的愈合。

(5)指导用药：外阴黏膜糜烂、溃疡、出血和感染的患者，遵医嘱指导其局部使用药物，促进愈合。

(6)保持会阴清洁：指导患者穿柔软的内衣和内裤，减少局部摩擦，勤换内衣，并注意会阴部卫生，保持会阴部清洁。

2.术前护理措施

(1)术前3天阴道冲洗及坐浴。

(2)术前1天遵医嘱进行肠道准备：口服洗肠液或灌肠等，术前晚和(或)术日晨灌肠各1次。

(3)备皮范围：同常规妇科手术，会阴部备皮时注意避免局部皮肤黏膜损伤。

(4)子宫脱垂患者术后卧床时间较长，术前指导患者深呼吸及有效咳嗽、咳痰方法，预防术后肺部并发症。

(5)其余术前准备同其他常规妇科手术。

3.术后护理措施

(1)术后观察患者生命体征的变化。

(2)术后一般阴道留置纱布24～48小时。术后观察患者阴道伤口出血情况，有无血肿。

(3)术后遵医嘱导尿管留置48～96小时，保持导尿管的通畅是保证手术成功的关键，术后导尿管开放并保持通畅，防止其打折、扭曲、脱落、堵塞。如有阻塞或排尿不通畅，用10～20 mL生理盐水缓慢冲洗，鼓励多饮水。拔导尿管前一天进行膀胱功能训练。

(4)子宫脱垂术后留置导尿管时间较长，需加强会阴部护理，进行会阴擦洗和便后擦洗，减少伤口感染和泌尿系统感染。

(5)术后饮食的护理：阴式手术对腹腔内脏干扰少，术后肠蠕动恢复快，术后6小时指导患者进清淡流质饮食，术后1天肠蠕动恢复可进无奶、无糖半流质饮食，排气后进普通饮食，增加粗纤维摄入，预防便秘，如有便秘，遵医嘱给予患者缓泻剂治疗。

(6)由于子宫脱垂患者多为老年患者，且术后一般需绝对卧床2～4天，应积极采取预防下肢静脉血栓的护理措施。

(7)预防坠积性肺炎：保持病房空气清新，术后严密监测体温变化和呼吸道症状，遵医嘱给予抗生素抗感染治疗，协助患者翻身叩背，避免用力咳嗽，痰多不易咳出时给予雾化吸入。

(8)疼痛的护理:术后根据疼痛评分,遵医嘱给予镇痛措施。

(六)健康教育

1.出院后随访

嘱患者于术后2个月、6个月、12个月回医院复查,对患者进行查体,检查手术效果和患者恢复情况。

2.避免腹压增加

嘱患者术后2个月内禁止性生活和盆浴,避免久蹲、提重物等活动并防止长期腹压增加的运动。

3.术后锻炼

指导术后和保守治疗的患者进行Kegel运动或辅助生物反馈治疗。

四、压力性尿失禁

(一)疾病定义

压力性尿失禁(SUI)是指腹压突然增加导致尿液不自主流出,但不是由逼尿肌收缩或膀胱壁对尿液的压力所引起。其特点是患者正常状态下无遗尿,而腹压突然增高时尿液流出。

(二)临床表现

患者腹压增加下不自主溢尿为典型症状。而尿急、尿频、急迫性尿失禁和排尿后膀胱区胀满感亦是常见症状。80%的压力性尿失禁患者伴有阴道膨出。

(三)临床症状分度

客观分度采用尿垫试验,临床常用简单的主观分度,分为轻度、中度和重度。

(1)轻度:只发生在剧烈压力下,如咳嗽、打喷嚏或慢跑。

(2)中度:发生在中度压力下,如快速运动或上下楼梯。

(3)重度:发生在轻度压力下,如站立时,但患者在仰卧位时可控制尿液。

(四)辅助检查

1.试验方法

如患者合并盆腔器官脱垂,则将脱垂器官复位后再行以下检查。检查方法有压力试验、指压试验。

(1)压力试验:患者膀胱充盈时取截石位,嘱患者咳嗽时观察尿道口,如果每次咳嗽均伴有尿液的不自主流出则可提示压力性尿失禁。如果膀胱截石位没有尿液流出,应让患者站立位时重复压力试验。

(2)指压试验:患者取膀胱截石位,先行压力诱发试验,若为阳性,则将中指及示指分别放在阴道内膀胱颈水平尿道两侧的阴道壁上,向前上抬举膀胱颈,再行诱发压力试验,如尿失禁现象消失,则为阳性。

2.排尿日记

连续记录72小时排尿情况,包括每次排尿时间、尿量、饮水时间、饮水量、排尿的伴随症状及尿失禁时间等。

3.问卷评估

应用国际尿失禁咨询委员会(ICS)尿失禁问卷简表(ICI-QSF)评估。

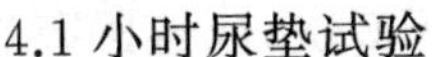

4.1 小时尿垫试验

ICS 标准，试验开始前无需排尿，安放好已称重的尿垫或卫生巾，5～10 分钟内饮无糖无盐水 500 mL，接下来 50 分钟内按顺序进行下列活动：上下楼梯 4 层，共 4 次，蹲下起立共 10 次；弯腰拾物共 10 次；原地跑步 1 分钟；冷水洗手 1 分钟；用力咳嗽 10 次。在试验 60 分钟结束后，取下卫生巾称重，计算尿垫称重差值。①轻度尿失禁：1 小时尿垫试验＜2 g；②中度尿失禁：1 小时尿垫试验 2～10 g；③重度尿失禁：1 小时尿垫试验＞10 g。

5.尿动力学检查

尿动力学检查包括尿流率测定，膀胱充盈期容积-压力测定，压力-流率测定等，评估患者有无膀胱、尿道贮存及排出尿液功能障碍。

(五)评估与观察要点

1.健康史

患者年龄、生育史及患病史、月经史、生育史、生活习惯、活动能力、并发疾病和使用药物等；尿失禁的程度，以及对日常生活的影响情况；有无尿频、尿痛、尿急等泌尿系统感染征象；会阴皮肤有感染、无失禁性皮炎、破溃等；有无便秘或便失禁；有无子宫脱垂或阴道膨出。

2.观察要点

(1)查体：腹部检查注意有无尿潴留体征。

(2)外阴部有无长期感染所引起的异味、皮疹。

(3)专科查体：双合诊了解子宫位置和大小，盆底肌收缩力等，肛诊检查括约肌肌力及有无直肠膨出。

(4)神经系统检查包括下肢肌力，会阴部感觉，肛门括约肌张力及病理征等。

3.心理-社会状况

患者对疾病的认识，自我认知及家庭支持情况和社会交往情况等。

(六)护理措施

1.保守治疗

(1)指导正确盆底肌训练：每次练习盆底肌收缩(提肛运动)10～15 次，每次收缩时保持 2～6 秒，休息相同时间，每天 3～8 次，持续 8 周或更长时间。

(2)生物反馈：借助置于阴道或直肠内的电子生物反馈治疗仪，监视盆底肌肉的肌电活动，指导患者进行正确、自主的盆底肌肉训练，并形成条件反射。

(3)活动及饮食指导：肥胖患者应减轻体重，有助于预防 SUI 的发生，同时改变饮食习惯，控制体重在理想的范围，预防便秘增加腹压的情况等。选择适合自己同时不增加腹压的活动项目。

(4)药物治疗：遵医嘱给予患者应用药物，达到增加尿道关闭压效果，观察药物不良反应，出现高血压、心肌等不适时，及时停药。

2.手术治疗

经阴道无张力尿道中段悬吊术(TVT)及经闭孔无张力尿道中段悬吊术(TVT-O)治疗 SUI 的围术期护理。

(1)术前护理：①术前宣教，讲解疾病相关知识、术后外阴清洁的重要性、练习床上排便、床上活动的方法；②肠道准备，术前一天备皮(上至剑突、下至会阴、两侧腋中线、大腿上 1/3、注意肚脐清洁)，检查皮肤完整性，如有异常及时通知医师；③肠道准备，术前 3 天无渣饮食，遵医嘱给予肠道抗生素，术前一天晚及术日晨清洁灌肠；或遵医嘱进行肠道准备；④阴道准备，术前 3 天

1∶5 000高锰酸钾溶液坐浴，每天2次，术前2天0.02%碘伏阴道冲洗，每天2次；或遵医嘱进行阴道准备。

(2)术后护理：①体位为平卧位，外阴加压包扎时采取截石位；②观察要点，TVT观察尿液的颜色、性质及量，TVT-O观察下肢有无疼痛及麻木情况；③术后排便护理，遵医嘱用药，抑制患者排便，避免粪便污染伤口，避免突发性腹部压力增高，可遵医嘱给予患者肠外营养、无渣饮食、阿片类药物抑制排便、缓泻剂等；④保持外阴部清洁，外阴有伤口的患者，医师每天换药时给予患者行会阴擦洗，患者排便后护士及时行便后擦洗，避免大便污染伤口；⑤积极止痛，针对患者的个体差异，采取不同的缓解疼痛的方法，如更换体位、局部冰袋冷敷等，遵医嘱给予患者应用止痛剂；⑥导尿管的护理，遵医嘱给予患者留置导尿管。拔导尿管时遵医嘱查尿常规及培养，同时进行残余尿测量(B超测残余尿或导尿测残余尿)，残余尿量＞100 mL，提示膀胱功能未恢复，应遵医嘱继续给予患者留置导尿管。

(七)健康指导

(1)活动指导：患者3个月内避免重体力劳动、剧烈运动，避免腹压增高的活动。

(2)禁止性生活、盆浴2个月，预防感染。

(3)饮食指导：多饮水，多吃蔬菜、水果，保持大便通畅，预防感冒，避免咳嗽，防止腹压增加。

(4)会阴护理：保持外阴清洁干燥，及时更换内裤，用清水或1∶5 000高锰酸钾溶液清洗外阴。

(5)指导有效的盆底肌训练，有利于术后盆底肌功能康复。

(6)指导患者应用量表、记录排尿日记、进行尿垫试验、评估治疗是否有效。如有不适，随时就诊。

五、生殖道瘘

(一)尿瘘

1.疾病定义

尿瘘指生殖道与泌尿道之间形成的异常通道，尿液自阴道排出，不能控制。尿瘘可发生在生殖道与泌尿道之间的任何部位，根据解剖位置分为膀胱阴道瘘、尿道阴道瘘、膀胱尿道阴道瘘、膀胱宫颈瘘、膀胱宫颈阴道瘘、输尿管阴道瘘及膀胱子宫瘘。

2.临床表现

(1)漏尿：患者产后或盆腔手术后出现阴道无痛性持续性流液是最常见、最典型的临床症状。根据瘘孔的位置，可表现为持续漏尿、体位性漏尿、压力性尿失禁或膀胱充盈性漏尿等。漏尿发生的时间因病因不同而有区别，坏死型尿瘘多在产后及手术后3～7天开始漏尿；手术直接损伤者术后即开始漏尿；腹腔镜下子宫切除中使用能量器械所致的尿瘘常在术后1～2周发生；根治性子宫切除的患者常在术后10～21天发生尿瘘，多为输尿管阴道瘘。

(2)外阴瘙痒和疼痛：由于局部组织长期受到尿液的刺激、浸渍，可发生组织炎症增生及感染，引起外阴部痒和烧灼痛，外阴呈皮炎改变。

(3)尿路感染：合并尿路感染者有尿频、尿急、尿痛及下腹部不适等症状。

3.辅助检查

(1)妇科检查：观察患者外阴部可存在湿疹，湿疹面积的大小、涉及范围等，部分患者可出现局部组织溃疡等；通过阴道检查明确瘘孔的部位、大小及周围组织瘢痕情况，同时通过检查了解阴道有无狭窄、观察尿液自阴道流出的方式。

(2)特殊检查:①亚甲蓝试验,目的在于鉴别膀胱阴道瘘、膀胱宫颈瘘或输尿管阴道瘘。②靛胭脂试验,静脉推注靛胭脂 5 mL,10 分钟见蓝色液体流入阴道,可确诊输尿管阴道瘘。③其他,膀胱镜检可看见膀胱的瘘孔及辨别一侧输尿管瘘;肾显像、排泄性尿路造影等也可帮助尿瘘的诊断。

4.评估与观察要点

(1)健康史:了解患者的既往史,尤其与肿瘤、结核、接受放射治疗等相关病史,了解患者有无难产及盆腔手术史,找出患者发生漏尿的原因,详细了解患者漏尿的时间,评估患者目前存在的问题。

(2)观察要点:观察患者漏尿的表现形式,一般尿道阴道瘘的患者在膀胱充盈时漏尿,一侧输尿管阴道瘘的患者,由于尿液可经另一侧正常的输尿管流入膀胱,所以表现为漏尿的同时仍有自主排尿;膀胱阴道瘘者通常不能控制排尿;若是膀胱内小瘘孔则表现为患者取某种体位时漏尿。

(3)心理-社会状况:评估患者是否因为漏尿导致生活起居诸多不便而感到自卑、失望等,评估患者家属对疾病的态度。

5.护理措施

(1)心理护理:护士应常与患者接触,了解其心理感受,不能因异常的气味而疏远患者,造成患者更加自卑和紧张。鼓励患者说出内心感受和需求,给予心理支持。告知患者通过手术能使该病痊愈,帮助患者消除紧张焦虑的情绪。告知患者术前、术后的注意事项,帮助患者以良好的心态接受手术。

(2)适当体位:对有些妇科手术所致小瘘孔的尿瘘患者应留置导尿管,并保持正确的体位,使小瘘孔自行愈合。一般采取使瘘孔高于尿液面的卧位。

(3)鼓励患者饮水:由于漏尿,患者往往自己限制饮水量,甚至不饮水,造成酸性尿液对皮肤的刺激更大。应向患者解释限制饮水的危害,并指出多饮水可以稀释尿液,自身冲洗膀胱的目的,从而减少酸性尿液对皮肤的刺激,缓和与预防外阴皮炎。一般每天饮水不少于 3 000 mL,必要时按医嘱静脉输液,保证液体入量。

(4)术前护理:①皮肤准备,根据医嘱和院内感染要求,于手术当天给予患者备皮。经腹手术的备皮范围上至剑突下,下至大腿内侧上 1/3,两侧达腋中线,包括会阴及肛门部皮肤。行腹腔镜手术的患者要清洁脐部。经阴道手术的患者备皮范围上至耻骨联合上 10 cm,其余同经腹手术的皮肤准备范围,备皮后洗净皮肤。患者于术前 1 天晚自行沐浴。②阴道准备,根据医嘱进行阴道冲洗。积极控制外阴炎症,术前 3～5 天每天用 1∶5 000 的高锰酸钾或 0.2‰的聚维酮碘(碘伏)等坐浴;外阴部有湿疹者,可在坐浴后行红外线照射,然后涂氧化锌软膏,使局部干燥,待痊愈后再行手术。③肠道准备,根据病情需要,遵医嘱于术前 1 天或术前 3 天予以口服泻药、灌肠等肠道准备。④其他,对老年妇女或闭经者按医嘱术前半个月给予含雌激素的药物,如结合雌激素或阴道局部使用含雌激素的软膏等,促进阴道上皮增生,有利于手术后伤口的愈合;有尿路感染者应先控制感染后再手术;必要时给予地塞米松促使瘢痕软化;按医嘱使用抗生素抗感染治疗;创伤型尿瘘手术应在发现瘘后及时修补或术后 3～6 个月进行;结核或肿瘤放射治疗所致的尿瘘应在病情稳定 1 年后择期手术。

(5)术后护理:①导尿管护理,术后必须留置导尿管或耻骨上膀胱造瘘 7～14 天,并注意避免尿管脱落,保持尿管的通畅,发现阻塞及时处理,以免膀胱过度充盈影响伤口愈合。拔管前注意训练膀胱肌张力,拔管后协助患者每 1～2 小时排尿一次,然后逐步延长排尿时间。②体位,应根据患者瘘孔位置决定体位，膀胱阴道瘘的瘘孔在膀胱后底部者，应取俯卧位；瘘孔在侧面者应健侧卧位，使瘘孔居于高位，减少尿液对修补伤口处的浸泡。③活动：由于腹压增加可导致尿管脱落，影响伤口愈合，故应妥善固定导尿管，积极预防咳嗽、便秘，并尽量避免下蹲等增加腹压的动作。④营养支持，指导患者术后饮食，术后给予流质、半流质逐渐过渡，注意加强营养，避免便秘。⑤预防感染，术后患者每天补液不少于 3 000 mL，增加尿量，达到膀胱冲洗的目的，防止发生尿路感染。保持外阴清洁、干燥，每天擦洗会阴两次。

6.健康指导

(1)疾病知识指导：尿瘘修补手术成功者妊娠后应加强孕期保健并提前住院分娩；如手术失败者，应教会患者保持外阴清洁的方法，尽量避免外阴皮肤的刺激。同时告知下次手术的时间，让患者有信心再次手术。

(2)生活指导：指导患者保持心情舒畅，生活要有规律，注意休息；术后禁止性生活 3 个月，避免缝线脱落而致手术失败；做好个人卫生，每天清洗会阴，拆线一周后可淋浴，禁盆浴两个月；注意保暖，防止呼吸道疾病，避免剧烈咳嗽及慢性咳嗽，以免增加腹压。

(3)活动指导：术后 3 个月内勿行重体力劳动，剧烈运动及跳跃动作，避免使腹压增高的行为方式和生活习惯，如长期站立、蹲位、负重等，术后 1 个月可恢复一般活动，下蹲时双膝尽可能并拢。可做适当的运动和简单的家务活动。

(4)饮食指导：饮食宜选择清淡、易消化、富含粗纤维、有营养的食物，并鼓励患者多饮水，养成每天排便的习惯，并保持大便通畅，避免便秘，必要时使用缓泻药物。

(5)用药指导：按医嘱继续服用抗生素或雌激素药物。

(6)延续性护理：定期进行电话随访了解患者出院后状况，提醒患者复查时间，并解答患者提出的疑问，有效促进患者出院后的康复。

(二)粪瘘

1.疾病定义

粪瘘指肠道与生殖道之间的异常通道，最常见的是直肠阴道瘘。可以根据瘘孔在阴道的位置，将其分为低位、中位和高位瘘。

2.临床表现

阴道内排出粪便为主要症状。瘘孔大者，成形粪便可经阴道排出，稀便时呈持续外溢。瘘孔小者，阴道内可无粪便污染，但肠内气体可自瘘孔经阴道排出，稀便时则从阴道流出。

3.辅助诊断

(1)妇科检查：阴道检查时，大的粪瘘显而易见，小的粪瘘在阴道后壁可见瘘孔处有鲜红的肉芽组织，用示指行直肠指诊，可以触及瘘孔，如瘘孔极小，用一探针从阴道肉芽样处向直肠方探查，直肠内手指可以触及探针。

(2)钡剂灌肠检查：确诊阴道穹隆处小的瘘孔。

(3)下消化道内镜检查：确诊小肠和结肠阴道瘘。

4.评估与观察要点

(1)健康史：了解患者月经史、生育史及妇产科手术史。

(2)观察要点：观察阴道排出粪便的形态，确认瘘孔的大小。

(3)心理-社会状况：评估患者是否因为粪瘘导致生活起居诸多不便而感到自卑、失望等，患者家属对患者疾病的态度。

5.护理措施

(1)心理护理:护士应常与患者接触,了解其的心理感受,不能因异常的气味而疏远患者,从而更加重其自卑和紧张的心理。鼓励患者说出内心感受和需求,给予心理支持。告知患者通过手术能使该病痊愈,帮助患者消除紧张、焦虑的情绪。告知患者术前、术后的注意事项,帮助患者以良好的心态接受手术。

(2)术前护理:①皮肤准备,根据医嘱和院内感染要求,于手术当天给予患者备皮。经腹手术的备皮范围上至剑突下,下至大腿内侧上 1/3,两侧达腋中线,包括会阴及肛门部皮肤。行腹腔镜手术的患者要清洁脐部。经阴道手术的患者备皮范围上至耻骨联合上 10 cm,其余同经腹手术的皮肤准备范围,备皮后洗净皮肤。患者于术前 1 天晚自行沐浴。②阴道准备,根据医嘱进行阴道冲洗。术前 3～5 天每天用 1∶5 000 的高锰酸钾或 0.2‰的聚维酮碘(碘伏)液等坐浴;外阴部有湿疹者,可在坐浴后行红外线照射,然后涂氧化锌软膏,使局部干燥,待痊愈后再行手术。③肠道准备,术前严格肠道准备,术前 3 天进无渣半流质,术前 1 天进全流质,并口服肠道抗生素、甲硝唑等抑制肠道细菌,手术前天口服泻药并行清洁灌肠。④其他,对老年妇女或闭经者按医嘱术前半个月给予含雌激素的药物,如结合雌激素或阴道局部使用含雌激素的软膏等,促进阴道上皮增生,有利于手术后伤口的愈合;先天性粪瘘应在患者 15 岁左右月经来潮后再行手术,过早手术容易造成阴道狭窄;压迫坏死性粪瘘,应等待 3～6 个月后再行手术。

(3)术后护理:①病情观察及护理,严密观察患者的意识情况、生命体征、伤口有无渗血及炎症反应。②管路护理,保留导尿管 5～7 天,在留置引流管和导尿管期间,应保持管路通畅,妥善固定,准确记录引流液及尿液的色、质、量,预防管路滑脱。③营养支持,术后给予静脉高营养,禁食 3 天,之后进食顺序为全流质一无渣半流质一7 天后进食软食,同时口服肠蠕动抑制药物,控制 4～5 天不排便,术后 5 天口服缓泻剂。④活动与休息,手术当日卧床休息,鼓励患者床上翻身与活动;术后第 1 天鼓励患者尽早下地活动,促进排气,避免肠粘连和血栓的发生。术后患者第 1 次下床时注意预防跌倒。⑤预防感染,保持外阴清洁、干燥,每天擦洗会阴两次,给予抗感染药物,预防创口感染。

6.健康指导

(1)疾病知识指导:未行绝育手术患者,应劝其避孕 1 年以上,妊娠后应加强孕期保健,并提前住院分娩。若粪瘘修补失败,最好在术后 3～5 个月再行修补。

(2)生活指导:术后禁性生活 3 个月,避免缝线脱落而致手术失败;做好个人卫生,每天清洗会阴,拆线一周后可淋浴,禁盆浴两个月;注意保暖,防止呼吸道疾病,避免剧烈咳嗽及慢性咳嗽,以免增加腹压。

(3)活动指导:术后 3 个月内勿行重体力劳动、剧烈运动及跳跃动作,避免使腹压增高的行为方式和生活习惯,如长期站立、蹲位、负重等,术后 1 个月可恢复一般活动,下蹲时双膝尽可能并拢。可做适当运动和简单的家务活动。

(4)饮食指导:饮食宜选择清淡、易消化、富含粗纤维、有营养的食物,并鼓励患者多饮水,养成每天排便的习惯,并保持大便通畅,避免便秘,必要时使用缓泻药物。

(5)用药指导:按医嘱继续服用抗生素预防感染。

(6)延续性护理:定期进行电话随访,了解患者出院后状况,提醒患者复查时间,并解答患者提出的疑问,有效促进患者出院后的康复。

(王建平)

第十一章

产科护理

第一节　妊娠期高血压疾病

妊娠期高血压疾病是妊娠期特有的疾病，发病率在我国为9.4%～10.4%，在国外为7%～12%。本病命名强调生育年龄妇女发生高血压、蛋白尿症状与妊娠之间的因果关系。多数患者在妊娠期出现一过性高血压、蛋白尿症状，分娩后即随之消失。该病严重影响母婴健康，是孕产妇和围产儿患病率及病死率升高的主要原因。

一、高危因素与病因

（一）高危因素

流行病学调查发现，与妊娠期高血压疾病发病风险增加密切相关的高危因素如下：初产妇、孕妇年龄过小或大于35岁、多胎妊娠、妊娠期高血压病史及家族史、慢性高血压、慢性肾炎、抗磷脂抗体综合征、糖尿病、肥胖、营养不良、低社会经济状况。

（二）病因

妊娠期高血压疾病至今病因不明，多数学者认为当前可较合理解释的原因有以下几种。

1.异常滋养层细胞侵入子宫肌层

研究认为，子痫前期患者胎盘有不完整的滋养层细胞侵入子宫动脉，蜕膜血管与血管内滋养母细胞并存，子宫螺旋动脉发生广泛改变，包括血管内皮损伤、组成血管壁的原生质不足、肌内膜细胞增殖及脂类，首先在肌内膜细胞，其次在吞噬细胞中积聚，最终发展为动脉粥样硬化而引发妊娠期高血压疾病的一系列症状。

2.免疫机制

妊娠被认为是成功的自然同种异体移植。胎儿在妊娠期内不受排斥是因胎盘的免疫屏障作用、母体内免疫抑制细胞及免疫抑制物的作用。研究发现，子痫前期呈间接免疫，子痫前期孕妇组织相容性抗原HLA-DR4明显高于正常孕妇。HLA-DR4在妊娠期高血压疾病发病中的作用可能为：①直接作为免疫基因，通过免疫基因产物，如抗原影响R噬细胞呈递抗原；②与疾病致病基因连锁不平衡；③使母胎间抗原呈递及识别功能降低，导致封闭抗体产生不足，最终导致妊娠期高血压疾病的发生。

3.血管内皮细胞受损

炎性介质,如肿瘤坏死因子、白细胞介素-6、极低密度脂蛋白等可能促成氧化应激,使类脂过氧化物持续生成,产生大量毒性因子,引起血管内皮损伤,干扰前列腺素平衡而使血压升高,导致一系列病理变化。研究认为这些炎性介质、毒性因子可能来源于胎盘及蜕膜,因此,胎盘血管内皮损伤可能先于全身其他脏器。

4.遗传因素

妊娠期高血压疾病的家族多发性提示遗传因素与该病发生有关。研究发现,血管紧张素原基因变异的妇女,妊娠期高血压疾病的发生率较高;也有人发现妇女纯合子基因突变有异常滋养细胞浸润;遗传性血栓形成可能发生于子痫前期。单基因假设能够解释子痫前期的发生,但多基因遗传也不能排除。

5.营养缺乏

已发现多种营养,如低清蛋白血症、钙、镁、锌、硒等缺乏与子痫前期发生发展有关。研究发现妊娠期高血压疾病患者的细胞内钙离子升高、血清钙下降,会导致血管平滑肌细胞收缩,血压上升。

6.胰岛素抵抗

近年来研究发现,妊娠期高血压疾病患者存在胰岛素抵抗,高胰岛素血症可导致一氧化氮(NO)合成下降及脂质代谢紊乱,影响前列腺素 E_2 的合成,增加外周血管的阻力,升高血压。因此认为胰岛素抵抗与妊娠期高血压疾病的发生密切相关,但尚需进一步研究。

二、病理生理变化

本病基本病理生理变化是全身小血管痉挛,内皮损伤及局部缺血,全身各系统各脏器灌流减少。由于小动脉痉挛,造成管腔狭窄、血管外周阻力增大、内皮细胞损伤、通透性增加、体液和蛋白质渗漏,表现为血压上升、蛋白尿、水肿和血液浓缩等。全身各组织器官因缺血、缺氧而受到不同程度损害。严重者,脑、心、肝、肾及胎盘等的病理变化可导致抽搐、昏迷、脑水肿、脑出血,以及心、肾衰竭、肺水肿、肝细胞坏死及被膜下出血。胎盘绒毛退行性变、出血和梗死,胎盘早期剥离及凝血功能障碍而导致弥散性血管内凝血等。其主要病理生理变化简示如下(图 11-1)。

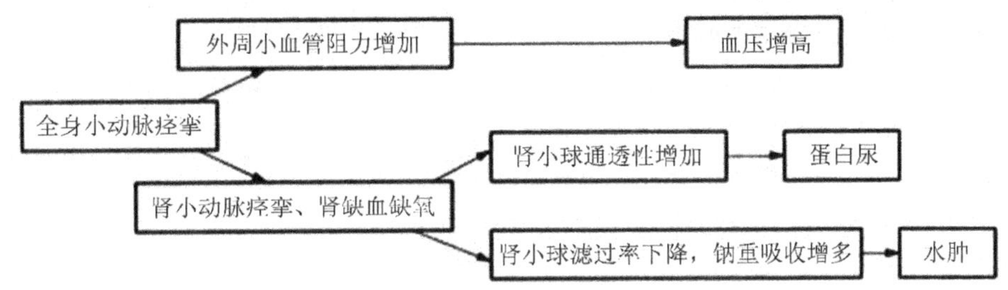

图 11-1 妊娠期高血压疾病病理生理变化

三、临床表现与分类

妊娠期高血压疾病分类与临床表现见表 11-1。

需要注意以下几方面。

(1)通常正常妊娠、贫血及低蛋白血症均可发生水肿,妊娠期高血压疾病的水肿无特异性,因此不能作为其诊断标准及分类依据。

表 11-1 妊娠期高血压疾病分类及临床表现

分类	临床表现
子痫前期	
轻度	妊娠 20 周以后出现血压不低于 18.7/12.0 kPa(140/90 mmHg);尿蛋白大于 0.3 g/24 h 或随机尿蛋白(+);可伴有上腹不适、头痛等症状
重度	血压不低于 21.3/14.7 kPa(160/110 mmHg);尿蛋白大于 2.0 g/24 h 或随机尿蛋白>(++);血清肌酐大于 10^6 mmol/L,血小板计数低于 100×10^9/L;血 LDH 升高;血清 ALT 或 AST 升高;持续性头痛或其他脑神经或视觉障碍;持续性上腹不适
子痫	子痫前期孕妇抽搐不能用其他原因解释
慢性高血压并发子痫前期	高血压孕妇妊娠 20 周以前无尿蛋白,若出现尿蛋白大于 0.3 g/24 h;高血压孕妇妊娠 20 周后突然尿蛋白增加或血压进一步升高或血小板计数小于 100×10^9/L
妊娠合并慢性高血压	妊娠前或妊娠 20 周前舒张压大于 12.0 kPa(90 mmHg)(除外滋养细胞疾病),妊娠期无明显加重;或妊娠 20 周后首次诊断高血压并持续到产后 12 周后

(2)血压较基础血压升高 4.0/2.0 kPa(30/15 mmHg),但低于 18.7/12.0 kPa(140/90 mmHg)时,不作为诊断依据,但必须严密观察。

(3)重度子痫前期是妊娠 20 周后出现高血压、蛋白尿,且伴随以下至少一种临床症状或体征者,见表 11-2。

表 11-2 重度子痫前期的临床症状和体征

临床症状和体征
收缩压大于 24.0 kPa(180 mmHg),或舒张压大于 14.7 kPa(110 mmHg)
24 小时尿蛋白大于 3.0 g,或随机尿蛋白(+++)以上
中枢神经系统功能障碍
精神状态改变和严重头痛(频发,常规镇痛药不缓解)
脑血管意外
视力模糊,眼底点状出血,极少数患者发生皮质性盲
肝细胞功能障碍,肝细胞损伤,血清转氨酶至少升高 2 倍
上腹部或右上象限痛等肝包膜肿胀症状,肝被膜下出血或肝破裂
少尿,24 小时尿量小于 500 mL
肺水肿,心力衰竭
血小板计数小于 100×10^9/L
凝血功能障碍
微血管病性溶血(血 LDH 升高)
胎儿生长受限、羊水过少、胎盘早剥

子痫前可有不断加重的重度子痫前期,但子痫也可发生于血压升高不显著、无蛋白尿或水肿者。通常产前子痫较多,约 25%子痫发生于产后 48 小时。

子痫抽搐进展迅速,前驱症状短暂,表现为抽搐、面部充血、口吐白沫、深昏迷,随之深部肌肉僵硬,很快发展成典型的全身阵挛性惊厥、有节律的肌肉收缩和紧张,持续 1~1.5 分钟,期间患

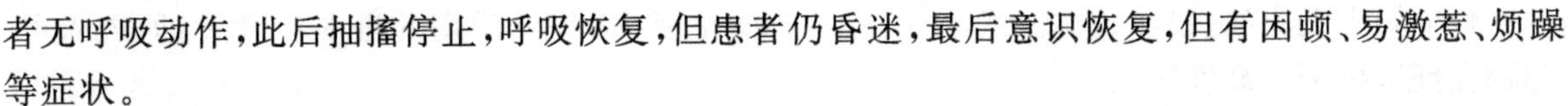

者无呼吸动作，此后抽搐停止，呼吸恢复，但患者仍昏迷，最后意识恢复，但有困顿、易激惹、烦躁等症状。

四、治疗

妊娠期高血压疾病的治疗目的和原则是争取母体可以完全恢复健康，胎儿出生后能够存活，以对母儿影响最小的方式终止妊娠。妊娠期高血压患者可住院也可在家治疗，应保证休息，加强孕期检查，密切观察病情变化，以防发展为重症。子痫前期应住院治疗、积极处理，防止发生子痫及并发症，治疗原则为解痉、降压、镇静，合理扩容及利尿，适时终止妊娠。

常用的治疗药物如下：①解痉药物以硫酸镁为首选药物。硫酸镁有预防和控制子痫发作的作用，适用于子痫前期和子痫的治疗。②镇静药物适用于对硫酸镁有禁忌或疗效不明显时，但分娩时应慎用，以免药物通过而对胎儿产生影响，主要用药有地西泮和冬眠合剂。③降压药物仅适用于血压过高，特别是舒张压高的患者，舒张压不低于 14.7 kPa(110 mmHg)或平均动脉压不低于 14.7 kPa(110 mmHg)者，可应用降压药物。选用的药物以不影响心排血量、肾血流量及子宫胎盘灌注量为宜。常用药物有肼屈嗪、硝苯地平、尼莫地平等。④扩容药物扩容应在解痉的基础上进行。扩容治疗时，应严密观察脉搏、呼吸、血压及尿量，防止肺水肿和心力衰竭的发生。常用的扩容剂有清蛋白、全血、平衡液和右旋糖酐-40。⑤利尿剂仅用于全身性水肿、急性心力衰竭、肺水肿、脑水肿、血容量过高且伴有潜在肺水肿者。用药过程中应严密监测患者的水和电解质平衡情况，以及药物的毒副作用。常用药物有呋塞米、甘露醇。

五、护理

(一)护理评估

1.病史

详细询问患者与孕前及妊娠 20 周前有无高血压、蛋白尿和(或)水肿及抽搐等征象；既往病史中有无原发性高血压、慢性肾炎及糖尿病；有无家族史。此次妊娠经过，出现异常现象的时间及治疗经过。

2.身心状况

除评估患者一般健康状况外，护士需重点评估患者的血压、蛋白尿、水肿、自觉症状，以及抽搐、昏迷等情况。在评估过程中应注意以下几方面。

(1)初测高血压有升高者，需休息 1 小时后再测，方能正确反映血压情况。同时不要忽略测得血压与其基础血压的比较，而且也可经过翻身试验(roll over test.ROT)进行判断，即在孕妇左侧卧位时测血压，直至血压稳定后，嘱其翻身卧位 5 分钟再测血压，若仰卧位舒张压较左侧卧位不低于 2.7 kPa(20 mmHg)，提示有发生先兆子痫的倾向。

(2)留取 24 小时尿进行尿蛋白检查。凡 24 小时蛋白尿定量不低于 0.3 g 者为异常。由于蛋白尿的出现及量的多少反映了肾小管痉挛的程度和肾小管细胞缺氧及其功能受损的程度，护士应给予高度重视。

(3)妊娠后期水肿发生的原因除妊娠期高血压疾病外，还可由于下腔静脉受增大子宫压迫使血液回流受阻、营养不良性低蛋白血症以及贫血等引起，因此水肿的轻重并不一定反应病情的严重程度；但是水肿不明显者，也有可能迅速发展为子痫，应引起重视。此外，还应注意水肿不明显，但体重于 1 周内增加超过 0.5 kg 的隐性水肿。

(4)孕妇出现头痛、眼花、胸闷、恶心、呕吐等自觉症状时,提示病情的进一步发展,即进入子痫前期阶段,护士应高度重视。

(5)抽搐与昏迷是最严重的表现,护士应特别注意发作状态、频率、持续时间、间隔时间、神智情况,以及有无唇舌咬伤、摔伤,甚至发生骨折、窒息或吸入性肺炎等。

妊娠期高血压疾病孕妇的心理状态与病情程度密切相关。妊娠期高血压孕妇由于身体尚未感到明显不适,心理上往往易忽略,不予重视。随着病情的发展,当血压明显升高,出现自觉症状时,孕妇紧张、焦虑、恐惧的心理也会随之加重。此外,孕妇的心理状态还与孕妇对疾病的认识,以及其支持系统的认识与帮助有关。

3.诊断检查

(1)尿常规检查:根据蛋白尿量确定病情严重程度;根据镜检出现管型判断肾功能受损情况。

(2)血液检查:①测定血红蛋白、血细胞比容、血浆黏度、全血黏度,以了解血液浓缩程度;重症患者应测定血小板数、凝血时间,必要时测定凝血酶时间、纤维蛋白原和鱼精蛋白副凝试验(3P 试验)等,以了解有无凝血功能异常。②测定血电解质及二氧化碳结合力,以及时了解有无电解质紊乱及酸中毒。③肝、肾功能测定:如进行丙氨酸氨基转移酶(ACT)、血尿素氮、肌酐及尿酸等测定。④眼底检查:重度子痫前期时,眼底小动脉痉挛、动静脉比例可由正常的 2∶3 变为 1∶2 甚至 1∶4,或出现视网膜水肿、渗出、出血,甚至视网膜剥离、一时性失明等。⑤其他检查:如心电图、超声心动图、胎盘功能、胎儿成熟度检查等,可视病情而定。

(二)护理诊断

1.体液过多

与下腔静脉受增大子宫压迫或血液回流受阻或营养不良性低蛋白血症有关。

2.有受伤的危险

与发生抽搐有关。

3.潜在并发症

胎盘早期剥离。

(三)护理目标

(1)妊娠期高血压孕妇病情缓解,防止发展为中、重度。

(2)子痫前期病情控制良好、未发生子痫及并发症。

(3)妊娠高血压疾病孕妇知道孕期保健的重要性,积极配合产前检查及治疗。

(四)护理措施

1.妊娠期高血压疾病的预防

护士应加强孕早期健康教育,使孕妇及其家属了解妊娠期高血压疾病的知识及其对母儿的危害,从而促使孕妇自觉于妊娠早期开始做产前检查,并坚持定期检查,以便及时发现异常,及时得到治疗和指导。同时,还应指导孕妇合理饮食,增加富含蛋白质、维生素及铁、钙、锌的食物,减少过量脂肪和盐的摄入,对预防妊娠期高血压疾病有一定作用,尤其是钙的补充,可从妊娠20周开始,每天补充钙剂 2 g,可降低妊娠期高血压疾病的发生。此外,孕妇应采取左侧卧位休息以增加胎盘绒毛血供,同时保持心情愉快也有助于妊娠期高血压疾病的预防。

2.妊娠期高血压的护理

(1)保证休息:妊娠期高血压孕妇可在家休息,但需注意适当减轻工作,创造安静、清洁环境,以保证充分的睡眠(8～10 h/d)。在休息和睡眠时以左侧卧位为宜,在必要时也可换成右侧卧位，但要避免平卧位，其目的是解除妊娠子宫下腔静脉的压迫，改善子宫胎盘循环。此外，孕妇精神放松、心情愉快也有助于抑制妊娠期高血压疾病的发展。因此，护士应帮助孕妇合理安排工作和生活，既不紧张劳累，又不单调郁闷。

(2)调整饮食：妊娠期高血压孕妇除摄入足量的蛋白质(100 g/d 以上)、蔬菜，补充维生素、铁和钙剂外，食盐不必严格限制，因为长期低盐饮食可引起低钠血症，易发生产后血液循环衰竭，而且低盐饮食也会影响食欲，减少蛋白质的摄入，加强母儿不利；但全身水肿的孕妇应限制食盐的摄入量。

(3)加强产前保健：根据病情需要适当增加检查次数，加强母儿监测措施，密切注意病情变化，防止发展为重症。同时向孕妇及其家属讲解妊娠期高血压疾病相关知识，便于病情发展时孕妇能及时汇报，并督促孕妇每天数胎动。检测体重，及时发现异样，从而提高孕妇的自我保健意识，并取得家属的支持和理解。

3.子痫前期的护理

(1)一般护理：轻度子痫前期的孕妇需住院治疗，卧床休息；左侧卧位；保持病室安静，避免各种刺激。若孕妇为重度子痫前期患者，护士还应准备以下物品：呼叫器、床挡、急救车、吸引器、氧气、开口器、产包及急救药品，如硫酸镁、葡萄糖酸钙等。每 4 小时测 1 次血压，如舒张压逐渐上升，提示病情加重，并随时观察和询问孕妇有无头晕、头痛、恶心等自觉症状。注意胎心变化，以及胎动、子宫敏感度(肌张力)有无变化。重度子痫前期孕妇应根据病情需要，适当限制食盐摄入量(每天少于 3 g)，每天或隔天测体重，每天记录液体出入量、测尿蛋白。必要时测 24 小时蛋白定量，测肝肾功能、二氧化碳结合力等项目。

(2)用药护理：硫酸镁是目前治疗子痫前期的首选解痉药物。镁离子能抑制运动神经末梢对乙酰胆碱的释放，阻断神经和肌肉间的传导，使骨骼肌松弛；镁离子可以刺激血管内皮细胞合成前列环素，降低机体对血管紧张素Ⅱ的反应，缓解血管痉挛状态，从而预防和控制子痫的发作。同时，镁离子可以提高孕妇和胎儿血红蛋白的亲和力，改善氧代谢。护士应明确硫酸镁的用药方法、毒性反应及注意事项。①用药方法：硫酸镁可采用肌内注射或静脉用药。肌内注射后通常于 2 小时血液浓度达高峰，且体内浓度下降缓慢，作用时间长，但局部刺激性强，患者常因疼痛而难以接受。注射时应注意使用长针头行深部肌内注射，也可加利多卡因于硫酸镁溶液中，以缓解疼痛刺激，注射后用无菌棉球或创可贴覆盖针孔，防止注射部位感染，必要时可行局部按揉或热敷，促进肌肉组织对药物的吸收。也可行静脉滴注或推注，静脉用药后可使血中浓度迅速达到有效水平，用药后约 1 小时血浓度可达高峰，停药后血浓度下降较快，但可避免肌内注射引起的不适。基于不同用药途径的特点，临床多采用两种方式互补长短。②毒性反应：硫酸镁的治疗浓度和中毒浓度相近，因此在进行硫酸镁治疗时应严密观察其毒性作用，并认真控制硫酸镁的入量。通常主张硫酸镁的滴注速度以 1 g/h 为宜，不超过 2 g/h，每天维持用量15～20 g。硫酸镁过量会使呼吸和心肌收缩功能受到抑制，危及生命。中毒现象首先表现为膝反射减弱或消失，随着血镁浓度的增加可出现全身肌张力减退及呼吸抑制，严重者心跳可突然停止。③注意事项：护士在用药前及用药过程中均应监测孕妇血压，同时还应监测膝腱反射必须存在；呼吸不少于 16 次/分；尿量每 24 小时不少于 600 mL，或每小时不少于25 mL，尿少提示排泄功能受抑制。由于钙离子可与镁离子争夺神经细胞上的同一受体，阻止镁离子的继续结合，因此应随时准备好 10%的葡萄糖酸钙注射液，以便出现毒性作用时及时予以解毒。10%葡萄糖酸钙 10 mL 在静脉推注时宜在 3 分钟内推完，必要时可每小时重复 1 次，直至呼吸、排尿和神经抑制恢复正常，但 24 小时内不超过8次。

4.子痫患者的护理

子痫为妊娠期高血压疾病最严重的阶段，直接关系到母儿安危，因此子痫患者的护理极为重要。

(1)协助医师控制抽搐：患者一旦发生抽搐，应尽快控制。硫酸镁为首选药物，必要时可加用强有力的镇静药物。

(2)专人护理，防止受伤：在子痫发生后，首先应保持患者的呼吸道通畅，并立即给氧，用开口器或于上、下磨牙间放置一缠好纱布的压舌板，用舌钳固定舌头，以防咬伤唇舌或发生舌后坠；使患者取头低侧卧位，以防黏液吸入呼吸道或舌头阻塞呼吸道，也可避免发生低血压综合征；必要时，用吸引器吸出喉部黏液或呕吐物，以免窒息。在患者昏迷或未完全清醒时，禁止给予一切饮食和口服药，防止误入呼吸道而致吸入性肺炎。

(3)减少刺激，以免诱发抽搐：患者应安置于单人暗室，保持绝对安静，以避免声、光刺激；一切治疗活动和护理操作尽量轻柔且相对集中，避免干扰患者。

(4)严密监护：密切注意血压、脉搏、呼吸、体温及尿量(留置导尿管)、记录出入量，及时进行必要的血、尿化验和特殊检查，及早发现脑出血、肺水肿、急性肾衰竭等并发症。

(5)为终止妊娠做好准备：子痫发作者往往在发作后自然临产，应严密观察并及时发现产兆，且做好母子抢救准备。如经治疗病情得以控制仍未临产者，应在孕妇清醒后24～48小时内引产，或子痫患者经药物控制后6～12小时，需考虑终止妊娠。护士应做好终止妊娠的准备。

5.妊娠期高血压疾病的护理

妊娠期高血压疾病孕妇的分娩方式应根据母儿的情形而定。若决定经阴道分娩，在第一产程中，应密切监测患者的血压、脉搏、尿量、胎心和子宫收缩情况，以及有无自觉症状；血压升高时应及时与医师联系；在第二产程中应尽量缩短产程，避免产妇用力，初产妇可行会阴侧切并用产钳助产；在第三产程中，需预防产后出血，在胎儿娩出前肩后立即静脉推注缩宫素(禁用麦角新碱)，及时娩出胎盘并按摩宫底，观察血压变化，重视患者的主诉。病情较重者于分娩开始即需开放静脉。胎盘娩出后测血压，病情稳定者，方可送回病房。重症患者产后应继续硫酸镁治疗1～2天，产后21小时至5天内仍有发生子痫的可能，故不可放松治疗及其护理措施。

妊娠期高血压疾病孕妇在产褥期仍需继续监测血压，产后48小时内应至少每4小时观察1次血压，即使产前未发生抽搐，产后48小时也有发生的可能，故产后48小时内仍应继续硫酸镁的治疗和护理。使用大量硫酸镁的孕妇，产后易发生子宫收缩乏力，恶露较常人多，因此应严密观察子宫复旧情况，严防产后出血。

(五)护理评价

(1)妊娠期高血压孕妇休息充分，睡眠良好，饮食合理，病情缓解，未发展为重症。

(2)子痫前期预防病情得以控制，未发生子痫及并发症。

(3)妊娠期高血压孕妇分娩经过顺利。

(4)治疗中，患者未出现硫酸镁的中毒反应。

(张耀华)

第二节 妊娠合并贫血

一、概述

妊娠合并贫血是妊娠期常见并发症之一。当红细胞计数小于 3.5×10^{12}/L,或血红蛋白小于 100 g/L,或血细胞比容在 0.30 以下时,可诊断为妊娠合并贫血。其中以缺铁性贫血最为常见,其次是由叶酸或维生素 B_{12} 缺乏引起的巨幼红细胞性贫血。

(一)贫血对妊娠的影响

轻度贫血一般影响不大,但中、重度贫血可降低孕妇的抵抗力,对出血的耐受力降低,分娩及剖宫产手术风险增高,严重可导致贫血性心脏病、产后出血、失血性休克、产褥感染等并发症,危及孕产妇生命,还可导致子宫缺血,影响胎儿的正常发育,胎儿可出现子宫内发育迟缓、窘迫、死胎、早产、新生儿窒息等。

(二)妊娠对贫血的影响

妊娠期会出现生理性贫血;因胎儿对铁剂的需求量增加,贫血会加重。

二、护理评估

(一)健康史

(1)孕前有无月经过多、寄生虫病或消化道疾病等慢性失血史。

(2)有无妊娠呕吐或慢性腹泻、双胎、铁剂吸收不良、偏食等导致营养不良和缺铁病史。

(二)身体状况

1.症状评估

了解孕妇有无面色苍白、头晕、眼花、耳鸣、心慌、气短、乏力、食欲缺乏、腹胀等贫血症状;了解有无手趾及脚趾麻木、健忘、表情淡漠、易出血、易感染等特殊症状。

2.护理检查

可见皮肤黏膜苍白、指甲脆薄、毛发干燥、口腔炎及舌炎等。

3.辅助检查

(1)血常规检查:缺铁性贫血为小细胞低色素性贫血;巨幼红细胞性贫血呈大细胞性贫血;再生障碍性贫血以全血细胞减少为特征。

(2)血清铁浓度测定:血清铁小于 6.5 μmol/L。

(3)叶酸、维生素 B_{12} 测定:血清叶酸小于 6.8 nmol/L 或红细胞叶酸小于 227 nmol/L。

(4)骨髓检查:缺铁性贫血示红细胞系增生,分类见中、晚幼红细胞增多,含铁血黄素及铁颗粒减少或消失;巨幼红细胞性贫血骨髓红细胞系明显增生,可见典型的巨幼红细胞;再生障碍性贫血示多部位增生减低,有核细胞少。

(三)心理-社会状况

孕妇因担心胎儿及自身健康而焦虑。

(四)处理要点

积极纠正贫血,预防感染,防止胎儿生长受限、胎儿宫内窘迫及产后出血等并发症发生。

三、护理问题

(一)知识缺乏

与缺乏妊娠合并贫血的保健知识及服用铁剂相关的知识有关。

(二)活动无耐力

与贫血引起的疲倦有关。

(三)有胎儿受伤的危险

与母体贫血,供应胎儿氧及营养物质不足有关。

四、护理措施

(一)一般护理

(1)合理安排活动与休息,避免因头晕、乏力而发生摔倒等意外;加强孕期营养,补充高铁、高蛋白质、高维生素 C 的食物。

(2)住院期间加强口腔、外阴、尿道的卫生清洁;接生过程严格无菌操作,产后做好会阴护理,按医嘱给予抗生素预防感染。

(二)病情观察

观察治疗后症状改善情况,注意体温变化及胎动、胎心变化,有异常及时报告处理。

(三)对症护理

(1)补充铁剂:硫酸亚铁 0.3 g,每天 3 次,同时服维生素 C 300 mg 或 10%稀盐酸 0.5～2 mL,促进铁吸收,宜饭后服用。

(2)补充叶酸:巨幼红细胞性贫血者可每天口服叶酸 15 mg,同服维生素 B_{12} 至贫血改善。

(3)输血:多数患者无须输血,若血红蛋白<60 g/L,需剖宫产及再生障碍性贫血患者可少量、多次输浓缩红细胞或新鲜全血,输液速度宜慢。

(4)产科处理:如果胎儿情况良好,宜选择经阴道分娩,分娩时应尽量减少出血,防止产程延长、产妇疲乏,必要时可行阴道助产以缩短第二产程。产后应用宫缩剂防止产后出血,并给予广谱抗生素预防感染。此外,贫血极严重或有其他并发症者不宜哺乳。

(四)心理护理

告知孕妇,贫血是可以改善的,只要积极治疗可防止胎儿损伤,减少思想顾虑,缓解不安情绪。

(五)健康指导

(1)孕前应积极治疗失血性疾病,如月经过多、寄生虫病等。

(2)注意孕期营养,多吃木耳、紫菜、动物肝脏、豆制品等含铁丰富的食物,12 周起应适当补充铁剂,服铁剂时禁忌饮浓茶;抗酸药物影响铁剂效果,应避免服用。

(3)定期产检,发现贫血及时纠正。

妊娠合并症是妊娠期常见的疾病,妊娠与这些内、外科疾病相互影响,严重者甚至引起孕产妇和新生儿死亡,所以在妊娠期要加强相关疾病的筛查及诊断,及时治疗,必要时终止妊娠;而分娩期则要根据产妇的病情严重程度选择适宜的分娩方式,加强产程的监护,减少产时及产后出血,预防产褥感染。新生儿应及早检查,及时治疗。

(张耀华)

第三节 妊娠合并泌尿道结石

妊娠合并泌尿道结石偶有见到，多以上尿路结石（肾与输尿管结石）为主。妊娠并不增加泌尿道结石的发生率，但妊娠期一旦合并泌尿道结石，处理上较非孕期困难。

一、妊娠与泌尿道结石的相互影响

一般认为，妊娠对泌尿道结石的病程并无多大影响，妊娠使输尿管受到机械性挤压，同时有泌尿道结石者，泌尿道感染的发生率明显增高，且感染不容易控制，需要联合用药或用药时间较长。如果出现急性尿路梗阻或剧烈绞痛，可使孕妇发生流产或早产，这种情况较为罕见。

二、临床表现及诊断

妊娠合并泌尿道结石的临床表现与非孕期基本相同，随结石形成的部位、形状、结石大小、是否合并梗阻或感染而异。由于结石的某些症状与有些产科并发症类似，并且妊娠期检测手段相对受限，增加了诊断上的难度。

上尿路结石典型的症状为疼痛及血尿。疼痛常位于肋脊角、腰部或上腹部，可向下腹部、腹股沟、大腿内侧、阴唇放射，多为间歇性钝痛，也可呈绞痛发作。发作时常伴肉眼血尿或镜下血尿，偶尔血尿为无痛性。合并尿路感染时，可出现发热。下尿路结石可表现为膀胱区疼痛、尿流突然中断和血尿，并发感染时可出现尿路刺激症状。当结石在肾与输尿管交汇部或向下移动时，可出现肾绞痛，患者疼痛难忍，大汗淋漓，辗转不安，呻吟不止，恶心呕吐，疼痛可沿侧腹部向下放射。

有泌尿道结石病史的孕妇，出现典型症状时，诊断比较容易。但是，在妊娠期，行腹部平片和静脉肾盂造影检查应慎重。多数需要结合临床表现、超声及实验室检查作出判断。需与卵巢囊肿蒂扭转、巧克力囊肿破裂、胎盘早剥及早产引起的疼痛相鉴别，右侧肾绞痛还需与急性阑尾炎、胆囊炎、胆石症引起的疼痛相鉴别。

三、治疗

多饮水，保持日尿量在 2 000～3 000 mL，配合利尿、解痉药物，可促使小结石排出。肾绞痛发作时可给予哌替啶 50 mg，或与异丙嗪 25 mg，同时进行肌内注射，症状无好转时每 4 小时重复注射一次。吗啡 10 mg 和阿托品 0.5 mg 联合肌内注射。硝苯地平（心痛定）10 mg 每天 4 次或疼痛时即刻舌下含服也有很好的止痛效果。

超声体外碎石是一种有效、安全、无创伤的治疗肾结石的方法，必要时可以使用。急性梗阻或剧烈绞痛上述治疗无效时，需要外科手术取石。无论采取哪种治疗方法，均应加强胎儿监护，注意防止早产，减少或避免应用对胎儿有不良影响的药物。

四、护理问题

（一）疼痛

与结石刺激引起的炎症、损伤及平滑肌痉挛有关。

(二)有感染的危险

与结石引起梗阻、尿液淤积和侵入性操作有关。

(三)体液不足

与呕吐、恶心和手术失血过多有关。

(四)知识缺乏

缺乏有关病因和预防复发的知识。

五、潜在的并发症

(一)出血

碎石或手术后可出现伤口渗血,表现为血尿,注意止血补血。

(二)感染

孕期由于内分泌激素和尿路受压引起泌尿系统平滑肌松弛,输尿道蠕动减慢易引起感染,另与结石引起梗阻、尿液淤积和侵入性操作有关。抗感染治疗,补足液体;高热不退应根据培养加药敏使用抗生素。

(三)休克

如为出血性休克,应输血补液抗休克,活动性出血应及时止血。感染性休克应加强抗感染和维持循环稳定。

六、护理处理

(一)肾绞痛的护理

发作期间应卧床休息,遵医嘱立即药物治疗及补液。

(二)促进排石

鼓励患者大量饮水,在病情允许的情况下,改变体位,以增强患者代谢,促进结石排出。

(三)病情观察

观察尿液内是否有结石排出,每次排尿于玻璃瓶内或金属瓶内,可看到或听到结石的排出。尿白细胞增多者,体温高或血白细胞计数增多者,需予以敏感抗生素,以控制感染。

七、健康教育

根据结石成分、代谢状态及流行病学因素,坚持长期预防,对延迟或减少结石复发十分重要。

(一)大量饮水

以增加尿量,稀释尿液,可减少尿中晶体沉积。成人保证每天尿量在 2 000 mL 以上,尤其是睡前及半夜饮水效果更好。

(二)解除局部因素

尽早解除尿路梗阻、感染、异物等因素,可减少结石形成。

(三)饮食指导

根据结石成分调节饮食。含钙结石者应食用含纤维丰富的食物,限制含钙、草酸成分多的食物,避免大量摄入动物蛋白、精制糖和动物脂肪。浓茶、菠菜、番茄、土豆、莴笋等含草酸量高。牛奶、奶制品、豆制品、巧克力、坚果含钙量高。尿酸结石者不宜食含嘌呤高的食物,如动物内脏。

(四)药物预防

根据结石成分,血、尿钙磷、尿酸、胱氨酸和尿 pH,采用药物降低有害成分,碱化尿液,预防结石复发。维生素 B_6 有助于减少尿中草酸含量,氧化镁可增加尿中草酸溶解度。枸橼酸钾、碳酸氢钠等可使尿 pH 保持在 6.5~7,对尿酸和胱氨酸结石有预防意义。口服氯化氨使尿液酸化,有利于防止感染性结石的生长。

(五)复诊

治疗后定期行尿液化验、B 超检查,观察有无复发,残余结石情况。若出现腰痛、血尿等症状,及时就诊。定期行产前检查。

(王建平)

第四节 妊娠合并甲状腺疾病

一、甲状腺功能亢进症

甲状腺功能亢进症是指由甲状腺腺体产生过多甲状腺激素而引起的一组临床综合征。90%妊娠期甲状腺功能亢进患者为 Graves 病。妊娠合并甲状腺功能亢进的发生率国内报道为 0.1%~0.2%,国外为 0.05%~0.2%,为妊娠合并内分泌疾病的第二位,仅次于糖尿病。

(一)妊娠对甲状腺功能亢进的影响

妊娠期由于胎盘产生绒毛膜促性腺激素及绒毛膜促甲状腺激素的作用使甲状腺体积增大,合成和分泌甲状腺激素增加。妊娠早期可表现出甲状腺功能亢进或原有甲状腺功能亢进加重。妊娠中、晚期由于雌激素增加肝脏合成甲状腺结合球蛋白(TBG)并延长其半衰期,导致与 TBG 结合的总甲状腺激素水平升高,而游离的激素无明显变化,促甲状腺激素(TSH)分泌受到抑制,使病情可能有所缓解。但严重甲状腺功能亢进患者可因分娩、剖宫产、劳累、产后出血、感染等使病情加重,甚至诱发甲状腺功能亢进危象。产后由于免疫抑制作用的解除,甲状腺功能亢进的病情也会一时性加重。由于正常妊娠妇女多有高代谢状态,如怕热、多汗、食欲强、乏力、心率增加等,使妊娠合并甲状腺功能亢进的诊断较非孕期困难。

(二)甲状腺功能亢进对妊娠的影响

轻症或经治疗能控制的甲状腺功能亢进对妊娠影响通常不大。重症或经治疗控制不理想的甲状腺功能亢进,由于甲状腺激素分泌过多,流产、早产的发生率增高,妊娠期高血压疾病、心衰、产时子宫收缩乏力、产后感染等发生率也增加。甲状腺功能亢进对胎儿的影响与疾病的严重程度并不相关,但伴有高甲状腺刺激性免疫球蛋白(TSI)的孕妇,由于 TSI 容易通过胎盘,刺激胎儿甲状腺,使胎儿患甲状腺功能亢进的概率增加,也可引起宫内发育迟缓、胎儿心动过速、水肿或胎儿甲状腺肿,甚至胎死宫内、早产、死产等。如果母亲服用抗甲状腺药物,药物通过胎盘进入胎儿体内,可引起胎儿甲状腺功能减退。伴有甲状腺肿大的胎儿可因分娩困难,或出现呼吸不通畅,导致新生儿窒息。

(三)诊断

1.病史

多数甲状腺功能亢进的孕妇孕前就有甲状腺疾病的现病史或既往史,诊断已经明确。

2.临床表现

轻症甲状腺功能亢进或妊娠期首次发生的甲状腺功能亢进,与正常妊娠时的代谢变化相似,如多汗、怕热、食欲亢进、心动过速等,也有恶心呕吐、体重下降等,两者易混淆。但甲状腺功能亢进孕妇易出现妊娠剧吐,妊娠中期恶心、呕吐症状持续存在且没有减轻。重度甲状腺功能亢进或甲状腺危象可能导致严重的高血压、充血性心力衰竭和精神心理状态的改变等,其症状类似重度子痫前期。因此,任何重度子痫前期的患者,如出现子宫小于孕周、发热、腹泻或其他不能解释的心动过速等不典型症状,应考虑甲状腺功能亢进的可能。

临床上可提供作为诊断依据的症状和体征有心悸,休息时心率超过 100 次/分,进食增加而孕妇体重不按孕周增加,脉压大于 6.7 kPa(50 mmHg),怕热多汗,皮肤潮红,皮温增高,突眼,手震颤,腹泻,甲状腺增大。

3.辅助检查

(1)妊娠合并甲状腺功能亢进患者基础代谢率>+30%,血清 TT_4、TT_3、FT_3、FT_4 均明显增高,TSH 明显降低。

(2)B 超:检查胎儿发育、胎儿甲状腺大小等。

(3)超声心动图或胎儿电子监护:了解胎心音变化。

(四)治疗原则

(1)甲状腺功能亢进病情未控制时不宜怀孕。孕前积极用药物治疗,待停药或药物控制病情稳定 1～3 年后怀孕。服用放射性碘治疗期间不宜怀孕。

(2)孕期治疗原则是控制甲状腺功能亢进的发展,使孕妇安全通过妊娠和分娩。甲状腺功能亢进不是终止妊娠的适应证,但若伴有甲状腺功能亢进性心脏病、高血压等严重并发症,需考虑终止妊娠。病情轻者尽量少用抗甲状腺药物,给予适量镇静剂,卧床休息。病情重者仍给予抗甲状腺药物,妊娠中、晚期甲状腺药物用量不可过大。尽量争取经阴道分娩,注意缩短产程。引产、临产、剖宫产前积极做好准备,使用抗甲状腺药,适当应用镇静剂,以防诱发甲状腺功能亢进危象。产后宜加大抗甲状腺药物剂量,防止甲状腺功能亢进复发。

(五)护理问题

1.营养失调

营养失调与代谢率增加导致代谢需求大于摄入及缺乏合理饮食有关。

2.活动无耐力

活动无耐力与蛋白质分解、肌无力、甲状腺功能亢进性心脏病等有关。

3.知识缺乏

缺乏药物治疗知识和自我护理知识。

(六)潜在并发症

1.甲状腺危象

(1)相关因素:与临产、分娩、手术、产后出血、感染等有关。

(2)临床表现:表现为原有甲状腺功能亢进症状加重,体温高达 39 ℃,心率>140 次/分,呼吸急促,大汗淋漓,烦躁不安,厌食,恶心,呕吐,腹泻,常伴有心房颤动或扑动。若处理不及时,可引起孕产妇死亡。

(3)护理措施:护理中注意配合医师积极抢救,主要包括以下几种情况。①高热时物理或药物降温,必要时人工冬眠,②遵医嘱用药:首选丙硫氧嘧啶(PTU),负荷量 300～600 mg,口服或经鼻饲管注入或直肠灌注。以后 150～300 mg,6 小时 1 次。也可在给 PTU 后 1～3 小时给碘化钠溶液 0.5～1.0 g 静脉滴注,或复方碘溶液3 mL口服,12 小时 1 次。③每天地塞米松 8 mg 或泼尼松 60 mg 分次给药。④普萘洛尔静脉滴注,开始剂量 1 mg/min,持续心电监护下,可增加至 10 mg,如患者耐受,可继续给 40～60 mg 口服,每 6 小时1 次。⑤吸氧,补充营养素,控制水、电解质平衡紊乱,积极控制感染。⑥充分做好剖宫产术前准备,甲状腺功能亢进危象控制后及时终止妊娠。

(4)健康指导:告知患者及家属甲状腺功能亢进危象的诱因,及时就诊。指导患者不食含碘丰富的食物与药物。保证充足的睡眠,避免剧烈运动,避免感染、严重的精神刺激、创伤等。强调按医嘱按时用药,并注意不良反应的观察。

2.宫内发育迟缓

宫内发育迟缓与甲状腺功能亢进孕妇代谢亢进,不能为胎儿提供足够营养而影响胎儿生长发育有关。

3.胎儿甲状腺功能减退

胎儿甲状腺功能减退与孕妇使用抗甲状腺药物有关。

(七)护理处理

1.非孕期

甲状腺功能亢进病情不稳定,即使怀孕也易引起流产、早产、宫内发育迟缓、死胎等,甲状腺功能亢进药物对胎儿也有一定影响。故非孕期指导孕妇积极进行甲状腺功能亢进的治疗,尽量等待疾病痊愈后再妊娠。

2.妊娠期

甲状腺功能亢进病情稳定的已怀孕妇女,应加强孕期监护,与内分泌科医师协同管理,服用无致畸危险、通过胎盘量少的抗甲状腺药物,并及时调整药物用量,以减少胎儿甲减的危险。

(1)加强产前检查:定期检查孕妇血压、体重、宫高、腹围的变化,每 1～2 个月进行一次 B 超检查,观察胎儿的生长发育和甲状腺大小、骨骼及胎儿体重。定期检查孕妇甲状腺功能,监测胎盘功能等。及早发现妊娠期高血压疾病和宫内发育迟缓。

(2)心理护理:稳定孕妇情绪,注意休息,避免体力劳动。指导配合医师治疗,避免感染、精神刺激和情绪波动,以防甲状腺功能亢进危象的发生。

(3)饮食护理:加强营养,保证每天足够的能量,多食高蛋白、高维生素饮食,不宜食含碘丰富的食物或药物。出汗多时多饮水,忌烟、酒、咖啡、浓茶。必要时静脉补充营养素。

(4)加强监护:宜左侧卧位,指导孕妇学会自计胎动,防胎死宫内。注意先兆早产征象,如有异常及时就诊。妊娠晚期 37～38 周入院,注意防治胎儿宫内窘迫,每周进行胎心监护,孕妇检查心电图,了解是否有心脏损害。

(5)药物治疗护理:一般情况下,如果母亲 FT_4 水平增高 2.5 倍以上,则应考虑治疗。由于胎儿甲状腺能浓集碘,破坏正在发育阶段的胎儿甲状腺,故妊娠期禁用放射性碘治疗。PTU 是孕期甲状腺功能亢进治疗的首选用药。PTU 与蛋白亲和力较高,可以减少药物向胎儿体内转运,阻断 T_4 向 T_3 转换,能快速缓解症状。PTU 的初始用量为每 8 小时 100 mg,用药期间每 2 周检

查一次 FT_4，当 FT_4 水平开始下降时，应将剂量减半，以后每 2～4 周按此方法减一次，控制 FT_4 水平稳定在正常范围的上 1/3。多数孕妇在孕晚期仅需小剂量的 PTU，也有的到 32～36 周就可以停药，如果甲状腺功能亢进复发，又可以重新开始用药。经用 PTU 治疗 FT_4 没有变化时，则应加量，最大剂量为 600 mg/d，如果仍没有效果，则考虑药物耐受，治疗失败。用药期间密切观察病情的变化，如脉搏、脉压、震颤、食欲及精神改变等。注意药物的不良反应，如药疹、瘙痒、药热、粒细胞减少、肝功能异常等。

(6)妊娠期甲状腺功能亢进手术治疗护理：妊娠期尽量避免甲状腺手术，但对药物不能控制甲状腺功能亢进症状，或疑有恶变者，待妊娠 16～20 周可考虑甲状腺部分切除术，做好术前准备和术后护理，积极防治流产。

3.分娩期

甲状腺功能亢进孕妇一般宫缩较强，胎儿偏小，产程较短，故尽量争取经阴道分娩，病情重者或有产科指征者可考虑剖宫产；注意预防甲状腺危象；临产后应用抗生素预防感染。第一产程，注意心理护理，减轻孕妇焦虑、恐惧的心理，减轻疼痛；吸氧，注意补充能量，鼓励进食，适当输液。每 2～4 小时测体温、脉搏、呼吸1 次，注意胎心监护。第二产程尽量缩短，防止孕妇过度疲劳，必要时行会阴侧切、胎头吸引或产钳助产。第三产程注意预防产后出血；积极配合儿科医师进行新生儿复苏；留脐血进行甲状腺功能、TSH 等各项检查。

4.产褥期

注意检查新生儿甲状腺大小，有无杂音，是否有甲状腺功能亢进或甲减的症状和体征。产后母亲甲状腺功能亢进有加重的可能；另外在妊娠早期治疗过的妊娠合并甲状腺功能亢进患者，产后复发率高于 75%，因此产褥期应严密观察病情变化，指导产妇注意休息，防止感染，继续用药治疗，产后 1 个月复查甲状腺功能。由于产后服 PTU 者乳汁含量少，故可以哺乳；但服用甲巯咪唑(MMI)和用放射性碘制剂者，应停止哺乳。

二、甲状腺功能减退症

甲状腺功能减退症简称甲减，是由多种原因所致的低甲状腺激素血症或由甲状腺激素抵抗而引起的全身性低代谢综合征。甲减合并妊娠有四种类型，即地方性缺碘所致呆小症、散发性先天甲状腺功能减退症、慢性淋巴性甲状腺炎(桥本病)和甲状腺手术或放射治疗(简称放疗)后所致甲减。其中慢性淋巴性甲状腺炎在甲减合并妊娠中占比例较大。由于甲减妇女常无排卵，易不孕，故合并妊娠较少见。

(一)妊娠对甲减的影响

妊娠期母体血容量增加，致使碘稀释；肾血流量增加，肾小球滤过率增加，导致排碘量增加，使血清中无机碘浓度下降，形成所谓的“碘饥饿”。正常孕妇，由于甲状腺处于应激状态，能分泌足量的甲状腺素，使甲状腺功能维持正常水平。甲状腺功能欠佳的孕妇，由于甲状腺自身免疫现象或存在碘缺乏，可以出现亚临床甚至明显的甲减。抗甲状腺抗体阳性的甲减患者由于孕期抗甲状腺抗体滴度下降，症状改善，而产后可能会出现反弹，病情由原来的亚临床状态转为临床阶段。早孕期由于 HCG 诱导 T_4 合成和对 TSH 的抑制，所以早孕期的甲减难以诊断。

(二)甲减对妊娠的影响

严重的甲减常引起不孕，妊娠后常引起流产、早产、胎死宫内和低体重儿的出生。由于甲状腺功能减退人群中高血压患病率显著增高，致使妊娠妇女发生妊娠期高血压疾病、胎盘早剥、胎

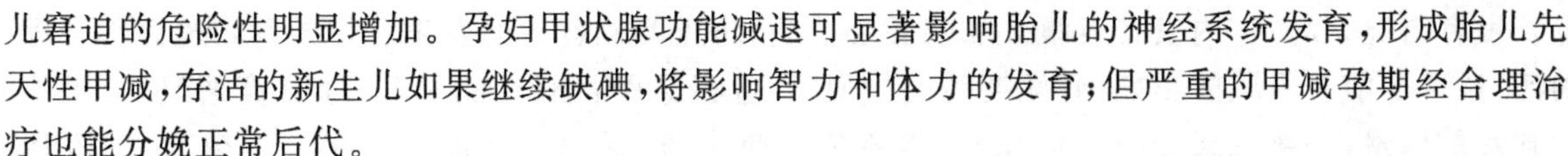

儿窘迫的危险性明显增加。孕妇甲状腺功能减退可显著影响胎儿的神经系统发育，形成胎儿先天性甲减，存活的新生儿如果继续缺碘，将影响智力和体力的发育；但严重的甲减孕期经合理治疗也能分娩正常后代。

（三）诊断

1.病史

有发生甲减的病因存在，如地方性缺碘、甲状腺缺如、甲状腺功能不全、甲状腺手术或自身免疫病家族史等。对有月经不调、反复性流产或不良孕产史者，如胎死宫内、宫内发育迟缓、早产、围产儿死亡病史者，应进行甲状腺功能及 TSH 检查。

2.临床表现

病程呈慢性经过，无突然显著的临床表现。孕期常呈亚临床型，易漏诊，主要通过实验室检查获得明确诊断。其主要表现有乏力、易疲劳、怕冷、食欲不佳、反应迟钝、记忆力减退、水肿、便秘等，表情淡漠，面色苍白，皮肤干燥、粗糙、脱屑、增厚，面部、眼睑、手部皮肤水肿，头发稀疏，眉毛外 1/3 脱落；下肢黏液性水肿，非凹陷性。严重者可有体温低、心脏扩大、心包积液、心动过速、腱反射迟钝等。先天性甲减治疗较晚的患者，身材矮小。慢性淋巴细胞性甲状腺炎者，甲状腺肿大，质地偏韧，光滑或呈结节状。

3.辅助检查

(1)实验室化验：甲减的患者 30%～40%有贫血，血红蛋白和红细胞常降低。血清 TT_4、TT_3、FT_3、FT_4 均降低，TSH＞10 μU/mL 诊断为原发性甲减。缺碘地区检查 24 小时尿碘排出量。桥本病患者血清抗甲状腺抗体增高。

(2)B 超检查：了解胎儿的发育等。

（四）处理原则

甲减患者以经治疗使甲状腺激素水平达正常后再怀孕为佳。一旦甲减患者怀孕，经明确诊断后，应立即治疗，并要求妊娠全过程使甲状腺激素水平维持在正常范围。补充足量的甲状腺激素，常用甲状腺片。缺碘地区适当补充碘剂，防止胎儿甲减。

（五）护理问题

1.便秘

便秘与代谢率减低及体力活动减少有关。

2.活动无耐力

活动无耐力与机体代谢率降低、体重过低有关。

（六）潜在并发症

1.妊娠期高血压疾病

妊娠期高血压疾病与甲减引起心排血量下降，外周血管阻力增加或抗甲状腺抗体在肾小球及胎盘产生免疫复合物沉积有关。

2.黏液性水肿性昏迷

黏液性水肿性昏迷与甲减未纠正，病情加重有关。

（七）护理处理

1.妊娠期

在妊娠早期协助医师通过病史和体格检查，仔细检查有无潜在的甲减。指导孕妇加强营养，注意休息，勿过度劳累。定期做产前检查，注意体重、腹围、宫高增长情况，并应用 B 超监测胎儿生长发育情况，以防宫内发育迟缓。加强胎心监测，防止胎儿窘迫的发生。指导孕妇遵医嘱合理用药，通常孕前有甲减的孕妇，妊娠期需增加剂量，应根据甲状腺功能和 TSH 升高情况，调整甲状腺片的用量，一般每天 30～100 mg。避免孕早期停药，以免引起流产和早产。孕 37 周收住院，每周行 NST 检查，不必在预产期前终止妊娠。甲减孕妇易发生过期妊娠，以不超过 41 周终止妊娠为宜。

2.分娩期

加强心理护理。临产后，鼓励产妇进食，给予吸氧，注意胎心监护。先天性甲减孕妇在第二产程往往腹肌力量不足，不能很好使用腹压，造成宫缩乏力，必要时应行助产术，并做好新生儿复苏准备。第三产程时应防止产后出血及产后感染。留脐血以备化验甲状腺功能和 TSH 水平，孕妇有桥本病者新生儿化验抗甲状腺抗体。

3.产褥期

产褥期是甲状腺功能快速动态变化时期。如果患者没有症状且近期没有调整剂量，则可在产后6 周复查 TSH。因甲状腺片基本不通过乳汁，故产后可以哺乳。新生儿注意保暖，注意先天性甲减表现和低血糖，一周后新生儿复查甲状腺功能和 TSH。

（王建平）

第五节　妊娠合并心脏病

一、概述

妊娠合并心脏病是严重的妊娠合并症，在我国孕产妇死因中居第二位。妊娠期、分娩期及产褥期均可使心脏病者的心脏负担加重而诱发心力衰竭，是造成孕产妇死亡的主要原因之一，因此产科工作者必须高度重视。目前，先天性心脏病居妊娠合并心脏病原因的首位，其次是风湿性心脏病。

（一）妊娠期、分娩期及产褥期对心脏病的影响

1.妊娠期

妊娠期孕妇血容量自孕 6～8 周逐渐增加，至孕 32～34 周达高峰，比非孕期增加 30%～45%，随着血容量增加，心排血量增加，心率加快，心脏负担加重。妊娠晚期，子宫增大，膈肌上升，使心脏向左上方移位，致大血管扭曲，心脏负担进一步加重。

2.分娩期

此期心脏负担最重。①第一产程：宫缩一次，有 250～500 mL 血液被挤至体循环，回心血量增加，心脏负担增加。②第二产程：宫缩强度进一步加强，加之产妇屏气用力，腹肌及骨骼肌收缩，使肺循环压力及腹压增加，内脏血液大量涌向心脏，此期心脏负担最重。③第三产程：胎儿娩出后，腹压骤减，大量血液向内脏血管灌注，回心血量骤减；胎儿、胎盘娩出后，子宫迅速缩小，胎盘循环停止，子宫血窦内大量的血液进入体循环，回心血量骤增，造成血流动力学急剧改变，使心脏负担加重，诱发心脏病孕妇出现心力衰竭。

3.产褥期

产后3天内仍是心脏负担较重时期,除宫缩使部分血液进入体循环外,妊娠期产妇组织内潴留的液体也回到体循环,使血容量再度增加,诱发心力衰竭。

由此可知,妊娠32～34周、分娩期及产褥期的最初3天内,心脏负担加重,是心脏病孕妇最易发生心力衰竭的危险时期,应加强监护。

(二)心脏病对妊娠的影响

心脏病不影响受孕,但较重的心脏病患者妊娠后心功能恶化,流产、早产、死胎、胎儿生长受限、胎儿宫内窘迫及新生儿窒息发生率明显增高,围产儿死亡率是正常妊娠的2～3倍。

二、护理评估

(一)健康史

(1)妊娠前有无心脏病和风湿热的病史,既往心脏病的治疗经过及心功能状态等。

(2)有无劳力性呼吸困难、夜间端坐呼吸、咯血、胸闷、胸痛等心功能异常的症状。

(3)了解有无妊娠期高血压疾病、重度贫血、上呼吸道感染等诱发心力衰竭的因素。

(二)身体状况

1.症状评估

心脏病孕妇心功能分级如下。

(1)Ⅰ级:一般体力活动不受限制。

(2)Ⅱ级:一般体力活动稍受限制,活动后心悸、轻度气短,休息时无症状。

(3)Ⅲ级:一般体力活动显著受限制,休息时无不适,轻微日常工作即感不适、心悸、呼吸困难或既往有心力衰竭史者。

(4)Ⅳ级:一般体力活动严重受限制,不能进行任何活动,休息时仍有心悸、呼吸困难等心力衰竭表现。

早期心力衰竭表现如下:①轻微活动后出现胸闷、心悸、气短;②休息时心率每分钟超过110次,呼吸每分钟超过20次;③夜间常因胸闷而坐起呼吸或到窗口呼吸新鲜空气;④肺底部出现少量持续性湿啰音,咳嗽后不消失。

2.护理检查

可有以下体征:①Ⅱ级或Ⅲ级以上收缩期杂音;②舒张期杂音;③严重心律失常;④心脏扩大。

3.辅助检查

(1)心电图:心电图提示心律失常或心肌损害。

(2)X线检查:显示心脏扩大,个别心腔扩大。

(3)超声心动图检查:显示心肌肥厚、瓣膜运动异常、心内结构畸形。

(4)产科B超检查:了解胎儿的大体情况及生物物理评分。

(5)胎儿电子监护仪:预测子宫内胎儿储备能力,评估胎儿健康。

(三)心理-社会状况

患者常因担心妊娠期间病情加重影响胎儿发育,而感到紧张、恐惧不安,也担心自己无法承受妊娠和分娩带来的风险而出现生命危险。分娩时,恐惧、害怕、宫缩痛及缺氧,使患者烦躁不安,不易与医护合作。

(四)处理要点

根据心功能分级确定是否能妊娠,不宜妊娠者应及时终止妊娠;可妊娠者需加强妊娠期检查及监测。妊娠晚期提前选择适宜的分娩方式,心功能较好、胎位正常、子宫颈条件良好者可行阴道分娩;而心功能分级Ⅲ～Ⅳ级、胎儿偏大、产道异常或有其他并发症者应选择剖宫产。产褥期注意休息及预防感染,心功能Ⅲ级以上者不宜哺乳。

三、护理问题

(一)焦虑

与担心母儿安危有关。

(二)自理能力缺陷

与心功能不全需卧床休息有关。

(三)活动无耐力

与心排血量下降有关。

(四)潜在并发症

心力衰竭、感染或洋地黄中毒。

四、护理措施

(一)一般护理

(1)列入高危妊娠门诊,加强产前检查,及时了解心脏功能及胎儿情况,发现心力衰竭立即入院治疗。

(2)休息:每天保证至少 10 小时睡眠时间,采取左侧卧位或半卧位。

(3)饮食:高蛋白质、高维生素、低盐、低脂饮食,多吃水果和蔬菜,预防便秘,每周体重增长不超过 0.5 kg。

(4)预防心力衰竭:除加强上述各项护理外,还要预防和及时治疗感染、贫血、妊娠期高血压疾病等影响心功能的因素。

(二)病情观察

监测心率、呼吸、液体出入量及胎动计数,如有发热、心悸、气促、咳嗽、水肿等不适及时报告医师。

(三)对症护理

1.妊娠期

(1)终止妊娠:心功能Ⅲ～Ⅳ级不宜妊娠者,应于孕 12 周前行人工流产;妊娠 12 周以上者在控制心力衰竭的基础上行引产术;妊娠已达 28 周者,引产风险太大,应在内科生配合下严密监护,积极防治心力衰竭,使之度过妊娠期与分娩期。

(2)心力衰竭防治:注意休息,营养科学合理。妊娠早期不主张预防性使用洋地黄,早期心力衰竭者可给予地高辛治疗以减少药物的毒性反应;而妊娠晚期治疗原则是待心力衰竭控制后及早剖宫产结束妊娠,挽救生命。

2.分娩期

(1)分娩方式的选择:心功能Ⅲ～Ⅳ级且有产科指征者,宜选择剖宫产,术时上半身抬高 30°,以防出现仰卧位低血压综合征;不宜再妊娠者,同时行输卵管结扎术。心功能Ⅰ～Ⅱ级且胎儿不大且胎位正常、子宫颈条件好者，可在严密监护下经阴道试产。

(2)第一产程：专人护理，积极与产妇沟通，消除紧张情绪；指导患者深呼吸或按摩腹部以减轻因宫缩引起的腹部不适；充分休息，保存体力，适当镇静；注意控制输液速度，避免增加心脏负担；监测母儿情况及产程进展，做好剖宫产术前准备。

(3)第二产程：避免屏气用力，会阴侧切下行阴道助产，缩短第二产程。

(4)第三产程：胎儿娩出后，产妇腹部用沙袋加压，防止腹压骤降，诱发心力衰竭；应用缩宫素防止产后出血，但禁用麦角新碱，因其可升高静脉压诱发心力衰竭；必要时输血、输液。

3.产褥期

产后3天仍是发生心力衰竭的危险期，要求产妇充分卧床休息1～2周；心功能Ⅲ～Ⅳ级者不宜哺乳，及时回乳并指导家属人工喂养；常规应用抗生素至产后1周。

(四)心理护理

加强心理安慰，避免孕妇情绪紧张和过度激动，保持平稳豁达心情。

(五)健康指导

(1)心功能达Ⅲ级或以上、有心力衰竭史者不宜妊娠，指导选择有效避孕方法或绝育。

(2)按产妇心功能情况的不同，帮助制订家庭康复计划，指导婴儿的喂养及护理。教会产妇心功能自我监护方法。

(3)出院后注意休息，保持情绪稳定，避免过度劳累。

(张耀华)

第六节 前置胎盘

妊娠28周后，胎盘附着于子宫下段，甚至胎盘下缘达到或覆盖宫颈内口，其位置低于胎先露部，称为前置胎盘。前置胎盘是妊娠晚期严重并发症，也是妊娠晚期阴道流血最常见的原因。其发病率国外报道0.5%，国内报道0.24%～1.57%。

一、病因

目前尚不清楚，高龄初产妇(年龄超过35岁)、经产妇及多产妇、吸烟或吸毒女性为高危人群。其病因可能与下述因素有关。

(一)子宫内膜病变或损伤

多次刮宫、分娩、子宫手术史等是前置胎盘的高危因素。上述情况可损伤子宫内膜，引起子宫内膜炎或萎缩性病变，再次受孕时子宫蜕膜血管形成不良、胎盘血供不足，刺激胎盘面积增大延伸到子宫下段。前次剖宫产手术瘢痕可妨碍胎盘在妊娠晚期向上迁移，增加前置胎盘的可能性。据统计发生前置胎盘的孕妇，85%～95%为经产妇。

(二)胎盘异常

双胎妊娠时胎盘面积过大，前置胎盘发生率较单胎妊娠高1倍；胎盘位置正常而副胎盘位于子宫下段接近宫颈内口及膜状胎盘大而薄，扩展到子宫下段，均可发生前置胎盘。

(三)受精卵滋养层发育迟缓

受精卵到达子宫腔后,滋养层尚未发育到可以着床的阶段,继续向下游走到达子宫下段,并在该处着床而发育成前置胎盘。

二、分类

根据胎盘下缘与宫颈内口的关系,将前置胎盘分为三类(图 11-2)。

(1)完全性前置胎盘,又称为中央性前置胎盘,胎盘组织完全覆盖宫颈内口。

(2)部分性前置胎盘,宫颈内口部分为胎盘组织所覆盖。

(3)边缘性前置胎盘,胎盘附着于子宫下段,胎盘边缘到达宫颈内口,未覆盖宫颈内口。

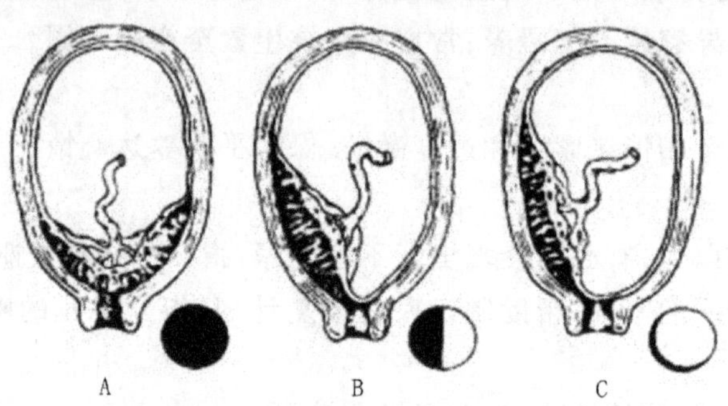

图 11-2　前置胎盘的类型

A.完全性前置胎盘;B.部分性前置胎盘;C.边缘性前置胎盘

胎盘位于子宫下段,与胎盘边缘极为接近,但未达到宫颈内口,称为低置胎盘。胎盘下缘与宫颈内口的关系可因宫颈管消失和宫口扩张而改变。前置胎盘类型可因诊断时期不同而改变,如临产前为完全性前置胎盘,临产后因宫口扩张而成为部分性前置胎盘。目前临床上均依据处理前的最后一次检查结果来决定其分类。

三、临床表现

(一)症状

前置胎盘的典型症状是妊娠晚期或临产时,发生无诱因、无痛性反复阴道流血。妊娠晚期子宫下段逐渐伸展,牵拉宫颈内口,宫颈管缩短;临产后规律宫缩使宫颈管消失成为软产道的一部分。宫颈外口扩张,附着于子宫下段及宫颈内口的胎盘前置部分不能相应伸展而与其附着处分离,血窦破裂出血。前置胎盘出血前无明显诱因,初次出血量一般不多,剥离处血液凝固后,出血自然停止;也有初次即发生致命性大出血而导致休克的。由于子宫下段不断伸展,使前置胎盘出血常反复发生,出血量也越来越多。阴道流血发生的迟早、反复发生次数、出血量多少与前置胎盘类型有关。完全性前置胎盘初次出血时间早,多在妊娠28 周左右,称为"警戒性出血"。边缘性前置胎盘出血多发生于妊娠晚期或临产后,出血量较少。部分性前置胎盘的初次出血时间、出血量及反复出血次数,介于两者之间。

(二)体征

患者一般情况与出血量有关,大量出血呈现面色苍白、脉搏增快微弱、血压下降等休克表现。腹部检查:子宫软,无压痛,大小与妊娠周数相符。由于子宫下段有胎盘占据,影响胎先露部入盆,故胎先露高浮,易并发胎位异常。反复出血或一次出血量过多,使胎儿宫内缺氧,严重者胎死宫内。当前置胎盘附着于子宫前壁时，可在耻骨联合上方听到胎盘杂音。临产时检查见宫缩为阵发性，间歇期子宫完全松弛。

四、处理原则

处理原则是抑制宫缩、止血、纠正贫血和预防感染。根据阴道流血量、有无休克、妊娠周数、胎位、胎儿是否存活、是否临产及前置胎盘类型等做出决定。

（一）期待疗法

应在保证孕妇安全的前提下尽可能延长孕周，以提高围产儿存活率，适用于妊娠小于 34 周、胎儿体重小于 2 000 g、胎儿存活、阴道流血量不多、一般情况良好的孕妇。

尽管国外有资料证明，前置胎盘孕妇的妊娠住院与门诊治疗并无明显差异，但我国仍应强调住院治疗。住院期间密切观察病情变化，为孕妇提供全面优质护理是期待疗法的关键措施。

（二）终止妊娠

1.终止妊娠指征

孕妇反复发生多量出血甚至休克者，无论胎儿成熟与否，为了孕妇安全应终止妊娠；期待疗法中发生大出血或出血量虽少，但胎龄达孕 36 周，胎儿成熟度检查提示胎儿肺成熟者；胎龄未达孕 36 周，出现胎儿窘迫征象，或胎儿电子监护发现胎心异常者；胎儿已死亡或出现难以存活的畸形，如无脑儿。

2.剖宫产

剖宫产可在短时间内娩出胎儿，迅速结束分娩，对母婴相对安全，是处理前置胎盘的主要手段。剖宫产指征应包括：完全性前置胎盘，持续大量阴道流血；部分性和边缘性前置胎盘出血量较多，先露高浮，短时间内不能结束分娩；胎心异常。术前应积极纠正贫血、预防感染等，备血，做好处理产后出血和抢救新生的准备。

3.阴道分娩

边缘性前置胎盘、枕先露、阴道流血不多、无头盆不称和胎位异常，估计在短时间内能结束分娩者，可予试产。

五、护理

（一）护理评估

1.病史

除个人健康史外，在孕产史中尤其注意识别有无剖宫产术、人工流产术及子宫内膜炎等前置胎盘的易发因素。此外，妊娠中特别是孕 28 周后，是否出现无痛性、无诱因、反复阴道流血症状，并详细记录具体经过及医疗处理情况。

2.身心状况

患者的一般情况与出血量的多少密切相关。大量出血时可见面色苍白、脉搏细速、血压下降等休克症状。孕妇及其家属可因突然阴道流血而感到恐惧或焦虑，既担心孕妇的健康，又担心胎儿的安危，可能显得恐慌、紧张、手足无措。

3.诊断检查

（1）产科检查：子宫大小与停经月份一致，胎儿方位清楚，先露高浮，胎心可以正常，也可因孕妇失血过多致胎心异常或消失。前置胎盘位于子宫下段前壁时，可于耻骨联合上方听见胎盘山管杂音。临产后检查，宫缩为阵发性，间歇期子宫肌肉可以完全放松。

(2)超声检查：B超断层相可清楚看到子宫壁、胎头、宫颈和胎盘的位置，胎盘定位准确率达95%，可反复检查，是目前最安全、有效的首选检查方法。

(3)阴道检查：目前一般不主张应用，只有在近临产期出血不多时，终止妊娠前排除其他出血原因或明确诊断决定分娩方式前考虑采用。要求阴道检查操作必须在输血、输液和做好手术准备的情况下方可进行。怀疑前置胎盘的个案，切忌肛查。

(4)术后检查胎盘及胎膜：胎盘的前置部分可见陈旧血块附着呈黑紫色或暗红色，如这些改变位于胎盘的边缘，而且胎膜破口处距胎盘边缘<7 cm，则为部分性前置胎盘。如行剖宫产术，术中可直接了解胎盘附着的部分并确立诊断。

(二)护理诊断

1.潜在并发症

出血性休克。

2.有感染的危险

与前置胎盘剥离面靠近子宫颈口、细菌易经阴道上行感染有关。

(三)护理目标

(1)接受期待疗法的孕妇血红蛋白不再继续下降，胎龄可达或更接近足月。

(2)产妇产后未发生产后出血或产后感染。

(四)护理措施

根据病情须立即接受终止妊娠的孕妇，应立即安排孕妇去枕侧卧位，开放静脉，配血，做好输血准备。在抢救休克的同时，按腹部手术患者的护理进行术前准备，并做好母婴生命体征的监测及抢救准备工作。接受期待疗法的孕妇的护理措施如下。

1.保证休息

减少刺激孕妇需住院观察，绝对卧床休息，尤以左侧卧位为佳，并定时间断吸氧，每天3次，每次1小时，以提高胎儿血氧供应。此外，还需避免各种刺激，以减少出血可能。医护人员进行腹部检查时动作要轻柔，禁做阴道检查和肛查。

2.纠正贫血

除采取口服硫酸亚铁、输血等措施外，还应加强饮食营养指导，建议孕妇多食高蛋白及含铁丰富的食物，如动物肝脏、绿叶蔬菜和豆类等，一方面有助于纠正贫血，另一方面还可以增强机体抵抗力，同时也促进胎儿发育。

3.监测生命体征

及时发现病情变化，严密观察并记录孕妇生命体征，阴道流血的量、色，流血事件及一般状况，检测胎儿宫内状态。按医嘱及时完成实验室检查项目，并交叉配血备用，发现异常及时报告医师并配合处理。

4.预防产后出血和感染

(1)产妇回病房休息时严密观察产妇的生命体征及阴道流血情况，发现异常及时报告医师处理，以防止或减少产后出血。

(2)及时更换会阴垫，以保持会阴部清洁、干燥。

(3)胎儿分娩后，及早使用宫缩剂，以预防产后大出血；对新生儿严格按照高危儿处理。

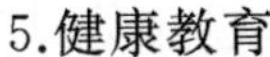

5.健康教育

护士应加强对孕妇的管理和宣教，指导围孕期女性避免吸烟、酗酒等不良行为，避免多次刮宫、引产或宫内感染，防止多产，减少子宫内膜损伤或子宫内膜炎。对妊娠期出血，无论量多少均应就医，做到及时诊断、正确处理。

（五）护理评价

（1）接受期待疗法的孕妇胎龄接近（或达到）足月时终止妊娠。

（2）产妇产后未出现产后出血和感染。

（张耀华）

第七节 胎盘早剥

妊娠20周以后或分娩期正常位置的胎盘在胎儿娩出前部分或全部从子宫壁剥离，称为胎盘早剥。胎盘早剥是妊娠晚期严重并发症，具有起病急、发展快特点，若处理不及时可危及母婴生命。胎盘早剥的发病率：国外1%～2%，国内0.46%～2.1%。

一、病因

胎盘早剥确切的原因及发病机制尚不清楚，可能与下述因素有关。

（一）孕妇血管病变

孕妇患严重妊娠期高血压疾病、慢性高血压、慢性肾脏疾病或全身血管病变时，胎盘早剥的发生率增高。妊娠合并上述疾病时，底蜕膜螺旋小动脉痉挛或硬化，引起远端毛细血管变性坏死甚至破裂出血，血液流至底蜕膜层与胎盘之间形成胎盘后血肿，致使胎盘与子宫壁分离。

（二）机械性因素

外伤尤其是腹部直接受到撞击或挤压；脐带过短（小于30 cm）或脐带围绕颈、绕体相对过短时，分娩过程中胎儿下降，牵拉脐带造成胎盘剥离；羊膜穿刺时刺破前壁胎盘附着处，血管破裂出血引起胎盘剥离。

（三）宫腔内压力骤减

双胎妊娠分娩时，第一胎儿娩出过速；羊水过多时，人工破膜后羊水流出过快，均可使宫腔内压力骤减，子宫骤然收缩，胎盘与子宫壁发生错位剥离。

（四）子宫静脉压突然升高

妊娠晚期或临产后，孕妇长时间仰卧位，巨大妊娠子宫压迫下腔静脉，回心血量减少，血压下降。此时子宫静脉淤血、静脉压增高、蜕膜静脉床淤血或破裂，形成胎盘后血肿，导致部分或全部胎盘剥离。

（五）其他一些高危因素

如高龄孕妇、吸烟、可卡因滥用、孕妇代谢异常、孕妇有血栓形成倾向、子宫肌瘤（尤其是胎盘附着部位肌瘤）等与胎盘早剥发生有关。有胎盘早剥史的孕妇再次发生胎盘早剥的危险性比无胎盘早剥史者高10倍。

二、分类及病理变化

胎盘早剥主要病理改变是底蜕膜出血并形成血肿，使胎盘从附着处分离。按病理类型，胎盘早剥可分为显性、隐性及混合性三种(图 11-3)。若底蜕膜出血量少，出血很快停止，多无明显的临床表现，仅在产后检查胎盘时发现胎盘母体面有凝血块及压迹。若底蜕膜继续出血，形成胎盘后血肿，胎盘剥离面随之扩大，血液冲开胎盘边缘并沿胎膜与子宫壁之间经过宫颈管向外流出，称为显性剥离或外出血。若胎盘边缘仍附着于子宫壁或由于胎先露部固定于骨盆入口，使血液积聚于胎盘与子宫壁之间，称为隐性剥离或内出血。由于子宫内有妊娠产物存在，子宫肌不能有效收缩，以压迫破裂的血窦而止血，血液不能外流，胎盘后血肿越积越大，子宫底随之升高；当出血达到一定程度时，血液终会冲开胎盘边缘及胎膜外流，称为混合型出血。偶有出血穿破胎膜溢入羊水中成为血性羊水。

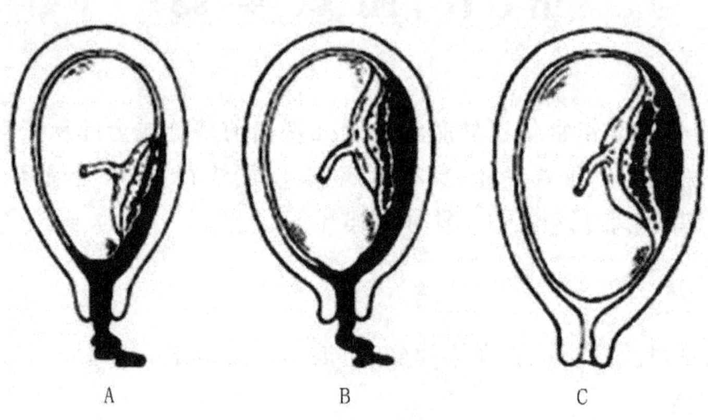

图 11-3　胎盘早剥类型

A.显性剥离；B.混合性剥离；C.隐性剥离

胎盘早剥发生内出血时，血液积聚于胎盘与子宫壁之间，随着胎盘后血肿压力的增加，血液浸入子宫肌层，引起肌纤维分离、断裂甚至变性，当血液渗透至子宫浆膜层时，子宫表面现紫蓝色瘀斑，称为子宫胎盘卒中，又称为库弗莱尔子。有时血液还可渗入输卵管系膜、卵巢生发上皮下、阔韧带内。子宫肌层由于血液浸润、收缩力减弱，造成产后出血。

严重的胎盘早剥可以引发一系列病理生理改变。从剥离处的胎盘绒毛和蜕膜中释放大量组织凝血活酶，进入母体血液循环，激活凝血系统，导致弥散性血管内凝血，肺、肾等脏器的毛细血管内微血栓形成，造成脏器缺血和功能障碍。胎盘早剥持续时间越长，促凝物质不断进入母血，激活纤维蛋白溶解系统，产生大量的纤维蛋白原降解产物(FDP)，引起继发性纤溶亢进。发生胎盘早剥后，消耗大量凝血因子，并产生高浓度 FDP，最终导致凝血功能障碍。

三、临床表现

根据病情严重程度，Sher 将胎盘早剥分为 3 度。

(一)Ⅰ度

多见于分娩期，胎盘剥离面积小，患者常无腹痛或腹痛轻微，贫血体征不明显。腹部检查见子宫软，大小与妊娠周数相符，胎位清楚，胎心率正常。产后检查见胎盘母体面有凝血块及压迹即可诊断。

(二)Ⅱ度

胎盘剥离面为胎盘面积 1/3 左右。其主要症状为突然发生持续性腹痛、腰酸或腰背痛，疼痛程度与胎盘后积血量成正比。无阴道流血或流血量不多，贫血程度与阴道流血量不相符。腹部检查见子宫大于妊娠周数，子宫底随胎盘后血肿增大而升高，胎盘附着处压痛明显(胎盘位于后壁则不明显)，宫缩有间歇，胎位可扪及，胎儿存活。

(三)Ⅲ度

胎盘剥离面超过胎盘面积 1/2。临床表现较Ⅱ度重。患者可出现恶心、呕吐、面色苍白、四肢湿冷、脉搏细数、血压下降等休克症状，且休克程度大多与阴道流血量不成正比。腹部检查见子宫硬如板状，宫缩间歇时不能松弛，胎位扪不清，胎心消失。

四、治疗

纠正休克、及时终止妊娠是处理胎盘早剥的原则。患者入院时，情况危重、处于休克状态，应积极补充血容量，及时输入新鲜血液，尽快改善患者状况。胎盘早剥一旦确诊，必须及时终止妊娠。终止妊娠的方法根据胎次、早剥的严重程度、胎儿宫内状况及宫口开大等情况而定。此外，对并发症如凝血功能障碍、产后出血和急性肾衰竭等进行紧急处理。

五、护理

(一)护理评估

1.病史

孕妇在妊娠晚期或临产时突然发生腹部剧痛，有急性贫血或休克现象，应引起高度重视。护士需结合有无妊娠期高血压疾病或高血压病史、胎盘早剥史、慢性肾炎史、仰卧位低血压综合征史及外伤史，进行全面评估。

2.身心状况

胎盘早剥孕妇发生内出血时，严重者常表现为急性贫血和休克症状，而无阴道流血或有少量阴道流血。因此对胎盘早剥孕妇除进行阴道流血的量、色评估外，应重点评估腹痛的程度、性质，孕妇的生命体征和一般情况，以及时、准确地了解孕妇的身体状况。胎盘早剥孕妇入院时情况危急，孕妇及其家属常常感到高度紧张和恐惧。

3.诊断检查

(1)产科检查：通过四步触诊判断胎方位、胎心情况、宫高变化、腹部压痛范围和程度等。

(2)B超检查：正常胎盘B超图像应紧贴子宫体部后壁、前壁或侧壁，若胎盘与子宫体之间有血肿时，在胎盘后方出现液性低回声区，暗区常不止一个，并见胎盘增厚。若胎盘后血肿较大时，能见到胎盘胎儿面凸向羊膜腔，甚至能使子宫内的胎儿偏向对侧。若血液渗入羊水中，见羊水回声增强、增多，是由羊水浑浊所致。当胎盘边缘已与子宫壁分离，未形成胎盘后血肿，则见不到上述图像，故B超检查诊断胎盘早剥有一定的局限性。重型胎盘早剥时常伴胎心、胎动消失。

(3)实验室检查：主要了解患者贫血程度及凝血功能。重型胎盘早剥患者应检查肾功能与二氧化碳结合力。若并发弥散性血管内凝血时进行筛选试验(血小板计数、凝血酶原时间、纤维蛋白原测定)，结果可疑者可做纤溶确诊试验(凝血酶时间、优球蛋白溶解时间、血浆鱼精蛋白副凝时间)。

(二)护理诊断

1.潜在并发症

弥散性血管内凝血。

2.恐惧

此与胎盘早剥引起的起病急、进展快,危及母婴生命有关。

3.预感性悲哀

此与死产、切除子宫有关。

(三)护理目标

(1)孕妇出血性休克症状得到控制。

(2)患者未出现凝血功能障碍、产后出血和急性肾衰竭等并发症。

(四)护理措施

胎盘早剥是一种妊娠晚期严重危及母婴生命的并发症,积极预防非常重要。护士应使孕妇接受产前检查,预防和及时治疗妊娠期高血压疾病、慢性高血压、慢性肾病等;妊娠晚期避免仰卧位及腹部外伤;施行外倒转术时动作要轻柔;处理羊水过多和双胎者时,避免子宫腔压力下降过快等。对于已诊断为胎盘早剥的患者,护理措施如下。

1.纠正休克

护士应迅速开放静脉,积极补充其血容量,及时输入新鲜输血。这既能补充血容量,又可补充凝血因子,同时密切监测胎儿状态。

2.严密观察病情变化

凝血功能障碍表现为皮下、黏膜或注射部位出血,子宫出血不凝,有时有尿血、咯血及呕血等现象;急性肾衰竭可表现为尿少或无尿。护士应高度重视上述症状,一旦发现,及时报告医师并配合处理。

3.为终止妊娠做好准备

一旦确诊,应及时终止妊娠,以孕妇病情轻重、胎儿宫内状况、产程进展、胎产式等具体状态决定分娩方式,护士需为此做好相应准备。

4.预防产后出血

胎盘早剥的产妇胎儿娩出后易发生产后出血,因此分娩后应及时给予宫缩剂,并配合按摩子宫,必要时按医嘱做切除子宫的术前准备。未发生出血者,产后仍应加强生命体征观察,预防晚期产后出血的发生。

5.产褥期的处理

患者在产褥期应注意加强营养,纠正贫血。更换消毒会阴垫,保持会阴清洁,预防感染。根据孕妇身体情况给予母乳指导。死产者及时给予退乳措施,可在分娩后 24 小时内尽早服用大剂量雌激素,同时紧束双乳,少进汤类;水煎生麦芽当茶饮;针刺足临泣、悬钟等穴位等。

(五)护理评价

(1)母亲分娩顺利,婴儿平安出生。

(2)患者未出现并发症。

(张耀华)

第八节 羊水栓塞

羊水栓塞(amniotic fluid embolism,AFE)是指在分娩过程中,羊水突然进入母体血液循环而引起的急性肺栓塞、休克和弥散性血管内凝血、肾衰竭和猝死的严重分娩并发症。其起病急、病情凶险,是造成孕产妇死亡的重要原因之一,发生于足月分娩者,死亡率为70%~80%;也可发生在妊娠早、中期的流产,但病情较轻,死亡率较低。

一、病因

羊水栓塞是由污染羊水中的有形物质(胎儿毳毛、角化上皮、胎脂、胎粪)进入母体血液循环引起。通常有以下几个原因。

(1)羊膜腔内压力增高(子宫收缩过强),胎膜与宫颈壁分离或宫颈口扩张引起宫颈黏膜损伤时,静脉血窦开放,羊水进入母体血液循环。

(2)宫颈裂伤、子宫破裂、前置胎盘、胎盘早剥或剖宫产术中羊水通过病理性开放的子宫血窦进入母体血液循环。

(3)羊膜腔穿刺或钳刮术时子宫壁损伤处静脉窦也可以成为羊水进入母体通道。

二、病理生理

近年来研究认为,羊水栓塞主要是变态反应。羊水进入母体循环后,通过阻塞肺小血管,引起变态反应而导致凝血机制异常,使机体发生一系列的病理生理变化。

(一)肺动脉高压

羊水内的有形物质,如胎儿毳毛、胎脂、胎粪、角化上皮细胞等直接形成栓子。一方面,羊水的有形物质激活凝血系统,使小血管内形成广泛的血栓而阻塞肺小血管,反射性引起迷走神经兴奋,使肺小血管痉挛加重。另一方面,羊水内有形物质经肺动脉进入肺循环,阻塞小血管,引起肺内小支气管痉挛,支气管内分泌物增加,使肺通气、换气量减少,反射性地引起肺小血管痉挛,肺小管阻塞而引起肺动脉压增高,导致急性右心衰竭,继而发生呼吸和循环功能衰竭、休克,甚至死亡。

(二)过敏性休克

羊水中有形物质成为致敏原,作用于母体,引起变态反应所导致的过敏性休克,多在羊水栓塞后立即出现血压骤降甚至消失,以及有心、肺功能衰竭的表现。

(三)弥散性血管内凝血

妊娠时母体血液呈高凝状态。羊水中含有大量促凝物质可激活母体凝血系统,进入母体血液循环后,在血管内产生大量的微血栓,消耗大量的凝血因子和纤维蛋白原,从而导致弥散性血管内凝血。同时纤维蛋白原下降时,可激活纤溶系统,由于大量凝血物质的消耗和纤溶系统的激活,产妇血液系统由高凝状态转变为纤溶亢进,血液不凝固,极易发生严重的产后出血及失血性休克。

(四)急性肾衰竭

由于休克和弥散性血管内凝血,导致肾脏急剧缺血,进一步发生肾衰竭。

三、临床表现

(一)症状

羊水栓塞起病急骤、来势凶险,多发生于分娩过程中,尤其发生在胎儿娩出前后的短时间内。临床经过可分为以下三个阶段。

1.急性休克期

在分娩过程中,尤其是刚破膜不久,产妇突感寒战、烦躁不安、气急、恶心、呕吐等先兆症状,继而出现呛咳、呼吸困难、发绀、抽搐、昏迷,迅速出现循环衰竭,进入休克或昏迷状态。病情严重者仅在数分钟内死亡。

2.出血期

患者渡过呼吸、循环衰竭和休克而进入凝血功能障碍阶段,表现为难以控制的大量出血,血液不凝,身体其他部位出血如切口渗血、全身皮肤黏膜出血、血尿、消化道大出血或肾脏出血,产妇可死于出血性休克。

3.急性肾衰竭

后期存活的患者出现少尿、无尿和尿毒症的症状,主要为循环功能衰竭引起的肾脏缺血,弥散性血管内凝血早期形成的血栓堵塞肾内小血管,引起肾脏缺血、缺氧,导致肾脏器质性损害。

(二)体征

心率增快,血压骤降,肺部听诊可闻及湿啰音。全身皮肤黏膜有出血点及瘀斑,阴道流血不止,切口渗血不凝。

四、处理原则

及时处理,立即抢救,抗过敏,纠正呼吸、循环系统衰竭和改善低氧血症,抗休克,防止弥散性血管内凝血和肾衰竭的发生。

五、护理

(一)护理评估

1.病史

评估发生羊水栓塞临床表现的各种诱因,有无胎膜早破或人工破膜,前置胎盘或胎盘早剥,宫缩过强或强直性宫缩,中期妊娠引产或钳刮术,羊膜腔穿刺术等病史。

2.身心状况

胎膜破裂后,胎儿娩出后或手术中产妇突然出现寒战、呛咳、气急、烦躁不安、尖叫、呼吸困难、发绀、抽搐、出血不凝、不明原因休克等症状和体征,血压下降或消失,应考虑为羊水栓塞,立即进行抢救。

3.辅助检查

(1)血涂片查找羊水有形物质:采集下腔静脉血,镜检见到羊水有形成分可确诊。

(2)床旁胸部 X 线片:可见肺部双侧弥漫性点状、片状浸润影,沿肺门分布,伴轻度肺不张和右心扩大。

(3)床旁心电图或心脏彩色多普勒超声检查:提示心房、心室扩大,ST 段下降。

(4)若患者死亡,行尸检时,可见肺水肿、肺泡出血。心内血液查到有羊水有形物质,肺小动脉或毛细血管有羊水有形成分栓塞,子宫或阔韧带血管内查到羊水有形物质。

(二)护理诊断

(1)气体交换受损:与肺血管阻力增加、肺动脉高压、肺水肿有关。

(2)组织灌注无效:与弥散性血管内凝血及失血有关。

(3)有胎儿窘迫的危险:与羊水栓塞、母体血液循环受阻有关。

(三)护理目标

(1)实施抢救后,患者胸闷、气急、呼吸困难等症状有所改善。

(2)患者心率、血压恢复正常,出血量减少,肾功能恢复正常。

(3)新生儿无生命危险。

(四)护理措施

1.羊水栓塞的预防

加强产前检查,及时注意有无诱发因素,及时发现前置胎盘、胎盘早剥等并发症并予以积极处理。严密观察产程进展情况,正确掌握缩宫素的使用方法,防止宫缩过强。严格掌握人工破膜的指征和时间,宜在宫缩间歇期行人工破膜术,破口要小,并注意控制羊水流出的速度。

2.配合医师,并积极抢救患者

(1)吸氧:最初阶段是纠正缺氧。给予患者半卧位,加压给氧,必要时给予气管插管或者气管切开,减轻肺水肿,改善脑缺氧。

(2)抗过敏:根据医嘱,尽快给予大剂量肾上腺糖皮质激素抗过敏、解除痉挛,保护细胞。可予地塞米松 20～40 mg,静脉推注,以后根据病情可静脉滴注维持。氢化可的松 100～200 mg 加入 5%～10%葡萄糖注射液 50～100 mL,快速静脉滴注,后予 300～800 mg 加入 5%葡萄糖注射液 250～500 mL,静脉滴注,日用上限可达 500～1 000 mg。

(3)缓解肺动脉高压:解痉药物能改善肺血流灌注,预防右心衰竭所致的呼吸循环衰竭。第一,使用盐酸罂粟碱,30～90 mg 加入 25%葡萄糖注射液 20 mL 缓慢推注,能松弛平滑肌,扩张冠状动脉、肺和脑动脉,降低小血管阻力。与阿托品合用扩张小动脉效果更佳。第二,使用阿托品,阿托品能阻断迷走神经反射所导致的肺血管和支气管痉挛。1 mg 阿托品加入 10%～25%葡萄糖注射液 10 mL,每 15～30 分钟静脉推注1 次,直至症状缓解,微循环改善为止。第三,使用氨茶碱,氨茶碱具有松弛支气管平滑肌、解除肺血管痉挛的作用,250 mg 氨茶碱加入 25%葡萄糖注射液 20 mL,缓慢推注。第四,酚妥拉明为 α 肾上腺素能抑制剂,能解除肺血管痉挛,降低肺动脉阻力,消除肺动脉高压。可用 5～10 mg 加入 10%葡萄糖注射液100 mL,静脉滴注。

(4)抗休克:①补充血容量、使用升压药物,扩容常使用右旋糖酐-40 静脉滴注,并且补充新鲜的血液和血浆。在抢救过程中,监测中心静脉压,了解心脏负荷情况,并据此调节输液量和输液速度。升压药物可用多巴胺 20 mg 加入 5%葡萄糖溶液 250 mL 静脉滴注,随时根据血压调节滴速。②纠正酸中毒,根据血氧分析和血清电解质结果,判断是否存在酸中毒。一旦发现,5%碳酸氢钠 250 mL 静脉滴注。及时可纠正休克和代谢失调,并根据血清电解质,及时纠正电解质紊乱。③纠正心力衰竭(简称心衰)消除肺水肿,使用毛花苷 C 或毒毛花苷 K 静脉滴注,同时使用呋塞米静脉推注,有利于消除肺水肿,防止急性肾衰竭。

(5)防治弥散性血管内凝血:弥散性血管内凝血阶段应早期抗凝,补充凝血因子,及时输注新鲜血液和血浆、纤维蛋白原等；应用肝素，尤其在羊水栓塞时其血液呈高凝状态时短期内使用。用药过程中监测出凝血时间，如使用肝素过量(凝血时间大于30分钟)，则出现出血倾向，如伤口渗血、血肿、阴道流血不止等，可用鱼精蛋白对抗。

弥散性血管内凝血晚期纤溶时期，抗纤溶可使用氨基己酸、氨甲苯酸、氨甲环酸抑制纤溶激活酶，使纤溶酶原不被激活，从而抑制纤维蛋白溶解。抗纤溶的同时补充纤维蛋白原和凝血因子，防止大出血。

(6)预防肾衰竭：抢救的同时注意尿量，如补足血容量后仍然少尿或无尿，需要及时使用呋塞米等利尿剂，预防与治疗肾衰竭。

(7)预防感染：使用肾毒性较小的抗生素，防止感染。

(8)产科处理：第一产程发病的产妇应立即考虑行剖宫产终止妊娠，去除病因。第二产程发病者，及时行阴道助产结束分娩，并且密切观察出血量、出凝血时间等，如果发生产后出血不止，应及时配合医师，做好子宫切除术的准备。

3.提供心理支持

如果在发病抢救过程中，产妇神志清醒，应给予产妇鼓励，安抚其紧张和恐惧的心理，使其配合医师抢救；对于家属要表示理解和抚慰，向家属解释产妇的病情，争取家属的支持和配合。在产妇病情稳定的情况下，可允许家属探视并且陪伴产妇，同时，病情稳定的康复期，可与产妇和家属一起制订康复计划，适时地给予相应的健康教育。

(张耀华)

第九节　子宫破裂

子宫破裂是指在分娩期或妊娠晚期子宫体部或子宫下段发生破裂。它是产科严重的并发症，若不及时诊治，可随时威胁母婴生命。

根据子宫破裂发生的时间可分为妊娠期破裂和分娩期破裂；根据子宫破裂发生的部位可分为子宫体部破裂和子宫下段破裂；根据子宫破裂发生的程度可分为完全性破裂和不完全性破裂。完全破裂是指子宫壁的全层破裂，导致宫腔内容物进入腹腔，破裂常发生于子宫下段。不完全破裂是指子宫内膜、肌层部分或全部破裂，而浆膜层完整，常发生于子宫下段，宫腔与腹腔不相通，而往往在破裂侧进入阔韧带之间，形成阔韧带血肿。

一、病因

(一)梗阻性难产

它是引起子宫破裂最常见的原因。骨盆狭窄、头盆不称、软产道阻塞(发育畸形、瘢痕或肿瘤等)、胎位异常(肩先露、额先露)、胎儿异常(巨大胎儿、胎儿畸形)等，均可以导致胎先露部下降受阻，子宫上段为克服产道阻力而强烈收缩，使子宫下段过分伸展变薄超过最大限度，而发生子宫破裂。

(二)瘢痕子宫

剖宫产、子宫修补术、子宫肌瘤剔除术等都会使术后子宫肌壁留有瘢痕，于妊娠晚期或者临

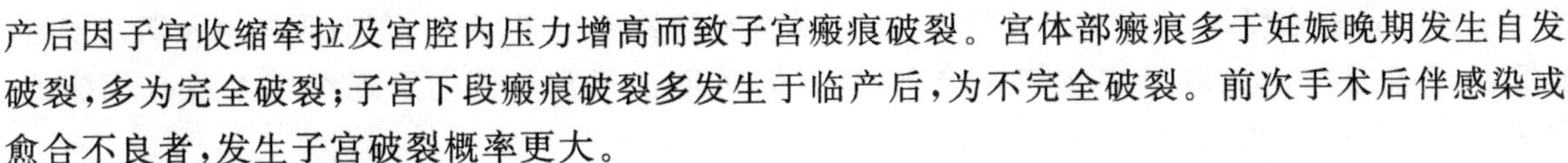

产后因子宫收缩牵拉及宫腔内压力增高而致子宫瘢痕破裂。宫体部瘢痕多于妊娠晚期发生自发破裂，多为完全破裂；子宫下段瘢痕破裂多发生于临产后，为不完全破裂。前次手术后伴感染或愈合不良者，发生子宫破裂概率更大。

（三）宫缩剂使用不当

分娩前肌内注射缩宫素或过量静脉滴注缩宫素，使用前列腺素栓剂及其他子宫收缩药物使用不当，均可导致子宫收缩过强，造成子宫破裂。多产、高龄、子宫畸形或发育不良、多次刮宫史、宫腔感染等都会增加子宫破裂的概率。

（四）手术创伤

多发生于不适当或粗暴的阴道助产手术，如宫颈口未开全时行产钳或臀牵引术，强行剥离植入性胎盘或严重粘连胎盘；行毁胎术、穿颅术时，器械、胎儿骨片伤及子宫等情况均可导致子宫破裂。

二、临床表现

子宫破裂多发生于分娩期，通常是个逐渐发展的过程，可分为先兆子宫破裂和子宫破裂两个阶段。其症状与破裂发生的时间、部位、范围、出血量、胎儿及子宫肌肉收缩情况有关。

（一）先兆子宫破裂

子宫病理性缩复环形成、下腹部压痛、胎心率异常、血尿，是先兆子宫破裂的四大主要表现。

1.症状

常见于产程长、有梗阻性难产因素的产妇。产妇通常在临产过程中，当宫缩愈强。但胎儿下降受阻，产妇表现为烦躁不安、疼痛难忍、下腹部拒按、呼吸急促、脉搏加快，同时膀胱受压充血，出现排尿困难及血尿。

2.体征

因胎先露部下降受阻，子宫收缩过强，子宫体部肌肉增厚变短，子宫下段肌肉变薄拉长，在两者间形成环状凹陷，称为病理性缩复环；可见该环逐渐上升至脐平或脐上，压痛明显（图 11-4）。因子宫收缩过强过频，胎儿可能触不清，胎心率先加快后减慢或听不清，胎动频繁。

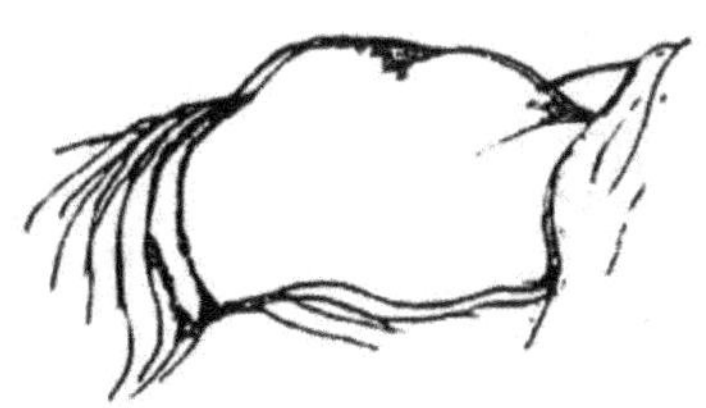

图 11-4 病理性缩复环

（二）子宫破裂

1.症状

产妇突感下腹部撕裂样剧痛，子宫收缩停止，腹部稍感舒适。后因血液、羊水进入腹腔，出现全腹持续性疼痛，伴有面色苍白、冷汗淋漓、脉搏细速、呼吸急促等现象。

2.体征

产妇全腹压痛、反跳痛，腹壁下可扪及胎体，子宫位于侧方，胎心胎动消失。阴道出血可见鲜血流出，下降中的胎儿先露部消失，扩张的宫颈口回缩，部分产妇可扪及子宫下段裂口及宫颈。

若为子宫不完全破裂者，上述体征不明显，仅在不全破裂处有压痛、腹痛；若破裂口累及两侧子宫血管，可致急性大出血或形成阔韧带内血肿，查体时可在子宫一侧扪及逐渐增大且有压痛的包块。

三、处理原则

(一)先兆子宫破裂

立即抑制宫缩，使用麻醉药物或者肌内注射哌替啶，即刻行剖宫产终止妊娠。

(二)子宫破裂

在输血、输液、吸氧等抢救休克的同时，无论胎儿是否存活，都尽快做好剖宫产的准备，进行手术治疗。根据产妇全身状况、破裂的部位和程度、破裂的时间、有无感染征象等决定手术方法。

四、护理

(一)护理评估

1.病史

收集产妇既往有无与子宫破裂相关的病史，如子宫手术瘢痕、剖宫产史；此次妊娠有无出现高危因素，如胎位不正、头盆不称等；临产期间有无滥用缩宫素。

2.身心状况

评估产妇目前的临床表现和生命体征、情绪变化，如宫缩的强度、间隔时间、腹部疼痛的性质，有无排尿困难、有无血尿、有无出现病理性缩复环，同时监测胎儿宫内情况，了解有无出现胎儿窘迫征象。产妇精神状态有无烦躁不安、恐惧、焦虑、衰竭等现象。

3.辅助检查

(1)腹部检查：可了解产妇腹部疼痛的部位和体征，从而判断子宫破裂的阶段。

(2)实验室检查：血常规检查可了解有无白细胞计数升高、血红蛋白下降等感染、出血征象；同时尿常规检查可了解有无肉眼血尿。

(3)超声检查：可协助发现子宫破裂的部位和胎儿的位置。

(二)护理诊断

1.疼痛

与产妇出现强直行宫缩、子宫破裂有关。

2.组织灌注无效

与子宫破裂后出血量多有关。

3.预感性悲哀

与担心自身预后和胎儿可能死亡有关。

(三)护理目标

(1)及时补充血容量，产妇低血容量予以纠正。

(2)能够抑制强直性子宫收缩，产妇疼痛略有缓解。

(3)产妇情绪能够得到安抚和平稳。

(四)护理措施

1.预防子宫破裂

向孕产妇宣教，做好计划生育工作，避免多次人工流产，减少多产。认真做好产前检查，如有

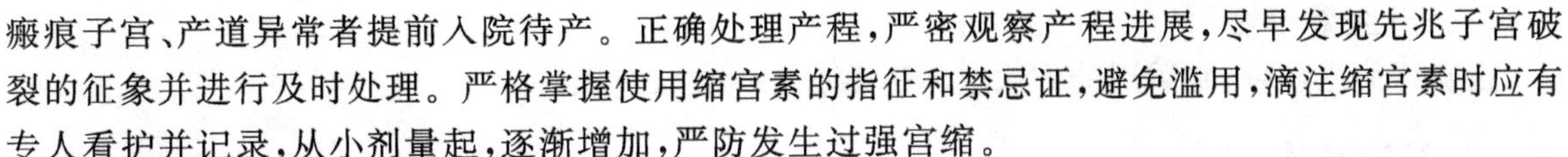

瘢痕子宫、产道异常者提前入院待产。正确处理产程，严密观察产程进展，尽早发现先兆子宫破裂的征象并进行及时处理。严格掌握使用缩宫素的指征和禁忌证，避免滥用，滴注缩宫素时应有专人看护并记录，从小剂量起，逐渐增加，严防发生过强宫缩。

2.先兆子宫破裂的护理

密切观察产程进展，注意胎儿心率变化。待产时，如果宫缩过强、过频，下腹部压痛明显，或出现病理性缩复环时，及时报告医师，停止缩宫素等一切操作，严密监测产妇生命体征，根据医嘱使用抑制宫缩药物。

3.子宫破裂的护理

迅速开放静脉通路，短时间内补充液体、输血，补足血容量，同时吸氧、保暖，纠正酸中毒，进行抗休克处理，根据医嘱做好手术前各项准备，严密监测产妇生命体征、24 小时出入量，各种实验室检查结果，评估出血量，根据医嘱使用抗生素，防止感染。

4.心理支持

协助医师根据产妇的情况，向产妇及其家属解释病情治疗计划，取得家属的支持和产妇的配合。如果出现胎儿死亡的产妇，要努力开解其悲伤的情绪，鼓励其说出内心感受，为其提供安静的环境，同时给予关心和生活上的护理，努力帮助其接受现实，调整情绪，为产妇提供相应的产褥期休养计划，做好关于其康复的各种宣教。

（张耀华）

第十节 产后出血

产后出血是指胎儿娩出后 24 小时内出血量超过 500 mL 者。产后出血是分娩期的严重并发症，是产妇死亡的重要原因之一，在我国居产妇死亡原因首位。

一、病因

(1)子宫收缩乏力：是产后出血最常见的原因。

(2)胎盘因素：分为胎盘滞留、胎盘粘连、胎盘部分残留。

(3)软产道裂伤：分娩过程中软产道裂伤。

(4)凝血机制障碍：任何原因的凝血功能异常均可引起产后出血。

二、临床表现

(一)阴道多量流血

胎儿娩出后立即发生阴道流血，色鲜红，应考虑软产道裂伤；胎儿娩出后数分钟出现阴道流血，色暗红，应考虑胎盘因素；胎盘娩出后阴道流血较多，应考虑子宫收缩乏力或胎盘、胎膜残留；胎儿娩出后阴道持续流血且血液不凝，应考虑凝血功能障碍。

(二)休克症状

患者出现面色苍白、出冷汗、心慌、头晕、怕冷、寒战、打哈欠、表情淡漠、呼吸急促，甚至烦躁不安。

(三)出血量评估

正确评估出血量,常采用的方法包括称重法、面积法、容积法。

三、辅助检查

(1)血常规:了解患者红细胞和血红蛋白情况。

(2)弥散性血管内凝血监测:判断出凝血时间、凝血酶原时间及纤维蛋白原测定等结果。

四、治疗

针对出血原因,迅速止血,补充血容量,纠正失血性休克,防治感染。

五、护理措施

(一)预防分娩期产后出血

1.第一产程

密切关注产程进展,防止产程延长,保证产妇基本需要,避免产妇衰竭状态,保证休息。

2.第二产程

应严格无菌操作,指导患者正确使用腹压,并适时适度地会阴侧切,胎头胎肩娩出要慢,胎肩娩出后立即肌内注射或静脉滴注缩宫素,以加强子宫收缩,减少产后出血。

3.第三产程

避免用力牵拉脐带、按摩、挤压子宫,胎盘娩出后应检查胎盘胎膜是否完整,检查胎盘母体面和胎儿面,判断有无缺损,检查软产道包括宫颈、阴道、外阴等部位有无损伤。

(二)产褥期的护理

1.观察病情

观察生命体征变化,重点观察血压与脉搏变化。评估产妇阴道流血情况,正确评估出血量。触摸子宫硬度及宫底高度,判断子宫收缩状态,检查周身皮肤有无出血倾向,及时反馈医师,并做好护理记录。产后密切观察两小时,嘱患者及时排空膀胱,尽早哺乳。

2.抢救休克

准备抢救所需物品、药品、器械;针对不同原因出血给予相应措施;保持静脉通路的畅通,做好输血、急救准备工作;注意保持患者平卧、吸氧、保暖,严密观察并记录;监测生命体征变化,观察尿量及色;观察子宫收缩情况,有无压痛等;遵医嘱应用抗生素;失血量较多体液不足时,应遵医嘱给予补液、输血,补充血容量;合理调整输液速度,纠正休克状态。

3.处理不同原因产后出血

子宫收缩不良,导尿排空膀胱后可使用宫缩剂、按摩子宫、宫内填塞纱布条或结扎盆腔血管等方法达到止血目的;胎盘因素,应采取及时取出,必要时做好刮宫准备,胎盘粘连应行钳刮术和清宫术,若剥离困难疑有胎盘植入,切忌强行剥离并做好子宫切除术前准备;软产道损伤,应逐层缝合裂伤处,彻底止血,软产道血肿应切开血肿后缝合,同时注意止血并补充血容量;凝血功能异常,应尽快补充新鲜血、血小板和凝血酶原复合物。

4.提供健康知识

做好饮食指导,进营养丰富易消化,含铁蛋白丰富的食物,少量多餐;指导产妇适量活动的自我保健技巧;明确产后复查时间、目的和意义,使产妇能按时接受检查,及时发现问题,调整产后

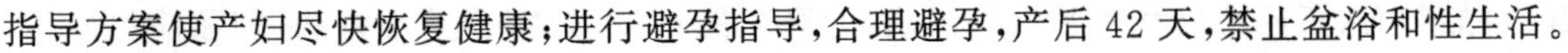

指导方案使产妇尽快恢复健康；进行避孕指导，合理避孕，产后42天，禁止盆浴和性生活。

5.预防感染

密切关注体温变化，评估患者恶露颜色、气味、量，会阴护理每天2次，保持外阴清洁。定时观察子宫复旧情况，并及时做好记录。

（张耀华）

第十一节 产褥感染

产褥感染是指分娩时及产褥期生殖道受病原体感染，引起局部和全身的炎性变化。发病率为1%～7.2%，是产妇死亡的四大原因之一。产褥病率是指分娩24小时以后的10天内用口表每天测量4次，体温有2次达到或超过38℃。可见产褥感染与产褥病率的含义不同。虽然造成产褥病的原因以产褥感染为主，但也包括产后生殖道以外的其他感染与发热，如泌尿系统感染、乳腺炎、上呼吸道感染等。

一、病因

（一）感染来源

1.自身感染

正常孕妇生殖道或其他部位的病原体，当出现感染诱因时使机体抵抗力低下而致病。孕妇生殖道病原体不仅可以导致产褥感染，而且在孕期即可通过胎盘、胎膜、羊水间接感染胎儿，并导致流产、早产、死胎、胎膜早破等。有些病原体造成的感染，在孕期只表现出阴道炎、宫颈炎等局部症状，常常不被患者重视，而在产后机体抵抗力低下时发病。

2.外来感染

由被污染的衣物、用具、各种手术器械、物品等接触患者后引起感染，常常与无菌操作不严格有关。产后住院期间探视者、陪伴者的不洁护理和接触，是引起产褥感染极其重要的来源，也是极容易被疏忽的感染因素，应引起产科医师、医院管理者的高度重视。

（二）感染病原体

引起产褥感染的病原体种类较多，较常见者有链球菌、大肠埃希菌、厌氧菌等，其中内源性需氧菌和厌氧菌混合感染的发生有逐渐增高的趋势。需氧性链球菌是外源性感染的主要致病菌，有极强的致病力、毒力和播散力，可致严重的产褥感染。大肠埃希菌属包括大肠埃希菌及其相关的革兰氏阴性杆菌、变形杆菌等，也为外源性感染的主要致病菌之一，也是菌血症和感染性休克最常见的病原体。在阴道、尿道、会阴周围均有寄生，平常不致病，产褥期机体抵抗力低下时可迅速增生而发病。厌氧性链球菌存在于正常阴道中，当产道损伤、机体抵抗力下降，可迅速大量繁殖，并与大肠埃希菌混合感染，其分泌物异常恶臭。

（三）感染诱因

1.一般诱因

机体对入侵的病原体的反应，取决于病原体的种类、数量、毒力及机体自身的免疫力。女性生殖器官具有一定的防御功能，任何削弱产妇生殖道和全身防御功能的因素均有利于病原体的入侵与繁殖，如贫血、营养不良和各种慢性疾病(如肝功能不良、妊娠合并心脏病、糖尿病等)，以及临近预产期前性交、羊膜腔感染。

2.与分娩相关的诱因

(1)胎膜早破：完整的胎膜对病原体的入侵起着有效的屏障作用，胎膜破裂导致阴道内病原体上行性感染，是病原体进入宫腔并进一步入侵输卵管、盆腔、腹腔的主要原因。

(2)产程延长、滞产、多次反复的肛查和阴道检查增加了病原体入侵机会。

(3)剖宫产操作中无菌措施不严格、子宫切口缝合不当，导致子宫内膜炎的发生率为阴道分娩的20倍，并伴随严重的腹壁切口感染，尤以分枝杆菌所致者为甚。

(4)产程中宫内仪器使用不当或使用次数过多、使用时间过长，如宫内胎儿心电监护、胎儿头皮血采集等，将阴道及宫颈的病原体直接带入宫腔而感染。宫内监护超过8小时者，产褥病率可达71%。

(5)各种产科手术操作(产钳助产、胎头吸引术、臀牵引等)，以及产道损伤、产前产后出血、宫腔填塞纱布、产道异物、胎盘残留等，均为产褥感染的诱因。

二、分型及临床表现

发热、腹痛和异常恶露是最主要的临床表现。由于机体抵抗力不同，炎症反应程度、范围和部位的不同，临床表现有所不同。根据感染发生的部位可将产褥感染分为以下几种类型。

(一)急性外阴、阴道、宫颈炎

此常因分娩时会阴损伤或手术产、孕前有外阴阴道炎者而诱发，表现为局部灼热、坠痛、肿胀，炎性分泌物刺激尿道可出现尿痛、尿频、尿急。会阴切口或裂伤处缝线嵌入肿胀组织内，针孔流脓。阴道与宫颈感染者其黏膜充血、水肿、溃疡、化脓，日久可致阴道粘连甚至闭锁。病变局限者，一般体温不超过38℃，病情发展可向上或宫旁组织，导致盆腔结缔组织炎。

(二)剖宫产腹部切口、子宫切口感染

剖宫产术后腹部切口的感染多发生于术后3～5天，局部红肿、触痛。组织侵入有明显硬结，并有浑浊液体渗出，伴有脂肪液化者其渗出液可呈黄色浮油状，严重患者组织坏死，切口部分或全层裂开，伴有体温明显升高，超过38℃。Soper报道剖宫产术后的持续发热主要为腹部切口的感染，尤其是普通抗生素治疗无效者。

据报道，3.97%的剖宫产术患者有切口感染、愈合不良，常见的原因有合并糖尿病、妊娠期高血压疾病、贫血等。剖宫产术后子宫切口感染者则表现为持续发热，早期低热多见，伴有阴道出血增多，甚至晚期产后大出血，子宫切口缝合过紧过密是其因素之一。妇检子宫复旧不良、子宫切口处压痛明显，B超检查显示子宫切口处隆起呈混合性包块，边界模糊，可伴有宫腔积液(血)，彩色多普勒超声检查显示有子宫动脉血流阻力异常。

(三)急性子宫内膜炎、子宫肌炎

此为产褥感染最常见的类型，由病原体经胎盘剥离而侵犯至蜕膜所致者为子宫内膜炎，侵及子宫肌层者为子宫肌炎，两者常互相伴随。临床表现为产后3～4天开始出现低热，下腹疼痛及压痛，恶露增多且有异味，如早期不能控制，病情加重，出现寒战、高热、头痛、心率加快、白细胞及中性粒细胞增高，有时因下腹部压痛不明显及恶露不一定多而容易误诊。Figucroa报道急性子宫内膜炎的患者100%有发热，61.6%其恶露有恶臭，60%的患者子宫压痛明显。最常培养分离出的病原体主要有溶血性葡萄球菌、大肠埃希菌、链球菌等。当炎症波及子宫肌壁时，恶露反而

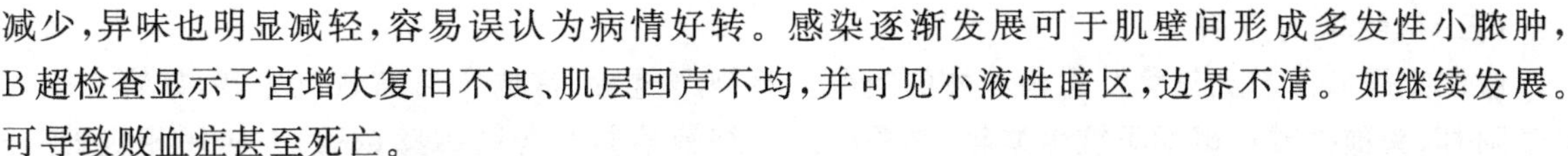

减少,异味也明显减轻,容易误认为病情好转。感染逐渐发展可于肌壁间形成多发性小脓肿,B超检查显示子宫增大复旧不良、肌层回声不均,并可见小液性暗区,边界不清。如继续发展。可导致败血症甚至死亡。

(四)急性盆腔结缔组织炎、急性输卵管炎

此多继发于子宫内膜炎或宫颈深度裂伤,病原体通过淋巴道或血行侵及宫旁组织,并延及输卵管及其系膜。临床表现主要为一侧或双侧下腹持续性剧痛,妇检或肛查可触及宫旁组织增厚或有边界不清的实质性包块,压痛明显,常常伴有寒战和高热。炎症可在子宫直肠积聚形成盆腔脓肿,如脓肿破溃则向上播散至腹腔。如侵及整个盆腔,使整个盆腔增厚呈巨大包块状,不能辨别其内各器官,整个盆腔似乎被冻结,称为"冰冻骨盆"。

(五)急性盆腔腹膜炎、弥漫性腹膜炎

炎症扩散至子宫浆膜层,形成盆腔腹膜炎,继续发展为弥漫性腹膜炎,出现高热、寒战、恶心、呕吐、腹胀、下腹剧痛等症状,体检时下腹明显压痛、反跳痛。产妇因产后腹壁松弛,腹肌紧张多不明显。腹膜炎性渗出及纤维素沉积可引起肠粘连,常在直肠子宫陷凹形成局限性脓肿,刺激肠管和膀胱导致腹泻、里急后重及排尿异常。病情不能彻底控制者可发展为慢性盆腔炎。

(六)血栓性静脉炎

细菌分泌的肝素酶分解肝素导致高凝状态,加之炎症造成的血流淤滞静脉脉壁损伤,尤其是厌氧菌和类杆菌造成的感染极易导致血栓性静脉炎。可累及卵巢静脉、子宫静脉、髂内静脉、髂总静脉及下腔静脉,病变常为单侧性,患者多在产后1～2周,继子宫内膜炎之后出现寒战、高热、反复发作,持续数周,不易与盆腔结缔组织炎鉴别。下肢血栓性静脉炎者,病变多位于一侧股静脉和腘静脉及大隐静脉,表现为弛张热、下肢持续性疼痛、局部静脉压痛或触及硬索状包块,血液循环受阻,下肢水肿,皮肤发白,称为股白肿;可通过彩色多普勒超声血流显像检测确诊。

(七)脓毒血症及败血症

病情加剧则细菌进入血液循环引起脓毒血症、败血症,尤其是当感染血栓脱落时,可致肺、脑、肾脓肿或栓塞死亡。

三、治疗

治疗原则是抗感染,辅以整体护理、局部病灶处理、手术或中药治疗。

(一)支持疗法

纠正贫血与电解质紊乱,增强免疫力。半卧位以利脓液流于陶氏腔,使之局限化。进食高蛋白、易消化的食物,多饮水,补充维生素,纠正贫血和水、电解质紊乱。发热者以物理退热方法为主,高热者酌情给予50～100 mg双氯芬酸栓塞肛门退热,一般不使用安替比林退热,以免体温不升。重症患者应少量多次输新鲜血或血浆、清蛋白,以提高机体免疫力。

(二)清除宫腔残留物

有宫腔残留者,应予以清宫,对外阴或腹壁切口感染者可采用物理治疗,如红外线或超短波局部照射,有脓肿者应切开引流,盆腔脓肿者行阴道后穹隆穿刺或切肿引流,并取分泌物培养及药物敏感试验。严重的子宫感染,经积极的抗感染治疗无效,病情继续扩展恶化者,尤其是出现败血症、脓毒血症者,应果断及时地行子宫全切术或子宫次全切除术,以清除感染源,拯救患者的生命。

(三)抗生素的应用

应注意需氧菌与厌氧菌及耐药菌株的问题。感染严重者,首选广谱高效抗生素,如青霉素、氨苄阿林、头孢类或喹诺酮类抗生素等,必要时进行细菌培养及药物敏感试验,并应用相应的有效抗生素;可短期加用肾上腺糖皮质激素,提高机体应激能力。

(四)活血化瘀

血栓性静脉炎者,产后在抗感染的同时,加用肝素 48~72 小时,即肝素 50 mg 加 5%葡萄糖溶液静脉滴注,6~8 小时 1 次,体温下降后改为每天 2 次,维持 4~7 天,并口服双香豆素、双嘧达莫(潘生丁)等。也可用活血化瘀中药及溶栓类药物治疗。若化脓性血栓不断扩散,可考虑结扎卵巢静脉、髂内静脉等,或切开病变静脉直接取栓。

四、护理

(一)护理评估

1.病史

认真进行全身及局部体检,注意有无引起感染的诱因,排除可致产褥病率的其他因素或切口感染等,查血尿常规、C 反应蛋白(CRP)、红细胞沉降率(ESR)则有助于早期诊断。

2.身心状况

通过全身检查,三合诊或双合诊检查,有时可触到增粗的输卵管或盆腔脓肿包块,辅助检查如 B 超、彩色超声多普勒、CT、磁共振等检测手段能对产褥感染形成的炎性包块、脓肿及静脉血栓作出定位及定性诊断。

3.辅助检查

病原体的鉴定对产褥感染诊断与治疗非常重要,方法有以下几点。

(1)病原体培养:常规消毒阴道与宫颈后,用棉拭子通过宫颈管,取宫腔分泌物或脓液进行需氧菌和厌氧菌的双重培养。

(2)分泌物涂片检查:若需氧培养结果为阴性,而涂片中出现大量细菌,应疑厌氧菌感染。

(3)病原体抗原和特异抗体检查:已有许多商品药盒问世,可快速检测。

(二)护理诊断

(1)疼痛:与产褥感染有关。

(2)体温过高:与伤口、宫内等感染有关。

(3)焦虑:与自身疾病有关。

(三)护理目标

(1)产妇疼痛减轻,体温正常。

(2)产妇感染得到控制,舒适感增加。

(3)产妇焦虑减轻或消失,能积极配合治疗。

(四)护理措施

(1)卧床休息:取半卧位,有利于恶露的排出及炎症的局限。

(2)注意观察子宫复旧情况:给予宫缩剂即缩宫素,促使子宫收缩,及时排出恶露。

(3)饮食:增强营养,提高机体抵抗力,高热量、高蛋白、高维生素、易消化饮食。产后 3 天内不能吃过于油腻、汤太多的食物。饮食中必须含足量的蛋白质、矿物质及维生素。少食或不食辛辣刺激性食物。保持精神愉快,心情舒畅,避免精神刺激。

(4)体温升高的护理:严密观察体温、脉搏,每 4 小时测量 1 次,体温在 39 ℃以上者,可采取物理降温(冰帽、温水、酒精擦洗),鼓励患者多饮水。

(5)食欲缺乏者:可静脉补液,注意纠正酸中毒,纠正电解质紊乱,必要时输血。

(6)保持会阴部清洁、干燥:每天消毒、擦洗外阴 2 次;会阴水肿严重者,可用 50%硫酸镁湿热敷;会阴伤口感染扩创引流者,每天用消毒液换药或酌情坐浴;盆腔脓肿切开者,注意引流通畅。

(7)抗感染治疗:使用大剂量的抗生素。应用抗生素的原则是早用、快速、足量;对于严重的病例要采取联合用药(氨苄霉素、庆大霉素、卡那霉素、甲硝唑等);必要时取分泌物做药物敏感试验。

(8)下肢血栓性静脉炎:卧床休息,局部保暖并给予热敷,以促进血液循环而减轻肿胀,注意抬高患肢,防栓子脱落栓塞肺部。急性期过后,指导和帮助患者逐渐增加活动。

(9)做好患者的口腔、乳房护理,感染患者实施床边隔离,尤其是患者使用的便盆要严格隔离,防止交叉感染;及时消毒患者用物,产妇出院后应严格消毒所用物品。

(五)护理评价

(1)产妇疼痛减轻,体温正常。

(2)产妇感染得到控制,舒适感增加。

(3)产妇焦虑减轻或消失,积极配合治疗。

(张耀华)

第十二章

血液透析室护理

第一节　血液透析监控与护理

患者在接受血液透析治疗时，由于各种因素会导致与透析相关的一系列并发症。血液透析护士在患者接受治疗前、治疗中、治疗结束后加强护理并严密监控是降低血液透析急性并发症发生率、保证治疗安全性和治疗效果的重要手段。

一、患者入室教育

患者在接受血液透析前，建议血液透析护士对患者进行一次入室教育，内容包括以下几点。

(1)让患者了解为什么要进行血液透析，了解血液透析对延长患者生命和提高生活质量的意义。重要的是，让患者理解并接受血液透析将是一种终身的替代治疗。

(2)介绍血液透析在国内外的进展情况，建议带患者和家属参观血液透析室，提高患者对治疗的信心。

(3)了解患者的心理问题，进行辅导和心理安抚。

(4)指导患者掌握自我保护和自我护理的技能。

(5)签署医疗风险知情同意书和治疗同意书。

(6)介绍血液透析的环境和规章制度：挂号、付费、入室流程、透析作息制度、透析室消毒隔离制度，并介绍护士长、主治医师等工作人员。

(7)进行全套生化(肾功能、电解质)检查，并了解患者的肝功能及乙型肝炎病毒(HBV)、丙型肝炎病毒(HCV)、人类免疫缺陷病毒(HIV)、梅毒(RPR)等感染情况。

(8)填写患者信息：姓名、性别、年龄、婚姻状况、原发病、家庭角色、家庭地址、联系方法(必须有 2 个家庭主要成员)、医疗费用支付情况等。做好实名制登记，患者需提供身份证。

二、患者透析前准备及评估

透析前对患者进行评估是预防和降低血液透析并发症的重要环节，内容包括以下几点。

(一)了解病史

了解患者病史(原发病、治疗方法、治疗时间)，透析期间自觉症状及饮食情况，查看患者之前的透析记录。

(二)测量血压、脉搏

有感染、发热及中心静脉留置导管者必须测量体温。

(三)称体重

了解患者干体重和体重增长情况,同时结合临床症状与尿量,评估患者水负荷状况,为患者超滤量的设定提供依据。

(四)抗凝

抗凝应个体化并经常进行回顾性分析,可根据患者凝血机制、有无出血倾向、结束回血后透析器残血量等诸多因素,遵医嘱采用抗凝方法和抗凝剂量。

(五)血液通道评估

检查动静脉内瘘有无感染、肿胀和皮疹,吻合口是否扪及搏动和震颤,以确定血液通道是否畅通,做好内瘘穿刺前的准备;检查中心静脉导管的固定、穿刺出口处有否血肿及感染等情况。

(六)基本情况评估

对于维持性透析患者,要进行心理、营养状况、居家自我照顾能力及治疗依从性的评估,以便对患者实施个体化护理方案,提高治疗的顺应性;对糖尿病或老年患者应采取针对性的护理措施;对危重患者,应详细了解病情,在及时、正确执行医嘱之外,应进行重病患者的风险评估,并积极做好相应的风险防范准备,如备齐各种抢救用品及药物等。

(七)透析前治疗参数的设定

1.透析时间

诱导期透析患者,每次透析时间为 2～3 小时;维持性血液透析患者每周透析 3 次,每次透析时间为 4～4.5 小时。

2.目标脱水量的设定

根据患者水潴留情况和体重,结合临床症状,按医嘱设定,并可采用超滤曲线进行脱水,有助于改善患者对水分超滤的耐受性。若透析机有血容量监测(BVM)装置,可借助其确定超滤量。同时,也可应用钠曲线帮助达到超滤目标,降低高血压或低血压的发生率,但应注意钠超负荷的风险。

3.肝素追加剂量

常规透析患者全身肝素化后,按医嘱设定每小时追加剂量,若应用低分子量肝素或无抗凝剂透析则关闭抗凝泵。

4.血液流量的设定(开始透析后)

血液流量值(以 mL/min 为单位)一般取患者体重(以 kg 为单位)的 4 倍,在此基础上可根据患者的年龄和心血管状况予以增减。

以上各项参数在治疗过程中均可根据患者治疗状况予以调整。

三、首次血液透析护理

首次血液透析的患者需要经过诱导透析。诱导透析是指终末期肾衰竭患者从非透析治疗向维持性透析过渡的一段适应性的透析过程。诱导血液透析的目的是最大限度地减少透析中渗透压梯度对血流动力学的影响和毒素的异常分布,防止发生失衡综合征,如恶心、呕吐、头痛、血压增高、肌肉痉挛等症状。因此,首次血液透析通常采用低效透析,使血液尿素氮下降不超过 30%,增加透析频率,使机体内环境有一个平衡适应过程。

(一)诱导血液透析前评估

(1)确认已签署了透析医疗风险知情同意书,已做了肝炎病毒标志物、HIV 和 RPR 检查,并根据检验结果确定患者透析区域。

(2)评估患者病情,如原发病、生化检查等;评估患者对自己疾病的认知度;询问患者的饮食情况,观察有无水肿、意识和精神状况异常等其他并发症,根据患者病情制定诱导透析的护理方案。

(二)诱导透析监护

除常规内容之外,诱导期内的透析监护还应包括以下内容。

(1)使用小面积、低效率透析器,尿素氮清除率(KOA)不超过 400。

(2)原则上超滤量不超过 2.0 L,如患者有严重的水钠潴留或心力衰竭可选用单纯超滤法。

(3)血液流量 150~200 mL/min,必要时降低透析液流量。体表面积较大者或体重较重者,可适当增加血液流量。

(4)首次透析时间一般为 2 小时,通常第 2 次为 3 小时,第 3 次为 4 小时。如第 2 天或第3 天患者透析前尿素浓度仍旧很高,同样需要缩短时间。通过几次短而频的诱导,逐渐延长透析时间,过渡至规律性透析。

(5)最初几次透析中,患者容易出现失衡症状,因此应密切注意患者透析中有无恶心、呕吐、头痛、血压增高等症状,出现上述症状时应及时处理,必要时根据医嘱终止透析。

(6)首次血液透析选用抗凝方法和剂量应谨慎,防止出血,观察抗凝效果。血液透析过程中注意静脉压、跨膜压(TMP)、血液颜色变化,注意动静脉空气捕集器有无凝血块以及凝血指标的变化。透析结束时观察透析器以及血液循环管路的残血量,判断抗凝效果。

(7)健康教育:终末期肾衰竭患者通过诱导期的透析后,最终将进入维持性血液透析。由于终末期肾脏病带给他们压力,透析治疗又打破了他们原有的生活规律,给他们的工作也带来了很大的影响,由此导致患者普遍存在复杂的生理、心理和社会问题。因此,在患者最初几次的透析中,血液透析护士要通过与患者沟通,了解他们的需要,向患者解释血液透析治疗相关的问题,并进行血管通路自我护理和饮食营养的指导等,帮助患者调整饮食结构,制定食谱,告知限制水分、钠、钾、磷摄入的重要性,防止急慢性心血管并发症的发生。指导患者认识肾脏替代治疗不是单一的治疗,需要多方面的治疗相结合才能达到最佳效果。通过交流,进一步促进护患双方的信任,建立良好的护患关系,使患者得到有效的"康复"护理。

四、血液透析治疗过程中的监控与护理

血液透析治疗过程中的监控与护理包括对患者治疗过程的监护和对机器设备的监控与处理。

(一)患者治疗过程的监控和护理

1.建立体外循环

患者体外循环建立后,护士在离开该患者前应确定:动静脉穿刺针以及体外循环血液管路已妥善固定;机器已处于透析状态;患者舒适度佳;抗凝泵已启动;各项参数正确设定;悬挂 500 mL 生理盐水,连接于体外循环血液管路以备急用。

2.严密观察病情变化

严密监测生命体征和意识变化,每小时测量并记录一次血压和脉搏。对容量负荷过多、心血

管功能不稳定、老年体弱、首次透析、重症患者应加强生命体征的监测和巡视,危重患者可应用心电监护仪连续监护。

3.预防急性并发症

加强对生命体征的监测,重视患者主诉及透析机运转时各参数的变化,对预防和早期治疗急性并发症有着重要意义。

4.抗凝

既要保证抗凝效果,又要防止出现出血并发症。根据患者的病情采用低分子量肝素、小剂量低分子量肝素、常规肝素、小剂量肝素、无肝素等方法。

5.观察出血倾向

出血现象:患者抗凝后的消化道便血、呕血;黏膜、牙龈出血;血尿;高血压患者脑出血;女性月经增多;穿刺伤口渗血、血肿;循环管路破裂、透析器漏血、穿刺针脱落等。若发现患者有出血倾向,应及时向医师汇报,视情况减少肝素用量,或在结束时应用鱼精蛋白中和肝素,必要时终止透析。对于出血或手术后患者,可根据医嘱酌情采用低分子量肝素或无抗凝剂透析。依从性差的患者治疗时应严加看护,使用约束带制动,以防躁动引起穿刺针脱离血管导致出血。

(二)透析机的监控和处理

观察透析机的运转情况。任何偏离正常治疗参数的状况均会导致机器发出报警,如血流量、动脉压、静脉压、跨膜压、电导度、漏血等。若发生报警,先消音,然后查明报警原因,排除问题后再按回车键确认,继续透析。查明报警原因至关重要,如当静脉穿刺针脱离血管时,静脉压出现超下限警报,若操作者在没有查明报警原因的情况下,将机器的回车键按了两下(按第一下为警报消音,按第二下为确认消除警报),此时透析机静脉压监测软件将会按照静脉压力的在线信息重新设置上下限报警范围,以使机器继续运转,若未及时发现穿刺针滑脱、出血状况,将会导致大出血而危及生命的严重后果。

五、血液透析结束后患者的评估与护理

(1)评估患者透析后的体重是否达到干体重,可根据患者在透析中的反应及血压状况进行评估,并可针对患者对脱水量的耐受情况,于下次透析中酌情调整处方。若透析后体重与实际超滤量不符,原因有体重计算错误、透析过程中额外丢失液体、透析过程中静脉补液、患者饮食摄入过多、机器超滤误差等。

(2)对伴有感染和中心静脉留置导管的患者,必须测量体温。

(3)透析当天 4 小时内禁忌肌内注射或创伤性的检查和手术。透析中有出血倾向者,可遵医嘱应用鱼精蛋白中和肝素。

(4)透析中发生低血压、高血压、抽搐等不适反应的患者,透析结束后应待血压稳定、不适症状改善才可由家属陪护回家,住院患者须由相关人员护送回病房。危重患者的透析情况、用药情况、病情变化情况应与相关病房工作人员详细交班。

(5)患者起床测体重时要注意安全,防止跌倒。血压偏低或身材高大的患者,要防止直立性低血压的发生。

(6)应用弹力绷带压迫动静脉内瘘穿刺点进行止血的患者,包扎后应触摸内瘘有震颤和搏动,避免过紧而使内瘘闭塞。10 分钟后,检查动、静脉穿刺部位无出血或渗血后,方可松开绷带。血压偏低者慎用弹力绷带压迫动静脉内瘘。

六、夜间长时间血液透析

夜间长时透析(nocturnal hemo dialysis,NHD)是指利用患者夜间睡眠时间行透析治疗。

(一)夜间长时间血液透析的优势

1.提高透析患者的生活质量

同传统的间歇性血液透析相比,该治疗方式能够改善患者高血压、左心室肥大、贫血、营养等问题,进而降低了急、慢性并发症发生概率,提高了患者生存率及生活质量。根据6年多的经验及临床结果,夜间长时间透析6个月后,患者在生理功能、生理职能、活力和社会功能等方面均有较大改善。

2.有效降低患者心血管并发症

夜间长时透析可有效改善血压状况。进入夜间长时透析3~6个月的患者,透析前后血压维持在较理想状态,透析中高血压及低血压发生率显著减少。

3.改善贫血

导致患者贫血难以纠正的一个主要原因是透析不充分,夜间长时间透析患者每周透析3次,每次7~8小时,透析充分性较好,患者血液中促使红细胞增生的表达基因增多,贫血改善明显。

4.对钙、磷和尿素的清除增加

越来越多的文献显示,高血磷可增加终末期肾脏病患者的心血管疾病发生率和病死率,常规血液透析清除磷不理想,而降低血磷取决于透析时间,每次7~8小时的夜间透析可明显降低血磷,降低病死率。进入夜间长时透析6个月后,患者血磷、甲状旁腺素、血钙、低密度脂蛋白、尿素下降率等都有较大改善。

5.提高经济效益,降低医疗费用

据统计,夜间长时间透析患者年平均住院次数明显减少,住院费用显著降低,用药费用与传统间歇性透析患者相比差距明显。

6.保持患者健康的心态

患者在晚上10点以后透析,一边透析一边进入梦乡,白天不耽误上班,做到了职业“康复”,改善了患者的心境,提升了患者对治疗的依从性。

(二)夜间长时间血液透析的护理

1.患者准入评估

进入夜间透析的患者,需由主治医师或护士长进行全面评估。

评估内容:自愿参加夜间透析;一般情况良好,体表面积较大;有自主活动能力;长期透析但伴有贫血、钙磷代谢控制不佳;透析不充分。

2.透析方案

每周3次,每次7~8小时。运用高通量透析器,血流量为180~220 mL/min,透析液流量为300 mL/min,个体化抗凝。

3.环境方面

舒适、安静、整洁、光线柔和,给患者创造在家中睡眠的感觉。

4.制定安全管理制度及工作流程

(1)完善制度:①治疗开始的时间、陪客制度和患者转运制度等。②规范夜间工作流程,注重环节管理。③定期召开安全分析会,对容易发生护理缺陷和差错的工作环节进行分析,修订夜间工作制度和工作流程，保证治疗的安全性和可靠性。

(2)加强透析中对患者的巡视工作：透析时血液都在体外循环，稍有不慎便会带来不良后果。①在透析过程中护士应严密巡视，监测生命体征，监测循环管路、机器等，及时帮助患者解决夜间可能出现的问题。②观察患者有无急性并发症，积极处理机器报警。③完成患者其他治疗，保证透析安全。

(3)做好透析后患者的管理工作：①防止发生跌倒等意外，做好患者的安全转运。②透析后及时测量患者的血压，做好安全评估，嘱咐患者卧床休息10分钟后再起床。

(4)加强沟通和交流：个别患者对夜间长时间透析会产生不适应、不信任，有疑虑。只要患者选择了夜间透析，我们就应该积极鼓励、支持他们的决定，让其对自己的选择充满信心。对于有些因为习惯改变而出现入睡困难或失眠的患者，需要传授一些对抗失眠的方法，如教会患者放松、听音乐；告知患者不必太紧张；寻找失眠的原因，改善睡眠质量。如果患者确实不适合夜间透析，应该及时与医师、患者及其家属进行沟通，寻找更适合患者的透析方式。

（任翠兰）

第二节　血液透析血管通路的护理

血管通路是血液透析关键环节之一，通路问题常会影响患者有效透析治疗，导致透析不充分。血液透析护士是血管通路的使用者，在血管通路护理中血液透析护士需掌握正确的方法解决通路问题，才能更好地维护血管通路的功能。

建立一条有效而通畅的血管通路是血液透析患者得以有效透析、长期存活的基本条件，血管通路也是血液透析患者的生命线。

一、血管通路的特点及分类

建立能够反复使用的血管通路是维持血液透析患者长期透析质量的重要环节。无论选择何种方式建立的血管通路，都应该具备以下几个特征：①易于反复建立血液循环；②血流量充分、稳定；③能长期使用；④没有明显的并发症；⑤可减少和防止感染；⑥不影响和限制患者活动；⑦使用安全，能迅速建立。

根据血管通路使用的时间，临床将血管通路分为两大类：临时性血管通路和永久性血管通路。临时性血管通路包括动静脉直接穿刺、中心静脉留置导管；永久性血管通路包括动静脉内瘘、移植血管内瘘。目前临床常用的血管通路有动静脉内瘘、中心静脉留置导管、聚四氟乙烯人造血管通路等。

二、临时性血管通路及护理

临时性血管通路指建立迅速、能立即使用的血管通路，包括动静脉直接穿刺、中心静脉留置导管。临时性血管通路主要适用于急性肾衰竭；慢性肾衰竭还没建立永久性血管通路，内瘘未成熟或因阻塞、流量不足、感染等暂时不能使用者或出现危及生命的并发症，如高血钾、急性左心衰竭或酸碱平衡紊乱需紧急透析或超滤者；中毒抢救、腹膜透析、肾移植术后紧急透析；其他疾病需行血液净化治疗，如血液灌流、免疫吸附、血浆置换、连续性血液净化治疗等。

(一)直接动脉穿刺

直接动脉穿刺操作简便，血流量大，可以立即使用，适用于各年龄组，常用穿刺部位有桡动脉、足背动脉、肱动脉。其缺点是透析中和透析后并发症较多，如早期的血肿和大出血；后期的假性动脉瘤；透析中活动受限，透析后止血困难；反复穿刺易导致血管损伤，与周围组织粘连，对慢性肾功能不全的患者影响永久性血管通路——动静脉内瘘的建立，因此临床的使用受到严格的限制。

1.穿刺方法

(1)穿刺前评估患者，包括神志、皮肤黏膜有无出血、需选用的穿刺部位、动脉搏动强弱、患者合作性及对疼痛耐受性。

(2)充分暴露血管，摸清血管走向。

(3)让患者采用舒适体位，做好穿刺肢体的固定，以免透析中患者体位不适影响血流量。

(4)连接好血液管路与穿刺针，常规消毒后穿刺针先进入皮下，摸到明显搏动后沿血管壁进入血管。

(5)见有冲击力的回血和搏动后固定针翼。

2.护理

(1)不宜反复进行穿刺，反复穿刺容易引起出血、血肿。穿刺尽量做到“一针见血”。

(2)穿刺后血流量不足，多受疼痛导致血管痉挛的影响，此时不用调节穿刺针位置，只要穿刺针在血管内，随疼痛缓解血流量会逐渐改善。如仍不足，可另穿刺一条浅表动脉或静脉，用无过滤器的输液管连接穿刺针，另一端接泵前侧动脉侧管，形成两条闭式循环通路，保证血流量。

(3)透析过程中加强巡视，穿刺肢体严格制动，发现针体移位致血肿或渗血应及时处理。

(4)透析结束后穿刺点做好局部止血，先指压 30 分钟，再用纸球压迫弹力绷带固定 2～4 小时后逐渐放松，同时观察有无出血。

(5)透析结束后做好患者宣传教育，教会患者对局部穿刺点出血、血肿的观察，出血处理的要点及措施，如出现出血先指压出血部位，再寻求帮助，出现血肿当天(24 小时内)进行冷敷，次日(24 小时后)开始热敷或用喜疗妥(多磺酸黏多糖软膏)局部敷，保持局部清洁，预防感染。

(6)由于动脉直接穿刺有损伤血管、出血、血肿及影响以后内瘘建立等缺点，故有条件应尽量选择中心静脉置管。

(二)中心静脉留置导管通路

1.中心静脉导管的种类

(1)不带涤纶套的中心静脉导管：最早的临时性血液通路是动静脉套针穿刺，后来被单腔或单针双腔静脉导管取代，如图 12-1 所示。随着材料的改进，一种外形设计统一的单针双腔导管被普遍采用。该导管尖部的侧孔作为出血的通路，即动脉出口、端口作为回血通路，称为静脉入口。为减少血液透析时重复循环，端孔与侧孔的距离相距 2～3 cm。用聚氨基甲酸乙酯或聚乙烯材料制成的导管在室温下相对较韧，在不用鞘管的情况下即可轻松插入静脉内。进入静脉后，由于体温及血流的作用，导管变得较柔软，这样便减少了对血管的机械损伤。由于不带涤纶套，在插管时不需要做皮下隧道，因此操作过程快捷、损伤小，在床旁及无 X 线透视条件下即可进行。

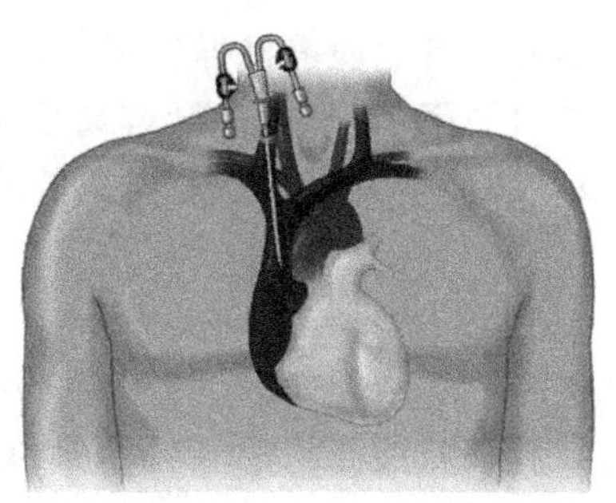

图 12-1 置于颈内静脉的不带涤纶套的中心静脉导管

(2)带涤纶套的中心静脉导管:带涤纶套的中心静脉导管由硅胶材料制成,其硬度比普通双腔导管小,需要采用 Seldinger 技术并在撕开式鞘管帮助下插入静脉,做皮下隧道并将涤纶套埋入皮下导管出口处,如图 12-2 所示。由于涤纶套与皮下组织紧密粘贴,从而阻止了致病菌进入隧道引起感染。该种导管口径粗,且质地柔软,可以在 X 线下将导管尖端放置于心房内,因此具有较高的血流量。

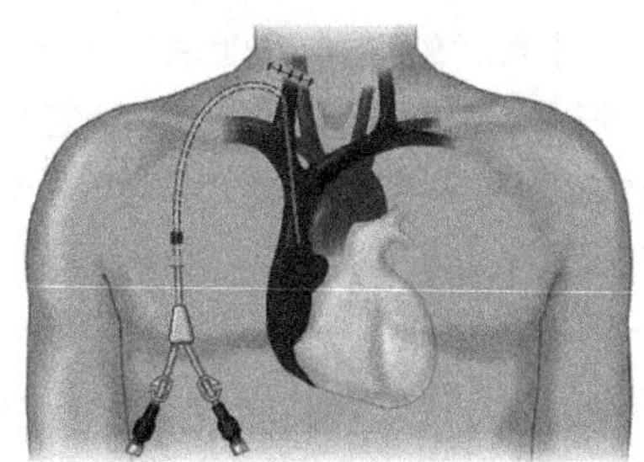

图 12-2 置于颈内静脉的带涤纶套的中心静脉导管

2.中心静脉导管插管部位

中心静脉(如颈内静脉、锁骨下静脉和股静脉)具有血流量充足、操作简单易行、不损害血管和可以反复使用等优点,已成为最常用的临时性血管通路,中心静脉置管可立即行血液透析,并保证透析充分,是一种安全、迅速和可靠的血管通路。通常置管部位有股静脉、锁骨下静脉及颈内静脉,在不同的临床情况下有各自不同的优缺点,见表 12-1。

表 12-1 中心静脉插管部位优缺点比较

置管部位	优点	缺点	患者选择
股静脉	置管技术要求低 致命性并发症罕见	留置时间短、易感染 活动受限	ICU 有心脏和呼吸支持患者
颈内静脉	留置时间长 中心静脉狭窄发生率低、活动不受限	置管技术要求高 对气管插管有影响	除气管切开和气管插管患者
锁骨下静脉	留置时间长 舒适、易固定	置管技术要求高 已发生严重并发症	上述通路无法选择时

颈内静脉插管手术较易,并发症少,且能提供较高的血流量,一般作为插管首选途径。右侧颈内静脉较粗且与头静脉、上腔静脉几乎成一直线,插管较易成功;左侧颈内静脉走行弯曲,手术难度相对较大,一般应选择右侧颈内静脉。锁骨下静脉插管手术难度和风险大,易出现血气胸等

并发症，一般情况下不提倡锁骨下静脉插管。股静脉插管手术简单、操作简便、安全有效，不易发生危及生命的严重并发症，但由于位置原因，较颈内静脉容易发生感染、血栓，且血流量差、留置时间短，给患者行动带来不便，故股静脉插管只适用于短期透析的卧床患者或颈部无法建立临时性血管通路的患者。

3.中心静脉留置导管的护理

(1)中心静脉留置导管的常规护理。①治疗前取下置管部位覆盖敷料，检查导管固定翼缝线是否脱落，置管口有无渗血、渗液、红肿或脓性分泌物，周围皮肤有无破溃、皲裂等过敏现象，如无特殊，采用常规消毒置管部位、更换无菌敷料。②取下导管外延端敷料，铺无菌治疗巾，取下肝素帽，消毒导管口两次后用 5 mL 注射器回抽出导管内的封管肝素液及可能形成的血凝块，回抽腔内容量在导管腔容量基础上增加 0.2～0.3 mL，以避免患者失血过多。③从静脉导管端注入首次量抗凝剂，连接血管通路管，开启血泵进行透析。透析管路与留置导管连接处用无菌治疗巾覆盖。④做好透析管路的固定：固定血管通路管时注意给患者留有活动长度，最好固定在患者身上某个部位(根据留置导管置管部位决定)，以免患者翻身或移动时将导管带出。⑤透析结束后常规消毒导管口，用 20 mL 生理盐水冲洗导管动脉端管腔，按常规回血后再注入相应导管腔容量的肝素封管液于动、静脉导管腔内。肝素封管液的浓度采用个体化进行封管，推注肝素时速度应缓慢，在注入管腔等量肝素封管液的同时立即夹闭导管，使导管腔内保持正压状态，然后拧紧消毒的肝素帽。导管外延端用无菌敷料包扎并妥善固定。⑥严格无菌操作，避免感染；抗凝剂封管液量应视管腔容量而定；肝素帽应于下次透析时更换。⑦指导留置导管患者每天监测体温，体温异常应及时告知医务人员，以便做进一步处理。

(2)中心静脉留置导管并发症的护理：中心静脉导管相关并发症主要有插管手术相关并发症和导管远期并发症。

与插管相关并发症的护理：与留置导管技术相关的并发症有气胸、血胸、心律失常、相邻的动脉损伤、空气栓塞、纵隔出血、心脏压塞、臂丛神经损伤、血肿、穿刺部位出血等。除血肿、穿刺部位出血外，上述并发症均需紧急处理，必要时通过手术拔管，并进行积极抢救。①穿刺部位出血及护理：穿刺部位出血是常见的并发症之一，多由于反复穿刺造成静脉损伤较重或损伤了穿刺路径上的血管造成。置管后，全身使用抗凝剂或对置管处的过度牵拉，也可能导致出血。局部压迫止血是有效而简便的方法，如指压 20～30 分钟。应用云南白药或凝血酶局部加压包扎或冰袋冷敷时应注意伤口的保护。嘱患者不能剧烈运动，应静卧休息。如透析过程中出血，可适当减少肝素用量，用低分子量肝素或无抗凝透析；如透析结束后出血仍未停止，可经静脉注入适量鱼精蛋白中和肝素。②局部血肿形成的护理：局部血肿也是较常见的并发症，多与穿刺时静脉严重损伤或误入动脉造成。一旦形成血肿，尤其出血量较多时应拔管，同时用力压迫穿刺部位 30 分钟以上，直至出血停止，之后局部加压包扎，并严密观察血肿是否继续增大，避免增大血肿压迫局部重要器官造成其他严重后果。

置管远期并发症的护理：留置导管使用过程中的远期并发症，如血栓形成、感染、静脉狭窄、导管功能不良、导管脱落等，可直接影响到患者血液透析的顺利进行及透析的充分性，预防留置导管使用过程中的远期并发症的发生是血液透析护士的主要职责。

血栓的护理：留置导管因使用时间长，患者高凝状态，抗凝剂的使用量不足、封管时肝素用量不足或封管操作时致管腔呈负压状，或有部分空气进入或管路扭曲等原因易引起血栓形成。与导管相关的血栓形成可分为导管腔内血栓、导管外尖部血栓、静脉腔内血栓和附壁血栓。导管腔内血栓多由注入封管肝素量不足，肝素液流失或血液反流入导管腔内所致。导管尖部血栓因封管后肝素封管液从导管侧孔流失而不能保留在尖部引起微小血栓形成。在护理中应首先重视预防：每次透析前应认真评估通路的通畅情况，在抽吸前次封管液时应快速抽出，若抽出不畅时，切忌向导管内推注液体，以免血凝块脱落而致栓塞。如有血栓形成，可采用尿激酶溶栓。具体方法：5 万～15 万 U 尿激酶加生理盐水 3～5 mL 分别注入留置导管动静脉腔内，保留 15～20 分钟，回抽出被溶解的纤维蛋白或血凝块，若一次无效可重复进行。局部溶栓治疗适用于早期新鲜血栓，如果血栓形成时间比较长，则不宜采用溶栓治疗。反复溶栓无效则拔管。

感染的护理：感染是留置导管的主要并发症。根据导管感染部位不同可将其大致分为导管出口处感染、皮下隧道感染、血液扩散性感染。引起导管感染的影响因素有很多，如导管保留时间、导管操作频率、导管血栓形成、糖尿病、插管部位、铁负荷过大、免疫缺陷、皮肤或鼻腔带菌等。许多研究表明，股静脉置管感染率明显高于颈内静脉或锁骨下静脉插管。带涤纶套的导管比普通导管菌血症的发生率低。减少留置导管感染的护理重在预防，加强置管处皮肤护理。①置管处的换药：每天 1 次。一般用安尔碘由内向外消毒留置导管处皮肤两遍，消毒范围直径>5 cm，并清除局部的血垢，覆盖透气性好的无菌纱布并妥善固定；换药时应注意观察置管部位或周围皮肤或隧道表面有无红、肿、热或脓性分泌物溢出等感染迹象。可疑伤口污染应随时换药。随着新型伤口敷料的临床应用，局部换药时间已逐渐延长，一般仅需在透析时进行伤口护理。②正确封管：根据管腔容量采用纯肝素封管，保留时间长，可减少封管次数，减少感染的机会；尽量选用颈内静脉，少用股静脉。③感染的监测：每天监测患者体温变化；透析过程中注意观察导管相关性感染的临床表现；患者血液透析开始 1 小时左右，患者出现畏寒，重者全身颤抖，随之发热，在排除其他感染灶的前提下，应首先考虑留置导管内细菌繁殖致全身感染的可能；导管出口部感染是局部感染，一般无全身症状，普通透析导管可拔出并在其他部位插入新导管；对于带涤纶套的导管应定时局部消毒换药、局部应用抗生素或口服抗生素，以供继续使用。隧道感染主要发生于带涤纶套的透析导管，一旦表现为隧道感染应立即拔管，使用有效抗生素 2 周。若需继续透析在其他部位置入新导管。血液扩散性感染时应予以拔管，并将导管前端剪下做细菌培养，根据细菌对药物的敏感情况使用抗生素。

导管功能障碍的护理：导管功能障碍主要表现为导管内血栓形成、血流不畅、完全无血液引出或单向阻塞，不能达到透析要求的目标血流量。置管术后血流不佳，通常是导管尖端位置或血管壁与导管侧孔相贴造成“贴壁”引起，后期多是由于血栓形成引起。可先调整导管位置至流出通畅。随着使用时间的延长和患者活动，虽然导管借助固定翼和皮肤缝合，导管位置也会发生不同程度改变，血液透析过程中突然出现血流不畅或完全出血停止，有时触及导管震颤感，护士应首先考虑是否是导管动脉开口处吸附管壁，立即给予置管创口处导管外延部和局部皮肤消毒，必要时停止血泵，小角度旋转导管或调整导管留置深度即可恢复满意血流量。当导管动脉端出现功能障碍而静脉端血流量充足时，可将两端对换使用，静脉导管作为引血、动脉导管作为静脉回路，这种处理方法的缺陷是导管血栓在泵压力下有可能进入体内循环，同时也和动脉端开口于侧壁型导管的使用设计原理相矛盾，其再循环率及透析的充分性受到影响。如导管一侧堵塞而另一侧通畅，可将通畅一侧作为引血，另行建立周围静脉作回路。

导管脱落的护理：临时性静脉留置导管因保留时间长，患者活动多，造成固定导管的缝线断裂；或人体皮肤对异物（缝线）的排斥作用，使缝线脱离皮肤；或在透析过程中由于导管固定不佳，由于重力牵拉作用等导致导管滑脱。为防止留置导管脱出，应适当限制患者活动，换药、封管及透析时注意观察缝线是否断裂，置管部位是否正常，一旦缝线脱落或断裂应及时缝合固定好插管。当发生导管脱出时，首先判断插管是否在血管内，如果插管前端仍在血管内，插管脱出不多，在插管口无局部感染情况下可在进行严格消毒后重新固定，并尽快过渡到永久通路。如果前端已完全脱出血管外，应拔管并局部压迫止血，以防局部血肿形成或出血。

中心静脉留置导管拔管的护理：中心静脉留置导管拔管时先消毒局部皮肤，拆除固定翼缝线，用无菌敷料按压插管口拔出导管，局部指压 30 分钟后观察局部有无出血现象。患者拔管采取卧位，禁取坐位拔管，以防静脉内压力低而产生气栓，拔管后当天不能沐浴，股静脉拔管后应卧床 4 小时。

(3)中心静脉留置导管自我护理及卫生宣传教育：①置管术后避免剧烈活动，以防由于牵拉致导管滑脱。②做好个人卫生，保持局部清洁干燥，如需淋浴，应先将导管及皮肤出口处用无菌敷贴封闭，以免淋湿后导致感染，淋浴后及时更换敷贴。③每天监测体温变化，观察置管处有无肿、痛等现象，如有体温异常，局部红、肿、热、痛等症状应立即告知医务人员，及时处理。④选择合适的卧位休息，以平卧位为宜。避免搔抓置管局部，以免导管脱出。⑤股静脉留置导管者应限制活动，颈内静脉、锁骨下静脉留置导管运动不受限制，但也不宜剧烈运动，以防过度牵拉引起导管滑脱，一旦滑出，立即压迫局部止血，并立即到医院就诊。⑥留置导管者，在穿脱衣服时需特别注意，避免将导管拔出，特别是股静脉置管者，颈内静脉或锁骨下静脉置管应尽量穿对襟上衣。⑦中心静脉留置导管是患者透析专用管路，一般不作其他用途，如输血、输液、抽血等。

三、动静脉内瘘的护理

动静脉内瘘是指动脉、静脉在皮下吻合建立的一种安全并能长期使用的永久血管通路，包括直接动静脉内瘘和移植血管内瘘。直接动静脉内瘘是利用自体动静脉血管吻合而成的内瘘，其优点是感染发生率低，使用时间长。其缺点是等待“成熟”时间长或不能成熟，表现为早期血栓形成或血流量不足，发生率在 9%～30%，如超过 3 个月静脉仍未充分扩张，血流量不足，则内瘘失败，需重新制作。

动、静脉吻合后静脉扩张，管壁肥厚即为“成熟”，一般需要 4～8 周，如需提前使用，至少应在 3 周以后，NKF-DOQI 推荐内瘘成型术后 1 个月使用。我国的透析通路使用指南建议术后 3 个月后使用。

(一)制作动静脉内瘘部位及方法

自体动静脉内瘘常见手术部位：①前臂内瘘。桡动脉-头静脉(图 12-3)、桡动脉-贵要静脉、尺动脉-贵要静脉和尺动脉-头静脉，此外还可以采用鼻咽窝内瘘。②上臂内瘘。肱动脉-上臂头静脉、肱动脉-贵要静脉、肱动脉-肘正中静脉。③其他部位，如踝部、小腿部内瘘、大腿部内瘘等，临床上很少采用。

动静脉内瘘吻合方式包括端-端吻合法、端-侧吻合法、侧-侧吻合法。吻合口径大小与血流量密切相关，一般为 5～7 mm。吻合口径＜3 mm 时，血流量常＜150 mL/min，此时透析效果差或透析困难。如吻合口＞7 mm 或血流量＞400 mL/min 时影响心脏功能，增加心脏负荷。进行血管吻合的方法有两种。①缝合法：可采用连续缝合或间断缝合。②钛轮钉法：动静脉口径相差比较小的患者很适合钛轮钉吻合法，一般采用直径 2.5～3 mm 的钛轮钉。采用钛轮钉法手术损伤小，内膜接触良好，吻合口大小恒定，不会因吻合口扩张而导致充血性心力衰竭；吻合后瘘管成熟相对比较快；钛金属组织相容性好，体内可长期留置。其缺点是容易造成远端组织缺血；动静脉口径不一致、血管与钛钉口径不一致时，血管壁易造成撕裂或损伤。

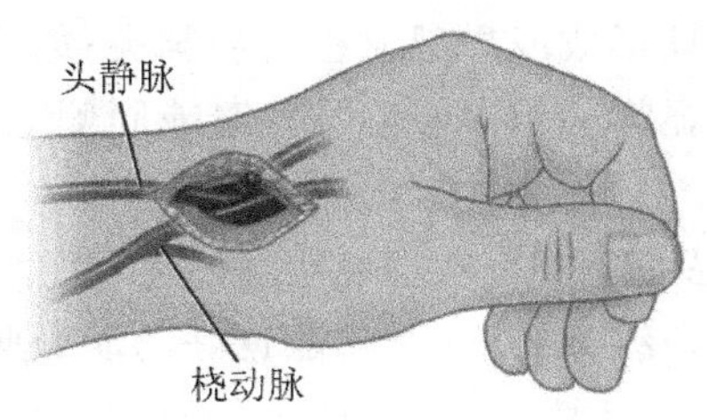

图 12-3 上肢桡动脉与头静脉的动静脉血管内瘘

(二)动静脉内瘘制作应遵循的原则

动静脉内瘘是维持血液透析患者的生命线，制作时应根据患者的血管条件最大限度地利用最合适的血管。选择内瘘血管应遵循的原则：①由远而近，从肢体的最远端开始，逐渐向近端移行。②从左到右，选择非惯用性上肢造瘘，以方便患者的生活和工作。③先上后下，上肢皮下浅静脉多，血液回流阻力小，关节屈曲对血循环影响较少；而下肢动静脉位置较深，两者间距大，吻合后静脉充盈不良不利于穿刺，且下肢蹲、坐、站立影响下肢静脉回流，易形成血栓，感染率也高，故应选择上肢做内瘘。④先选择自身血管后移植血管。

(三)动静脉内瘘制作的时机及功能评估

终末期肾病患者都应由肾科医师做出早期治疗安排，包括药物、饮食疗法及最终的治疗方式(如腹膜透析、血液透析、肾移植)；对于准备行血液透析的患者应保护好静脉血管，避免在这些静脉上行穿刺或插管，特别是上肢静脉血管；有预期血液透析的患者在透析前 2～3 个月、内生肌酐清除率＜25 mL/min 或血清肌酐＞400 mmol/L 时建议制作动静脉血管内瘘，这样可有充足时间等待瘘管成熟，同时如有失败也可有充足时间进行另一种血管通路的建立，减少患者的痛苦。

除了选择合适的时机、选择最佳的方法和理想的部位制作血管通路外，要保持血管通路长久使用，采用正确的方法解决血管通路并发症，需要对血管通路建立前、使用过程以及处理并发症之后进行功能评价，血管通路建立前评估见表 12-2。

表 12-2 血管通路建立前患者评价

病史	影响
是否放置过中心静脉导管	可能致中心静脉狭窄
是否放置心脏起搏器	可能导致中心静脉狭窄
患者惯用的上臂	影响患者生活质量
是否有心力衰竭	血管通路可能改变血流动力学及心排血量
是否有糖尿病	患者血管不利于血管通路的通畅
是否使用过抗凝剂或有凝血方面的问题	可能较易使血管通路产生血栓或不易止血
是否有建立血管通路的历史	失能的血管通路使身上能为血管通路的地方减少
是否进行肾移植	临时性血管通路即可
是否有手臂、颈部、胸腔的受伤史或手术史	可能有血管受损使其不适合做血管通路

血管通路使用过程的功能评估主要有物理检查、超声和影像学检查。临床常用观察瘘管外部情况、触诊震颤和听诊杂音来判断瘘管功能，此方法既简单、方便，也很有价值。每天定期的物理检查能够早期发现通路狭窄以及手臂渐进性水肿等异常。也可以早期发现自体动静脉内瘘、局部动脉瘤的形成、定点穿刺造成的静脉流出道狭窄，并提醒护士改变穿刺方式；通路中出现局

部硬结和疼痛大多数提示血栓早期形成或局部血栓性静脉炎；如果内瘘出现高调杂音，表明存在狭窄。肩周和前胸壁的侧支静脉显露提示中心静脉狭窄或同侧上臂内瘘分流过大。

(四)动静脉内瘘的护理

1.动静脉内瘘术前宣传教育及护理

动静脉内瘘是透析患者的生命线，维持一个功能良好的动静脉内瘘，需要护患双方的共同努力。手术前心理护理如下。

(1)术前向患者介绍建立内瘘的目的、意义，解除患者焦虑不安、恐惧的心理，积极配合手术。

(2)告知患者手术前配合的具体事项，如准备做内瘘的手臂禁做动静脉穿刺，保护好皮肤勿破损，做好清洁卫生，以防术后发生感染。

(3)手术前进行皮肤准备，肥皂水彻底清洗造瘘肢皮肤，剪短指甲。

(4)评估制作通路的血管状况及相应的检查：外周血管脉搏、双上肢粗细的比较、中央静脉插管史、外周动脉穿刺史；超声检查血管，尤其是需要吻合的静脉走行、内径和通畅情况，此可为内瘘制作成功提供依据。

2.动静脉内瘘术后护理

(1)内瘘术后将术侧肢体抬高至水平以上30°，以促进静脉回流，减轻手臂肿胀。术后72小时密切观察内瘘通畅及全身状况。观察指标：①观察患者心率、心律、呼吸，询问患者有无胸闷、气急，如有变化及时向医师汇报并及时处理。②观察内瘘血管是否通畅，若于静脉侧扪及震颤，听到血管杂音，则提示内瘘通畅，如触摸不到或听不到杂音，应查明局部敷料是否缚扎过紧致吻合口静脉侧受压，并及时通知医师处理。③观察吻合口有无血肿、出血，若发现渗血不止或内瘘侧手臂疼痛难忍，应及时通知医师处理。④观察内瘘侧手指末梢血管充盈情况，如手指有无发麻、发冷、疼痛等缺血情况。

(2)定期更换敷料：内瘘术后不需每天更换敷料，一般在术后5～7天更换；如伤口有渗血应通知医师检查渗血情况并及时更换敷料，更换时须严格无菌技术操作，创口用安尔碘消毒，待干后包扎敷料，敷料包扎不宜过紧，以能触摸到血管震颤为准。

(3)禁止在造瘘肢进行测血压、静脉注射、输液、输血、抽血等操作，以免出血造成血肿或药物刺激导致静脉炎等致内瘘闭塞。

(4)指导患者内瘘的自我护理：①保持内瘘肢体的清洁，并保持敷料干燥，防止敷料浸湿，引起伤口感染。②防止内瘘肢体受压，衣袖要宽松，睡眠时最好卧于健侧，造瘘肢体不可负重物及佩戴过紧饰物。③教会患者自行判断内瘘是否通畅，每天检查内瘘静脉处有无震颤，如扪及震颤则表示内瘘通畅。

(5)内瘘术后锻炼：术后24小时可做手指运动，3天即可进行早期功能锻炼，每天进行握拳运动，每天3～4次，每次10～15分钟。术后5～7天开始进行内瘘的强化护理，用另一手紧握术肢近心端，术肢反复交替进行握拳、松拳或挤压握力球锻炼，或用止血带压住内瘘手臂的上臂，使静脉适度扩张充盈，同时捏握健身球，1分钟循环松压，每天2～3次，每次10～15分钟，以促进内瘘的成熟。

(6)内瘘成熟情况判断：内瘘成熟指与动脉吻合后的静脉呈动脉化，表现为血管壁增厚，显露清晰，突出于皮肤表面，有明显震颤或搏动。其成熟的早晚与患者自身血管条件、手术情况及术后患者的配合情况有关。内瘘成熟一般至少需要1个月，一般在内瘘成形术后2～3个月开始使用。

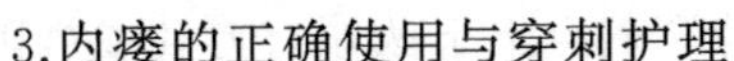

3.内瘘的正确使用与穿刺护理

熟练正确的穿刺技术能够延长内瘘的使用寿命，减少因穿刺技术带来的内瘘并发症。新建内瘘和常规使用的内瘘在穿刺技术上有些不同，需要血液透析护士认真把握。

(1)穿刺前评估及准备：①首先检查内瘘皮肤有无皮疹、发红、淤青、感染等，手臂是否清洁。②仔细摸清血管走向，感觉震颤的强弱，发现震颤减弱或消失应及时通知医师。③穿刺前内瘘手臂尽量摆放于机器一侧，以免因管道牵拉而使穿刺针脱落；选择好合适的体位同时也让患者感觉舒适。④工作人员做好穿刺前的各项准备，如洗手、戴口罩、帽子、手套及穿刺用物品。

(2)选择穿刺点：①动脉穿刺点距吻合口的距离至少在 3 cm 以上，针尖呈离心或向心方向穿刺。②静脉穿刺点距动脉穿刺点间隔在 5～8 cm，针尖呈向心方向穿刺。③如静脉与动脉在同一血管上穿刺至少要相距 8 cm，以减少再循环，提高透析质量。④注意穿刺部位的轮换，切忌定点穿刺。

沿着内瘘血管走向由上而下或由下而上交替进行穿刺，每个穿刺点相距 1 cm 左右，此方法优点在于：①由于整条动脉化的静脉血管受用均等，血管粗细均匀，不易因固定一个点穿刺或小范围内穿刺而造成受用多的血管处管壁受损，弹性减弱，硬结节或瘢痕形成及严重时形成动脉瘤，减少未受用的血管段的狭窄而延长瘘管使用寿命。②避免定点穿刺处皮肤变薄、松弛，透析时穿刺点渗血。此方法的缺点是不断更换穿刺点，将增加患者每次穿刺时的疼痛，需与患者沟通说明此穿刺方法的优点，从而取得患者的配合。

(3)进针角度：穿刺针针尖与皮肤成 30°～40°角、针尖斜面朝左侧或右侧进针，使针与皮肤及血管的切割面较小，减轻穿刺时患者疼痛，保证穿刺成功率及治疗结束后伤口愈合速度。

(4)新内瘘穿刺技术的护理：刚成熟的内瘘管壁薄而脆，且距吻合口越近，血液的冲击力就越大，开始几次穿刺很容易引起皮下血肿。因此在最初几次穿刺时应由骨干层护士操作。操作前仔细摸清血管走向后再行穿刺，以保证“一针见血”。穿刺点一般暂时选择远离造瘘口的肘部或接近肘部的“动脉化”的静脉，沿向心或离心方向穿刺作动脉引血端，另择下肢静脉或其他小静脉作静脉回路，待内瘘进一步成熟后，动脉穿刺点再往下移。这样动脉发生血肿的概率就会减少。针尖进皮后即进血管，禁止针尖在皮下潜行，后再进血管。首次使用时血流量在 150～250 mL/min，禁止强行提高血流量，以免造成瘘管长时间塌陷。在血液透析过程中避免过度活动，以免穿刺针尖损伤血管内膜，引起血栓形成。透析结束后应由护士负责止血，棉球按压穿刺点的力度宜适当，不可过重，同时注意皮肤进针点与血管进针点是否在同一部位。穿刺点上缘及下缘血管亦需略施力压迫，手臂略微举高，以减少静脉回流阻力，加快止血。

(5)穿刺失败的处理：新内瘘穿刺失败出现血肿应立即拔针压迫止血，同时另建血管通路进行透析，血肿部位冷敷以加快止血，待血肿消退后再行穿刺。作为动脉引血用的血管在穿刺时发生血肿，应首先确认内瘘针在血管内，当血肿不大时，可在穿刺处略加压保护，同时迅速将血液引入体外循环血管通路管内以减轻患者血管内，压力，通常可维持继续透析。但如血肿明显增大，应立即拔出，加压止血，在该穿刺点以下(远心端)再作穿刺(避开血肿)；如重新穿刺有困难，可将血流量满意的静脉改为动脉引血，另择静脉穿刺作回血端继续透析。如静脉回路发生血肿应立即拔针，局部加压止血。透析未结束，应为患者迅速建立静脉回路继续透析，如选择同一条血管，再穿刺时应在前一次穿刺点的近心端或改用其他外周静脉穿刺。

(6)内瘘拔针后的护理：内瘘拔针后的护理内容主要包括正确止血方法应用以及维持内瘘的良好功能。拔针前用无菌止血贴覆盖针眼，拔针时用 1.5 cm×2 cm 大小的纸球或纱球压迫穿刺部位，弹性绷带加压包扎止血，按压的力量以既能止血又能保持穿刺点上下两端有搏动或震颤为宜，20～30 分钟后缓慢放松，2 小时后取下纸球或纱球，止血贴继续覆盖在穿刺针眼处，12 小时后再取下，同时注意观察有无出血发生，如出血再行局部穿刺部位指压止血 10～15 分钟，同时寻求帮助。术后按压过轻或过重都会造成皮下血肿，损伤血管，影响下次穿刺或血流量不足，严重血肿可致血管硬化、周围组织纤维化及血栓形成等，造成内瘘闭塞。

(7)内瘘患者的自我护理指导：良好正确的日常护理是提高动静脉内瘘使用寿命的重要环节，因此指导患者正确地进行自我护理是透析护理工作者的一项重要工作。①提高患者自护观念，让其了解内瘘对其生命的重要性，使患者主动配合并实施保持内瘘良好功能状态的措施。②保持内瘘皮肤清洁，每次透析前彻底清洗手臂。③透析结束当天穿刺部位不能接触水及其他液体成分，保持局部干燥清洁，用无菌敷料或创可贴覆盖 12 小时以上，以防感染。提醒患者尽早放松止血带，如发生穿刺处血肿或出血，立即按压止血，再寻求帮助。出现血肿 24 小时内先用冰袋冷敷，24 小时后可热敷，并涂搽喜疗妥消肿，如有硬结，可每天用喜疗妥涂搽按摩，每天 2 次，每次 15 分钟。④造瘘肢手臂不能受压，衣袖要宽松，不佩戴过紧饰物；夜间睡觉不将造瘘肢手臂压于枕后，尽量避免卧于造瘘侧，不可提重物。⑤教会患者自我判断动静脉内瘘通畅的方法。⑥适当活动造瘘手臂，可长期定时进行手握橡皮健身球活动。⑦避免造瘘手臂外伤，以免引起大出血。非透析时常戴护腕，护腕松紧应适度，过紧易压迫动静脉内瘘导致内瘘闭塞。有动脉瘤者应用弹性绷带加以保护，避免继续扩张及意外破裂。

(8)内瘘患者出血的护理：出血主要表现为创口处渗血及皮下血肿。皮下出血如处理不当可致整个手，中、上臂肿胀。

原因：①术后早期出血，常发生于麻醉穿刺点及手术切口处。②内瘘未成熟，静脉壁薄。③肝素用量过大。④穿刺失败导致血肿。⑤压迫止血不当或时间过短。⑥内瘘手臂外伤引起出血。⑦透析结束后造瘘肢体负重。⑧迟发性出血见于动脉瘤形成引起破裂出血及感染。

预防和护理：①术前准备应充分，操作细心，术后密切观察伤口有无渗血。②避免过早使用内瘘，新建内瘘的穿刺最好由有经验的护士进行。③根据患者病情合理使用抗凝剂。④提高穿刺技术，力争一次穿刺成功。⑤止血力度适当，以不出血为准，最好指压止血。⑥避免同一部位反复穿刺，以防发生动脉瘤破裂。⑦指导患者放松止血带时观察有无出血及出现出血的处理方法。

(9)内瘘患者感染的护理：瘘管局部表现为红、肿、热、痛，有时伴有内瘘闭塞，全身症状可见寒战、发热，重者可引起败血症、血栓性静脉炎。

原因：①手术切口感染。②未正确执行无菌技术操作，穿刺部位消毒不严或穿刺针污染。③长期使用胶布和消毒液，致动静脉穿刺处皮肤过敏，发生破损、溃烂或皮疹，用手搔抓引起皮肤感染。④透析后穿刺处接触污染液体引起的感染。⑤穿刺不当或压迫止血不当致血肿形成或假性动脉瘤形成引起感染。⑥内瘘血栓切除或内瘘重建。

预防和护理：①严格执行无菌技术操作，穿刺部位严格消毒，及时更换可疑污染的穿刺针。②避免在有血肿、感染或破损的皮肤处进行通路穿刺，提高穿刺技术，避免发生血肿。③内瘘有感染时应及时改用临时性血管通路，并积极处理感染情况：局部有脓肿时应切开引流，并全身使用抗生素；发生败血症者应用有效抗生素至血细菌培养阴性。④做好卫生宣传教育，让患者保持内瘘手臂皮肤清洁、干净，透析后穿刺处勿沾湿、浸液。

(10)内瘘患者血栓形成的护理：患者动静脉内瘘静脉侧搏动、震颤及杂音减弱，患者主诉内瘘处疼痛。部分堵塞时透析引血时血流量不足，抽出血为暗红色，透析中静脉压升高。完全阻塞时搏动震颤及杂音完全消失，不能由此建立血液通路进行透析。

原因：①早期血栓多由于手术中血管内膜损伤、血管外膜内翻吻合、吻合时动静脉对位不良、静脉扭曲、吻合口狭窄旋转及内瘘术后包扎过紧，内瘘受压所致。②自身血管条件差，如静脉炎、动脉硬化、糖尿病血管病变、上段血管已有血栓。③患者全身原因，如高凝状态、低血压、休克、糖尿病等。④药物影响，如促红细胞生成素的应用，使血细胞比容上升，增加了血栓形成的危险。⑤反复低血压。⑥反复定点穿刺导致血管内膜损伤。⑦压迫止血不当，内瘘血管长时间受压。

预防和护理：①严格无菌技术，正确手术方法，规范术后护理；避免过早使用内瘘，一般内瘘成熟在6～8周，最好在内瘘成熟后再使用。②计划应用内瘘血管，切忌定点穿刺，提高内瘘穿刺成功率，力争一次穿刺成功，避免反复穿刺引起血肿形成。③根据患者情况，指导患者用拇指及中指指腹按压穿刺点，注意按压力度，弹力绷带不可包扎过紧。④避免超滤过多引起血容量不足、低血压。⑤做好宣传教育工作，内瘘手臂不能受压，夜间睡眠时尤其要注意。⑥高凝状态的患者可根据医嘱服用抗凝药。⑦穿刺或止血时发生血肿，先行按压并冷敷，在透析后24小时热敷消肿，血肿处涂搽喜疗妥并按摩。早期血栓形成，可用尿激酶25万～50万U溶于20 mL生理盐水中，在动静脉内瘘近端穿刺桡动脉缓慢注入。若无效，则应通知医师，行内瘘再通或修补术。

(11)内瘘患者血流量不足的护理：主要表现为血管震颤和杂音减弱，透析中静脉端阻力增加而动脉端负压上升；血流量增大时，可见血管明显塌陷，患者血管处有触电感，静脉壶滤网上血流量忽上忽下，同时有大量泡沫析出，并伴有静脉压、动静脉压的低压报警。

原因：①反复定点穿刺引起血管壁纤维化，弹性减弱，硬结、瘢痕形成，管腔狭窄，而未使用的血管因长期不使用也形成狭窄。②内瘘未成熟，过早使用。③患者本身血管条件不佳，造成内瘘纤细，流量不足。④穿刺所致血肿机化压迫血管。⑤肢体受冷致血管痉挛、动脉炎症、内膜增厚。⑥动静脉内瘘有部分血栓形成。

预防和护理：①内瘘成熟后有计划地使用内瘘血管。②严格执行正确的穿刺技术，切忌反复定点穿刺。③提高穿刺技术，减少血肿发生。④嘱患者定时锻炼内瘘侧手臂，使血管扩张。⑤必要时手术扩张。

(12)内瘘患者窃血综合征的护理：①轻者活动后出现手指末梢苍白、发凉、麻木、疼痛等一系列缺血症状，患者抬高时手指隐痛。②严重者休息时可出现手痛及不易愈合的指端溃疡，甚至坏死，多发生于桡动脉和皮下浅静脉侧-侧吻合时。

原因：桡动脉-头静脉侧-侧吻合口过大，前臂血流大部分经吻合口回流，引起肢体远端缺血；血液循环障碍，如糖尿病、动脉硬化的老年患者。

预防和护理：定期适量活动患肢，以促进血液循环。

手术治疗：将桡动脉-头静脉侧-侧吻合改为桡动脉-头静脉端-端吻合，可改善症状。

(13)内瘘患者动脉瘤的护理：由于静脉内压力增高，动脉化的静脉发生局部扩张并伴有搏动，称为真性动脉瘤；穿刺部位出血后，在血管周围形成血肿并与内瘘相通，伴有搏动称为假性动脉瘤。动脉瘤的形成一般发生在术后数月至数年。内瘘局部扩张明显，局部明显隆起或呈瘤状。严重扩张时可增加患者心脏负担和回心血量，影响心功能。

原因：①内瘘过早使用，静脉壁太薄。②反复在同一部位进行穿刺致血管壁受损，弹性差或动脉穿刺时离吻合口太近致血流冲力大。③穿刺损伤致血液外渗形成血肿，机化后与内瘘相通。

预防和护理：有计划地使用内瘘血管，避免反复在同一部位穿刺，提高穿刺技术，穿刺后压迫止血力度要适当，避免发生血肿，若内瘘吻合口过大应注意适当加以保护，减少对静脉和心脏的压力。小的血管瘤一般不需手术，可用弹力绷带或护腕轻轻压迫，防止其继续扩大，禁在血管瘤处穿刺。如果血管瘤明显增大，影响了患者活动或有破裂危险，可采用手术处理。

(14)内瘘患者手肿胀综合征的护理：常发生于动静脉侧-侧吻合时，由于压力差的原因，动脉血大量流入吻合静脉的远端支，手臂处静脉压增高，静脉回流障碍，并干扰淋巴回流，相应的毛细血管压力也升高而产生肿胀。主要的临床表现为手背肿胀，色泽暗红，皮肤发痒或坏死。早期可以通过握拳和局部按压促进回流，减轻水肿，长期肿胀可通过手术结扎吻合静脉的远侧支，必要时予重新制作内瘘。

(15)内瘘患者充血性心力衰竭的护理：当吻合口内径过大，超过 1.2 cm，分流量大，回心血量增加，从而增加心脏负担，使心脏扩大，引发心力衰竭。主要临床表现为心悸、呼吸困难、心绞痛、心律失常等。一旦发生，可用弹力绷带加压包扎内瘘，若无效则采用外科手术缩小吻合口内径。

(任翠兰)

第三节　血液透析患者的健康教育

一、健康教育的目的

透析患者和其他慢性疾病患者一样需要在日常生活中进行自我管理，改变以往的生活方式以适应透析治疗。血液透析需要每周 2～3 次，9～15 小时的治疗时间。不仅是患者自身，也需要其家人的配合，共同改变以往的生活方式。因此，作为护理人员，对患者及其家属进行宣教，使他们获得透析治疗所需的知识及技术，是十分必要的。

二、健康教育前的评价

(一)对患者的评价

进行健康教育前应首先对患者的个人情况进行评价。通过把握患者目前的情况，以提供适用于不同患者进行自我管理所需要的知识。一般应评估患者的身体状况、情绪状况、心理社会状况以及目前为止已掌握的知识，进而选择适合的宣教方法，具体见表 12-3。

表 12-3　透析患者健康教育前的评价项目

评价项目	评价内容	收集信息
身体状况	发病以来疾病的控制情况	现病史、既往史
	目前疾病的状况	症状、体征
	有无并发症及其程度	由并发症引发的身体障碍(如糖尿病、脑血管疾病等)
	机体功能障碍的程度	实验室检查结果
		视力、听力、语言、知觉、行动等

续表

评价项目	评价内容	收集信息
		治疗方法及内容
		透析条件，透析中的状况（血压、症状、体重增加等）
		活动度，透析疗法，饮食，药物，内瘘，并发症（心血管疾病、糖尿病等）等处置
情绪状况	接受治疗及学习的意愿	是否不安、抑郁，是否拒绝透析
	疾病的接受过程，目前所处阶段	对身体和疾病关心的内容
	健康观、自我观、疾病观	社会责任的变化
	人际关系	经济状况
心理社会状况	患者的目标	年龄、性别
	理解力（阅读、书写、计算）	家庭构成、职业、地位、生活计划
		每天的行动计划
		阅读能力
已掌握的知识	以往学习的知识、技能	目前为止对有关肾功能不全、透析治疗所了解的知识、技术
	正在实施的康复计划	患者陈述的康复经验
	新学习的知识、技术等	与专家的交流
	医学专业术语的理解程度	
	患者希望的宣教方法，视觉（电视、图片、阅读）、听觉（交流、听录音等）	

(二)影响患者自我管理能力的因素

患者需要在透析治疗的同时不断调整自身状况以适应新的生活。有些因素影响着患者自我管理能否顺利进行，这些因素包括环境因素和个体因素，如患者的身体状况、对透析治疗的接受程度、包括家人在内的社会支持系统等。具体因素见表 12-4。

表 12-4 影响患者自我管理能力的因素及原因

评价项目	原因	内容
充分透析	身体状况	
	肾功能	尿毒症引发的症状、并发症
	心功能	血红蛋白、尿素氮、血肌酐及血钾
	贫血	血压是否稳定
	骨、关节疾病	内瘘的状况
	内瘘	血液透析次数、透析时间、透析器
	末梢血管障碍	体力
	透析中的状态	
	有无并发症	
自我管理行为	透析接受情况	

续表

评价项目	原因	内容
	对疾病(透析疗法)的接受程度	接受程度,适应阶段(不安、抑郁、是否接受透析)
	饮食管理	有无活动的限制(听力、视力、知觉、步行)
	用药管理	透析过程是否顺利
	内瘘管理	饮食方式,血钙、血磷、血钾值
		水、盐的摄取方式,体重增加率
		服药状况
		内瘘有无闭塞、出血、感染,内瘘的观察
环境因素	家庭构成	家庭、高龄患者、独居
	居住环境	有无来自家庭的援助
	家庭及社会支持	经济保障(经济状况、保险的种类)
	信息源	住院方式(住院时间、有无陪护)
	社会资源	人际关系
个人原因	宗教	年龄
	兴趣	职业、职位、对职业的责任及兴趣
	社会责任	对自身的接受
	自我管理知识	社会生活
		自我照顾能力
		宗派
		原有的知识、技能
		患者的康复经验
		宣教内容
		宣教后的生活规划

三、健康教育指导

血透患者只有具备良好的身心状态,进行有效的自我管理,才能保证良好的生活质量,护理人员对此担负着重要的责任。

(一)诱导期的自我管理指导

患者从保守治疗进入到透析治疗,护理人员首先应全面评价患者的身心状况,从而制定出具体的宣教计划。对于诱导期的患者,宣教的目标是让患者了解自我管理的重要性,改善患者的身体状况,通过心理护理使患者尽早接受透析治疗,改变原有的生活方式,适应透析生活。

1.健康教育指导的内容

(1)持续透析:为使透析治疗顺利进行,在诱导期需要让患者了解肾功能不全的相关知识、血液透析原理及其必要性。为更好地提高透析治疗的效果,需要患者进行自我管理(充分透析、合理饮食、适当运动、预防感染、排便)等。同时应指导患者学会读取实验室检查结果、预防并发症(贫血、血钙的代谢异常、感染、糖尿病)的发生,一旦发现异常与医院进行联系,并指导患者日常生活中的注意事项。

(2)水分和饮食管理:主要包括以下两点。

透析饮食的制定方法:透析饮食的制定原则是维持和促进健康、保证摄入平衡。具体要点如下:①营养平衡、优质的食物。②适当的热量。③必要的蛋白质(不要摄入过量)。④控制水分。⑤禁食含钾食物。⑥禁食含磷食物。

告知患者如水、盐摄入过量易导致心功能不全、脑出血;热量摄入过多易出现高脂血症、动脉硬化;血钙、血磷摄入不平衡易引发甲状旁腺功能亢进症。①水盐的摄入方法:每次血液透析过程中,脱水量最好控制在体重的5%以内。告知患者如果透析期间体重增加过多,易增加心脏、血管的负担,体液过多导致高血压、心功能不全等并发症。此外,体重增加过多时,透析中可出现脱水困难、体力下降等问题。②钾的摄入方法:由于肾功能不全使钾不能在尿中排泄,因此如果钾摄取过量,易引发猝死等危险。指导患者每天钾的摄取量最好是1 500～2 000 mg。③磷的摄入方法:蛋白质含量多的食物,磷的含量也比较高(1 g蛋白质,含磷12～14 mg)。指导患者不要过量摄取蛋白质含量多的食物,最好应用食品成分表选择食物。

(3)药物管理:①慢性肾衰竭患者因肾功能减退,药物排泄受阻,药物血浓度增高,半衰期延长,需调整用药剂量及用药间隔时间,尽量避免使用对肾脏有毒性作用的药物,如庆大霉素等。②透析可丢失水溶性维生素,故需补充叶酸、B族维生素、维生素C,但不能过量。补钙药应含服或嚼服,同时适当补充维生素D,并监测血钙浓度。③大多数血液透析的患者常伴有高血压。高血压主要是由水、钠潴留引起的。通过透析清除多余的水分,纠正高钠后,血压会得到控制。但也会有部分患者尽管通过充分透析和超滤,血压仍持续升高,透析期间需服用降压药来控制血压。指导患者正确有规律地服用降压药,不得随意增减、不可自行停药;教会患者及家属自己测量血压,同时测量卧位、坐位和立位血压,防止直立性低血压;体位改变时动作尽量缓慢,防止直立性低血压的发生;透析前和透析中减少或停用降压药,以避免透析中低血压和透析后的直立性低血压;每天监测血压至少2次,做好记录;在服药过程中如出现不良反应,及时通知医师进行处理。④有贫血者定期注射促红细胞生成素,并注意药物不良反应的观察,每月复查血常规,口服铁剂如硫酸亚铁等,宜饭后30分钟口服,以减少胃肠道反应。同时忌饮浓茶,以免影响药物吸收。服药过程中如出现不良反应,及时通知医师进行处理,避免不良反应发生。⑤从肾脏排泄的药物(如H_2受体拮抗剂等抗溃疡药物等),因在体内停留时间较长,为防止药效过量,应减少药量。⑥易被透析清除的药物(如头孢类药物),原则上应该在透析后服用或注射。⑦患者应了解目前口服或注射药物的用途、作用、服用方法、不良反应及注意事项等。

(4)内瘘管理:内瘘是维持性血液透析患者的生命线,为了保持内瘘能长久的应用,应防止发生闭塞、狭窄、感染以及出血。一旦出现问题,透析治疗就不能顺畅进行,进而导致透析不充分。因此,应指导患者了解内瘘对于患者的意义及其重要性,学习自我观察要点以及透析后的止血方法等。

2.健康教育方法

(1)持续透析:①相对于说明书这类的文字说明,图片或照片、录像带、模型、实物等能更加贴近现实。为让患者更好地理解血液透析疗法,可以让其观看透析管路、透析器以及透析膜断面的实物,以减少恐惧感,增进理解。②让患者熟悉各项实验室检查的正常值,便于自我管理。③为预防和早期发现并发症,可以应用各种宣传手册加深患者的认识,同时也可让一些自我管理较好的患者介绍经验。④对于刚刚开始透析治疗,身体状态调整不佳或对疾病尚未完全接受的患者,此时可能并不能马上进行自我管理。护理人员切忌向患者介绍过多的知识，以免增加负担，仅提供1～2个重要的信息即可。可以告诉患者所谓的自我管理是指患者能够对自身情况进行观察和判断。此外介绍一些患者感兴趣、关心的事情，在宣教的时候应注意与患者的个人情况相结合。

(2)水分和饮食管理：①对患者进行饮食指导，最好能连同营养师一起进行。②平衡的饮食应该是有效控制水和盐，不过量摄入钾和磷。③可以通过宣传手册、录像带等形式让患者了解食品种类及成分。④告知患者每摄入1 g盐能使100 mL的水贮存在体内。为加深印象，可以让患者观看血管内充满水时的照片，并比较正常时和心功能不全时胸部X线，以增加患者的感官认识。

(3)药物管理：①应该让患者记住正在服用的口服药和透析中应用的注射药物的药品名、作用以及不良反应，还应告诉患者为达到最佳药效必须按照规定的方法服药。②提醒患者把正在服用的其他科室的处方药和保健食品等告诉护理人员。③有些患者会根据以往的习惯进行服药，所掌握的知识可能是不完全正确的，因此护理人员应对患者了解的知识进行评估，对缺乏的部分进行补充说明，对错误的部分给予修正。

(4)内瘘管理：①可以让患者看内瘘的图片或照片，举例说明内瘘管理的重要性。②指导患者了解内瘘的部位、走行，用手触摸内瘘搏动，用耳倾听内瘘的范围和强度。③指导患者每天观察内瘘血管的紧张度、弹性等，防止发生闭塞、感染、出血等异常情况，一旦发现异常，应马上和医院取得联系。④宣教时应注意根据患者的实际情况来进行，避免使用专业术语，多用一些患者能理解的语言。

3.健康教育技术

(1)测量体重：向患者说明为达到水、盐管理的意义，做到每天测量体重，告知透析前后测量体重的意义，并强调如果测量错误可能出现透析不充分、脱水过量进而导致心功能不全和低血压。

(2)测量血压：测量血压是自我管理的项目之一。护理人员应向患者说明通过血压测量可以及时观察到水盐管理的效果、降压药或升压药的药效。患者应该掌握血压的正常值和测量方法，护理人员在指导患者进行血压测量时，可让其反复练习，并提醒患者血压出现异常时一定和医院取得联系。

(3)观察内瘘：为预防内瘘出现闭塞等情况，应每天进行观察。教会患者沿着血管的走行进行触摸、利用听诊器听取血流声音。了解正常的声音以及血管搏动的范围。

(4)做观察笔记：指导患者每天做观察笔记，记录的内容包括血压值、身体状态、自我感觉、身体调整状况、与医务人员交流后获得的信息、日常情况等。

(5)健康教育要点：①掌握正确的方法，护理人员进行指导的时候，先演示正确的方法，让患者进行观看，然后让患者来做，进行观察，对错误的地方进行纠正。通过反复的练习逐渐掌握正确的操作方法。②模仿正确的行为，模仿是提高学习效果的重要方法。为了使患者掌握正确的行为，指导者应注意每次进行演示时都应一致，不应有不同，这样才便于患者进行模仿。③减少操作错误，告知患者在测量血压和体重时，如操作不规范，可能出现错误的结果，应尽量减少操作失误。

4.心理、社会指导

(1)慢性肾衰竭患者因病难愈，需长期透析治疗并负有沉重的经济负担。患者易产生悲

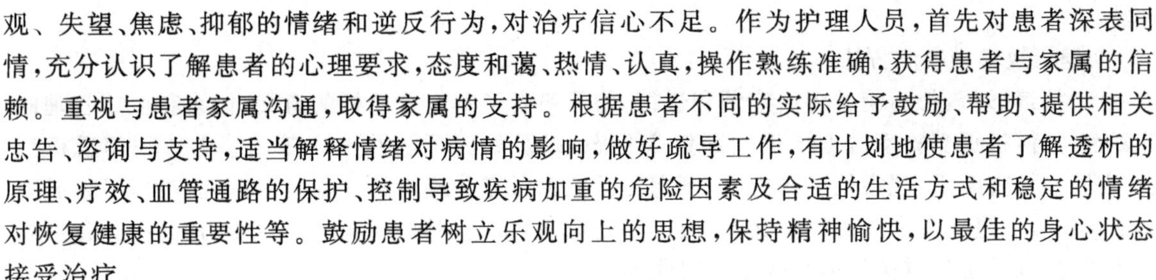

观、失望、焦虑、抑郁的情绪和逆反行为，对治疗信心不足。作为护理人员，首先对患者深表同情，充分认识了解患者的心理要求，态度和蔼、热情、认真，操作熟练准确，获得患者与家属的信赖。重视与患者家属沟通，取得家属的支持。根据患者不同的实际给予鼓励、帮助、提供相关忠告、咨询与支持，适当解释情绪对病情的影响，做好疏导工作，有计划地使患者了解透析的原理、疗效、血管通路的保护、控制导致疾病加重的危险因素及合适的生活方式和稳定的情绪对恢复健康的重要性等。鼓励患者树立乐观向上的思想，保持精神愉快，以最佳的身心状态接受治疗。

(2)当患者出现愤怒、悲伤的感情时，护理人员应鼓励患者记录下自己的心理反应，或者与医护人员进行交流。护理人员应多创造与患者交流的机会，帮助患者度过心理危机。如果出现了不能解决的心理问题，应适当请教心理专家进行援助。

(3)如果是社会因素，如原有的社会义务无法履行，或由于住院给家人带来了麻烦，或者是由于住院环境、经济状况、医保手续等方面的问题而造成的困难，都可能给患者带来影响。针对具体原因提供相关的信息给患者，并注意为患者争取来自社会支持系统的援助。

(4)护理人员应特别关注高龄患者和由于并发症而影响日常生活的患者。

(5)有些患者因担心治疗无法继续履行自己的社会责任(工作、家庭和学业)，体力无法从事重体力劳动而产生忧虑，这时可以适当向患者提供腹膜透析或肾移植等方面的信息，便于患者结合自身情况进行选择。

5.对患者家属的健康教育

作为透析患者的家属，应做好与患者的治疗和疾病长期相处的精神准备。护理人员应指导家属正确地理解疾病和透析治疗，指导其作为协助者，多给予患者必要的、长期的援助。

(1)宣教内容和方法：在对家属进行宣教时，一般应和患者共同进行，护理人员应制定包括宣教次数、时间、内容和方法等内容的具体计划，便于操作。

(2)慢性肾功能不全和透析疗法：向患者的家属及周围人说明患者一旦出现慢性肾功能不全就应做好终身依靠血液透析维持生命的准备，家人应给予长期的援助。

(3)协助饮食管理：患者家属应该和患者共同学习透析饮食的原则。在饮食制作上多下功夫，因为只有家人的参与与支持才能保证饮食疗法的正确实施。

(4)协助用药管理：告知家属患者目前正在应用的药物的品名、作用、服用方法，当药物变化、停药以及出现不良反应等情况时，能及时发现。如患者不能与医师进行有效沟通时，家人应积极与医院取得联系，进行详细说明。对于个别不能有效进行体重管理、血压管理和用药管理的患者，护理人员应向家属进行详细的介绍，提醒家人做好监督。

(5)协助内瘘管理：护理人员应指导家属了解内瘘的意义、重要性，出现异常时学会如何应对，必要时应与医院进行联系。

(6)观察日常生活行动：家属在日常生活中应注意观察患者的身体变化、体重、血压、实验室检查结果，并协助记录观察笔记，便于为医务人员提供相关信息。

(7)社会资源的利用：由于患者长期进行透析治疗，给家庭带来了一定的经济负担。护理人员应该向家属介绍医疗保险、商业保险等信息。长期透析治疗也会给家属带来影响，出现心理、社会等方面的问题，护理人员应给予关注，并给予必要的援助。

(二)维持期患者的健康教育

维持期是指患者在诱导期之后病情趋于稳定，能正确对待疾病和治疗、能进行自我管理的阶段。

1.健康教育内容和方法

(1)持续透析:①为使透析治疗顺利进行,指导患者了解充分透析的意义、体重和血压管理的重要性、如何根据实验室检查结果判断健康状态,以及如何预防并发症等。②有效利用透析记录、实验室检查结果、观察笔记的内容,制定出保证患者充分透析的计划。③医院方面,可以成立患者联谊会促进患者之间的经验交流,通过印制透析手册宣传相关知识。④提醒患者学会判断异常情况,以及出现时应尽早和医院取得联系。

(2)水分和饮食管理:饮食管理中,要特别留意患者的自我管理记录、实验室检查结果、透析中的状态。对于自我管理较为困难的患者,不能单纯地进行鼓励,应注意与患者多沟通,以了解具体的原因,给予有针对性的指导。

(3)药物管理:了解患者目前正在使用的药物并观察其服药的方法是否正确等。

(4)内瘘管理:指导患者了解有关内瘘的种类、血管的走行、长期使用者的观察要点等知识,并了解患者是否进行正确的自我观察。

(5)适当的体育锻炼:大多数维持性血透患者对运动知识缺乏了解,害怕运动会加重病情。为提高患者的日常生活活动能力(ADL),要注意调整适合自身的活动量。医护人员在为患者做透析治疗时,应向其宣传正确的体育运动方法及适当运动的益处。对于长期透析患者来说,除了规律透析、合理膳食外,加强运动锻炼,不但可以增强肌力、改善心功能、改善全身机体状态,使透析更加充分,还可以转移患者的注意力,缓解抑郁、焦虑等不良情绪。患者由于贫血、营养不良、血管疾病等限制了疾病的耐受力,运动应在控制血压、纠正贫血及心力衰竭的情况下进行。锻炼的原则:早期、渐进、维持、综合,以有氧运动为主,每次运动 30 分钟左右,不可过长,4~6 次/周。锻炼项目:如散步、跳绳、骑自行车、练气功、打太极拳等,以出现轻度气喘、疲乏及出汗为运动充分的标准,禁止剧烈运动。

2.心理-社会等因素的指导

透析治疗过程中,患者常由于透析并发症伴有的躯体不适、对预后的担心、对家庭关系的担忧、对经济的忧虑、需要不断往返于医院而带来的困难而出现各种心理、社会等方面的问题。为此,护理人员在不断改善患者躯体症状的同时,应留心观察患者日常生活中的烦恼,建立良好的护患关系,与患者进行有效的交流。

有关心理、社会方面的指导目标是使患者在接受透析治疗的同时还能担负工作和家庭的责任。

有些患者,由于运动功能、心功能以及视力等方面的障碍而导致日常生活活动能力(ADL)下降;有些患者由于容貌的变化、依赖家人以及原有社会责任的丧失等原因出现自卑等情绪。对于这些患者,作为护理人员,应对其经济能力、社会支持、患者心理等进行深入研究,充分了解患者目前所面临的困难,给予有效地援助,扩大患者的活动范围。

四、健康教育评价

对健康教育效果进行评价时,护理人员可以通过观察法、问卷调查法、陈述法、模拟练习等形式来了解患者对相关知识的掌握情况。此外,还可以通过患者的体重增加率、血压是否平稳、血钾和血磷是否正常等来了解其水分和饮食管理的情况。此外还应评价患者的用药管理、内瘘管理等方面的能力。

对血液透析患者的健康教育,是提高患者自我管理能力的途径,而建立一个以患者为主体的学习环境是十分重要的。它需要护理人员对患者已有知识、经验以及实际生活等方面进行正确、全面的评价，在此基础上结合患者的具体情况，制定出合理的宣教计划，有步骤地进行。

（任翠兰）

第四节 小儿患者血液透析技术与护理

一、适应证

（一）急性肾衰竭

利尿剂难治的液体超负荷导致高血压或充血性心力衰竭，高分解状态或因为支持循环需要大量肠外补充液体，以上情况合并持续少尿状态时需要透析。

（二）慢性肾衰竭

小儿慢性肾衰竭的年发病率为(2～3.5)/100万人口，病因与第一次检出肾衰竭时小儿的年龄密切相关，5岁以下的慢性肾衰竭常是先天性泌尿系统解剖异常的结果；5岁以上的慢性肾衰竭以后天性肾小球疾病为主。对慢性肾衰竭来说，生化指标的改变比临床症状更重要，当小儿肾小球滤过率为5 mL/(min·1.73 m^2)时，相当于年长儿童血浆肌酐884 mmol/L。慢性肾衰竭小儿透析指征见表12-5。

表12-5 慢性肾衰竭小儿开始透析的指征

指征
1.血肌酐：年长儿童＞884 mmol/L，婴儿＞442 mmol/L
2.血清钾＞6.0 mmol/L
3.CO_2CP＜10 mmol/L或血磷＞3.23 mmol/L
4.药物治疗难以纠正的严重水肿、高血压、左心衰竭
5.保守治疗伴发严重肾性骨病、严重营养不良及生长发育迟缓者

凡具备以上任何一项都应开始透析，有条件时尽量提前建立动静脉内瘘，早期、充分透析可以预防出现严重并发症（如左心衰竭、致死性高血钾、心包炎等），也有助于纠正营养不良及生长发育迟缓。

二、小儿血液透析特点

近10年由于血液透析新技术的应用使小儿血透更加安全，如血管通路的建立、专用的小儿透析材料和设备等，但是在不同国家和地区之间，小儿透析的发展还是有很大的差距。

（一）血管通路

良好的血液通路是小儿血液透析的关键。由于小儿透析患者血管细，不好合作，建立有效的血管通路是血透成功的关键。

1.经皮穿刺中心静脉置管

目前小儿临时血透血管通路以经皮中心静脉穿刺插管为主，穿刺部位常用股静脉、颈内静脉及锁骨下静脉，婴幼儿多选用穿刺技术简便又安全的股静脉，如缺点是限制患儿活动，并易发生感染，因此导管留置时间不宜超过 1 个月，较大儿童如能够合作可选择颈内静脉或锁骨下静脉，此方法不影响患儿活动，导管留置时间较长，可达 3 个月，但穿刺技术要求高，要求患儿能够很好地配合，此时可考虑应用短效的静脉麻醉剂，并发症为误穿动脉、误穿腹膜等。

2.动静脉内瘘

动静脉内瘘用于需慢性血透的患儿，最常用的部位是上肢的桡动脉与头静脉。体重 5～10 kg的小儿可利用大隐静脉远端和股动脉侧壁建立隐静脉袢内瘘，血管条件差者可行移植血管建立动静脉搭桥。由于小儿血管细，常需要应用显微外科技术建立动静脉内瘘，术后内瘘成熟期应足够长(1～6 个月)，在成熟期内患儿应在医护人员指导下做一些有助于扩张血管的锻炼。过早使用动静脉内瘘易发生血肿或假性动脉瘤。

(二)透析器及血液管道

选择透析器型号和血液管道容量依据患儿年龄和体重的不同而有所差异。透析器和血液管道总容量不应超过患者总血容量的 10%，小儿血容量约为 80 mL/kg，即透析器和血液管道总容量不应超过体重的 8%，最好选用小血室容量和低顺应性透析器，如中空纤维型、小平板型，而具有大血室容量和高顺应性的蟠管型就不适合。为防止透析后失衡综合征，首次透析选择透析器的尿素清除率不超过 3 mL/(min·kg)，以后的规律透析尿素清除率应在 6～8 mL/(min·kg)。一般情况下，体重＜20 kg 者选 0.2～0.4 m^2 膜面积的透析器，20～30 kg 者选 0.4～0.8 m^2 膜面积的透析器，30～40 kg 者选 0.8～1.0 m^2 膜面积的透析器，体重超过 40 kg 者可选用成人透析器和血液管道。

小儿的血液管道容量为 13～77 mL，用直径 1.5～3 mm 的管道可限制血流量在 30～75 mL/min，如用大流量透析可选用短和直径大的管道，以减少体外循环血容量。

(三)血透方案设计

血透初期遵循频繁短时透析的原则，避免血浆渗透压剧烈改变。低蛋白血症患儿可在透析中输清蛋白 1～2 g/kg。

1.血流量

血流量 3～5 mL/(min·kg)。体重超过 40 kg 者可使血流量达 250 mL/min。

2.抗凝剂

常规应用肝素，首次用量 25～50 U/kg，维持量 10～25 U/(kg·h)，透析结束前 30 分钟停用。低分子肝素平均剂量：体重低于 15 kg 者用 1 500 U，体重 15～30 kg 者用 2 500 U，体重 30～50 kg 者用 5 000 U。有出血倾向者应减少肝素用量或无肝素透析。

3.透析液

为避免醋酸盐不耐受，主张全部应用碳酸氢盐透析液，钠浓度 140～145 mmol/L，透析液流量 500 mL/L，婴幼儿血流量小，则透析液流量应减少到 250 mL/L。

4.透析频率

一般每周 2～3 次，每次 3～4 小时，婴幼儿因高代谢率和对饮食适应性较差，有时需每周透析 4 次或隔天透析，透析充分性指标应高于成人透析患者，建议维持 Kt/V 在 1.2～1.6。

三、小儿透析组织机构和人员设置

建议专为肾衰竭儿童设置肾病中心，包括小儿透析中心、儿科病房，透析中心除了成人透析

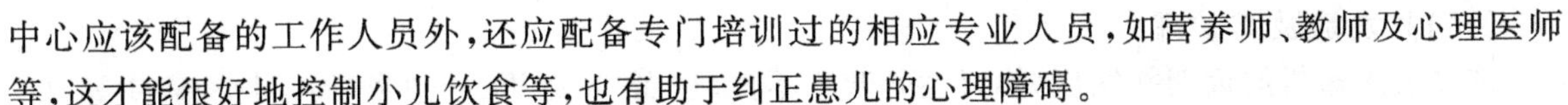

中心应该配备的工作人员外，还应配备专门培训过的相应专业人员，如营养师、教师及心理医师等，这才能很好地控制小儿饮食等，也有助于纠正患儿的心理障碍。

四、血液透析的护理

（一）一般护理

（1）做好透析患儿的心理护理。医务人员穿着白色服装，每次透析都由护士做血管穿刺等，血液透析的不舒适及透析中没有家长的陪伴，这些往往使患儿感到恐惧、紧张，作为医务人员可以通过与透析患儿交谈，努力成为他们的朋友，用温柔的言语和娴熟的技能缓解患儿的恐惧、紧张的心理。通过做好生活护理，及时发现和满足患儿的需求，拉近与患儿的距离，提高患儿在透析过程中的依从性。另外，要做好患儿家属及年龄较大患儿的宣教工作，告诉他们疾病的相关知识，透析间期血管通路的护理及饮食控制的知识，以及自我护理对疾病预后的重要性。

（2）小儿一般选择容量控制型的透析机，以调节血流量和透析液流量，控制超滤量，降低透析失衡综合征和低血压的发生。应根据患儿的情况采用不同的透析处方，包括透析方式、透析液的温度和浓度。了解患儿的一般情况，如体重、年龄、血压、体温、有无出血倾向、有无并发症等，确定使用抗凝剂的种类及剂量，决定选用的透析器型号、超滤量及透析时间。回血时控制生理盐水的入量，以不超过 100 mL 为宜。

（3）患儿的血管条件较成人差，穿刺技术不佳可以引起血肿，诱发动静脉内瘘闭塞，加重患儿对血液透析的恐惧，不利于治疗。因此要求护士操作技术规范、娴熟，可以由资深的护士进行血管穿刺，做到“一针见血”，提高穿刺的成功率，有利于动静脉内瘘的成熟，并减轻患儿的恐惧心理。

（4）在透析过程中加强观察，包括：①穿刺处有无渗血；管道安置是否妥当，有无扭曲或折叠；②透析机运转是否正常；③管路内血液的颜色是否正常；④血流量是否正常；⑤血液、脉搏和体温情况。应经常询问患者有无抽筋、头痛、头晕和胸闷等不适。患儿年龄小，往往对不良反应敏感度较低，不能做到出现不适时及时告知医护人员，因此应通过对生命体征的密切观察，及早发现一些不良反应的早期征象，及时处理。

（5）对于有低蛋白血症的患儿，可以：①在透析过程中通过使用人血清蛋白或输注血浆提高血浆胶体渗透压；②对于严重低血压或严重贫血的患儿，可以增加预冲液量或使用新鲜血预冲体外循环系统，或在透析中使用升压药；③对于因体重增长过多使心脏前负荷过重或伴有急性肺水肿的患儿，应减少预冲液量；④对急性左心衰竭但不伴有高钾血症的患儿可以先行单纯超滤；⑤对合并高钾血症的患儿可以先用降钾药物，使高钾血症有所缓解，再行透析。

（6）保持呼吸道通畅，防止窒息。指导和督促患儿按时服药，定期注射重组人红细胞生成素，定期检查血液分析等各项检查。

（二）营养管理

小儿处于生长发育期，其代谢速度较成人快，活动量大，营养要求也高，但因疾病等原因，患儿食欲较差，且由于饮食控制使食物过于单调，加之透析丢失营养物质，因此患儿容易发生营养不良。因此可选择患儿喜爱的食物，经常变换烹饪方法，以保证患儿的营养需求。血液透析的患儿营养需求：优质高蛋白饮食，蛋白质摄入量为 1.0～1.2 g/(kg・d)，男性患儿热量摄入为 251 kJ/(kg・d)[60 kcal/(kg・d)]，女性患儿为 201 kJ/(kg・d)[48 kcal/(kg・d)]，要求其中 35%来自碳水化合物。

(三)并发症及其护理

许多成人透析的远期并发症,如肾性骨营养不良、贫血、高血压、心包炎、周围神经病变等,也同样发生于慢性透析的小儿患者。因为小儿处于生长发育期,透析中低血压、失衡综合征、“干体重”的监测方面有其特殊性,且并发症中肾性骨营养不良和贫血的治疗尤其重要。此外慢性透析小儿还受生长发育迟缓、性成熟延迟、心理障碍的困扰等。

1.“干体重”的监测

小儿自我管理能力较差,对水、盐不能很好限制,透析期间食欲不佳,常并发营养不良,加之处于生长发育时期,随年龄增加或肌肉增长等“干体重”都会随之变化,每次透析都应精确计算脱水量,防止容量负荷过高,在血透过程中实时监测血细胞比容可防止透析中血液下降,定期根据心胸比等有关指标确定“干体重”,注意防止因脱水过多导致血压降低或脱水不足导致心力衰竭。

2.透析中低血压

小儿对血流动力学改变非常敏感,每次透析应遵循出水少于体重的5%(婴幼儿<3%)或除水速度<10 mL/(kg·h)的原则。体重不足30 kg的患者,每周血透3次,每次4小时,65%的病例出现循环衰竭、腹痛、恶心、呕吐等因急速除水引起的症状。体重30 kg以上的患者,只有20%的病例出现这些症状。发生这些症状主要与除水有关,还与选用大血室容量透析器或血液管道有关。应非常仔细地观察透析当中生命体征,透析中最好配备血容量监控装置,回血时生理盐水不能过多(尽量不超过100 mL)。当患儿血容量相对或绝对不足时,如重度贫血、低蛋白血症或较低体重(<25 kg),血透时没有相适应的小透析器而只能用较大透析器时,在透析前预冲血液或血制品(如血浆或清蛋白)于透析器和透析管道中可预防低血压的发生。透析中低血压的处理主要是输注生理盐水或清蛋白。

3.失衡综合征

若透析前尿素氮明显升高,超过35.7 mmol/L(100 mg/dL)或使用大面积高效能透析器都易发生失衡综合征,常表现为头痛、恶心、呕吐或癫痫样发作,可静脉滴注甘露醇1 g/kg,在透析开始1小时内滴入,其余在透析过程中均匀滴入,若频繁或大量使用,应注意其对残余肾功能的影响,也可提高透析液葡萄糖浓度。若透析前尿素氮超过71.4 mmol/L就应频繁短时间的透析。

4.心理和精神障碍

透析小儿不仅要接受长期依赖透析生存的现实,还要应付一些透析治疗带来的问题,如穿刺的疼痛、透析过程中的不适、饮食的限制、与同龄儿童的隔阂及死亡的恐惧等,这些常常导致小儿情绪低落、精神抑郁,加重畏食。鼓励这些儿童建立生活信心,需要心理医师、护士、家长及学校教师共同配合。对这类儿童更要强调生活质量,主张回归社会,尽可能参加体育运动,应帮助患儿合理安排透析时间,与同龄儿童一样入学校完成学业。

总之,在小儿透析过程中,早发现、早处理是防治血液透析急性并发症的关键。加强对患儿及家属的宣教工作,做好饮食管理及采用个体化透析,是防治远期并发症、提高透析患儿的存活率和生活质量的前提。医务人员高超的透析技术、穿刺技术在缓解小儿不良心理情绪方面起着至关重要的作用。

从长远观点看,终末期肾衰竭患儿长期血透并非上策,因为它对患儿生活质量影响较大,故在接受一段时间透析后最终应行肾移植。北美儿童肾移植协作组资料显示,12岁以前肾移植有利于生长发育,13岁以后肾移植未见预期的青春期加快生长,在青春期前进行肾移植有利于生长和性发育,与透析治疗比较,肾移植具有可以获得正常生活、较好职业的优点。 **(任翠兰)**

第五节 老年患者血液透析技术与护理

血液透析疗法已成为治疗终末期肾脏病(ESRD)的有效措施。近年来透析人群中老年人比例显著增加,据欧洲肾脏病学会的报道,ESRD 进入透析治疗的患者平均年龄 56.8 岁,其中>60 岁者占 52%。美国>65 岁的透析患者已从 5%上升至目前的 42%。由于这一人群存在着与年龄相关的脏器组织学、功能及代谢的特殊性,老年终末期肾衰竭的治疗问题越来越引起人们的关注。

一、疾病特点

老年尿毒症患者并发症多,透析中的急性并发症以低血压、抽搐和心律失常为主,慢性并发症中,心血管系统疾病、感染、营养不良、脑血管意外、恶性肿瘤和肾性骨病较为常见,死亡原因主要为心血管疾病。

老年尿毒症患者在透析前大多伴有高血压、糖尿病、骨质疏松、心血管系统疾病、呼吸系统及消化系统疾病,因此在透析过程中容易发生低血压、抽搐和心律失常,有部分患者在透析过程中会出现腹痛,要警惕有无小肠坏死或腹腔感染灶。

维持性血液透析患者在透析前往往已存在营养不良,进行血液透析后,营养不良则更为明显,其中老年患者更为突出。患者由于对透析不耐受导致透析不充分,伴有糖尿病、胃肠道等慢性病,或使用某些药物引起不良反应导致患者厌食,蛋白质摄入不足;特别是透析不充分、微炎症状态、透析过程中各种营养物质的丢失及透析的不良反应等,这些都是引起营养不良的主要原因。长期的营养不良会使机体的免疫力降低,引起呼吸系统、泌尿系统的感染率上升。维持性血液透析的老年患者若由于上呼吸道感染诱发肺炎、高热,会使病情加重,使营养不良的状况变得更加严重,导致患者对血液透析不耐受,如此恶性循环,使患者死亡的危险性大为增加。

二、透析时机及血管通路的建立

对老年患者透析时机目前尚无一致看法,一般认为内生肌酐清除率<0.17 mL/(s·1.73 m^2)[10 mL/(min·1.73 m^2)],或血肌酐浓度>707.2 μmol/L 并有明显尿毒症症状(尤其有较明显的水、钠潴留,如明显水肿、高血压和充血性心力衰竭迹象),有较严重的电解质紊乱(如血钾>6.5 mmol/L),有较严重的代谢性酸中毒(CO_2CP≤6.84 mmol/L)者,均应开始透析。

慢性肾衰竭老年透析患者,在透析前 4~6 周应安排行动静脉内瘘吻合术,使动静脉内瘘有充分的成熟时间,如需紧急透析而动静脉内瘘未建立,可以通过建立临时血管通路进行透析,如经皮静脉插管或直接进行血管穿刺。

三、血液透析的特点

(一)透析器

老年患者因疾病的特殊性,在透析中极易引起低血压、抽搐等不适,应尽量安排超滤稳定、有可调钠功能的机型。伴有心功能不全、持续性低血压者,应避免选择大面积、高通量的透析器,一般使用面积为1.2 m^2的透析器。

(二)血管通路

建立合适的血管通路是血液透析得以进行的前提，亦是提供充分透析的必要条件。老年血透患者由于动脉粥样硬化、血管中层钙化、营养不良等因素，给自体动静脉内瘘的建立带来困难。常用的动静脉内瘘是在前臂进行桡动脉与头静脉的吻合。老年人由于桡动脉粥样硬化，造成桡动脉-头静脉瘘的失败率高达 56%，老年患者特别是年龄>74 岁者内瘘存活时间明显低于年轻者。

近期研究表明，老年人行直接的肘部内瘘(肱动脉合并行静脉吻合)优于任何其他形式的血管通路，早期失败率仅 1.8%，而前臂瘘>20%，血管移植建立动静脉瘘为 16.5%。当肘部瘘因流量不足而无法有效进行透析时，在相同血管通路改用移植血管建立动静脉内瘘可获得成功。

如果不能建立肘部自体动静脉内瘘，用同种移植静脉建立血管通路优于聚四氟乙烯人造血管，主要是并发症少，宿主血管的依从性好，技术容易等。最常见的并发症是血栓形成，常需要血管成形术或搭桥术。

部分老年透析患者无论自体或移植建立动静脉内瘘都有困难，可选用持久性双腔导管作为长期血管通路的有效补充形式。与普通双腔导管不同的是，持久性双腔导管长一些，柔韧性更好，对组织损害小，不易移动。此外，其在出皮肤处与穿刺点的平行距离至少有 2 cm，且皮下有一涤纶扣，被组织生长包绕，有利于导管在皮下的固定，并设置了自然抗感染屏障，延长了导管的使用时间。由于持久性双腔导管作为血管通路可立即使用，无动静脉分流，对心脏的血流动力学影响小，加之不需要忍受每次透析时穿刺的痛苦，使一些慢性肾衰竭患者容易接受，特别是无法建立有效血管通路时。

(三)血流量

不伴有慢性病的老年患者，血流量根据其年龄、性别、体重控制在 200～250 mL/min；伴有心血管系统疾病、肺心病、持续性低血压者，血流量应控制在 150～180 mL/min。流量过快可加重患者的心脏负担，引起心律失常及心动过速等。

(四)透析液浓度

根据患者在透析中存在的不同问题调节钠浓度。对于高血压的患者，可适当调低钠浓度，一般控制在 138～142 mmol/L；对于低血压、在透析中易出现抽筋的患者，可适当调高钠浓度，一般控制在142～148 mmol/L。

(五)透析液温度

透析液温度一般控制在 36～37 ℃，对于持续性低血压的患者将透析液温度调到 35.5～36.5 ℃，因低温透析可使患者外周血管收缩，对血压有一定的调控作用。对发热患者也可适当降低透析液温度。对于血压正常或较高，但在透析中易引起抽搐的患者，可将透析液温度适当调高，控制在 37～37.5 ℃，以减少透析中肌肉抽搐的发生。

(六)超滤量

根据患者体重的增长情况设定超滤量。若患者透析期间体重的增长超过了干体重的 4%，则应根据患者以往的透析资料确定超滤量。一般超滤率控制在 500 mL 以内，并根据患者透析中的情况和透析结束前 1 小时的血压适当增减超滤量。

对个别水肿严重或伴有腹水、胸腔积液的患者，可以通过序贯透析来减缓透析对患者心血管系统造成的影响，促使水分排出。

(七)每周透析的次数和时间

年纪较大的患者,一般不能耐受长达 6 小时的透析,所以大都安排每周透析 3 次,每次4 小时。

四、护理

(一)一般护理

(1)病室环境应保持清洁,地面保持干燥,阳光充足,每天定时开窗通风,保持室内空气清新,保持室内温度在 18～20 ℃,湿度在 50%～60%为宜。

(2)根据患者的病情及需求让其采取舒适的卧位,保持床单位清洁、干燥,床单做到一人一用一更换。

(3)做好基础护理,满足患者的合理需求,对生活不能自理的患者,应帮助其进食和饮水。

(4)做好心理护理,仔细耐心地向患者及家属讲解关于血液透析的基础知识,让患者了解血液透析的意义及注意事项,消除患者紧张、恐惧的心理,使患者能配合治疗。生活上给予患者无微不至的关心,用温柔的言语、和蔼的微笑感染患者,对患者每一点微笑的进步都予以鼓励,使老年患者感受到医院的温暖,保持健康、乐观的心情,增强战胜疾病的信心和勇气。

(5)体重监测:老年患者的记忆力减退,往往在季节变换时由于衣物增减弄错自己的体重,护士应陪同患者测量体重,并做好详细记录,对透析期间体重增长过快的患者应提醒其注意控制饮食。

(6)透析前仔细询问患者有无出血倾向,合理选择抗凝剂;了解患者有无感染、发热,如有异常,先通知医师处理后再上机。根据患者体重增长情况及疾病的特点设定超滤模式、超滤量、血流量及透析液浓度等,给予患者个体化透析。

(7)加强永久性血管通路和临时性血管通路的护理。老年患者因某些慢性病,如糖尿病、肿瘤、慢性支气管炎等食欲下降,而分解代谢增加,消耗了体内蛋白质及脂肪的储备,引起营养不良,同时因尿毒症导致体内代谢和激素水平紊乱,故伤口不易愈合。老年患者大都伴有高血脂和肥胖,且疾病因素使患者血管条件较差,血管细、脆、易滑动,穿刺失败时易引起血肿,管壁修复较慢,这些给内瘘穿刺带来一定的难度。因此穿刺时应选择年资较长、技术较熟练的护士进行操作,有计划地选择动静脉内瘘穿刺点。老年人因精力不足、经济条件的限制、自身照顾不周而不能做好个人清洁卫生,容易引起动静脉内瘘感染。因此护士对其进行动静脉内瘘穿刺前应先做好皮肤清洁,观察有无血肿、内瘘是否通畅、周围皮肤是否完好;穿刺时应严格执行无菌操作技术,认真执行操作规程,防止并发症的发生。使用临时血管通路前,护士同样要做好皮肤的清洁消毒,观察伤口有无渗血、管道固定处有无缝线脱落、固定是否妥当。此外,还要做好患者动静脉内瘘及临时性血管通路的宣教工作,让其做好自我保护。

(8)给予吸氧:对伴有心肺疾病者,在透析开始时就可给予吸氧。

(9)保持呼吸道通畅:对于透析中出现恶心、呕吐者,应及时清理呼吸道,保持呼吸道通畅。

(10)透析过程中严格执行操作规程,避免发生不必要的医疗差错,造成患者身体上和心理上的痛苦。

(二)密切观察病情变化,做好记录

(1)在透析过程中加强观察:①穿刺处有无渗血;②管道安置是否妥当、有无扭曲或折叠;③透析机运转是否正常;④管路内血液的颜色是否正常;⑤血流量是否正常;⑥患者的血压、脉搏和体温情况。经常询问患者有无抽搐、头痛、头晕、胸闷等不适。有些老人对不良反应的敏感度较低，出现不适时不能及时告知医护人员，因此医护人员应通过对生命体征的密切观察，及早发现不良反应的早期征象，及时处理。

(2)在透析中，患者如需输血、输液，应严格掌握输液速度。为了使血液中的钾离子清除充分，输血应控制在透析结束前 2 小时结束；输液时根据不同的药物调节滴速，避免过快，一般控制在每分钟 30 滴为宜。用药时，密切观察患者有无输血反应、输液反应、药物变态反应等，以及用药后有何不适，如有异常应及时通知医师。

(3)透析结束后，对止血有困难的患者，应该帮助止血；告诉患者起床速度不要太快，避免发生直立性低血压；严密观察生命体征，待患者一切正常后才能护送出血透室。

(三)饮食护理

护士应关心患者透析期间的饮食、起居情况，加强与患者的沟通，讲解有关的营养知识，告诉患者饮食多元化的方法，把握机会和患者家属沟通，告知家庭支持的重要性。

对合并其他慢性病的老年患者，在饮食上要结合患者的不同情况，作出相应的调整。如患者伴有糖尿病，则应避免摄入含糖量过高的食物，主食以米、麦类碳水化合物为宜。

(四)并发症的护理

老年血液透析患者的急性并发症及远期并发症与常规透析患者的并发症基本相同，但由于疾病及年龄的特殊性，他们更易发生透析失衡综合征、心血管系统并发症、感染、营养不良、脑血管意外、肾性骨病及肿瘤等并发症。

1.透析失衡综合征

透析失衡综合征多见于首次进行血液透析的患者，指在透析过程中或透析后 24 小时内发生以神经系统症状为主的一系列综合征，如头痛、失眠、恶心、呕吐和血压升高等。初次血液透析的患者应缩短血液透析时间，以 3～4 小时为宜；血流量不易过快，一般控制在 150～180 mL/min。若患者在透析中出现上诉症状，在无糖尿病的情况下，可以静脉推注高渗糖水。

2.心血管系统并发症

心血管系统并发症是 60 岁以上的老年血液透析患者的常见并发症，也是最常见的致死原因之一。老年患者多患有缺血性心脏病、高血压和心脏传导系统疾病，导致心脏功能储备减弱；体外循环破坏了血流动力学的稳定性，增加了心脏的负担。透析中的低血压、体液及电解质的急剧变化、动静脉内瘘的形成均是老年血液透析患者心血管系统并发症的诱因。

(1)低血压：老年患者由于机体耐受力下降，多伴有心血管系统慢性病，在透析过程中极易发生低血压，应根据产生的原理认真分析，采取相应的防治措施。患者如在透析一开始就出现血压下降，可能与伴有心血管系统疾病或体外循环的建立、血流量过大致患者不能耐受有关。可通过减慢血流量、减慢超滤、增加预冲液量或使用新鲜血液预冲管道等减轻患者的不适，使患者顺利完成血液透析。如在透析过程中或透析结束前突然出现血压下降、打哈欠、恶心、呕吐、出冷汗、胸闷或伴有下肢肌肉痉挛，可能与患者透析间期体重增长过多，以致在透析时超滤量过多、速度过快有关，也可能是透析中进食过多所引起，应立即减慢血流量、减慢或停止超滤水分，补充生理盐水，待症状改善后继续透析。但要注重控制补液量，避免因补液过多造成透析结束后体内仍有过多水分潴留，诱发急性左心衰竭。对于在透析中经常出现低血压、抽搐的患者，通过适当调高透析液钠浓度能使患者顺利地完成透析治疗。做好饮食宣教工作，让患者知道因饮食控制不佳而导致透析过程中出现各种并发症的危险性，使患者自觉遵守饮食常规，同时告知患者在透析过程中避免过多进食。

(2)心绞痛:由于体外循环的建立,患者可出现暂时的冠状动脉供血不足,在透析过程中突然出现胸骨后疼痛、胸闷,心电图可见ST段压低、T波平坦或倒置,应立即减慢血流量及超滤量,或停止超滤,吸氧,并通知医师,根据医嘱给予硝酸甘油舌下含服,待情况好转后继续透析。如症状不缓解,应立即停止透析治疗。

(3)心律失常:在透析过程中患者感觉心悸、胸闷,出现心动过速、心律不齐,严重者可以出现室性或房性心律失常,应立即减慢血流量及超滤量,或停止超滤,吸氧,针对病因给予抗心律失常的药物,严重者应停止透析治疗。

(4)高血压:多见于患者饮食上摄入过多钠、患者过于紧张、肾素依赖性高血压、透析液浓度过高、超滤不足、失衡综合征、降压药物被透出,药物因素如重组人红细胞生成素的使用等。加强宣教工作,使患者了解饮食控制的重要性,严格控制水、钠的摄入;每次透析都应完成透析处方;鼓励患者在透析期间按时服药,使高血压得到有效控制;或改变透析方式,如进行血液滤过治疗;检查透析液的浓度是否过高;对在透析中有严重高血压的患者可以使用药物加以控制。

(5)心力衰竭:患者突发呼吸困难、不能平卧、心率加快、血压升高,在排除高钾血症的情况下,可以先给患者行单纯超滤,然后改为血液透析,这样可以减轻心脏负担。给予患者半卧位,吸氧或必要时用50%乙醇湿化给氧。积极控制贫血,平时注意充分超滤,及时拍胸片以了解心胸比例,特别在发热或患其他疾病后,应警惕因体重减轻引起的水分超滤不足,预防透析后未达到干体重而诱发心力衰竭。

3.感染

老年患者由于疾病及年龄因素,免疫力低下,加上营养不良,易发生感染性疾病,特别是呼吸系统、泌尿系统感染及结核。上呼吸道感染易并发肺炎,老年血液透析患者感染的发生率仅次于心血管并发症。因此,应鼓励患者平时注意饮食的合理均衡,进行适度的锻炼,注意在季节变换时及时增减衣物,防止上呼吸道感染。一旦发生感染应立即去医院就医,按时服药,使感染得到有效控制。同时,在透析过程中,应注意严格执行无菌操作技术,防止医源性感染。

4.营养不良

长期血液透析的老年患者大多合并其他慢性疾病,由于消化吸收能力减弱,对蛋白质的吸收和利用能力降低,更易发生营养不良。很多患者独居,不愿给儿女带来负担,因此缺乏照顾,因疾病因素使其精力有限,不能做到饮食的多元化;因饮食需要控制,故饮食单一乏味;或由于缺乏营养知识,蛋白质及能量摄入减少,这些都会导致营养不良。

5.脑血管意外

老年患者由于高血压、高血脂、脑动脉硬化的发生率较高,反复使用肝素后,在动脉硬化的基础上,更易发生脑出血。患者往往表现为持续头痛、无法解释的痴呆、神志的改变,严重的出现偏瘫、死亡。有些患者因脑动脉硬化、降压幅度过大,诱发脑循环障碍,形成脑血栓,引起脑梗死。

因此,对高血压患者应鼓励其在透析期间严格做好自身防护,定期测量血压,按时按量服药,严格控制水分摄入,注意劳逸结合,避免过度疲劳。同时,对严重高血压的患者,应避免短时间内降压幅度过大。对已出现脑血管意外的患者,应避免搬动,在透析中严格控制血流量及超滤量,严密观察生命体征。因病情需要进行无肝素透析的患者应注意血流量、静脉压、跨膜压的变化,防止体外凝血。

6.肿瘤

老年血液透析患者因其免疫功能低下，恶性肿瘤的发生率是正常人的3～5倍，且预后差。对于患有恶性肿瘤的患者，做好心理护理极为重要。在透析过程中更要给予无微不至的关怀，密切观察病情，尽量减少急性并发症的发生。

7.老年血液透析胃肠道出血

老年人消化道憩室、毛细血管扩张、癌症的发生率高于年轻人，因而胃肠道出血的发生率也增高。出血原因以出血性胃炎占首位，其次为毛细血管扩张，可发生在任何部位，常为多发性，确诊依靠内镜检查。结肠憩室穿孔的症状不典型，低热和模糊的腹痛为初发症状，须提高警惕。

8.精神心理问题

首先，慢性疾病的存在导致了患者对治疗的依赖性，维持性血液透析患者则更多依赖医师、护士、透析机。其次是由于疾病自身产生的依赖性，他们不得不进行调整，改变生活方式，并寻求在新的水平上的平衡，这常常是不舒服的，并由此产生一系列心理问题。国内统计资料表明，老年透析患者常存在着焦虑和抑郁，常有一些模棱两可的感情和行为，特别是那些集体活动受阻而致功能损害，不得不依赖他人者。国内资料显示，老年血透患者抑郁、焦虑自评量表总分明显高于中青年组，血液透析患者情感障碍严重者，可影响康复及预后，更加严重的可造成血液透析治疗中并发症的发生率增多，使血液透析中不稳定因素增加，治疗的风险性加大。尤其应注意的是老年患者血液透析时高血压的发生率较高，Kennedy发现抑郁症增加冠心病患者心源性猝死的危险性。有研究发现，抑郁症状患者在血液透析中心律失常的发生率明显增加，中青年患者出现抑郁症状时，虽然心律失常增加，但更多则表现为胃肠反应。

临床上绝大多数疾病背景下的抑郁未获得及时诊断和治疗，因此对患者抑郁症状发作的再认识已是临床上不可忽视的问题。老年血透患者抑郁症状的产生使临床医师面临更为复杂的医疗问题。两种疾病的并存和相互影响使得对躯体疾病治疗的难度增加。

患者在透析过程中出现不适时会紧张、焦虑，医护人员若能准确、快速、沉稳地做出处理，缓解患者的不适，既能减轻患者的痛苦，又能增加患者的信任感，提高患者在治疗过程中的依从性，改善患者的透析质量和生活质量。

随着血液透析技术的不断成熟、更新和发展，年龄不再是血液透析考虑的首要因素，但如何提高老年患者的透析质量和生活质量，仍然是我们继续探讨的话题。

（任翠兰）

第十三章

手术室护理

第一节　安排手术与人员

手术室护士长应合理安排择期手术与急诊手术，并保证手术室护士的配置满足手术需要。同时手术室护士每天应对次日行手术的患者进行术前访视。

一、手术预约

(一)择期手术预约

1.手术预约

所有择期手术由手术科室医师提前向手术室预约，一般在手术前一天上午，按规定时间通过电脑预约程序完成。择期手术预约的具体内容包括手术患者姓名、病区、床号、住院号、性别、年龄、术前诊断、拟定手术名称、手术切口类型、手术者包括主刀、第一助手、第二助手、第三助手、第四助手、参观人员、麻醉方式、手术特殊体位和用品等。

2.手术房间安排

手术室护士长根据不同类型的手术，安排不同级别的手术室。安排原则为无菌手术与污染手术分室进行；若无条件时，应先进行无菌手术，后进行污染手术。安排手术时应注意以下事项。①护士长应在手术日前一天的规定时间内完成次日择期手术安排，并电脑确认提交后向全院公布信息，相关手术科室医师可由医院内网查询。②临时增加或更改择期手术顺序，手术科室医师需与手术室护士长和麻醉医师协商后，决定手术时间，并及时更换手术通知单。③手术因故取消，手术科室医师应填写停刀通知单，及时与手术室护士长和麻醉医师沟通。

(二)急诊手术安排

急诊手术由急诊值班医师将急诊手术通知单填写完整(内容同择期手术)，送至手术室，由手术室护士长或手术室值班护士根据急诊手术患者病情的轻重缓急、手术的切口分类，与麻醉科进行沟通后予以及时安排。如遇紧急抢救，急诊值班医师可先电话通知手术室，同时填写急诊手术通知单；手术室负责人员接电话后，应优先予以安排并与麻醉科沟通，5 分钟内答复急诊手术患者入室时间，做好一切准备工作，以争取抢救时间。

二、手术人员安排与术前访视

(一)手术室护士的配置和调配

为保证医疗活动的正常进行,需根据各医院的实际工作量合理进行人员配置,一般综合性医院手术室护士与手术台比例为(2.5～3.5)∶1,同时需遵循以下原则,结合动态调配,将每个人的能力发挥到极致,达到人尽其用,物尽其用。

1.年龄结构配备

年龄结构合理,老、中、青三结合,根据各年龄的不同特点合理安排,建议采用 1∶2∶1 的比例。

2.职称配备

各级职称结构合理,形成一个不同层次的合理梯队,中、初、初初级职称的比例为(0～1)∶4∶8;800 张以上床位的医院或教学医院比例可调整为 1∶3∶6。

3.专业能力配备

专业能力结构合理,根据从事本专业的年限和实际工作能力分高(10 年以上)、中(5～10 年)、低层次(5 年以下)。

(二)日间人员安排

手术前一天,在完成手术室安排后,麻醉科、手术室分别进行人员安排,按常规每台手术配备洗手护士和巡回护士各 1 名,特大手术如心脏手术、移植手术、特殊感染手术等,根据实际情况分别配备洗手护士和巡回护士各 2 名。根据不同的麻醉方式配备麻醉医师1～2 名。

(三)夜间及节假日人员安排

除正常值班护士外,另设有备班,由第一值班护士根据手术需要进行人员统一调度安排;遇突发紧急事件时,向护士长汇报统一调配。

(四)手术前访视

1.访视目的

通过术前访视,对手术患者进行第一次身份核对和手术核对,同时对手术患者进行术前宣教和整体评估,了解手术患者心理需要,缓解其紧张和恐惧心理。

2.访视方法及内容

手术前一天,由次日负责相关手术的巡回护士进行术前访视。手术室护士进入病房查看病史,核对术前知情同意书和手术医嘱,核对相关诊断报告和影像学资料,仔细查阅手术患者的一般生命体征、疾病史、手术史、过敏史、特殊化验指标(如乙肝、丙肝、梅毒、艾滋病等)、与输血相关的表单是否齐全等。与病房护士进行交流,了解手术患者的一般情况后与手术患者进行身份核对和术前宣教。与手术患者进行核对,包括:①开放式地询问手术患者姓名、年龄等基本信息;询问手术患者手术部位和手术方式,与病历核对。②核对身份识别腕带。③核对手术标识。为手术患者进行手术前宣教,内容包括手术室及手术流程简介;禁食、禁水情况;术日晨注意事项,包括病服反穿,不能穿内衣裤、去除饰物、义齿、隐形眼镜等,小便排空,如有体温异常、经期情况及时向手术医师说明;入手术室后需知,包括防止坠床的事宜、麻醉配合、可能遇到的护理问题及配合方法指导等;询问手术患者有无特殊需求。最后按术前访视单内容对手术患者进行评估,并正确填写。

(五)手术资料汇总

每天实施的所有手术,应以手术科室为单位,按手术类别(急诊、择期、日间手术)进行分类详细登记,每月汇总完成月报表交予医务处,同时保存原始资料。

(苑华萍)

第二节 转运与交换

一、转运者及转运车要求

根据手术通知单,手术室工勤人员通过手术推车或平车的方式,前往病房接手术患者,外出接送手术患者时,必须严格按要求穿外出衣、换外出鞋,检查患者推车的完好性,并保持棉被清洁、整齐无破损。

二、交接内容

到达病房后先核对手术患者的姓名、床号、住院号准确无误后,协助手术患者移动至患者推车上。病区护士应携带病历和手术所需物品护送手术患者至手术室,并与巡回护士在手术室门口半限制区进行交接,具体内容为:①根据病历内的手术知情同意书和身份识别带核对手术患者姓名、病床号、住院号、拟手术名称、药物过敏史和血型。②检查手术标识是否准确无误。③确认禁食情况、肠道准备等术前准备均已完成,检查手术患者手术衣是否穿戴正确,是否已取下义齿、饰物等。④评估手术患者神志、皮肤情况、导管情况。⑤核对带入手术室的药物、影像学资料、腹带等特殊物品。交接核对无误后,病区护士与巡回护士一同填写《手术患者转运交接记录单》并签名。

此外,在转运途中,手术室护士应注意保证手术患者安全,推车者需站于手术患者头部,病历由参与护送的手术室护士或手术医师保管,他人不得随意翻阅,手术团队成员应保护手术患者的隐私。

三、转运注意事项

(1)由病房进入手术室的手术患者须戴好手术帽进入限制区,步行进入手术室的当日手术患者,需在指定区域内更换衣、裤、鞋。

(2)工勤人员和巡回护士共同护送手术患者至指定手术室,分别站于手术床两侧,协助手术患者从患者推车缓慢转移至手术床上,呈仰卧位,垫枕。

(3)给予手术患者膝盖处适当的约束保护,防止意外坠床。

(4)注意给予手术患者保暖措施,冬天可以使用保温毯。

(5)为减轻手术患者的紧张情绪,可根据手术患者的不同需求选择适当的音乐放松心情。

(苑华萍)

第三节　手术患者情况的核对要点

一、接患者出发前

接患者出发前第一次查对手术通知单与手术安排表一致，查对内容包括手术室号、患者姓名、性别、科室、床号、手术时间、手术台次。

二、病房接患者时

在病房第二次查对手术通知单、患者、病历一致，查对内容包括患者姓名、性别、科室、床号、手术时间、患者携带物品如X线片、药品等。

三、在手术患者等待区

(1)患者接至手术等待区后，由前一天值班人员第三次查对手术通知单、病历、患者(腕式识别带)、手术安排表一致，查对内容包括手术室号、患者姓名、性别、科室、床号、手术时间和手术台次。

(2)二线值班护士和麻醉医师查对患者后在手术安排表上签名，挂上手术室号码挂牌，让患者暂时在等待室等待手术；由该台手术的巡回护士与麻醉医师至等待室再次查对患者无误后将患者接入手术室。

四、患者入手术室

(1)该台手术的巡回护士核对患者科室、床号、姓名、性别、年龄、手术名称、手术部位等。

(2)麻醉医师及手术第一助手再次核对无误后，在患者及患者财产交接本相应栏签名。

(3)接台手术在同一手术室内进行时，更要注意严格查对。

五、接台手术

(1)接台手术时，巡回护士提前电话通知病房做术前准备，并在患者及患者财产交接本上填写好患者基本情况，将手术通知单夹在患者及患者财产交接本内送至机动护士或办公室护士处。

(2)若巡回护士较忙时，可电话通知机动护士去手术室取患者财产交接本并确认所接患者。

(3)患者接至等待室后，由办公室护士查对患者、为患者戴手术帽并告知办公室人员将患者手术情况动态信息录入电脑显示屏，以告慰患者家属。

(苑华萍)

第四节 手术体位的摆放

手术体位的正确放置，能在充分暴露手术野的同时，保证手术患者维持正常的呼吸、循环功能，有效缩短手术时间，防止和减轻各种相关并发症的发生，是手术成功的基本保障之一，也是手术室护士必须正确掌握的最基本的操作技能之一。

一、手术体位管理原则

(1)根据手术部位的不同，放置最佳的手术体位，使手术野充分暴露，便于医师的操作。

(2)应确保呼吸、循环功能不受干扰，有利于麻醉医师术中观察以及静脉给药。

(3)避免肢体的神经血管受压、肌肉拉伤、皮肤受损等，保证手术患者安全。

(4)在确认手术患者被充分固定和支撑的同时，应尽可能地保持符合手术患者生理功能的舒适体位。

(5)应注意保护患者隐私，避免身体过分暴露。体位放置时各种物品(包括各类防护垫、固定带、护臂套、护脸胶布等)应准备充分。图 13-1、图 13-2 是几种常见的体位摆放辅助用品。

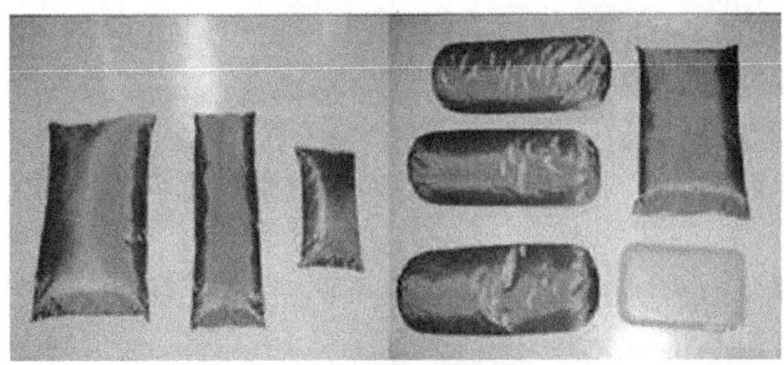

图 13-1 各类体位摆放辅助用品

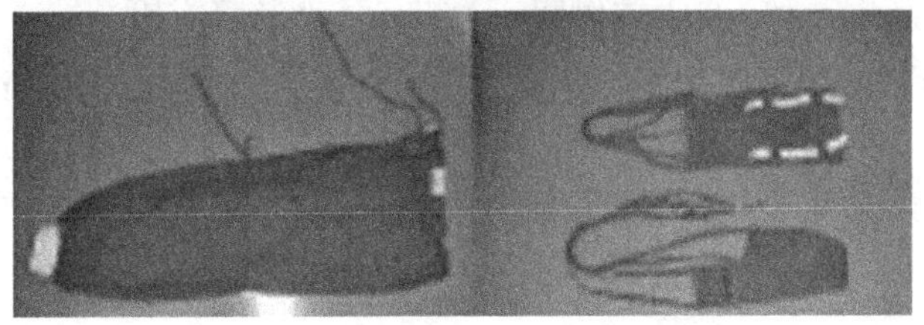

图 13-2 护臂套、绑脚带、拉肩带

二、常见手术体位的应用范围和摆放方法

根据手术部位以及手术入路的需要分为 5 种常见手术体位，分别为仰卧位、侧卧位、俯卧位、膀胱截石位和坐位。

(一)仰卧位

适用于头、面、胸、四肢、腹部及下腹部手术，是外科手术中最常用的手术体位(图 13-3)。

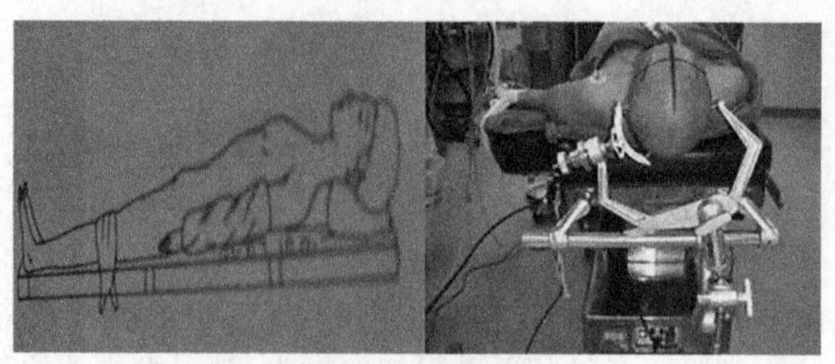

图 13-3　仰卧位

1. 摆放方法

(1)放置搁手板,将双臂放于搁手板上,外展<90°,防止臂丛神经受损,手心朝上,远端关节高于近端关节;亦可根据手术需要,使双臂自然放于身体两侧,用事先横放于手术患者背部的小单卷裹固定双手。遇神经外科额、颞、顶及颅前窝等手术,可用小单将身体包裹,并用约束带固定,松紧适宜。

(2)根据手术患者腰前凸深度,放置厚薄合适的软垫,维持腰部正常生理曲线。

(3)膝关节腘窝部垫一软垫,使双腿自然弯曲,以达到放松腹部肌肉,增加手术患者舒适度的目的。

(4)双下肢伸直,使头、颈、躯干、下肢呈一直线摆放,用约束带固定于膝关节上 2 cm 左右,松紧以平插入一掌为宜。

(5)双足跟部放置脚圈,减少局部受压。

2.注意事项

(1)注意麻醉头架和器械托盘摆放的位置,避免影响手术患者呼吸、循环功能和麻醉医师的观察。

(2)肝、脾手术,如脾切除术、肝右叶切除术等,可根据手术需要在术侧垫一软垫,抬高并暴露术野。

(3)胸部前切口手术,如乳腺癌根治术,将患侧上肢外展置于托手器械台上,外展<90°,使托手器械台高度与手术床高度一致,并于术侧垫一软垫,充分暴露术野。

(4)前列腺及膀胱手术,可根据手术需要,在手术患者骶尾部垫一软垫,既有利于暴露术野又分散了骶尾部的压力。

(5)颅脑手术时,头部必须略高于躯体 3～5 cm,有利于静脉回流,避免脑充血导致颅内压增高。

(二)侧卧位

侧卧位主要分为 90°侧卧位和半侧卧位,90°侧卧位适用于胸外科(如肺、食管)、泌尿外科(肾脏、输尿管等)和脑外科(颞部肿瘤、脑桥小脑角区肿瘤)手术(图 13-4);半侧卧位适用于胸腹联合切口及前胸部手术。

1.90°侧卧位摆放方法

(1)待手术患者麻醉后,将手术患者身体呈一直线从仰卧位转成 90°侧位,患侧朝上。

(2)放置头圈于手术患者头下,使眼睛和耳朵处于头圈的空隙中。

(3)90°侧卧位搁手架分为上下两层,患侧上肢放置于上层,健侧上肢放置于下层,并分别予以固定,手指稍露,便于观察末梢血液循环。

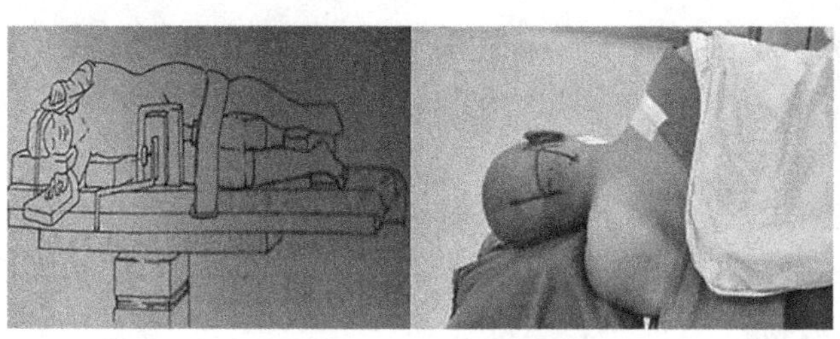

图 13-4 90°侧卧位

（4）于健侧腋下（即胸部下方第 4、5 肋处）放置胸枕，其厚度以手术患者健侧臂丛神经及血管不受压为宜。

（5）下腹部和臀部分别用一个髂托固定。

（6）根据手术方式调整双腿伸直弯曲与否，并用约束带固定髋关节或膝关节。双腿间和踝部分别夹一软枕，避免骨隆突处受压。

2.半侧卧位摆放方法

半侧卧位是指使手术患者侧转成 30°～40°体位。首先将手术患者健侧上肢放置于搁手板上，外展<90°。患侧上肢用护臂套保护后屈曲固定于麻醉头架上，高度适宜，避免外展及牵拉过度。患侧肩、胸、腰背部放置适当的软垫或半侧卧位专用斜坡式软垫。健侧腋下平乳头处和（或）髂前上棘处用 1～2 个髂托固定。双下肢用约束带固定，腘窝部垫一软垫。双足跟部放置脚圈，减少局部受压。

3.注意事项

（1）将手术患者从仰卧位翻转成侧卧位的过程中，必须保持手术患者头、颈、躯干呈一直线，呈“滚筒式”翻转。

（2）上肢搁手架应可调节高度和角度，使双上肢外展均不超过 90°，并呈抱球状。

（3）开颅手术放置侧卧位时，应使手术患者背侧尽量靠近床的边缘，并向前俯，必须注意身体的背部和四脚固定架之间要加衬垫，防止压伤。

（4）手术患者导尿管及深静脉穿刺管应从空隙中穿出，保证引流通畅；电极板应粘贴于患侧下肢的大腿、小腿或臀部。

（三）俯卧位

适用于颅后窝、颈椎后路、脊柱后入路、腰背部等手术（图 13-5）。

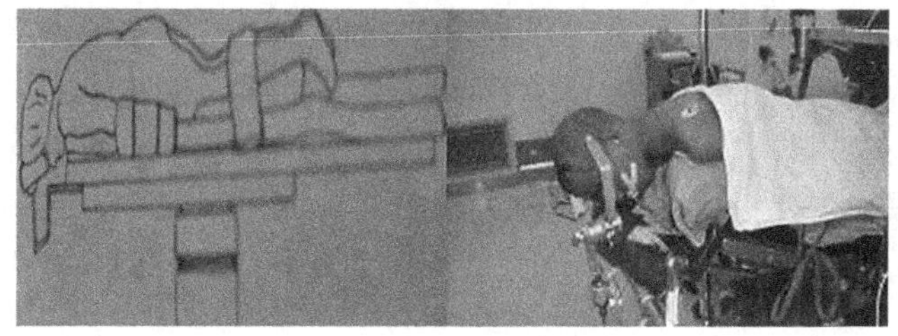

图 13-5 俯卧位

1.摆放方法

（1）待手术患者麻醉后，将手术患者呈一直线从仰卧位缓慢转换为俯卧位，转换体位时使双臂紧贴于身体两侧，避免肩肘关节意外扭曲受伤。

（2）将手术患者头部移出手术床，直接放置于头托上或固定于头架上，调整头托或头架位置及高度，保证手术部位突出显露的同时呼吸通畅。

(3)双上肢平放于身体两侧，中单固定，约束带加固，或将双上肢自然弯曲置于头旁两侧搁手架上。

(4)胸部垫一大软垫，尽量靠上，于髂嵴两侧各垫一小方垫；或将两个中圆枕呈外八字形斜垫于两锁骨至肋下，将一中圆枕横垫于耻骨联合和髂嵴下，呈三角形，使胸腹部呈悬空状，保持呼吸运动不受限和静脉回流通畅。

(5)双侧膝盖下各垫一小软圈，两小腿胫前横置一软枕，使手术患者小腿呈自然微曲，增加舒适度。双足背下垫一小方软枕，避免足背过伸引起足背神经损伤。双腿用约束带固定。

2.注意事项

(1)头部需妥善固定于头托或头架上，使用头托者必须注意前额、眼睛、耳朵、下颚、颧骨等处的保护，可选择凝胶头托或在放置体位前在前额、颧骨等易受压处给予防压疮透明敷贴，防止压疮发生。

(2)放置俯卧位时应使用适当体位垫，使胸腹部悬空，避免受压，保持呼吸通畅和静脉回流。

(3)男性手术患者注意避免阴茎和阴囊受压，女性手术患者注意避免乳房受压。

(4)肥胖的手术患者，应注意两侧手臂的固定和保护，避免术中手臂意外滑落或由于固定约束过紧造成压伤。

(四)膀胱截石位

适用于会阴部及经腹会阴直肠手术(图 13-6)。

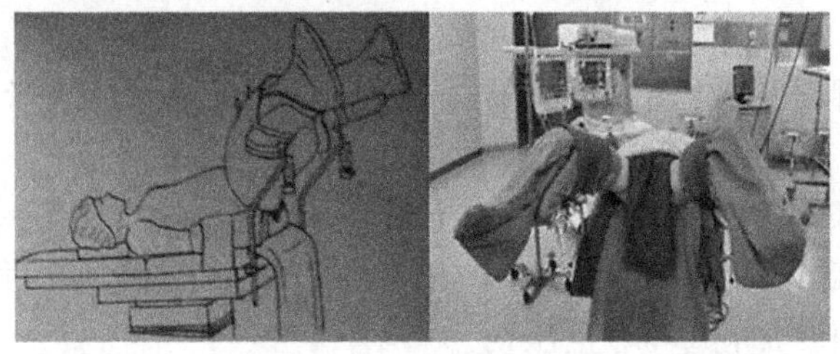

图 13-6　膀胱截石位

1.摆放方法

(1)将搁脚架分别置于手术床的两侧，根据手术患者大腿的长度及手术方式调节搁脚架的高度和方向。

(2)手术患者呈仰卧位，待麻醉后，脱去长裤，套上棉质裤套，下移手术患者身体，直至其尾骨略超过手术床背板下沿。

(3)将手术患者屈髋屈膝，大腿外展成 60°～90°，分别缓慢置于搁脚架上，根据不同手术方式调节大腿间的角度及前屈角度，并用约束带固定双脚。

(4)卸下或摇下手术床尾部 1/3 部分，根据手术需要，可于臀部下方置一软垫，减轻局部压迫，便于操作。

(5)将一侧上肢置于身体旁，用小单包裹固定，另一侧上肢置于搁手板上，外展＜90°。

2.注意事项

(1)大腿前屈的角度应根据手术需要调整，经腹会阴手术，搁脚架与手术台成 70°左右，单纯会阴部手术成 105°左右，腹腔镜下左半结肠癌、乙状结肠癌和直肠癌根治术，双腿不要过度分开，股髂关节、膝关节屈曲成 150°～170°。

(2)两侧搁脚架必须处于同一水平高度。

(3)放置截石位必须注意保护双侧腘窝，在腘窝下应置平整的薄软垫，并且避免其外侧面受硬物挤压，防止腓总神经损伤。

(4)手术结束恢复体位时，应缓慢地将一条腿先从搁脚架上放下，避免血流动力学短时间内发生变化，引起直立性低血压。

(5)对于有骨盆、股骨颈骨折史的手术患者，可通过抬高骶尾部使盆腔尽可能得到伸展。在放置和恢复体位时，均应小心操作，尽量使髋关节和膝关节同时运动，避免髋关节旋转，尤其是外旋外展。

(6)放置截石位过程中，应注意手术患者的保暖，并且注意保护手术患者的隐私。

(7)需进行肠道灌洗的直肠手术，应在手术患者臀下铺置防水巾，防止冲洗液浸湿床单，引起压疮发生。

(五)坐位

适用于后颅手术(图 13-7)。

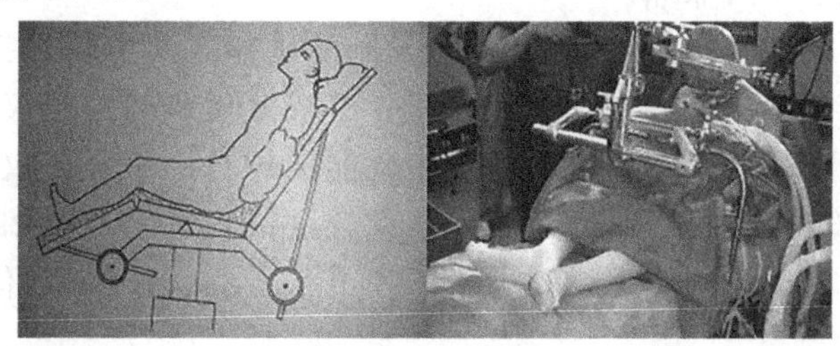

图 13-7 **坐位**

1.摆放方法

(1)双腿选择合适的防栓袜或缠弹力绷带，避免栓塞的形成，防止深静脉血栓，甚至肺栓塞的发生。

(2)双膝下垫一长圆枕，使两腿稍有弯曲，防止下肢过伸。

(3)静脉通路通常建立于手术患者的左上肢，妥善固定，同时需保持静脉通路的通畅，外接延长管，方便于术中加药。

(4)两臂套上护臂套，以防电刀灼伤。让双手指稍露，有利于在术中观察末梢循环。双手下分别放置长圆枕上并予以固定。

(5)卸下手术床头板，双手抱住手术患者头部，床背慢慢抬起，直至床背成 90°。

(6)儿童或坐高较低者，臀下垫软方枕若干，使手术切口及消毒范围高于床背。

(7)安置头架，并固定于手术床，调整手术床位置。

(8)手术患者前胸与头架之间垫大方枕予以保护，并用约束带固定于床背。

2.注意事项

(1)穿防栓袜前，评估手术患者腿的长度和小腿最粗段的周长，选择合适的防栓袜。穿防栓袜前应先抬高双下肢，然后再穿。

(2)为防止直立性低血压，床背抬高速度尽量放慢，在整个过程中，需密切监测各项指标，如有血压下降或心率减慢等，应立即停止体位变动。

(3)体位安放完毕后，再次仔细检查头架的各个关节是否拧紧，检查手术患者身体的各部位是否已妥善固定；检查导尿管和深静脉穿刺管是否通畅，集尿袋可挂于手术患者左侧床边，以便观察术中的尿量。

(4)手术结束后手术患者仍须保持坐位姿势送回病房,为保证安全,须将手术患者头部固定在床头。

(苑华萍)

第五节 手术室护理中涉及的法律与伦理问题

手术室是外科手术的中心,人员流动量大、工作节奏快、患者病情复杂、护理任务繁重,意外情况发生多。手术既是外科治疗的重要手段,又是一个创伤的过程,会给患者的生理和社会心理方面带来影响。因此与护士相关的法律法规《护士管理办法》《护士条例》等,为依法行医、保护医患双方的合法权益,提供了有力保障。

同时,随着社会进步,生活、文化水平的提高,人们的法律意识也随之提高,国家相继出台了《最高人民法院关于民事诉讼证据的若干规定》《医疗事故处理条例》《侵权责任法》等法律法规。一旦出现医疗护理纠纷,越来越多的患者会用法律武器保护自己的合法权益。因此在日常工作中手术室护士必须学习安全知识及法律知识,严格遵守法律、法规和规章制度,增强责任心和慎独精神,在维护患者合法权益的同时也维护了医护人员自身的合法权益,保障护理安全,防止医疗纠纷的发生。

一、手术室护理中相关的法律问题

(一)手术患者的相关权利

1.生命健康权

生命健康权指患者不仅享有生理健康的权利,同时还享有心理健康的权利。生命面前人人平等,生命对每个人来讲只有一次,维持健康、提高生存质量是每个人的权利。患者在未判定为脑死亡前,医务人员应尽一切可能进行救治,不能放弃抢救,避免产生医疗纠纷。如果忽视医学道德及患者生命权,再好的技术、再先进的设备也是无用的。因此在手术室护理工作中要为手术患者提供规范、快捷、安全、高效率的护理服务,尽最大努力满足患者对健康的需求,尊重每个患者。

2.知情同意权

知情同意权在《医疗机构管理条例实施细则》《医疗事故处理条例》《侵权责任法》中都有相关的说明,法律中规定医疗机构应尊重患者对自己的病情、诊断、治疗的知情权,在实施手术、特殊检查、特殊治疗时医护人员应当向患者做出必要的解释,若因实施保护性医疗措施不宜向患者说明情况,应当将有关情况通知家属。手术患者在术前、术中、术后都有权知道有关自己病情的一切情况、所选手术方式,并有权同意选用何种手术方法以及使用何种特殊耗材。强调患者的知情同意权,主要目的在于通过赋予医疗机构及其医务人员相应的告知义务,体现医师对患者的尊重。

3.平等医疗权

平等医疗权是指任何患者的医疗保健享有权是平等的,医疗中都有得到基本的、合理的诊治

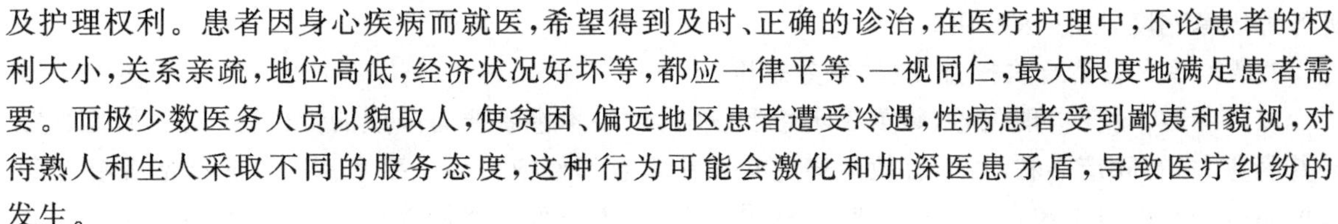

及护理权利。患者因身心疾病而就医，希望得到及时、正确的诊治，在医疗护理中，不论患者的权利大小，关系亲疏，地位高低，经济状况好坏等，都应一律平等、一视同仁，最大限度地满足患者需要。而极少数医务人员以貌取人，使贫困、偏远地区患者遭受冷遇，性病患者受到鄙夷和藐视，对待熟人和生人采取不同的服务态度，这种行为可能会激化和加深医患矛盾，导致医疗纠纷的发生。

4.隐私权

一般是指自然人享有的私人生活安宁与私人信息依法受到保护，不被他人非法侵扰、知悉、搜集、利用和公开的一种人格权。隐私权是人类文明进步的重要标志。《侵权责任法》第 62 条规定："医疗机构及其医务人员应当对患者的隐私保密。泄露患者隐私或者未经患者同意公开其病历资料，造成患者损害的，应当承担侵权责任。"因此手术团队成员必须维护手术患者的隐私权，不得泄露手术患者的隐私和秘密，包括手术患者个人信息、身体隐私、手术患者不愿告知的内容等；手术团队成员不得长时间注视手术患者的生理缺陷，不得谈论涉及手术患者隐私的话题；进行术前准备时，如导尿、放置体位、手术部位消毒时，减少不必要的裸露，并给予盖被、关门，做好相应的遮蔽，无关人员不可停留于该手术室；手术结束时，及时为手术患者包扎伤口，穿好患者衣裤。

5.身体权

身体权是指自然人保持其身体组织完整并支配其肢体、器官和其他身体组织并保护自己的身体不受他人违法侵犯的权利。医务人员有维护患者权利的责任和义务，即使是非正常的组织、器官在未经患者或法定代理人同意时，不能随意进行处置，否则就侵犯了患者的身体权。

6.选择权

选择权指患者有选择医院、医师、护士进行诊疗、护理操作的权利，也有选择使用医疗设备、仪器、物品的权利。术中可能选择使用的一次性器械、特殊用药、特殊耗材，手术患者有权选用或不用，手术团队成员不能擅作主张，更不能强迫其使用。

(二)针对涉及法律的手术室护理问题管理

手术室易发生差错事故及护理隐患的环节很多，一旦发生，轻者影响手术患者治疗，延误手术时间，消耗人力与财力；重者可导致手术患者残疾或死亡。手术室护理中涉及法律的常见护理问题包括接错手术患者、异物遗留在手术患者体腔或切口内、未执行消毒灭菌制度，将未灭菌用物用上手术台、护理书写不规范、手术部位核对错误、术中仪器，尤其是电外科设备使用不当、手术患者坠床、遗失或混淆手术标本、术中用错药、手术体位放置错误等。

1.强化护理安全与法律知识教育

通过开设法制课等方法进行法律知识的培训，加强手术室护士的法制观念和法律意识，了解手术患者的各项合法权利，依法从事手术室护理，正确履行自己职责，保障手术室护理安全，杜绝医疗差错或事故。

2.严格遵守手术室规章制度，规范护理行为

规章制度是预防和判定差错事故的法律依据，是正常医疗活动的安全保障。建立、健全完整的规章制度，是手术室护理的可靠保证。手术室护士必须严格遵守各项规章制度，遵守无菌操作原则、消毒隔离制度，防止手术部位感染；术前、术中、术后正确清点器械、敷料、缝针及其他物品，防止异物残留；严格执行手术安全核查制度，防止开错手术部位；正确使用电外科设备，防止电灼伤手术患者；严格执行"三查七对"制度，防止术中用药错误等。同时在工作中不断学习，认真落

实各种规章制度,防止医疗纠纷。

3.维护手术患者合法权益,改善服务态度

以人为本,转变护理观念,尊重手术患者权益,对手术患者要有强烈的责任感,诚心实意地为患者服务,具有同情心和耐心,有效地避免有意或无意的侵权行为。手术室护士应严格规范自身的护理行为与自身形象,在医疗护理中,从语言上、行为规范上严格要求自己,杜绝聊天、嬉笑、打闹,杜绝不良的行为和语言;自身形象应举止端正、语言文明、衣帽整洁符合手术室环境要求。当手术患者入手术室时,通过亲切的问候,简短而友好的交谈,对手术患者的痛苦表示安慰并鼓励;在进行护理操作前,要向手术患者解释目的及注意事项,尽量满足患者要求;手术中不谈论与手术无关的事情,尊重手术患者人格。

4.严格管理医疗相关证据

(1)书证:凡是以文字、各种符号、图案等来表达人的思想,其内容对事实具有证明作用的物品都是书证。与手术患者有关的书证包括手术及麻醉知情同意书、手术护理及麻醉记录单、手术物品清点单、病理申请单、手术收费单、特殊耗材使用登记单等。对各种文字性的资料,在书写时字迹要清晰,不得涂改、缩写、简写,记录要全面、真实,准确无误,规范合理。

(2)物证:物品、痕迹等客观物质实体的外形、性状、质地、规格等证明案件事实的证据为物证。在医疗护理中发生疑似输液、输血、注射药物等引起的不良后果的,医患双方应当共同对现场实物如液体、药瓶、输液器、血袋等进行封存;怀疑医疗器械引起不良后果的,及时保存器械原件等,封存的现场实物由医疗机构保管。

5.实施健康宣教,确保高质量护理

由于手术患者缺乏手术方面相关的知识和信息,通常会对手术室及手术有陌生感和恐惧感,手术室护士可以通过术前访视向手术患者介绍手术室环境,术前准备,入手术室后流程等,使其对手术有一个大致的了解;手术医师应向手术患者介绍围术期过程中可能发生的情况及术后注意事项,让患者了解手术的风险性,使其术前对有关情况有全面正确的了解,对术后可能出现的医疗并发症有充分的思想准备和预防方法,避免不属于医护人员技术原因所造成的纠纷。

二、手术室护理中的伦理问题

(一)医学伦理学

1.医学伦理学的基本概念及原则

医学伦理学是研究医学实践中的道德问题的科学,是关于医学道德的学说和理论体系,亦称医德学,是以医务人员的医德意识、医德关系、医德行为为研究对象的科学。医学伦理学基本原则包含了不伤害原则、有利原则、尊重原则和公正原则。

(1)不伤害原则:是指在医学服务中不使患者受到不应有的伤害。

(2)有利原则:是指把有利于患者健康放在第一位,切实为患者谋利益。

(3)尊重原则:是指医患交往时应该真诚地相互尊重,并强调医务人员尊重患者及其家属。

(4)公正原则:是指医学服务中公平、正直地对待每一位患者。

2.护理伦理

护理伦理是指护理人员在履行自己职责的过程中,调整个人与他人,个人与社会之间关系的行为准则和规范的总和。它要求护理人员尊重患者的生命和权利,维护和履行护理职业的荣誉和责任,兢兢业业,不卑不亢,为维护人民的健康做出贡献。

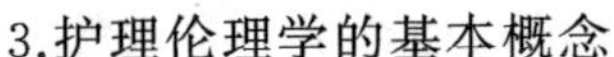

3.护理伦理学的基本概念

(1)支持维护:是指支持维护患者的利益和权利。

(2)行动负责:是指根据患者的实际情况采取行动,护理人员对按照标准提供的服务负有责任,对患者提供的关怀照顾负有责任。

(3)互助合作:鼓励护士为了患者康复的共同目标,与其他人一起工作,将共同关心的问题置于优先地位,并且为了维持这种互助关系有时甚至须牺牲个人的利益。

(4)关怀照顾:关怀照顾患者的健康、尊严和权利,在关怀照顾中需要提供信息、咨询、药品、技术和服务。

(二)手术过程的伦理要求

1.术前准备的伦理要求

手术医师应严格掌握手术指征,树立正确的手术动机。手术治疗前,必须得到手术患者及家属对手术的真正理解和同意并签订手术协议,这是让手术患者及其家属与医务人员一起承担手术风险;手术团队认真制订手术方案,根据疾病的性质、手术患者的实际情况选择手术方式、麻醉方法,对手术中可能发生的意外制订相应措施,确保手术安全进行。医护人员应帮助手术患者在心理上、生理上做好接受手术治疗的准备。

2.术中的伦理要求

手术进行时,手术团队成员不能只盯住手术视野而不顾及患者的整体情况,一旦观察指标出现异常,要及时冷静地处置,并将情况告诉整个手术团队,以便相互配合,保证手术的顺利进行。手术团队成员的态度决定着手术是否能顺利进展,手术者对手术的全过程要有全盘的考虑和科学的安排,手术操作要沉着果断、有条不紊。手术医师不应过分在意手术时间,其他手术团队成员不应去催促手术医师而影响术者的情绪,破坏手术节奏。每一名手术团队成员应对患者隐私要慎言守密,不能随意将患者的隐私当作谈话笑料,传播扩散。不要因为疲惫或方便把手臂或躯体施压在患者身上。

3.术后的伦理要求

由于患者机体刚刚经历了创伤,虚弱,病情不易稳定。医护人员要严密观察患者病情的变化,发现异常时及时处理,尽可能减少或解除可能发生的意外。患者术后常常会出现疼痛等不适,医务人员应体贴患者尽力解除其痛苦,给予精神上的安慰。

(三)手术知情同意中特殊问题的伦理要求

1.当手术对象为不具备自主选择能力或丧失自主选择能力的患者

医护人员首先参照我国《民法通则》对患者的自主选择能力进行判断。10周岁以下的患者不具备选择能力,应由其父母或监护人知情同意后代其做出选择;对于16～18岁周岁已有劳动收入的手术患者或18岁以上的手术患者,应由他们自行决定是否同意手术;对于10～18周岁、完全靠父母生活的,则应视具体情况而定,一般应征求本人意见,但最终应由其父母或监护人来决定是否同意手术。对病理性自主选择能力丧失,如昏迷患者、精神疾病患者等,应将选择权转移给其家属、单位或监护人,由他们听取医务人员介绍后做出选择。

2.有选择能力的手术患者拒绝手术治疗

对非急诊手术患者,医护人员应先弄清患者拒绝的理由,通过劝说、解释、分析利害关系,如仍无效则应尊重患者选择,放弃或暂时放弃手术,代之以患者可以接受的其他治疗方案,同时做好详细的书面记录,请患者签字。对急诊患者,当手术是抢救患者的唯一方案时,则可以不考虑患者的拒绝，在征得其家属或单位的同意后，立即进行手术。这样做虽然违背了当事人的意愿，但不违背救死扶伤的医学人道主义精神，是符合医学道德的。

（四）器官移植中的伦理问题

(1)使用活体器官的伦理问题：活体器官作为供体只限于人体的偶数器官，活体不能提供奇数器官。即使是偶数器官的提供，供体身上被摘除一个器官后的健康是否受到影响，为挽救一个人而去伤害另一个人其价值如何估量，至今仍为专家所争论。

(2)活体器官捐赠的伦理标准：国际移植学会颁布了有关活体捐赠者捐献肾脏的准则。①只有在找不到合适的尸体捐赠者，或有血缘关系的捐赠者时，才可接受无血缘关系的捐赠。②接受者（受植者）及相关医师应确认捐赠者系出于利他的动机，而且应有一名社会公正人士出面证明捐赠者的“知情同意”不是在压力下签字。同时应向捐赠者保证，若切除后发生任何问题，均会给予援助。③不能为了个人利益，而向没有血缘关系者恳求，或利诱其捐出肾脏。④捐赠者应已达法定年龄。⑤活体无血缘关系的捐赠者应与有血缘关系的捐赠者一样，都应符合伦理、医学与心理方面的捐赠标准。⑥接受者本人或家属，或支持捐赠的机构，不可付钱给捐赠者，以免误导器官是可以买卖的。不过补偿捐赠者在手术与住院期间因无法工作所造成的损失，与其他有关捐赠的开支是可以的。⑦捐赠者与接受者的诊断和手术，必须在有经验有资质的医院中施行，而且希望义务保护捐赠者的权益的公正人士，也是同一医院中的成员，但不是移植小组中的成员。

(3)使用尸体器官的伦理问题：利用尸体器官的伦理问题主要存在于心脏移植之中，心脏移植要求供体的心脏必须正常，而且在移植前还要采取各种措施维持供体的生理血压，以保持心跳。心脏是人体的单一器官，器官的供体只能是尸体，绝不能是活体，而这具尸体的心脏又必须还在跳动。这对以心跳来判断生死的人类来说的确是一个悖论。由于心脏移植涉及死亡标准及其道德观念，必然使心脏移植在发展过程中遇到道德阻力。可见，确立科学的脑死亡标准，已成为心脏移植的前提。

(4)器官移植高额费用的伦理问题：器官移植技术在实施过程中需消耗高额费用，费用如此之高，而移植后的患者到底能活多久，有多少社会价值，个人的生活质量又是怎样，这些问题人们在研究与探讨，尚未做出最终定论。

(5)每一次移植手术是否可行，必须通过伦理委员会讨论，同意表决后才能实施。

（苑华萍）

第六节　泌尿外科手术护理

一、睾丸切除术

（一）术前准备

1.器械敷料

小儿阑尾器械、剖腹单、基础敷料包、手术衣、持物钳、灯把手。

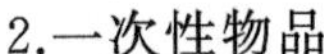

2.一次性物品

1-0 丝线、2-0 丝线、3-0 丝线、小儿阑尾针、4-0 羊肠线、手套、电刀手柄、吸引器连接管、吸引器头、敷贴。

(二)手术体位

水平仰卧位。

(三)麻醉方法

硬膜外麻醉。

(四)手术配合

(1)常规消毒铺巾。

(2)切口:术前已确诊为睾丸肿瘤,行同侧腹股沟斜切口;非睾丸肿瘤者行阴囊外上部切口;双侧非睾丸肿瘤切除者采用阴囊正中切口。如未明确睾丸病变性质者,采用阴囊高位切口。

(3)分离精索:如为睾丸肿瘤,经腹股沟切口。依次切开皮肤、皮下及腹外斜肌腱膜,牵开腹内斜肌,分离精索,直至腹股沟内环附近,于内环略下方先分离、结扎切除输精管,再用血管钳钳夹并切断精索血管,用 1-0 丝线于近端结扎,7×17 圆针、2-0 丝线缝扎。

(4)切除睾丸:将精索远端向上牵拉,用手指沿远端精索伸入阴囊内,于睾丸壁层鞘膜外进行分离,将阴囊内容物拉出切口之外,于睾丸底部钳夹,切断并结扎睾丸韧带。

(5)引流缝合:彻底止血后,于阴囊底部另做一小切口,放入橡皮片引流,再缝合切口。用 2-0 丝线间断缝合腹外斜肌腱膜,3-0 丝线缝合切口。阴囊正中切口用 4-0 肠线缝合。

(五)手术配合注意事项

(1)手术前严格执行查对制度,认真做好患者的心理护理。

(2)手术结束后将阴囊托起,或加压包扎,以防阴囊内出血血肿形成。

二、阴茎下曲矫正及尿道成形术

(一)术前准备

1.器械敷料

小儿阑尾器械、尿道成形专用器械、剖腹单、基础敷料包、手术衣、持物钳、灯把手。

2.一次性物品

1-0 丝线、2-0 丝线、3-0 丝线、2-0 羊肠线、5-0 可吸收线、小儿缝合针、50 mL 注射器、电刀手柄、吸引器连接管、手套、敷贴、$6^{\#}$ 或 $8^{\#}$ Foley 导尿管、引流袋、膀胱造瘘管或膀胱穿刺套装($14^{\#}$ Foley导尿管)。

(二)手术体位

水平仰卧位。

(三)麻醉方法

硬膜外麻醉或气管内插管全身麻醉。

(四)手术配合

(1)常规消毒铺巾。

(2)自尿道外口插入 $6^{\#}$ 或 $8^{\#}$ Foley 导尿管,50 mL 注射器向膀胱内注入生理盐水使膀胱充盈。

(3)于耻骨联合上 2 cm 处行膀胱穿刺造瘘,置入膀胱造瘘管,6×14 角针 2-0 丝线固定。如果用膀胱穿刺套装，直接置入 14# Foley 导尿管，打气囊固定即可。

(4)用 1-0 丝线牵引包皮于龟头侧，取阴茎腹侧正中切口，绕过尿道外口延至阴茎头，将阴茎腹侧皮肤向外侧分离，彻底切除尿道周围的瘢痕组织，充分伸直阴茎。

(5)修剪尿道外口组织至正常宽度。

(6)取阴囊正中带蒂皮瓣长约 3 cm、宽约 1 cm，注意保护皮瓣血运，上翻于阴茎，皮瓣呈对边吻合，用 5-0 可吸收线连续缝合，成形的新尿道与原尿道外口间断吻合。于冠状沟环切包皮，游离阴茎皮肤。包皮正中戳孔，转移至腹侧，包埋成形尿道。5-0 可吸收线缝合阴囊、阴茎皮肤及包皮，包扎切口。

(五)手术配合注意事项

(1)患儿体位宜妥善固定，注意保护皮肤防止损伤。

(2)手术前做好患者的心理护理。

(3)备好各种用物。确保各仪器处于功能位。

三、腹腔镜精索静脉高位结扎术

(一)术前准备

1.器械敷料

腹腔镜胆囊器械、腹腔镜器械(10 mm 电子镜、10 mm Trocar 1 个、5 mm Trocar 2 个、气腹针 1 个、分离钳 2 把、剪刀 1 把、二氧化碳管 1 套)、剖腹单、基础敷料包、手术衣、持物钳。

2.一次性物品

1-0 丝线、3-0 丝线、腹腔镜缝针、敷贴、手套、5 mL 注射器。

3.仪器

腹腔镜、气腹机。

(二)麻醉方法

气管插管全身麻醉。

(三)手术体位

水平仰卧位。

(四)手术配合

(1)常规消毒铺巾。

(2)脐下缘穿刺 1 个 10 mm Trocar 观察通道，直视下于左、右两侧麦氏点各穿刺 1 个 5 mm Trocar。

(3)镜下观察内环口及输精管位置后，于腹股沟外环头侧，精索静脉上方剪开或撕开后腹膜 1～2 cm。

(4)牵拉患侧睾丸，可见精索静脉随之移动，游离精索静脉后在其上下端 1-0 丝线双重结扎，腹膜后切口可不予缝合。

(5)关闭气腹，缝合穿刺口，敷贴粘贴切口。

(五)手术配合注意事项

(1)术前认真访视患者，做好患者的心理护理。

(2)术中严格执行查对制度。

(3)术前应备齐用物，确保各种仪器处于功能位。

四、腹腔镜鞘状突高位结扎术

(一)术前准备

1.器械敷料

腹腔镜胆囊器械、腹腔镜器械(3 mm 镜子、5 mm Trocar 2 个、气腹针 1 个、分离钳 1 把、穿刺针 1 个、二氧化碳管 1 套)、剖腹单、基础敷料包、手术衣、持物钳。

2.一次性物品

1-0 丝线、手套、敷贴、5 mL 注射器。

3.仪器

腹腔镜、气腹机。

(二)麻醉方法

静脉复合麻醉。

(三)手术体位

水平仰卧位,臀部垫高。

(四)手术配合

(1)常规消毒铺巾。

(2)于脐孔上缘、左侧腹直肌外缘平脐水平,切开皮肤 3 mm,穿刺建立操作通道。

(3)置入腹腔镜探查腹腔,可见患侧鞘状突呈喇叭口状,腹膜突入腹股沟管。

(4)于患侧内环口体表投影处切开皮肤 2 mm,刺入带线穿刺针。在操作钳的辅助下,于腹膜外缝合鞘状突内侧半圈,刺破腹膜进入腹腔,分离钳拉住缝线,留线拔针,缝线两端留在体外。再次将带线穿刺针刺入缝合外侧半圈后,把第二根线内侧线端插入第一根线线圈内,拔出穿刺针。然后抽出第一根线时将第二根线带出。将鞘膜囊内气体或液体挤回腹腔,皮下打结,完成鞘状突的荷包缝合。

(5)关闭气腹,包扎切口。

(五)手术配合注意事项

(1)术中注意小儿气腹压力。保持呼吸通畅。

(2)其余同阴茎下曲矫正术。

五、腹腔镜肾上腺肿瘤剜除术

(一)术前准备

1.器械敷料

腹腔镜肾上腺器械、腹腔镜器械(气腹针 1 个、10 mm Trocar 1 个、5 mm Trocar 3 个、10 mm电子镜、分离钳 2 把、剪刀 1 把、扇形拉钩 1 把、普通钛夹及施夹器 1 把、冲洗吸引器 1 套、电凝线及电凝钩 1 套、超声刀刀头及手柄 1 套)开胸单、基础敷料包、手术衣。

2.一次性物品

1-0 丝线、2-0 丝线、3-0 丝线、手套、手术薄膜、敷贴、潘氏引流管、吸引器连接管。

3.仪器

腹腔镜、气腹机、超声刀。

(二)麻醉方法

气管插管全身麻醉。

(三)手术体位

经腹腔入路常采用70°侧卧位,经腹膜后入路多采取90°侧卧位。

(四)手术配合——腹膜后肾上腺切除术

1.Trocar 位置

放置第一只10 mm Trocar于患侧腋中线髂嵴上2 cm处,作为观察镜通道。腹膜后间隙建立后,在腹腔镜直视下于腋前线及腋后线肋缘下1~2 cm处,穿刺置入两只5 mm Trocar作为腹腔镜操作通道。

2.腰大肌显露

将腹腔镜镜头指向背侧,稍加分离即可清晰地显露腰大肌。

3.肾上腺的显露

肾筋膜前叶与融合筋膜之间、肾筋膜后叶与侧椎筋膜之间、腰方肌与腰大肌前方均为无血管平面。以电钩或吸引器于无血管三角区向头侧分离,可直达肾脂肪囊上极。于肾脂肪囊内做钝性分离,即可显露肾上腺外侧支。

4.肾上腺的游离

解剖肾上腺外侧上角,电凝锐性分离肾上腺侧面、下面、前面,完全游离肾上腺。

5.确认和结扎肾上腺静脉

于左肾上腺下内方左肾静脉及肾上腺之间可分离出左中央静脉,右肾上腺静脉位于右肾上腺及腔静脉之间,同样可选择结扎或钛夹夹闭肾上腺静脉。

6.肾上腺切除及取出

解剖分离肾上腺的上面和后面,最后完整切除肾上腺或腺瘤。标本通过第一穿刺孔或体表小切口取出。

(五)手术配合注意事项

(1)仪器设备应于手术前妥善放置在适当位置,并调整好参数,以利于手术顺利进行。

(2)术中严格执行查对制度。密切观察病情。保持静脉通路通畅。

(3)体位摆放要以充分暴露手术野、使患者舒适为原则,固定要牢固,腰桥对准手术部位。

(4)各种导光纤维用后擦拭干净盘好,不可打折成角。

(5)镜子等精密仪器应轻拿轻放,避免震动。

(6)缝合切口前将腰桥摇平,以减轻腰部张力。

(7)腹腔镜器械应严格按照内镜消毒规范认真刷洗消毒。

六、腹腔镜肾囊肿去顶减压术

(一)术前准备

1.器械敷料

腹腔镜肾囊肿器械、腹腔镜器械(气腹针1个、10 mm Trocar 1个、5 mm Trocar 2个、10 mm电子镜、分离钳2把、剪刀1把、冲洗吸引器1套、电凝线及电凝钩1套、超声刀刀头及手柄1套)开胸单、基础敷料包、盆、手术衣。

2.一次性物品

1-0 丝线、2-0 丝线、3-0 丝线、手套、敷贴、潘氏引流管、5 mL 注射器。

(二)麻醉方法

气管插管全身麻醉。

(三)手术体位

经腹腔途径常采用 70°侧卧,而经腹膜后入路多采取 90°侧卧位。

(四)手术配合

1.经腹腹腔镜肾囊肿去顶减压术

(1)Trocar 位置:于患侧锁骨中线脐水平下 4 cm 处建立第一只 Trocar,作为观察镜通道。在腹腔镜的直视下,于锁骨中线外侧 2 cm 肋缘下 2 cm 及 5 cm 处,穿刺置入两只 Trocar 作为操作套管。

(2)切开侧腹膜:于结肠脾曲外侧缘以电钩切开侧腹膜,使结肠充分下移,稍加分离则可暴露肾脂肪囊。

(3)肾囊肿显露:根据局部的隆起初步判定囊肿位置,切开肾周筋膜及脂肪囊,暴露肾脏。沿肾被膜分离找到肾囊肿并逐步分离至囊肿完全显露。

(4)囊肿去顶:用电钩于囊肿中心切一小切口,吸出积液。用抓钳提起囊壁,在距肾皮质 0.5 cm处剪除囊壁。将腹腔镜伸入囊内,观察囊内情况,如有囊内间隔或复合囊肿,在明确与肾盂无相通后,可行切除或再次去顶减压。以电凝棒将残留囊壁电灼,以防止复发。

(5)止血:电凝残留囊壁边缘,创面冲洗后彻底止血,放置引流管,清点用物,缝合切口。

2.腹膜后腹腔镜肾囊肿去顶减压术

(1)Trocar 位置:放置第一只 Trocar 于患侧腋中线髂嵴上 2 cm 处,作为观察镜通道。腹膜后间隙建立后,在腹腔镜的直视下于腋前线及腋后线肋缘下 2 cm 处穿刺置入两只 Trocar 作为腹腔镜操作通道。

(2)腰大肌显露:在腹膜后间隙稍加分离即可清晰地显露腰大肌。

(3)肾囊肿的显露:以电钩通过肾筋膜后叶与侧锥筋膜之间无血管平面向头侧分离,直至肾脂肪囊清晰显露。切开肾脂肪囊后,沿肾被膜分离即可找到肾囊肿并逐步分离至囊肿完全显露。

(4)囊肿去顶:用电钩切开囊肿中心,吸出积液。剪除囊壁后将腹腔镜伸入囊内,观察囊内情况,以电凝棒电灼残留囊壁黏膜以防止复发。

(5)止血:电凝残留囊壁边缘,创面彻底止血,放置引流管,清点用物,缝合切口。

(五)手术配合注意事项

同腹腔镜肾上腺肿瘤剜除术。

七、肾切除术

(一)术前准备

1.器械敷料

剖腹器械、肾切除专用器械、开胸单、手术衣、基础敷料包、盆。

2.一次性物品

1-0 丝线、2-0 丝线、3-0 丝线、剖腹针、电刀手柄、吸引器连接管、手套、敷贴、手术薄膜、潘氏引流管、引流袋。

(二)手术体位

90°侧卧位。

(三)麻醉方法

气管插管全身麻醉。

(四)手术配合

(1)常规消毒铺巾。

(2)于腰部肋缘下切开,自肋脊角开始,斜行向下至髂嵴上方两横指处为止。

(3)切开皮肤、皮下组织、电刀止血,两块纱布垫保护切口两侧,洗手换刀。

(4)拉钩撑开切口,暴露腰部肌层,切开背阔肌、腹外斜肌,用弯血管钳止血,1-0 丝线结扎。用腹腔拉钩暴露切口,切开腰筋腹及腹横肌深达肾周围脂肪囊。

(5)腹腔自动拉钩撑开,推开腹膜,切开肾周围脂肪囊,以手指剥离周围脂肪、筋膜及粘连,切勿撕破肾包膜囊,完全游离肾脏至肾蒂部。

(6)分离输尿管,剥开周围粘连至输尿管下段,用大弯血管钳夹住、切断输尿管,残端用丝线双重结扎。

(7)肾脏及上段输尿管全部游离后,用三把肾蒂钳夹住肾蒂血管,仔细检查后离断肾蒂。8×20圆针、1-0 丝线缝扎肾蒂血管,松去钳子,再重复缝扎一次。

(8)肾蒂结扎后,仔细检查,如无出血,即可冲洗切口,放置引流管。

(9)清点器械、敷料、常规缝合切口。以 10×28 圆针、1-0 丝线缝合腰背筋膜及肌肉,3-0 丝线缝合皮下,10×28 角针、3-0 丝线缝皮。

(10)纱布覆盖切口,敷贴固定,引流管连接引流袋。

(五)手术配合注意事项

(1)术前认真检查肾蒂钳,保证功能良好。

(2)其余同腹腔镜肾上腺肿瘤剜除术。

八、肾部分切除术

(一)术前准备

1.器械敷料

剖腹器械、肾切除专用器械、开胸单、基础敷料包、手术衣、盆。

2.一次性物品

1-0 丝线、2-0 丝线、3-0 丝线、电刀手柄、吸引器连接管、手套、敷贴、手术薄膜、剖腹缝针、潘氏引流管、引流袋。

(二)麻醉方法

气管插管全身麻醉。

(三)手术体位

90°侧卧位。

(四)手术配合

(1)常规消毒铺巾。

(2)做标准肾脏切口或腰部斜切口。

(3)手指钝性游离肾脏,周围粘连多时,注意勿撕破肾包膜。暴露病变区域,分离肾门周围组织直至肾门充分暴露。

(4)分离上段输尿管及肾蒂周围组织,露出肾蒂血管,用肾蒂钳夹住肾蒂,暂时阻断血液循环,减少术中出血,记录阻断时间,定时开放。

(5)根据需切除的区域,确定刀切平面,用长刀柄、小圆刀片,环形或纵行切开病变区的肾包膜。用黏膜剥离子推下肾包膜,切除肾脏病变部分。

(6)肾结石患者应注意预防结石遗留,可用手轻轻探查肾盂,但勿使肾盂裂伤。

(7)放开肾蒂钳,仔细观察有无出血,注意肾脏颜色。肾脏若全部游离,需用6×14圆针、2-0丝线间断缝合肾包膜几针,固定肾脏。

(8)清理切口,清点器械、敷料,放置负压引流管,逐层关闭切口。

(五)手术配合注意事项

(1)及时记录肾脏阻断时间,每30分钟放松1次,必要时应提醒手术者,以免阻断时间过长,引起肾脏坏死。

(2)余同肾切除术。

九、腹腔镜单纯性肾切除术

(一)术前准备

1.器械敷料

腹腔镜肾器械、腹腔镜器械(气腹针1个、12 mm Trocar 1个、10 mm Trocar 1个、5 mm Trocar 2个、10 mm电子镜、分离钳2把、剪刀1把、扇形拉钩1把、普通钛夹及施夹器1把、冲洗吸引器1套、电凝线及电凝钩1套、超声刀刀头及手柄1套、后腹膜腔囊扩张气囊、12 mm hemolock夹钳)开胸单、手术衣、基础敷料包、盆。

2.一次性物品

1-0丝线、2-0丝线、3-0丝线、电刀手柄、吸引器连接管、手套、敷贴、手术薄膜、剖腹缝针、潘氏引流管、引流袋、50 mL注射器。

3.仪器

腹腔镜、气腹机、超声刀。

(二)手术体位

经腹腔入路常采用70°侧卧位,经腹膜后入路多采取90°侧卧位。

(三)麻醉方法

气管插管全身麻醉。

(四)手术配合

1.经腹腹腔镜肾切除术

(1)Trocar的位置:观察通道多建立于患侧髂前上棘上方二横指处。气腹建立后,直视下于患侧锁骨中线外侧2~3 cm、脐上2 cm处穿刺5 mm Trocar作为操作通道。需镜下打结或牵开脏器时可于腋前线适当位置置入第四个Trocar辅助。

(2)切开后腹膜:于升(降)结肠反折处切开后腹膜,右侧从盲肠部向上切开至肝水平,左侧从髂总血管处切开至脾脏下缘,钝性分离腹膜,使结肠充分下坠,显露Gerota筋膜。

(3)输尿管游离:输尿管常位于性腺静脉深面,在肾下极内侧稍加分离即可显露,小心地将右输尿管游离出来。

(4)肾脏前方的游离:切开 Gerota 筋膜并解剖显露肾上极,柔和分离,将肾上腺与肾脏分离开,小心仔细向下分离达肾脏的前面。

(5)肾蒂的解剖和处理:仔细分离肾静脉的分支后分别以钛夹夹闭或结扎。以抓钳、吸引器或电钩等器械完成对肾蒂的解剖分离。肾蒂离断时应先动脉再静脉,肾动脉可以以 3 个 Hemolock夹夹闭后切断,肾动脉近端留置 2 个 Hemolock 夹。

(6)肾脏的切除:向后侧逐步解剖分离肾蒂残端,向上后方抬起肾脏以充分游离肾脏后方,直接在肾被膜表面操作,完成对整个肾脏的游离。用钛夹夹住或丝线结扎输尿管,在钛夹间切断输尿管,完成肾脏的切除。

(7)标本取出:将切除的标本放入标本袋内,可采用 2、3 穿刺孔间小切口将标本取出。

2.腹膜后腹腔镜肾切除术

(1)Trocar 的位置:观察通道多建立于患侧腋中线髂前上棘上方二横指处。采用球囊扩张或直接扩张法建立腹膜后腔隙。气腹建立后,直视下于患侧腋前线及腋后线肋缘下 3 cm 处穿刺 5 mm Trocar 作为操作通道。需镜下打结时可于腋中线肋缘下置入第四个 Trocar 辅助。

(2)输尿管的显露及游离:腹腔镜进入后腹膜腔后,可清楚地看到腰大肌,通过肾筋膜后叶与侧锥筋膜之间无血管平面向腰大肌内侧稍向深处分离,即可显露输尿管,钝性分离输尿管周围组织使输尿管游离。

(3)游离肾蒂并处理:沿输尿管内缘向上游离即可到达肾盂和肾蒂。首先游离暴露出肾动脉并以钛夹夹闭或结扎。肾静脉常位于肾动脉下方,离断肾动脉后可游离肾静脉,而后分别游离切断肾上腺静脉等其他小分支。肾静脉可经结扎后或以切割缝合器离断。

(4)肾脏的游离:消除血运的肾脏将变软、变小,所以在 Gerota 筋膜下可轻易的将整个肾脏游离。

(5)切断输尿管:用钛夹夹闭输尿管,切断输尿管,完成肾脏的切除。

(6)标本取出:将切除的标本放入标本袋内可采用 2、3 穿刺孔间小切口将标本取出,放置引流管。

(五)手术配合注意事项

同腹腔镜肾上腺肿瘤剜除术。

十、腹腔镜根治性肾切除术

(一)术前准备

同腹腔镜单纯性肾切除术。

(二)麻醉方法

气管插管全身麻醉。

(三)手术体位

经腹腔入路常采用 70°侧卧位,经腹膜后入路多采取 90°侧卧位。

(四)手术配合

1.Trocar 的位置

观察通道多建立于患侧腋中线髂前上棘上方二横指处。采用球囊扩张或直接扩张法建立腹膜后腔隙。气腹建立后,直视下于患侧腋前线及腋后线肋缘下 3 cm 处穿刺 5 mm Trocar 作为操作通道。需镜下打结时可于腋中线肋缘下置入第四个 Trocar 辅助。

2.输尿管的显露及游离

明确判定腰大肌后，在肾下极 Gerota 筋膜外，通过前述的肾筋膜后叶无血管区向腰大肌内侧稍向深处分离，即可显露输尿管，并使之游离。

3.肾蒂显露及游离

肾蒂血管游离必须在 Gerota 筋膜外进行，同时应注意肾门淋巴结情况，尽力做到整块切除。肾蒂离断仍要遵循先动脉再静脉的原则，避免术中肿瘤血行播散。动静脉的离断方法与单纯性肾切除相同。

4.切断输尿管

将输尿管尽量向远侧游离后，以钛夹夹闭或丝线结扎输尿管并切断输尿管。

5.肾脏的游离切除

由于在 Gerota 筋膜外为疏松结缔组织构成的无血管区，以电凝钩将整个肾脏及肾脂肪囊游离，完成肾脏的切除。游离顺序多为肾脏背侧、上极、腹侧至下极。

6.淋巴结清扫

彻底清扫肾门周围淋巴结。

7.标本取出

将切除的肾脏、肾周脂肪及肾门淋巴结放入标本袋内，采用 2、3 穿刺孔间小切口将标本完整取出。

(五)手术配合注意事项

同腹腔镜单纯性肾切除术。

十一、输尿管切开取石术

(一)术前准备

1.器械敷料

剖腹器械包、膀胱专用器械、剖腹单、基础敷料包、手术衣。

2.一次性物品

手套、1-0 丝线、2-0 丝线、3-0 丝线、手术薄膜、敷贴、潘氏引流管、8# 普通尿管、双 J 管(F6、F7)、导丝、液状石蜡、5-0 可吸收线、20 mL 注射器。

(二)麻醉方法

硬膜外麻醉或腰麻。

(三)手术体位

输尿管上段取石术的体位同肾切除术，中段及下段取石术取水平仰卧位，患侧可稍垫高。

(四)手术配合

1.显露上段输尿管

(1)切口：上起第 12 肋间或略下，下至髂前上棘内上方。

(2)切开肌层：切开腹外斜肌、腹内斜肌及腹横肌。在切断腹横肌时，注意避免损伤肋下神经、血管、髂腹下神经和髂腹股沟神经。

(3)显露输尿管：进入腹膜后间隙之后，可见输尿管位于腹膜后的腰大肌之前，精索内动、静脉(或卵巢动、静脉)横越输尿管，应加保护，避免损伤。

2.显露中段输尿管

(1)切口:上起髂嵴中点上方两横指,顺腹外斜肌至腹直肌外缘。

(2)切开肌层:切开腹外斜肌、腹内斜肌及腹横肌,进入腹膜后间隙。

(3)显露输尿管:将腹膜及腹腔内容物向内拉开,此处输尿管常与腹膜粘连,易与腹膜一起被拉开而不易找到。精索内(卵巢)血管在此段输尿管的外下侧跨过髂动、静脉。

3.显露下段输尿管

(1)切口:上起髂前上棘内侧约 2 cm 处,向下向腹中线做弧形切口,至耻骨联合上 1 cm 处。

(2)切开肌层:沿肌纹切开腹外斜肌,切断腹内斜肌及腹横肌,再横行切断联合肌腱,必要时可切开腹直肌前鞘。肌肉切开后,在切口下角可看到腹壁下动、静脉,应避免损伤。必要时也可将其结扎、切断,以利手术进行。

(3)显露输尿管:在输尿管下段,女性有子宫动、静脉,男性有输精管和精索内动、静脉跨越,分离时应注意保护。

4.明确结石部位

用手指沿输尿管触摸,常可摸到一处鼓起的硬性团块,即为结石嵌顿之处。如不能明确,应随时参考 X 线片,然后钝性分离该段输尿管周围组织。

5.切开输尿管取石

在结石上、下端各用一纱布带牵拉输尿管,以防结石滑走。在输尿管周围放纱布垫,以防切开输尿管时脓液或尿液外溢污染周围组织。纵行切开结石处的输尿管,用弯止血钳或镊子取出结石。

6.探查

用吸引器吸尽外溢的尿液。经输尿管切口插入输尿管导管,上至肾盂、下至膀胱,探查输尿管有无结石、狭窄或其他原因造成的梗阻。

7.缝合输尿管

用 5-0 可吸收线间断缝合输尿管 2～3 针。缝线仅可穿过外层和肌层,避免穿过黏膜,取出切口周围的保护纱布垫,将周围的脂肪组织覆盖输尿管缝合处,用 1～2 针可吸收线固定脂肪组织。

8.缝合切口

检查伤口无出血及异物存留,在输尿管切口旁置引流管。将手术台放平,逐层缝合肌肉、皮下组织及皮肤。

(五)手术配合注意事项

(1)取出结石要妥善保管。

(2)余同腹腔镜肾上腺肿瘤剜除术 1～3 条。

十二、后腹腔镜输尿管切开取石术

(一)术前准备

1.器械敷料

腹腔镜输尿管器械包、腹腔镜器械(气腹针 1 个、10 mm Trocar 1 个、5 mm Trocar 3 个、10 mm电子镜、分离钳 2 把、剪刀 1 把、扇形拉钩 1 把、持针器 1 把、冲洗吸引器 1 套、电凝线及电凝钩 1 套、超声刀刀头及手柄 1 套)开胸单、基础敷料包、盆、手术衣。

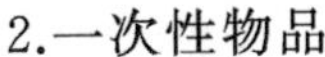

2.一次性物品

手套、1-0 丝线、2-0 丝线、3-0 丝线、手术薄膜、敷贴、潘氏引流管、8# 普通尿管、双 J 管(F6、F7),双 J 管导丝、输尿管导管、后腹腔扩张气囊、液状石蜡、5-0 可吸收线、20 mL 注射器。

3.仪器

腹腔镜、气腹机、超声刀。

(二)麻醉方法

气管插管全身麻醉。

(三)手术体位

同腹腔镜肾癌切除术。

(四)手术配合

(1)于髂嵴上方置入第一个 Trocar。建立后腹腔、充入二氧化碳,压力为 1.6～1.9 kPa。直视下置入其他 Trocar,腹腔镜探查手术野,了解有无活动性出血和腹膜损伤。根据术前定位,在结石段输尿管相应平面切开肾周筋膜,在脂肪囊内寻找输尿管。

(2)游离输尿管:在结石上方用钳子轻夹输尿管,防止结石滑至肾盂。用腹腔镜精细剪刀在结石段输尿管上方全层剪开输尿管壁,松动并取出结石。探查输尿管内有无残余结石及其他病变,并做相应处理。

(3)置入双 J 管:经穿刺套管将双 J 管前端置入后腹腔,拔出套管针重新置入,将双 J 管尾端置于套管外,经输尿管切口将双 J 管插入输尿管内。

(4)用 5-0 可吸收线全层缝合输尿管切口。检查手术野无活动性出血,腹膜后留置潘氏引流管,经腋中线切口引出体外。放出后腹腔内气体,常规缝合切口。

(五)手术配合注意事项

(1)妥善保管取出的结石。

(2)余同腹腔镜肾上腺肿瘤剜除术。

十三、后腹腔镜输尿管癌根治术

(一)术前准备

同腹腔镜肾癌切除术,另备电切器械一套(12°膀胱镜、封闭鞘、可旋转外管鞘、内管鞘、被动式工作把手)、电切环、艾力克。

(二)麻醉方法

气管插管全身麻醉。

(三)手术体位

先截石位,电切输尿管口,再改健侧 90°侧卧位。

(四)手术配合

1.取截石位

探查整个膀胱,确定有无肿瘤及其他病变,对患侧输尿管口进行电切,围绕管口电切一周,切至脂肪层。

2.改健侧 90°侧卧位

手术步骤同腹腔镜根治性肾切除术。

(五)手术配合注意事项

(1)术中设置电切功率 90 W,电凝功率 70 W,球状电极电凝功率 100 W。

(2)同腹腔镜根治性肾切除术。

十四、膀胱切开取石术

(一)术前准备

1.器械敷料

剖腹器械、膀胱专用器械、剖腹单、基础敷料包、盆、手术衣、持物钳。

2.一次性物品

1-0 丝线、2-0 丝线、3-0 丝线、剖腹针、手套、电刀手柄、手术薄膜、敷贴、菌状引流管、潘氏引流管、液状石蜡、2-0 肠线(或 2-0 可吸收线)、20 mL 注射器。

(二)麻醉方法

硬膜外麻醉。

(三)手术体位

水平仰卧位,骶尾部垫高。

(四)手术配合

(1)术前留置导尿管,注入生理盐水 200～300 mL 充盈膀胱并用血管钳夹闭导尿管。

(2)切口:耻骨上正中切口。

(3)切开膀胱:用纱布推开腹膜后,将膀胱壁四角用 4 把组织钳夹住提起,切开膀胱,显露结石。

(4)取出结石:取石钳取出结石。仔细探查膀胱,确认无结石残留。

(5)膀胱造瘘:2-0 肠线(或 2-0 可吸收线)全层缝合膀胱,置菌状引流管行膀胱造瘘。膀胱前间隙置潘氏引流管。

(6)清点器械敷料,关腹。

(五)手术配合注意事项

(1)术中密切观察患者生命体征的变化。

(2)保持静脉通路通畅。术中防止电烫伤。

(3)缝合膀胱前要清点器械敷料。

(4)取出结石要妥善保管。

十五、膀胱部分切除术

(一)术前准备

1.器械敷料

剖腹器械、膀胱专用器械、剖腹单、基础敷料包、盆、手术衣。

2.一次性物品

1-0 丝线、2-0 丝线、3-0 丝线、剖腹针、手套、手术薄膜、敷贴、22# 菌状引流管、潘氏引流管、液状石蜡、2-0 肠线(或 2-0 可吸收线)、20 mL 注射器、无菌导尿包。

(二)麻醉方法

硬膜外麻醉。

(三)手术体位

水平仰卧位。

(四)手术配合

(1)术前留置导尿管,注入生理盐水 200～300 mL 充盈膀胱,并用血管钳夹闭导尿管。

(2)切口:耻骨上正中切口。

(3)切开膀胱:用纱布推开腹膜后,将膀胱壁四角用 4 把组织钳夹住提起,然后切开膀胱,显露肿瘤。

(4)切除病变:用高频电刀或组织剪在距肿瘤边缘 2 cm 处,将以肿瘤为核心的膀胱壁做部分切除。粘连的腹膜一并切除。如果肿瘤位于输尿管口,应将输尿管口连同下端输尿管一并切除,将输尿管重新吻合于膀胱壁无肿瘤部位。

(5)止血:病变部膀胱壁切除后,如有活动出血,即予缝扎或电凝止血。

(6)冲洗膀胱:用灭菌蒸馏水冲洗,以破坏残存肿瘤细胞。

(7)膀胱造瘘:2-0 肠线全层缝合膀胱,膀胱内置 22# 菌状引流管行膀胱造瘘。膀胱前间隙置潘氏引流管。

(8)清点器械敷料,关腹。

(五)手术配合注意事项

同膀胱切开取石 1～3 条。

十六、全膀胱切除术

(一)术前准备

1.器械敷料

剖腹器械、膀胱专用器械、剖腹单、基础敷料包、盆、手术衣。

2.一次性物品

1-0 丝线、2-0 丝线、3-0 丝线、剖腹针、手套、电刀手柄、手术薄膜、敷贴、菌状引流管、潘氏引流管、8# 普通尿管、F6 输尿管导管、双 J 管(F6、F7)、双 J 管导丝、液状石蜡、2-0 肠线、5-0 可吸收线、20 mL 注射器。

(二)麻醉方法

气管插管全身麻醉。

(三)手术体位

水平仰卧位,骶尾部垫高。

(四)手术配合

1.切口

下腹正中切口或弧形横切口。

2.探查腹腔

切开前腹膜,探查肝脏及腹膜后和盆腔淋巴结有无转移,如肝脏无转移,可行手术。盆腔以上淋巴结如有肿大,应首先将高位的肿大淋巴结送冰冻切片检查,明确有无转移;有转移者不宜手术。

3.切断输尿管

在盆腔边缘切开后腹膜,游离两侧输尿管至膀胱入口处,远端结扎及缝扎,留待与膀胱一并切除。近端内插入输尿管导管,用丝线固定导管,将其放入橡皮手套内以免尿液污染创口。

4.分离膀胱

继续将膀胱顶部和后部腹膜剥离,当腹膜与膀胱壁粘连,疑有局部浸润时,应在距粘连部边缘2 cm以上处环形剪开腹膜,使粘连部腹膜保留在膀胱壁上,留待一并切除。然后,从后腹膜侧切口将腹膜向侧壁分离,分别切断、1-0丝线结扎闭塞的脐动脉和输精管。沿两侧输精管下段向内、向下分离,直至膀胱底部。将膀胱上动脉切断和结扎。将髂总动脉分叉处以下的淋巴结与输精管一起向下分离。钝性分离膀胱和前列腺,直至前列腺顶部。分离前列腺和直肠之间的Denovillier筋膜时,注意防止损伤直肠前壁。将耻骨前列腺韧带分离切断,结扎其间的阴茎背深静脉。

5.切断尿道

将尿道内导尿管拔出,尿道用长钳钳夹后切断,将近端向上翻起,远端用2-0肠线缝扎。

6.局部清理

将膀胱及前列腺侧韧带和供应膀胱及前列腺的膀胱下动脉切断、结扎。将前列腺、精囊、膀胱及局部淋巴结(髂血管附近、股神经之内及腹主动脉分叉之下的淋巴结)一并取出。

7.乙状结肠或回肠代膀胱

双侧输尿管乙状结肠用5-0可吸收线吻合或回肠膀胱吻合,内置F6双J管。肠管端端吻合。

8.腹壁造瘘

代膀胱腹壁造瘘。如不行肠代膀胱,将双侧输尿管直接用5-0可吸收线行腹壁造瘘。

9.引流缝合

在膀胱窝置潘氏引流管,切口逐层缝合。

(五)手术配合注意事项

(1)术中严格无菌操作,接触肠道器械应单独放置。

(2)手术时间较长,术中加强患者的皮肤护理。

(3)保持通畅的静脉通路,术中加强病情观察。

(4)术前备好各种引流管。

十七、腹腔镜根治性全膀胱切除术

(一)术前准备

1.器械敷料

腹腔镜膀胱器械包、腹腔镜器械(气腹针1个、10 mm Trocar 1个、5 mm Trocar 4个、10 mm电子镜、分离钳2把、剪刀1把、扇形拉钩1把、普通钛夹及施夹器1把、冲洗吸引器1套、电凝线及电凝钩1套、超声刀刀头及手柄1套、血管结扎束手柄1套)剖腹单、基础敷料包、手术衣。

2.一次性物品

电刀手柄、吸引器连接管、5-0可吸收线、手套、1-0丝线、2-0丝线、3-0丝线、手术薄膜、敷贴、普通引流管、潘氏引流管、8#普通导尿管、单J管(F6、F7)、单J管导丝、液状石蜡、5-0肠线、20 mL注射器等。

3.仪器

腹腔镜、高频电刀、超声刀、血管结扎束。

(二)麻醉方法

气管插管全身麻醉。

(三)手术体位

30°头低足高卧位,臀部垫高。

(四)手术配合

(1)建立人工气腹,气腹压力在1.6～1.9 kPa,置入观察镜及操作器械。

(2)进入腹腔后,沿着膀胱直肠陷凹腹膜返折处横向打开腹膜,分离腹膜找到输精管,仔细分离后用1-0丝线结扎离断输精管。

(3)提起输精管,在膀胱背侧游离出精囊。在精囊下方分离横行剪开狄氏筋膜,暴露直肠前脂肪组织,在前列腺后方分离至前列腺尖部。

(4)借助输精管与输尿管交叉的解剖关系,提起输精管在其后外方分离出输尿管,至近膀胱入口处,远端结扎后离断输尿管。

(5)在耻骨后间隙的疏松结缔组织中分离出膀胱前壁,直至盆内筋膜返折处和耻骨前列腺韧带,用电凝钩依次打开。

(6)用2-0可吸收线在前列腺尖部两侧缝扎阴茎背静脉复合体后切断,进一步游离至前列腺尖部。

(7)超声刀结合单、双极电凝或血管结扎束切断膀胱前列腺侧韧带,其内包括膀胱上动脉、膀胱下动脉等血管,电凝彻底止血。处理前列腺侧韧带,以创造操作空间。

(8)提起膀胱,紧贴前列腺尖部离断膜部尿道,用2-0可吸收线缝合尿道断端。

(9)沿髂总血管及髂外血管至腹股沟内环处将血管周围的淋巴脂肪组织切除,应仔细电凝,防止创面广泛渗血。

(10)扩大脐下观察镜Trocar孔,小切口长为4～6 cm,将切除的膀胱连同清扫的淋巴脂肪组织取出。

(11)留置盆腔内引流管。

(五)手术配合注意事项

(1)体位摆放要以充分暴露手术野、使患者舒适为原则。

(2)腹腔镜器械应严格按照内镜清洗消毒规范认真刷洗消毒。

(3)余同腹腔镜肾上腺肿瘤剜除1～3条。

十八、腹腔镜前列腺癌根治术

(一)术前准备

1.器械敷料

腹腔镜前列腺器械、腹腔镜器械(0° 10 mm电子镜、气腹针、10 mm Trocar 1个、5 mm Trocar 4个、分离钳2把、剪刀1把、扇形拉钩1把、转换器1个、普通钛夹及施夹器各1个、超声刀头及手柄1套、电凝线及电凝钩1套)、剖腹单、基础敷料包、手术衣、盆。

2.一次性物品

1-0丝线、2-0丝线、3-0丝线、腹腔镜针、吸引器管、手套、手术薄膜、敷贴、潘氏引流管、液状石蜡、5 mL 注射器、20 mL 注射器、PDS 缝线、2-0 可吸收线、22# 硅胶 Foley 导尿管。

3.仪器

腹腔镜、超声刀、双极电凝或血管结扎束、气腹机。

(二)麻醉方法

气管插管全身麻醉。

(三)手术体位

30°头低足高位,臀部垫高。

(四)手术配合

(1)建立操作通道:一般采用 5 部位穿刺法,脐下置入直径为 10 mm 观察镜 Trocar,4 个器械操作 Trocar 分别置入左、右麦氏点,腹直肌两侧外缘平髂嵴水平,必要时可在耻骨联合上两横指处置入另一个 5 mm Trocar。

(2)麻醉成功后,在脐下刺入气腹针,建立人工气腹,气腹压力 1.6～1.9 kPa。

(3)置入观察镜后,在腹腔镜监视下,分别置入器械操作 Trocar。

(4)横向打开膀胱直肠陷窝最下方的腹膜返折处,找到输精管,在精囊后方向下游离。

(5)提起两侧输精管,在精囊后平面分离前列腺后间隙,可见紧张的狄氏筋膜并切开,分离直肠前列腺间隙至前列腺尖部。

(6)在耻骨后间隙分离,电凝切开盆内筋膜返折处和耻骨前列腺韧带。

(7)2-0 可吸收线在前列腺尖部两侧缝扎阴茎背静脉复合体后切断,进一步游离至前列腺尖部。

(8)剪刀在前列腺膀胱交接处剪开膀胱颈,将尿管提起,仔细剪开膀胱颈后壁,将游离的精囊和输精管残端提出,暴露出前列腺后间隙。

(9)超声刀凝断前列腺后壁两侧的血管束,钝性分离前列腺后壁,注意保留前列腺后外侧的海绵体神经血管束。

(10)进一步游离前列腺尖部,用剪刀整齐剪断。用 2-0 可吸收线在膀胱和尿道之间吻合,先在 5～7 点做连续缝合,置入 22# 硅胶 Foley 导尿管,然后依次在 1 点、11 点两处间断缝合打结。

(11)前列腺特异抗原＞10 ng/mL 的患者行盆腔淋巴结清扫术。

(12)将切除的标本装入自制的标本袋,从脐下扩大的 Trocar 切口取出。从一侧的麦氏点 Trocar 口放置耻骨后引流管。

(五)手术配合注意事项

(1)腹腔镜器械刷洗应严格按照内镜消毒规范认真刷洗。

(2)余同腹腔镜肾上腺肿瘤剜除 1～5 条。

十九、经尿道膀胱肿瘤电切术

(一)术前准备

1.器械敷料

电切器械、27# 电切镜 1 套(12°镜子、封闭鞘、可旋转外管鞘、内管鞘、被动式工作把手、电切环)、剖腹单、基础敷料包、手术衣、持物钳。

2.一次性物品

手套、无菌保护套、一次性灌注连接管、手术薄膜、20 mL 注射器、22# 三腔硅胶尿管,无菌液状石蜡。

3.电切灌注液

5%的甘露醇液。等离子电切,使用灌注液为0.9%的生理盐水注射液。

4.仪器

摄像显示系统、冷光源、奥林巴斯电刀。

(二)手术体位

截石位,臀部超过床沿 5 cm。

(三)麻醉方法

硬膜外麻醉或气管插管全身麻醉。

(四)手术配合

(1)建立静脉通路,麻醉成功后摆截石位。电刀负极板紧密粘贴在患者腿部,调节好电刀的功率,脚踏板置于术者的右侧。连接好专用接水槽。

(2)常规消毒铺巾。电切器械安装后涂无菌液状石蜡备用。

(3)正确连接电切镜各导线。灌注连接管同时连接两袋灌注液,将灌注液调整至适宜高度,保证一定的压力。

(4)置入电切镜,探查膀胱的情况,寻找肿瘤并认真观察输尿管口的位置。

(5)观察清楚后行经尿道膀胱肿瘤电切术,将肿瘤完全切除,深达深肌层,范围超过肿瘤 2 cm。

(6)肿瘤切除干净后,用艾力克冲洗,保留好标本。

(7)检查有无出血后置三腔硅胶尿管。送患者回病房交接。

(五)手术配合注意事项

(1)电切过程中应嘱咐患者不能随意活动,控制咳嗽,以免发生膀胱穿孔。

(2)术中如出现闭孔反射,应辅助按压同侧下肢。必要时备好局麻药,做闭孔神经封闭用。

(3)使用电刀时应注意防止电烫伤。

(4)经尿道前列腺电切综合征是经尿道前列腺电切术最危险的并发症,严重者可引起死亡。应严密观察病情,及时发现处理经尿道前列腺电切综合征。

(5)术中随时观察并调节电切功率大小,一般功率为 100 W,电凝功率为 80 W,球状电极电凝功率为 100 W。等离子电切功率为 280 W,电凝功率为 80 W,球状电极电凝功率为 150 W。

(6)术中及时更换电切液,保持术野的清晰。

(7)各种导光纤维使用时及术后处理,不可打折成角。

(8)镜子等精密仪器应彻底清洗,轻拿轻放,避免震动。

(9)妥善保留好标本送病理检验。

二十、经尿道前列腺电切术

(一)术前准备

同经尿道膀胱肿瘤电切术。

(二)手术体位

同经尿道膀胱肿瘤电切术。

(三)麻醉方法

同经尿道膀胱肿瘤电切术。

(四)手术配合

(1)建立静脉通路,麻醉成功后摆截石位。电刀负极板紧密粘贴在患者腿部,调节好电刀的功率,脚踏板置于术者的右侧。连接好专用接水槽。

(2)常规消毒铺巾,电切器械安装后涂无菌液状石蜡备用。

(3)正确连接电切镜各种导线。灌注连接管同时连接两袋灌注液,将灌注液调整至适宜高度,保证一定的压力。

(4)提起阴茎经尿道缓慢置入电切镜,首先观察膀胱的情况,注意有无憩室、肿瘤和结石,观察三角区和左右输尿管口位置与增大腺体的关系。观察尿道内口形态、前列腺、尿道长度、精阜、侧叶与精阜的关系。

(5)观察清楚后进行经尿道前列腺电切术,电切的过程中要保持灌注液的持续灌注,以保证术野的清晰。灌注液的温度为 30~35 ℃,因低温灌注液对心血管系统的影响很大,加温后可减少心血管并发症。

(6)密切观察病情,警惕经尿道前列腺电切综合征的发生。

(7)腺体切除后用艾力克吸出切除的组织。然后观察是否有出血并彻底止血,检查排尿控制情况。

(8)留置导尿管与无菌尿袋相接,收集切除的组织送病理。

(9)协助患者穿好衣裤后送回病房。

(五)手术配合注意事项

(1)前列腺电切的患者多为老年患者,因此应做好心理护理、皮肤护理。术前详细了解有无心血管及其他系统的疾病。

(2)余同经尿道膀胱肿瘤电切术。

二十一、输尿管镜气压弹道碎石术

(一)术前准备

1.器械敷料

电切器械,基础敷料包、手术衣、持物钳。

2.一次性物品

手套、液状石蜡、16# Foley 导尿管、脑科手术薄膜、无菌保护套、20 mL 注射器、F5 双J 管、3 L 生理盐水。

3.仪器

摄像及显示系统、冷光源、WOLF 输尿管镜、瑞士产 EMS 第三代气压弹道联合超声碎石机、压力灌注泵、空气压缩机、输尿管镜异物钳、直径 1 mm 气压弹道探针、弹道连接帽、回弹帽、斑马导丝。

(二)麻醉方法

硬膜外麻醉或静脉复合麻醉。

(三)手术体位

截石位。

(四)手术配合

(1)常规消毒铺巾。检查并正确连接各仪器,调节好功率,连接注水泵。

(2)输尿管镜置入膀胱后，患侧输尿管口置入斑马导丝，在其引导下将输尿管镜缓慢的置入输尿管内。

(3)行输尿管镜检查，发现结石行弹道碎石，持物钳取出结石。

(4)输尿管内留置双J管。

(5)退出输尿管镜，留置导尿管。护送患者回病房。

(五)手术配合注意事项

(1)卧位摆放时注意避免腓总神经受压损伤。

(2)嘱硬膜外麻醉患者术中不能随意活动，控制咳嗽等，以免发生输尿管的损伤。

(3)碎石过程中减慢水流速度，将体位调整为头高足低位，以免结石被冲入肾盂内。

(4)输尿管镜及异物钳等精密仪器做好维护及保养。

二十二、经皮肾镜气压弹道联合超声碎石术

(一)术前准备

1.器械敷料

经皮肾镜器械、电切器械包、基础敷料包、手术衣、持物钳。

2.一次性物品

1-0丝线、10×28角针、手套、液状石蜡、无菌引流袋、脑科手术薄膜、无菌保护套、16# Foley导尿管、20# T形管、F5双J管、F7输尿管导管、3 L生理盐水。

3.仪器

摄像及显示系统、冷光源、WOLF输尿管镜、经皮肾镜、瑞士产EMS第三代气压弹道联合超声碎石机、水压灌注泵、B超机、空气压缩机、直径3 mm的中空超声探针、直径2 mm气压弹道探针、筋膜扩张器、穿刺针、F16剥皮鞘、套叠式金属扩张器、斑马导丝。

(二)麻醉方法

全身麻醉，特殊情况下采用局麻。

(三)手术体位

截石位和俯卧位，或取90°侧卧位。

(四)手术配合

(1)在上肢建立通畅的静脉通路，配合做好心电监护和气管插管全身麻醉。摆好截石位。通过尿道，在输尿管镜下行患侧输尿管逆行置F7输尿管导管。目的是术中注水形成人工肾积水以利于穿刺，并防止肾结石堵塞输尿管，留置Foley导尿管。

(2)取俯卧位，肾区腹侧用软枕垫高30°，胸部放置一软枕，头脚稍低，双手自然放于头侧，头下垫一软头圈并偏向一侧，定时将头转向另一侧防止面部器官受压损伤。

(3)常规消毒铺巾后，在患者肾区粘贴3个脑科手术薄膜。

(4)检查摄像系统和光源系统，迅速接好各种导线及导水管。碎石采用EMS Ⅲ代气压弹道超声碎石机。气压弹道能量设为100%，频率设为12 Hz，超声能量设为70%，占空比设为70%。随时调节灌洗液的流量和水压，流量和压力太小，常会造成肾镜视野不清，影响器械操作；流量和压力过大，会造成结石被灌洗液冲走，使其位置不易固定，不利于取石，并增加水中毒的概率。

(5)灌洗液的连接：将3 L生理盐水灌洗液悬挂于输液架上，用无菌冲洗管一端连接灌洗液，经过水压灌注泵，另一端连接于肾镜的进水阀门开关上。

(6)使用4.5 MHz的B超穿刺探头检查，穿刺点一般选择在第12肋下或第11肋间、肩胛下角线至腋后线范围。B超引导下沿穿刺线将17.5 G穿刺针置入肾盏后组，拔出针芯，助手向留置的输尿管导管内注入无菌生理盐水，形成“人工肾积液”，见尿液溢出。如无尿液溢出，则自针鞘向肾内注水，如推注无阻力并在B超监视下见液体进入肾盏，说明针鞘远端位于肾盏内；如推注有阻力则应在B超监测下调整穿刺针的深度。自针鞘置入斑马导丝，退出针鞘。首先用筋膜扩张器扩张至F16，保留导丝和F16剥皮鞘，输尿管镜观察是否位于肾盏内。如未进入肾盏，则将输尿管镜沿导丝置入肾盏内，再将剥皮鞘沿输尿管镜推入肾盏。然后将套叠式金属扩张器安装至F16，通过导丝置入肾盏，退出剥皮鞘，套叠式扩张至F22。沿扩张器将肾镜外鞘推入肾盏，保留导丝和肾镜外鞘，拔出套叠式扩张器，置入经皮肾镜。寻找结石，行经皮肾镜气压弹道联合超声碎石术。一般首先用直径3 mm的中空的超声探针边粉碎结石边将碎石吸出体外。如结石硬度较高，则改用直径2 mm气压弹道探针将结石碎成小块，再用超声碎石系统将结石进一步粉碎吸出。最后顺行向输尿管内置入F5双J管，留置20[#] T形管行肾造瘘。退出镜鞘，10×28角针1-0丝线缝扎固定造瘘管。

(7)手术结束，关闭显示器、冷光源、摄像机、B超机、水压灌注泵、空气压缩机、气压弹道联合超声碎石机，拔出电源。妥善放置各种导线及冲洗管。术后搬动患者过床时，注意造瘘管的移位及脱落以免造成出血。患者麻醉清醒后将其安全送回病房。

(五)手术配合注意事项

(1)涂红霉素眼膏，保护眼角膜。全身麻醉患者全身肌肉松弛，摆放体位时保护好各关节，以免发生脱位。俯卧位时注意面部的保护，避免长时间受压，应将头部置于软头圈上，并定期更换方向。

(2)患者的保温：非手术区加盖小棉被；灌注液加温至30～35 ℃。

(3)为了保证术野的清晰，术中应保证生理盐水的连续灌注。

(4)术中注意患者体位的舒适与安全。及时观察尿液及灌注液的颜色，出血多时遵医嘱用止血药或中止手术。密切观察患者呼吸、脉搏、血压、心电图、血氧饱和度、灌洗液的出入量等，及时观察患者有无稀释性低钠血症的征象。

(5)弹道与超声功率的设置：弹道的能量输出为100%，使用连续冲击波模式；超声的能量输出为70%，占空比为70%。

(6)使用超声吸引时，一定要保持吸引有效，以确保超声碎石的效果与超声探针的保护。

(7)仪器的保护：肾镜使用时应轻拿轻放，用后擦干上油；超声手柄与探针连接要紧密，以保证超声的有效传递；空气加压泵用后将余气放净，以免残留空气中的水分对仪器产生损伤；各导线用后擦净盘好放置，勿折弯。

(8)器械与管道使用前应严格灭菌。用后刷洗干净，管腔内保持干燥。

(9)术中搬动患者要注意各种引流管的保护，以免脱出。

(苑华萍)

第十四章

病例分析

病 例 一

一、病例摘要

(一)病情介绍

王某某,男,71 岁,因阵发咳嗽,咳痰,色黄质黏,量少,不易咳出,胸闷喘憋,平卧及活动后加重,心慌气短,咳嗽后出现胸痛,咽痛,睡眠差,小便频,淋漓不尽,大便稠。右侧胸痛 3 个月来诊。胸部 CT 显示双肺纹理增多,走形不自然,双肺内可见局限性透光增强区,网格状密度增高。初步诊断为慢性阻塞性疾病伴有急性加重。

(二)护理评价

患者咳嗽、咳痰,胸闷,喘憋,活动后加重,口唇发绀,桶状胸,肋间隙增宽,双肺呼吸音减弱,双下肢凹陷性水肿。入院后医师给予补液,抗炎,化痰止咳,解痉平喘,改善微循环,营养心肌,抗凝,改善心肺功能及对症治疗。嘱患者保持室内空气流通,注意休息。建议低盐低脂饮食,避免辛辣刺激食物,多食富含维生素及蛋白质食物。适当进行户外活动,增强抵抗力。家属多给予陪伴、心理疏导,增强患者治疗疾病的信心。患者咳嗽、咳痰,胸闷喘憋,胸痛症状有所减轻,病情平稳,好转出院。

二、病例分析

中医诊断为喘证,西医诊断为慢性阻塞性肺疾病伴急性加重,常见症状有咳嗽咳痰、喘息气短、发热、腹胀纳呆等。该患者神疲乏力,胸闷喘憋,活动后加重,纳食差。入院后完善相关检查,予补液,抗炎,化痰止咳,解痉平喘,对症支持治疗,给予雾化吸入,进行气道湿化,以利于痰液的排出,从而减轻咳嗽咳痰的症状。嘱患者饮食宜清淡易消化,多食蔬菜水果及高蛋白食物。保持良好的心态,积极面对配合治疗。可进行呼吸功能的锻炼,以改善通气功能。患者还应保持适度的运动加强体育锻炼,提高机体免疫力。定期复查,不适随诊。患者出院时咳嗽咳痰,胸闷喘憋,胸背部疼痛感明显减轻。

(周　杰)

病 例 二

一、病例摘要

(一)病情介绍

1.基本信息

李某某,男,81 岁。

2.主诉

咳嗽、咳痰 3 年,加重伴心悸 2 天。

3.现病史

患者约 3 年前受凉后出现咳嗽、咳痰,咳黄色黏痰,无痰中带血,不易咳出,与刺激性气体无明显相关性,无其他不适,未系统治疗,咳嗽、咳痰持续存在。2 天前无诱因出现阵发性心悸,无发热,无头痛、头晕,无咽喉部及肩背部不适,无恶心、呕吐,无腹痛、腹胀、腹泻,今为系统诊治遂来我院,门诊以“慢性支气管炎”收入我院。患者自发病以来,神志清,精神可,饮食、睡眠可,大小便未见明显异常,体重无明显变化。

4.既往史

既往无高血压病病史;无糖尿病病史;无冠心病病病史;无病毒性肝炎病史;无结核传染病史及密切接触史;无手术史;无输血史;无重大外伤史;无药物过敏史;无食物过敏史;预防接种史随当地计划进行。

5.个人史、婚育史及家族史

生于原籍,无外地长期居住史,无工业毒物、粉尘及放射性物质接触史。无传染病疫区接触史。平日生活规律,无吸烟嗜好。无饮酒嗜好。无冶游史。已婚,20 岁结婚,配偶体健,已育1 子 1 女,均体健。父亲已故,死因不详。母亲已故,死于“心脏病”。有 1 哥 3 姐,均体健。家族中无与患者类似疾病,无遗传病史,无传染病史。

6.体格检查

体温为 36.3 ℃,脉搏为 129 次/分,心率为 20 次/分,血压为 15.6/10.9 kPa(117/82 mmHg)。一般情况良好,发育正常,营养一般,正常体型,急性病容,表情自如,自主体位,步入病室,神志清楚,查体合作。全身皮肤及黏膜色泽未见异常,无皮疹,未见皮下出血,毛发正常,皮肤温度正常,弹性正常,无水肿,无肝掌,未见蜘蛛痣。全身浅表淋巴结未触及肿大。头颅大小正常,无畸形,颜面部无水肿。眼睑正常,结膜正常,眼球活动正常,巩膜无黄染,双侧瞳孔等大等圆,对光反射正常。耳郭无畸形,外耳道无分泌物。鼻无畸形,通气良好,口唇红润,伸舌居中,齿列整齐,齿龈正常,扁桃体无肿大,咽部无充血。颈部无抵抗感,颈静脉正常,气管居中,甲状腺未及肿大,无结节感,未闻及血管杂音。胸廓双侧对称,乳房正常对称。双侧肋间隙正常,双侧呼吸运动对称,腹式呼吸,呼吸平静,呼吸节律均匀整齐。语音震颤正常,未触及胸膜摩擦感,无胸骨压痛,双侧肺部叩诊为清音,双肺呼吸音粗,双肺底可闻及湿啰音。心前区无隆起,心尖冲动位置正常,无心包摩擦感,未触及心脏震颤;叩诊心浊音界正常,心率为 129 次/分,心律齐,心音低钝,各瓣膜听诊区未闻及病理性杂音。腹部平坦，无瘢痕，未见胃、肠型，未见蠕动波，腹式呼吸存在，脐正常，未见腹壁静脉曲张。腹柔，未触及腹部肿块，腹部无压痛及反跳痛，肋缘下未触及肝脏，未触及胆囊。未触及脾脏。肝浊音界正常，肝上界位于右锁骨中线第5肋间，肝上下界距离为9 cm，肝区无叩痛，双侧肾区无叩痛，腹部移动性浊音阴性，肠鸣音正常，4次/分，腹部未及血管杂音。肛门、直肠、外生殖器未查。脊柱正常生理弯曲，活动自如，无压痛或叩击痛。四肢肢体活动自如，无畸形，无杵状指(趾)，无静脉曲张，关节无异常，无双下肢水肿，肌肉无萎缩，肌张力正常，肌力Ⅴ级，肱二头肌反射、肱三头肌反射、膝反射、跟腱反射存在，霍夫曼征、巴宾斯基征、奥本海姆征、屈髋伸膝征未引出。

7.辅助检查

心电图：异位节律、房性心动过速。

8.初步诊断

慢性支气管炎、心律失常。

(二)诊疗过程中的护理

1.护理诊断

(1)危险性脑血管灾害：由于高血压可能增加中风的风险，护理诊断可能包括监测神经系统症状、评估血压控制，以预防脑血管事件。

(2)心脏功能不足：高血压可能导致心脏负担加重，护理诊断可能包括监测心脏功能、心律、心音、测量体液潴留等，以评估心脏功能。

(3)血管功能受损：护理诊断可能包括监测周围血管状态，观察是否有动脉硬化、血管损伤等情况。

(4)患者知识不足：高血压患者对于疾病管理、药物依从性、生活方式改变等可能存在知识不足，护理诊断可能包括制定教育计划，提供关于高血压的信息，促使患者更好地了解和管理病情。

(5)自我效能降低：高血压可能对患者的生活产生负面影响，降低其对自己管理疾病的信心，护理诊断可能包括支持患者建立信心，通过自我管理来改善健康。

(6)液体体积过多：由于高血压可能导致体液潴留，护理诊断可能包括监测水分平衡，观察水肿情况，以及评估利尿功能。

(7)疼痛：高血压可能导致头痛等不适感，护理诊断可能包括评估疼痛的性质、程度和位置，并采取措施减轻不适。

2.护理评估

(1)发病情况：询问患者是否有头痛、眩晕、恶心、呕吐、视力模糊等症状。评估头痛的位置及严重程度，如头痛是否发生在枕骨区，清晨起床时头痛是否比较严重，因为高血压在初期是没有症状的，当症状发生时常表示有器官、血管的功能障碍。

(2)症状：了解患者最近是否有呼吸困难、疲倦、夜尿、鼻出血等现象。体征评估患者的神智、瞳孔、肢体活动度和生命体征情况。

(3)既往史：了解患者既往是否有冠状动脉疾病、糖尿病、肾脏疾病病史；询问患者是否接受过抗高血压的药物治疗，用药情况如何。

(4)家族史：询问患者家族中是否有人患有高血压以及其他心血管疾病。

(5)辅助检查：早期高血压的患者检查可无特殊异常，后期患者可出现尿蛋白及尿常规异常，肾功能减退。胸部X线检查可见主动脉弓迂曲延长，左心室增大。心电图可见左心室肥大劳损。眼底检查有助于对高血压严重程度的了解。

3.护理目标

使患者的血压保持正常平稳状态，以最健康的状态生活。

4.护理措施

(1)生活护理：养成良好的生活习惯，适当运动，减轻、控制体重。

(2)饮食护理：合理、规范调整饮食，在清淡、易消化的基础上保持膳食均衡。同时避免吃腌制及辛辣刺激性食物，每天钠盐的摄入量不超过6 g。

(3)精神护理：保持积极、乐观的心态对血压的控制有益，但应避免情绪过于激动引起交感神经兴奋，心率加快，导致血压升高，甚至诱发头晕、头痛等不适。

(4)血压监测：高血压患者应学会自我监测血压并登记清楚血压值，可每天在固定时间点测量血压，如早晨、晚上，以便于对比近期血压是否有异常的波动。

(5)指导用药：高血压患者需严格遵照医嘱使用降压药物，如硝苯地平控释片、苯磺酸氨氯地平片等钙通道阻滞剂，缬沙坦胶囊、氯沙坦钾胶囊等ARB类药物，以降低并控制血压水平稳定。

(三)护理评价

患者入院后，护理人员熟知高血压的病因、发病机制、临床表现因此入院后及时采取各种预防和护理措施，将所致的后期损害降到最低。护士严密观察患者的血压、意识、瞳孔、生命体征变化，是否有病情加重；遵医嘱给予改善循环、降压的药物；做好基础护理，并及时与患者沟通，让患者及家属有一定心理准备。护士通过密切监测血压、指导用药，使患者血压平稳，好转出院。

二、病例分析

高血压是血液在血管中流动时对血管壁造成的压力值持续高于正常的现象，主要危害是对心脑肾以及外周动脉的损害。因此对于高血压患者来说，生活方面需要多加注意饮食、避免情绪激动、避免交流紧张、避免熬夜、需要劳逸结合，可以降低交感神经缓慢降压。

靠一些药物来控制高血压，通过饮食控制和运动以后，血压仍然不能达到理想的标准，就需要配合一些降压药物来治疗。比如β受体阻滞剂、利尿剂、钙通道阻滞剂、ACEI、ARB类等药物。

至于要如何选择降压药，需要根据血压的特点及适应，一些合并症来综合判断。需要专业的医师指导，一定要检测血压变化。高血压患者还需要定期体检，及早发现高血压病发症，及早进行控制血压，把血压控制在正常范围内尽量避免并发症的发生。

(李百慧)

病 例 三

一、病例摘要

(一)病情介绍

1.基本信息

闫某某，男，51岁，因反复右髋部疼痛1年，进行性加重伴跛行半年，来院就诊。

2.主诉

右髋部疼痛活动不利1年余。

3.现病史

患者1年前出现右髋部疼痛,当时未在意,也能正常行走,未进行特殊治疗。半年来,右髋部疼痛逐渐加重,并出现跛行,需扶拐行走,行走距离不到100 m就感到疼痛剧烈,上下楼困难,穿脱袜子困难,不能久坐,曾与外院就诊,诊断为“右侧股骨头坏死”建议手术治疗,为求进一步治疗就诊我院。至入院以来,神智清精神可,食欲睡眠可,大小便无明显异常。

4.专科检查

跛行步态。右髋关节屈曲挛缩畸形,右髋部周围皮肤无红肿,右下肢较左下肢短缩3 cm。右髋部前方局部深压疼,右髋关节后伸范围为10°,右髋关节屈曲范围10°到80°,外展20°,内收25°,内旋30°,外旋30°。双直腿抬高(—)。

5.辅助检查

骨盆正位片,右侧股骨头无菌坏死。(外院)

6.初步诊断

创伤性股骨头坏死。

(二)诊疗过程中的护理

1.诊疗情况

(1)按外科护理常规、Ⅱ级护理、普通饮食。

(2)完善各项术前检查:血常规、尿常规、大便常规、血生化、感染系列、凝血四项、心电图、骨盆正侧位片等。

(3)治疗方案:明确手指征,完善术前检查,排除手术禁忌,择期手术治疗。

(4)密切观察病情变化及时对症处理。

2.护理评估

(1)生命体征观察:在髋关节护理中,首先要密切观察患者的生命体征,包括体温、脉搏、呼吸、血压等。这些指标的变化可以反映患者的整体健康状况,对于及时发现并处理可能存在的并发症具有重要意义。

(2)髋关节活动状况:评估患者的髋关节活动状况是护理评估的重要内容之一。通过观察患者的行走、站立、坐下等基本动作,可以了解髋关节的活动范围、灵活性和稳定性。此外,还要注意观察患者是否有异常步态或姿势,以便及时采取相应的护理措施。

(3)疼痛程度评估:疼痛是髋关节疾病患者最常见的症状之一。因此,在护理评估中,要对患者的疼痛程度进行准确评估。可以通过询问患者的主观感受、观察患者的表情和体态以及使用疼痛评分量表等方式进行评估。根据评估结果,制定相应的疼痛管理计划,以减轻患者的痛苦。

(4)心理状况评估:髋关节疾病不仅会对患者的身体造成影响,还会对其心理产生一定的压力。因此,在护理评估中,要对患者的心理状况进行评估。可以通过与患者交流、观察患者的情绪变化以及使用心理评估量表等方式进行评估。根据评估结果,采取相应的心理干预措施,帮助患者缓解焦虑、抑郁等负面情绪。

(5)自理能力评估:自理能力是指患者在日常生活中独立完成各项活动的能力。在髋关节护理评估中,要对患者的自理能力进行评估。可以通过观察患者的日常生活表现、询问患者的主观感受以及使用自理能力评估量表等方式进行评估。根据评估结果,为患者提供个性化的护理方案，以提高其自理能力。

(6)康复护理效果观察：康复护理是髋关节护理的重要组成部分。通过对患者康复护理效果的观察，可以评估护理措施的有效性和可行性。可以通过观察患者的功能恢复情况、疼痛缓解程度以及生活质量改善情况等方面进行评估。根据评估结果，及时调整康复护理方案，以达到更好的康复效果。

3.护理目标

确保手术部位无感染，患者全身状况良好，无发热、红肿等感染迹象。

4.护理措施

(1)评估患者疼痛部位、性质、程度、疼痛时间及伴随症状，鼓励患者说出自己的感受，给予精神安慰，指导患者正确体位，提高安静舒适的环境较少外界刺激，必要时遵医嘱使用止痛药并观察用药效果。

(2)与患者交流了解心理状态、焦虑原因，有针对地进行心理疏导，向患者介绍手术的相关事宜，增加患者战胜疾病的信心。

(3)协助患者做好生活护理，鼓励患者做力所能及的自理活动。

(4)积极解答患者的疑虑，指导患者进行功能锻炼，从肌肉的收缩活动，足部运用开始，逐步过渡到膝关节的运用，再到被动的髋关节运动，屈曲不宜超过 90°。

(5)评估压疮危险因素，受压皮肤局部情况如范围、部位等，协助患者两小时翻身一次，及时更换潮湿的衣服、被单，保持床单位整洁干净，严格交接班检查局部皮肤受压情况。

(6)指导患者床上大小便，必要时遵医嘱给予开塞露，鼓励患者多饮水，多食粗纤维蔬菜水果，形成良好的排便习惯。

(7)指导患者进行翻身叩背，指导患者自主功能锻炼，指导足背脚趾屈伸锻炼。

(8)患肢保暖，防止冷刺激引起静脉挛缩血液淤滞，多食具有血液稀释功能的食物和抑制血小板聚集、防止血栓形成。如黑木耳、洋葱、草莓、菠萝等。

(9)保持室内空气新鲜，定时开窗通风，教会患者掌握正确的排痰方法，鼓励咳嗽，协助翻身叩背。

(三)护理评价

在术前，对患者进行了全面的身体检查，包括心肺功能、肝肾功能等，为确保手术安全，进行了必要的血液检查，并提前给予患者抗生素预防感染；手术过程中，密切关注患者的生命体征，如心率、血压、呼吸等，为预防术后并发症，我们在术后给予了患者抗凝药物，防止深静脉血栓的形成。指导患者进行早期康复训练，以促进关节功能的恢复。在康复过程中，密切关注患者可能出现的并发症，如感染、脱位等，一旦发现及时处理。

二、病例分析

创伤性股骨头坏死是一种由于各种创伤引起的疾病，主要包括股骨颈骨折、股骨颈头下型骨折、股骨头骨折和髋臼骨折等。这些创伤会导致股骨头的血管受到损伤，进而引发股骨头内部的骨质缺血、坏死和关节软骨面塌陷等情况。患者可能会出现髋关节周围的疼痛症状，并可能伴有臀部的疼痛，疼痛可能放射至大腿或膝部。在严重的情况下，股骨头坏死可能导致股骨头塌陷，影响患者的正常活动，甚至出现长短腿的情况。对于创伤性股骨头坏死，一旦发现应积极治疗。治疗方法包括减少负重、拄拐下地活动、高压氧治疗、钻孔减压手术等。如果股骨头坏死出现塌陷，严重影响患者正常功能，那么一般需要进行手术治疗，如全髋关节置换手术。

现代医学认为股骨头坏死的治疗方法是手术治疗，主张早期坏死采取姑息手术，晚期不可避免的行人工关节置换术等，但总体看来，手术疗法因其痛苦大、费用高、恢复期长、局限性高等而不被众多患者所接受。近年来，国内中医应用的内病外治的理论和内服中药的方法对股骨头坏死开展了大量的研究，并积累了丰富的经验，取得了良好的效果，所以，今后应加强这方面的研究，以便更好发挥中医中药的优势。

（王　迎）

病　例　四

一、病例摘要

（一）病情介绍

1.基本信息

柯某某，31 岁。

2.现病史

孕 9 个月，平素月经规律，末次月经可靠，停经 1 个月自测尿 HCG 阳性，孕无恶心、呕吐等早孕反应，孕早期因先兆流产行口服保胎药物，孕中期无腹痛、阴道出血流水等不适，孕 4 个月感胎动至今，孕期我院查大、小排畸彩超未见明显异常，OGTT 未查，孕晚期无头晕、眼花等自觉症状，现孕 37^{+1} 周，患者诉于今日半小时前无明显诱因出现阴道排液，量时多时少，色清亮，无异味，见红，无明显腹痛，自觉胎动如常，门诊以“孕 37^{+1} 周先兆临产、臀位胎膜早破”收入；近期精神、食欲、睡眠可，大小便正常。近期未饮酒。

3.既往史

体健，无药物过敏史，无手术、外伤史，无乙肝、结核病史，无输血史。无家族遗传史，预防接种史不详。

4.月经史

量中，有痛经，稽留流产 1 次，29 岁结婚。

5.体检

体温为 36.6 ℃，脉搏为 66 次/分，心率为 18 次/分，血压为 18.5/12.3 kPa(139/92 mmHg)，体重为 67 kg，身高为 153 cm，孕期增重 14 kg。神志清楚，营养良好，皮肤黏膜无黄染，浅表淋巴结未触及肿大，颈软，咽部无充血，双侧扁桃体无肿大；双肺呼吸音清，未及明显干湿啰音；心音有力，律齐，未及明显杂音；腹隆如孕月，无压痛、反跳痛，四肢活动可。

6.产检

宫高为 33 cm，腹围为 97 cm，臀位，胎心率为 145 次/分，宫缩不规律，内诊时宫口开 1 cm，S 高浮，胎膜破，羊水清亮。

7.门诊资料

产检本一本。2024 年 4 月 5 日我院彩超提示晚孕，单活胎，臀位，PLⅡ＋级，BPD 为8.6 cm，

FL 为 6.4 cm，HC 为 31.5 cm，AC 为 29.6 cm，AFV 为 4.0 cm，AFI 为 10.9 cm。自诉孕期我院查无创 DNA：低风险（未见报告）。孕期我院查大、小排畸彩超未见明显异常。OGTT 未查；2023 年 11 月 11 日我院查血型为 A 型，RH 阳性；2024 年 4 月 18 日查 HBV 显示 HBsAg(－)，HBsAb(－)，HBeAg(－)，HBeAb(－)，HBcAb(－)，HCV，TP，RPR，HIV 均阴性。

8.初步诊断

胎膜早破、先兆临产。

(二)诊疗过程的护理

1.诊疗经过

积极办理入院手续，完善相关检查，遵医嘱行抗感染治疗，后及时行剖宫产术。

2.护理评估

生命体征稳定，胎心监护正常反应型，未出现不适。

3.护理目标

不发生胎儿受伤、脐带脱垂等并发症，产妇不出现感染等并发症，按时治愈出院。

4.护理措施

(1)绝对卧床休息，取左侧卧位或抬高臀部，防止脐带脱垂。保持外阴清洁，垫消毒会阴垫。密切观察胎心变化，监测胎动及宫缩情况，做好记录。

(2)心理护理：由于胎膜早破往往事发突然，孕妇常感到恐惧和焦虑。主动关心孕妇，向其解释胎膜早破的原因、处理方法和注意事项，安慰孕妇，消除其紧张情绪，使其积极配合治疗和护理。

(3)饮食护理：指导孕妇进食高蛋白、高热量、富含维生素和易消化的食物，以增强机体抵抗力。同时，鼓励孕妇多饮水，预防便秘和泌尿系统感染。

(4)预防感染：遵医嘱使用抗生素预防感染，同时注意观察孕妇体温、脉搏、呼吸等生命体征的变化，以及有无腹痛、阴道分泌物异味等感染征象。

(5)术后安返病房，行术后镇痛、抗感染缩宫对症处理，行雾化吸入减少咽部不适，行双下肢气压治疗，防止血栓形成，指导早吸吮，早开奶，纯母乳喂养。监测生命体征，腹部切口，子宫复旧及恶露情况。

(三)护理评价

未发生胎儿受伤，脐带脱垂等并发症，产妇未出现感染等并发症，按时治愈出院。

二、病例分析

胎膜早破是围产期最常见的并发症，可以对孕产妇、胎儿和新生儿造成严重不良后果。胎膜早破可导致早产率升高，围产儿病死率增加，宫内感染率及产褥感染率均升高。因此，护理人员应加强对胎膜早破孕妇的护理和指导，提高孕妇的自我保护意识和能力，促进母婴健康。同时，医疗机构也应加强对胎膜早破的预防和治疗工作，提高围产期保健水平。向孕妇宣传胎膜早破的相关知识，使其了解胎膜早破的原因、预防方法和处理方法。指导孕妇定期进行产前检查，及时发现并处理可能导致胎膜早破的因素。教育孕妇在孕期避免剧烈运动和过度劳累，保持良好的心态和生活习惯。告知孕妇在出现胎膜早破征象时应及时就医，以免延误治疗时机。

(段秀芳)

病 例 五

一、病例摘要

(一)病情介绍

1.基本信息

曹某某,女,73岁。

2.主诉

间断双膝疼痛30年,左膝疼痛加重伴活动受限1周。

3.现病史

患者自诉30年前无明显诱因出现双膝关节疼痛不适,畏寒喜暖,上下楼困难,症状时轻时重,一直未予特殊重视。近1周来患者感左膝疼痛加重并伴活动受限,为求系统诊疗患者来我院就诊,门诊医师经查体后以“双侧膝关节骨性关节病(左膝为著)”收入院。患者自发病以来,神志清晰,精神可,饮食一般,睡眠一般,大小便正常,体重无变化。

4.体格检查

体温为36.2 ℃,脉搏为79次/分,心率为18次/分,血压为17.2/9.1 kPa(129/68 mmHg)。患者为老年女性,发育正常,营养中等,神志清晰,自动体位,无病容,步入病房,步态正常,检查合作。全身皮肤黏膜无黄染,无肝掌,无蜘蛛痣,全身浅表淋巴结未触及肿大。头颅五官无畸形,睑结膜无苍白,眼睑无水肿,巩膜无黄染,双侧瞳孔等大同圆,直径约3 mm,对光反射灵敏,眼球无突出,眼球运动正常。外耳道无异常分泌物,听力正常。鼻无畸形,双鼻孔通畅,无脓性分泌物,各副鼻窦区无压痛。口唇无发绀,口角无偏斜,鼻唇沟对称,伸舌居中,咽部无充血,扁桃体无肿大。颈软,气管居中,颈静脉无曲张,肝-颈静脉回流征阴性,甲状腺无肿大。胸廓对称、无畸形,呼吸动度两侧一致,肋间隙正常,语颤正常,无胸膜摩擦感。叩诊呈清音,双肺呼吸音清晰,未闻及干湿啰音,无胸膜摩擦音。心前区无隆起,无震颤,心率79次/分,心律齐,心音有力,各瓣膜听诊区未闻及杂音。腹部平坦,腹壁静脉无曲张,无胃肠型和蠕动波,全腹柔软,腹部无压痛,腹部无反跳痛,肝脾肋下未扪及,Murphy征阴性,叩诊呈鼓音,肝区无叩痛,肾区无叩痛,移动性浊音阴性。肠鸣音正常,无气过水声。外生殖器未查,肛门直肠未查。

5.专科情况

脊柱生理曲度存在,无畸形。双膝关节无明显内、外翻畸形,双膝周压痛,以左膝内侧关节间隙压痛为著,双膝关节屈伸活动可触及骨擦感。双下肢肌力肌张力正常,无肌肉萎缩。左膝浮髌试验(+),右膝浮髌试验(-),双膝抽屉试验(-),双膝研磨试验(+)。

6.初步诊断

(1)中医诊断:骨痹(风寒湿痹阻)。

(2)西医诊断:双侧膝关节骨性关节病(左膝为著)、冠状动脉粥样硬化性心脏病。

(二)诊疗过程中的护理

1.诊疗情况

(1)骨科护理常规,二级护理,普食,留陪护人员。

(2)完善入院常规检查,血常规、肝肾功能等实验室检查,心电图、双膝正侧位片及左膝 MRI 等影像学检查。

(3)给予休息,适当功能锻炼,给予活血化瘀、祛风散寒对症治疗,待影像学检查结果明确诊断,必要时给予膝关节 PRP 治疗。

(4)中药方剂以祛风散寒,除湿止痛为则,方选防己黄芪汤合防风汤加减。

2.护理评估

(1)自理能力评估:评估患者日常生活自理能力,根据评估结果制定相应计划和措施。

(2)疼痛程度评估:评估患者疼痛程度,了解其对生活的影响,为疼痛管理提供依据。

(3)膝关节功能评估:评估患者膝关节活动范围,稳定性和力量,包括步行、上下楼梯、起立、坐下等动作的完成情况,通过评估结果制定针对性的康复计划。

(4)心理状态评估:包括焦虑、恐惧、抑郁以及患者对疾病的认知、态度和应对方式。

(5)风险评估:评估患者跌倒、骨折、感染等并发症的风险、制定预防措施和应急预案。

3.护理目标

(1)患者恐惧焦虑情绪缓解。

(2)疼痛得到缓解。

(3)住院期间无并发症发生。

4.护理措施

(1)心理护理:对患者进行健康教育和心理辅导,使其正确认识疾病,树立信心。该病虽然不能根治,但是经过合理的治疗,并且改善不良的生活习惯和生活方式,是可以提高生活质量的。

(2)休息与活动:减少不合理运动,适当活动,通过有氧锻炼的方式最大限度的保持关节的活动度和功能,如步行、打太极拳、练八段锦。膝关节可在非负重状态下做屈伸活动,以保持关节活动度。另外还可进行有关肌肉或肌群的锻炼以增强肌肉的力量和增加关加关节的稳定性,如下肢股四头肌等长伸缩锻炼等。

(3)日常生活护理:生活作息有规律,适当减肥,超重会增加关节负担,应保持标准体质量。建立合理的日常活动方式,如保护受累的膝关节,避免长途疲劳奔走、爬山、上下高层楼梯,以及各种不良体位姿势(长久站立、跪位和蹲位等)。保护关节,可戴保护关节的弹性套,如护膝等;穿软、有弹性的"运动鞋"。注意膝部保暖,避免受凉、寒湿。发作期减轻受累关节的负荷,可使用手杖、助步器等协助活动。

(4)治疗方面的护理:按照医嘱用药,避免滥用药物。注意局部保暖,可以采取热疗、艾灸、中药塌渍等物理治疗来缓解症状。

二、病例分析

膝关节骨性关节炎是一种以膝关节软骨退行性病变和继发性骨质增生为特征的慢性关节疾病,膝关节炎症状往往进展缓慢,随着时间推移逐渐出现膝关节疼痛、肿胀、僵硬、畸形等,导致患者不能灵活活动,严重者可完全无法行动。

我国膝关节症状性骨关节炎的患病率为 8.1%,可分为原发性膝关节炎和继发性膝关节炎。

病因和发病机制尚不明确，其发生与患者年龄、肥胖、炎症、创伤及遗传因素等有关。当出现天气变化、受凉、劳累时也常会引起关节酸胀不适，容易诱发膝关节疼痛；另外当关节受到外伤或关节活动度大时，关节疼痛及活动障碍的症状会加重。

老龄化、软骨合成细胞与基质合成代谢平衡被破坏、关节力学改变等可导致骨性关节炎的发展。早期以保守治疗为主，并辅以非甾体抗炎药及镇痛药以减轻症状。对于慢性期的患者，应积极进行膝关节周围肌肉锻炼增强膝关节稳定性。疼痛程度较重且经保守治疗无效时可考虑手术治疗，如关节镜下清理术、内侧髌股韧带重建、高位胫骨截骨术、膝关节单髁置换术等；对于单纯髌股关节炎可行髌骨关节置换术；重度患者可考虑全膝置换术。

（丛晓静）

病 例 六

一、病例摘要

（一）基本信息

姚某某，女，77 岁，于 2022 年 3 月 29 日门诊收入。

（二）现病史

神志清，精神差，目黄，身黄，小便色黄，乏力明显，略感腹胀，双下肢水肿，自觉口干，间断咳嗽，痰少色白，进食量少，夜寐一般，小便量可，大便色黄。

（三）既往史

既往有冠心病，高血压病史 70 余年，现长期口服拉西地平。糖尿病史 20 年，长期使用胰岛素 28 U 降糖，血糖控制在 7～8 mmol，既往“慢支”病史。

（四）查体

首测体温为 36.4 ℃，脉搏为 74 次/分，心率为 22 次/分，血压 16.7/8 kPa(125/60 mmHg)。巩膜重度黄，肌肤轻度黄染，腹部膨胀，移动性浊音（＋），肝薄（＋），双下肢重度水肿，肝病面容，无质黯红少苔，脉沉细。

（五）初步诊断

皮肤病肝硬化失偿期。

二、诊疗过程的护理

（一）护理诊断

(1)体液过多。

(2)活动无动力。

(3)营养失调：低于机体需要量。

(4)潜在并发症：感染，出血。

(5)有皮肤完整性受损的危险。

(6)知识缺乏。

(二)护理措施

(1)体液过多:与肝门静脉高压,低蛋白血症有关,大量腹水者可取半坐卧位。

(2)避免腹内压增大;大量腹水时,应避免腹内压突然剧增的因素。

(3)限制水钠投入。

(4)用药护理:利尿速度不宜过快,以每天体重减轻不超过 0.51 g 为宜。

(5)观察腹水消长,准确记录出入量,测量腹围,教会患者正确测量和记录方法。

(6)环境和休息:保持病室安静,空气新鲜,维持适当的室温和湿度。在保证充足睡眠的基础上,与患者制订计划。

(7)要定期翻身,避免出现压疮的可能。

(8)要避免皮肤摩擦,压迫,摆抓。

(9)可以选择按摩等方式促进局部血液循环。

(三)健康宣教

(1)卧床休息时尽量取平卧位,抬高下肢,以利于呼吸运动,减轻水肿,大量腹水者可取半卧位减轻呼吸困难和心悸。

(2)饮食:应进食营养丰富,清谈易消化的饮食,血中氯离子浓度高的患者应限制或禁食蛋白质,好转后再逐渐增加摄入量,应选择植物蛋白,如豆制品,进步时细嚼慢咽,少量多点,防止硬物。

(3)如出现腹水,在饮食方面应低盐或无盐饮食,每天进水量限制在 1 000 mL 左右。

(4)应注意个人卫生,防止感染,遵医嘱用药,观察行为变化。

(陈　洁)

病　例　七

一、病例摘要

(一)病情介绍

1.基本信息

男,62 岁,患者因“间断上腹隐痛不适半年”于 2023 年 6 月 26 日收入院。

2.病例特点

(1)患者平素身体健康状况一般,否认肝炎、结核、疟疾病史,否认高血压、心脏病史,否认糖尿病、脑血管疾病、精神疾病史,否认其他病史,否认手术、外伤、输血史,否认食物、药物过敏史,预防接种史不详。

(2)间断上腹隐痛不适半年。患者于半年前无明显诱因出现上腹隐痛不适,餐后明显,伴食欲下降,伴间断上腹胀、嗳气,伴大便不畅,有时便秘,2～3 天 1 次,排气正常,无恶心、呕吐,无发热、咳嗽,无反酸、胃灼热,无乏力、尿少,无黑便、呕血,无胸闷、胸痛,无心慌、喘憋,患者 3 个月前曾到其他医院行胃镜检查(未见报告,具体不详),患者自服“奥美拉唑、替普瑞酮”治疗,效果不佳,今为进一步诊治来我院就诊,门诊以“慢性胃炎”收入院。

3.体格检查

生命体征稳定，一般状况可，心肺听诊未见明显异常。腹软，无压痛、反跳痛，肠鸣音可。

4.辅助检查

患者行胃肠镜检查并行内镜下治疗：结直肠息肉、萎缩性胃炎伴糜烂(C2)。

5.初步诊断

腹痛慢性胃炎、消化性溃疡、胃肠功能紊乱。

二、诊疗过程中的护理

(一)护理目标

腹痛消除。

(二)护理措施

患者因“胃炎”入院，血压为 15.9/10.8 kPa(119/81 mmHg)，患者神志清，精神可，呼吸平稳。汇报医师，择期行内镜检查，进行护理评估，完善各项检查，予入院、检查健康宣教，指导家属陪伴，患者 VTE 评分 0 分，为低危，通知医师，告知风险，嘱其适度饮水，指导做下肢踝泵运动、膝关节伸屈运动，按摩下肢腓肠肌等相关预防 VTE 宣教，住院期间患者禁止请假外出，嘱患者夜间 10 点后禁饮食，明晨抽空腹血。患者拟于明日下午行胃肠镜检查，必要时内镜下治疗，已告知患者肠道准备方法和注意事项，已做好心理护理健康教育执行情况好。患者行肠息肉内镜下治疗，安返病房，病情稳定。指导患者卧床休息，采取舒适卧位，协助完成生活所需，汇报医师，禁食，指导患者漱口，患者的生命体征平稳，无腹痛、腹部体征及肠鸣音变化，观察患者大便颜色、里、次数及形状。给予饮食指导，本后并发症及药物。

(姚雪梅)

病 例 八

一、病例摘要

(一)病情介绍

1.基本信息

张某某，男，68 岁。

2.主诉

咳嗽，咳痰，伴胸闷 5 小时。

3.现病史

患者自 5 小时前出现咳嗽咳痰，痰为白色，不易咳出，伴胸闷、呕吐，呕吐物为胃内容物，无畏寒发热，无腹痛、腹泻，无头痛、头晕，无盗汗、乏力，无胸痛，无意识障碍，无肢体抽搐。今为进一步治疗来院，急诊行血气分析提示为呼吸衰竭，给予气管插管呼吸机辅助通气等治疗，为吸痰治疗遂以“呼吸衰竭”收住我科。患者自发病以来神志清，精神差，饮食、睡眠欠佳，大小便未诉异常，体重未监测。

3.既往史

“食道癌”术后 8 年，具体情况不详；“大面积脑梗死”病史 1 年余，遗留言语不能、饮水呛咳，右侧肢体瘫痪；“冠心病、房颤”病史 1 年余；“糖尿病”病史 7 年，血糖控制情况不详；1 年前确诊为“继发性癫痫”，胃穿孔手术史。否认高血压、慢性支气管炎病史。否认精神疾病史。否认肝炎史、结核病史及其密切接触史。否认疟疾史。否认输血史。否认食物药物过敏史。否认重大外伤史。预防接种史不详。

4.个人史、婚育史及家族史

生于原籍，否认长期外地居住史。生活规律，否认毒物接触史，否认重大精神创伤史，已戒烟酒 1 年余。22 岁结婚，配偶患有“高血压病”，生育有 1 子 4 女，均健康。家庭关系和睦。父母已故(死因不详)，无早发冠心病家族史，否认家族成员中有传染性疾病、遗传性疾病及肿瘤病病史。

5.辅助检查

(1)2023 年 3 月 5 日心电图：窦速、轻度 ST 段压低(V6)、轻度 ST 段抬高(V1)、室性期前收缩。

(2)2023 年 3 月 5 日动脉血气分析：气分析 pH 为 7.36，PCO_2 为 34 mmol/L，PO_2 为 38 mmol/L，Na^+ 为 134 mmol/L，K^+ 为 4.5 mmol/L，Glu 为 10.6 mmol/L，Lac 为 5.8 mmol/L。

(3)2023 年 3 月 5 日 NT-proBNP 为 7 977.0 pg/mL。

(4)2023 年 3 月 5 日胸部、颅脑 CT：脑白质变性并多发腔隙灶、小梗死灶；左侧额顶叶软化灶；双肺炎症，以右肺下叶为著；食管术后改变。

6.初步诊断

Ⅰ型呼吸衰竭、肺炎、冠状动脉粥样硬化性心脏病、心功能不全、食管术后、2 型糖尿病、继发性癫痫。

(二)诊疗过程中的护理

1.诊疗情况

(1)低效性呼吸形态。

(2)清理呼吸道无效。

(3)自理能力缺陷。

(4)营养失调。

(5)潜在并发症：肺性脑病、消化道出血、心力衰竭、休克等。

2.护理评估

(1)健康史：评估呼吸衰竭患者有无慢性支气管炎、阻塞性肺气肿、哮喘等慢性气道阻塞性疾病病史；评估发病原因，了解有无上呼吸道感染诱因存在；评估患者有无精神神经症状；评估患者有无血压升高、心动过速等循环系统表现；评估患者是否进行过动脉血气分析、肺功能检查等。

(2)身体状况：呼吸衰竭的临床症状除原发病表现外，主要缺氧和 CO_2 潴留所引起的多脏器功能紊乱的临床综合征。

(3)心理-社会状况：焦虑和抑郁是呼吸衰竭常见的心理反应。由于肺功能下降，呼吸困难诱发的窒息和面对死亡的恐惧，患者精神高度紧张有濒死感，语言交流障碍，患者出现情绪低落。评估家属对疾病知识的了解程度和对患者的关心程度、经济情况等。

3.护理目标

(1)患者缺氧症状及呼吸功能得到改善。

(2)保持患者呼吸道通畅,促进有效排痰。

(3)患者自理能力得到改善或提高。

(4)患者营养状况得到改善或维持。

(5)潜在并发症能够得到及时的预防与处理。

4.护理措施

(1)休息:因活动会增加氧耗量,故对明显低氧血症患者,应限制活动量,症状轻或病情好转者,可适量活动,活动量以活动后不出现呼吸困难、心率增快为宜。帮助患者取舒适且有利于改善呼吸状态的体位,一般取半卧位或坐位。对呼吸困难明显者,应绝对卧床休息,给予提供安静、整洁、温湿度适宜的环境。

(2)饮食护理:呼吸衰竭患者因呼吸做功增加、发热等因素,体力消耗大,尤其是实施人工通气者,机体处于应激状态下,分解代谢增加,因此给予营养支持对提高呼吸衰竭的抢救成功率及患者生活质量均有重要意义。应鼓励患者进食,给予高脂肪、高是蛋白质、低糖及适量维生素和微量元素的饮食。对不能进食或昏迷患者,应给予鼻饲或静脉营养。

(3)氧疗的护理:对Ⅱ型呼吸衰竭患者应给予低浓度(25%～29%)、低流量(每分钟 1～2 L)鼻导管持续吸氧,以免缺氧纠正过快引起呼吸抑制。如配合使用呼吸机和呼吸中枢兴奋剂可稍提高给氧浓度。给氧过程中若呼吸困难缓解、心率减慢、发绀减轻,表示氧疗有效;若呼吸过缓或意识障碍加深,须警惕 CO_2 潴留。氧疗过程中应注意观察氧疗效果,如吸氧后呼吸困难缓解、发绀减轻、心率减慢,表示氧疗有效;如意识障碍加深或呼吸过度表浅、缓慢,可能为 CO_2 潴留加重,应根据动脉血气分析结果和患者的临床表现,及时调整吸氧流量或浓度,保证氧疗效果,防止氧中毒和 CO_2 麻醉。

(4)心理护理:呼吸衰竭患者因呼吸困难,预感病情危重,可能危及生命,常会产生紧张、焦虑情绪。应多了解和关心患者的心理状况,特别是建立人工气道和使用机械通气的患者,应经常巡视,让患者说出或写出引起或加重焦虑的原因,指导患者应用放松、分散注意力和引导性想象技术,以缓解患者的紧张和焦虑。

(三)护理评价

患者呼吸浅促、点头、提肩呼吸,出现“三凹征”。动脉血氧饱和度(SaO_2)85%时,口唇、甲床出现发绀,精神差、烦躁不安、眼睑水肿、血气分析等诊断为Ⅱ型呼吸衰竭。护士立即建立静脉通道,清理呼吸道改善通气,保持呼吸道通畅,及时清除痰液。按医嘱应用支气管扩张药等,给予无创呼吸机辅助通气。观察皮肤温度、湿度、颜色及皮肤的完整性,定时翻身防止压疮的发生。对呼吸机受压部位给予减压,密切观察患者生命体征及神志改变,加强安全防范措施、预防并发症。

二、病例分析

呼吸衰竭(RF)是指各种原因引起的肺通气和(或)换气功能严重障碍,以致不能进行有效的气体交换,导致缺氧和(或)二氧化碳潴留,引起一系列生理功能和代谢紊乱的临床综合征。

呼吸衰竭按动脉血气分析分类:I型呼吸衰竭为低氧血症型,即 $PaO_2<8$ kPa(60 mmHg),$PaCO_2$ 正常或降低;I型呼吸衰竭为高碳酸血症型,缺氧伴二氧化碳潴留,$PaO_2<8$ kPa(60 mmHg),$PaCO_2>6.65$ kPa(50 mmHg)。按病程分为急性呼吸衰竭和慢性呼吸衰竭。按发病机制可分为通气性呼吸衰竭和换气性呼吸衰竭，也可分为泵衰竭和肺衰竭。

护士要做好病情的观察，防治并发症及时评估患者的呼吸频率、节律、形态和深度，观察患者口唇、指端有无发绀，有无呼吸困难；动态监测和记录血氧饱和度等。保持呼吸道通畅，改善通气，指导并协助者进行有效的咳嗽、咳痰，适当增加饮水量；对于痰液黏稠者，可行雾化吸入稀释痰液。合理氧疗根据动脉血气分析结果和患者的临床表现遵医嘱及时调整吸氧流量或浓度。注意保持吸入氧气的湿化，按要求更换湿化液及湿化瓶。指导患者有效呼吸协助和指导患者取半卧位或坐位，借此增加辅助呼吸肌的效能，促进肺膨胀；指导患者合理用药，并注意观察药物的疗效与不良反应。注意患者心理护理，呼吸衰竭的患者常对病情和预后有所顾虑、对治疗丧失信心等，应多了解和关心患者的心理状况，教会患者自我放松等各种缓解焦虑的办法，以缓解呼吸困难，改善通气。

（孙　霞）

病例九

一、病例摘要

（一）病情介绍

1.基本信息

洪某某，男，66 岁。

2.主诉

腹胀 14 天，腹痛 13 天，发热 2 天。

3.现病史

患者于 14 天前（4 月 1 日）无诱因自觉腹胀，伴纳差，无发热，无恶心呕吐，无腹痛、腹泻等，未诊治。13 天前（4 月 2 日）患者自觉腹痛，腹部拒按，伴全身疼痛，具体不详，无腹泻，无胸闷、胸痛等，就诊于某医院，完善相关检查，诊断“食道穿孔”，具体诊疗过程不详，建议至上级医院就诊。遂患者于 4 月 2 日出院至上级医院急诊，具体诊治过程不详，于 4 月 4 日由急诊科入住重症监护室，具体辅助检查不详，入院当日予行“左侧胸腔穿刺置管引流术”，给予“舒普深”抗感染治疗，并给予“禁饮食、胃肠减压、营养支持、抑酸、化痰”等对症治疗，4 月 9 日给予留置鼻肠管开启肠内营养。近 2 日患者间断发热，具体体温不详，血象较前升高（具体不详），考虑感染加重，给予“美罗培南”抗感染治疗，再次行“左侧胸腔穿刺置管引流术”，引流出灰色脓性液体。今日家属自动出院由 120 车转至我院急诊。

4.体格检查

体温为 38 ℃，脉搏为 88 次/分，心率为 33 次/分，血压为 10.9/7.1 kPa（82/53 mmHg）（间羟胺静脉泵入），嗜睡状。钠为 157 mmol/L；尿素上升，为 22.2 mmol/L；肌酐 155 μmol/L；清蛋白下降，为 25.7 g/L。酸碱度为 7.36；二氧化碳分压下降，为 4.48 kPa（33.6 mmHg）；氧分压下降，为 9 kPa（67.4 mmHg）；血糖为 16.3 mmol/L；乳酸为 1 mmol/L；实际碱剩余 −5.8 mmol/L。白细胞计数 6.94×10^{9}/L；红细胞计数 3.91×10^{12}/L；血红蛋白下降，为 120 g/L；血小板下降，为

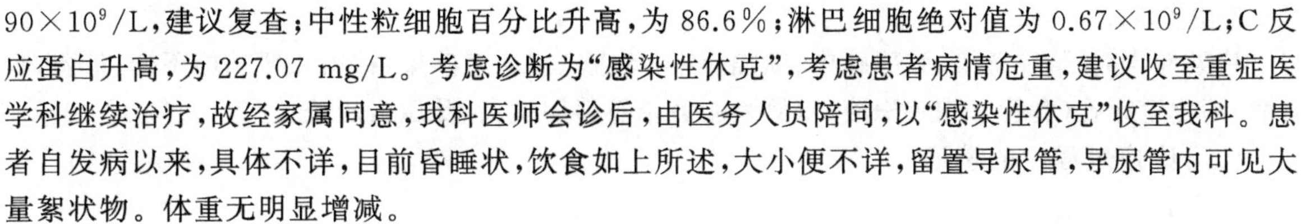

90×10⁹/L,建议复查;中性粒细胞百分比升高,为86.6%;淋巴细胞绝对值为0.67×10⁹/L;C反应蛋白升高,为227.07 mg/L。考虑诊断为"感染性休克",考虑患者病情危重,建议收至重症医学科继续治疗,故经家属同意,我科医师会诊后,由医务人员陪同,以"感染性休克"收至我科。患者自发病以来,具体不详,目前昏睡状,饮食如上所述,大小便不详,留置导尿管,导尿管内可见大量絮状物。体重无明显增减。

4.入院检查

患者发育正常,营养良好,昏睡,精神差,被动体位,查体不合作,呼吸费力。院外带入鼻胃管1个,引流出墨绿色液体,带入鼻肠管1个。皮肤色泽正常,弹性一般,无皮疹;无皮下出血,无水肿,无浅表淋巴结肿大。头颅无畸形。双侧眼睑无下垂,双侧结膜正常,无巩膜黄染,瞳孔等圆、等大直径2.5 mm,双眼瞳孔对光反射迟钝。双侧耳郭无畸形,双侧外耳道无分泌物。有鼻翼翕动,唇色红润,无咽部充血,双侧扁桃体无肿大,颈软,气管居中,颈动脉搏动正常,颈静脉无充盈、无曲张,颈静脉回流征(—),甲状腺无肿大。胸廓对称,无畸形,无静脉曲张。双乳对称,无发红,无溃疡,无桔皮征,无乳头内陷,无分泌物,未触及包块。呼吸运动对称;呼吸节律规整,肋间隙正常,无皮下捻发感,无胸膜摩擦音,胸部叩诊呈浊音,双肺呼吸音粗,闻及湿啰音。左侧胸腔引流管2个,其中一个引流出淡黄色液体,另一个引流出灰褐色脓性液体。无心前区隆起,心尖冲动正常,无震颤,无心包摩擦感。心率94次/分,心律齐,心音低钝,心脏各瓣膜听诊区未闻及病理性杂音,无心包摩擦音。腹部外形无异常,无腹壁静脉曲张,无胃肠蠕动波。腹壁柔软,腹部未触及包块,肝肋下未触及,脾肋下未触及,移动性浊音(—),肠鸣音减弱,无血管杂音,无振水音。肛门外生殖器未查,直肠指检未查。脊柱正常,脊柱活动度正常。四肢无畸形。四肢可见活动。无杵状指(趾),关节无红肿、肿胀,腹壁反射(++)、肱二头肌反射(++)、膝腱反射(++)、巴宾斯基征(—)、脑膜刺激征(—)。骶尾部有一10 cm×10 cm的1期压力性损伤;左侧季肋部有一3 cm×3 cm的2期压力性损伤;右肘窝肿胀淤血青紫;左肘窝部有肿胀淤血青紫;双足背皮肤大面积发红。APACHEⅡ评分为22分。

5.专科情况

昏睡状,呼吸费力。双肺可闻及湿啰音。左侧胸腔引流管2个,其中一个引流出淡黄色液体,另一个引流出灰褐色脓性液体。可见散在压疮。

6.辅助检查

(1)2024年4月13日急症组合:钠157 mmol/L,尿素22.2 mmol/L,肌酐155 μmol/L,清蛋白下降至25.7 g/L。

(2)2024年4月3日血气分析:酸碱度7.36;二氧化碳分压下降,为4.48 kPa(33.6 mmHg);氧分压下降,为9 kPa(67.4 mmHg);血糖16.3 mmol/L;乳酸1 mmol/L;实际碱剩余—5.8 mmol/L。

(3)2024年4月3日血常规:白细胞计数为6.94×10⁹/L,红细胞计数为3.91×10¹²/L,血红蛋白为120 g/L,血小板计数90×10⁹/L(建议复查),中性粒细胞百分比为86.6%,淋巴细胞绝对值为0.67×10⁹/L,C反应蛋白为227.07 mg/L。

(4)2024年4月9日头胸腹部CT:脑内多发缺血梗死灶,双肺炎症、纤维灶,双侧胸腔积液并左肺部分膨胀不全,较前进展,心包积液,较前减少,纵隔淋巴结肿大,纵隔及隔上、膈肌区积气,胆囊结石,胆囊炎,胰腺胃部可疑斑片状略低密度,胰腺及左肾钙化灶,左肾稍高密度,复杂性囊肿可能,前腹壁积气。

7.初步诊断

感染性休克、胸腔感染、肺部感染、纵隔感染(待查)、泌尿道感染(待查)、肾功能不全、低蛋白血症、消化道穿孔(食管)、胸腔积液(双侧)、胆囊结石伴胆囊炎、受压区压疮。

(二)诊疗过程中的护理

1.诊疗情况

(1)重症医学护理常规,特级护理,高流量呼吸机辅助呼吸。

(2)完善相关化验检查:血常规、降钙素原、凝血、心肌酶、BNP、血培养、尿培养、生化全套、血气分析、感染疾病筛查等。注意胸腔引流液性状,病情允许时完善胸腹部CT检查。

(3)给予患者抗感染、升压、抑酸、补液、输血纠正凝血功能异常,纠正低蛋白血症及电解质紊乱、支持等治疗及对症处理。

(4)动态评估患者病情及VTE风险,及时调整诊疗方案与预防措施。

(5)与患者家属沟通病情,通知病危,患者病情危重,随时有感染加重,多脏器功能衰竭、心搏骤停、死亡可能,患者家属表示理解,并在医患沟通知情同意书上签字。

2.护理评估

(1)身体状况:①局部,原发感染灶的部位、性质、分泌物或脓液的性状;炎症的范围,是否扩大、组织破坏程度有无加重;有无皮肤瘀点、瘀斑等。②全身,患者的意识、生命体征、面色、尿量等有无异常变化,有无寒战、高热等全身中毒反应、代谢性酸中毒、感染性休克及多器官功能障碍等征象。③辅助检查,白细胞计数有无明显增高或降低、是否出现中性核左移及幼稚型粒细胞增多;细菌培养和药物敏感试验的结果;重要脏器功能检查结果有无异常等。

(2)心理和社会支持状况:由于起病急、病情重、发展快,多数患者和家属常有焦虑、恐惧等心理反应;故应观察患者的情绪反应并了解导致其情绪变化的原因,评估患者的和家属对疾病和拟采取治疗方案的认识以及对防治感染知识的了解程度等,为心理护理计划的制定提供依据。

3.护理目标

(1)患者体温恢复正常。

(2)感染得到控制,未发生水电解质紊乱等并发症,或者发生及时发现处理和护理。

(3)患者焦虑程度减轻。

4.护理措施

(1)防治感染,维持正常体温。①密切观察:注意患者的体温、脉搏变化及原发感染灶的处理效果等。②加强静脉留置导管的护理:严格无菌操作,坚持每天常规消毒、清洁静脉留置导管入口部位和更换敷料,以免并发导管性感染。③根据医嘱及时、准确应用抗生素。④加强营养支持:按医嘱合理安排输血、输液或肠内、外营养支持,以增强机体抗感染能力。⑤维持正常体温:高热患者,给予物理降温或按医嘱应用降温药。⑥及时做血培养:患者寒战、高热发作时,协助医师采集血标本作细菌或真菌培养,以利于确定致病菌和及时治疗。

(2)密切观察病情,若发现患者意识障碍、体温降低或升高、脉搏及心率加快、呼吸急促、面色苍白或发绀、尿量减少、白细胞计数明显增多等感染性休克的表现,应及时报告医师,并积极配合抢救;包括置患者于合适的体位、建立输液通道、输液和应用抗菌药。注意观察有无口渴、皮肤弹性降低、尿量减少及红细胞比容增高等脱水表现。对高热和大量出汗的患者,若病情许可,应鼓励其多饮水;按医嘱及时补充液体和电解质。定时监测血电解质水平的变化,发现异常及时报告医师处理。

(3)心理护理关心和体贴患者:治疗过程中注意与患者及家属交流,以及时了解患者的情绪变化;针对患者和家属担心和顾虑的问题进行解释和安慰,提供适时的心理支持,以减轻或缓解其焦虑情绪和程度。

(4)其他提供患者安静、舒适的休息环境,保证患者充分休息和睡眠。

(三)护理评价

(1)患者体温是否恢复正常。

(2)感染是否得到控制,未发生水电解质紊乱等并发症,或者发生是否及时发现处理和护理。

(3)患者焦虑程度是否减轻。

二、病例分析

感染性休克(脓毒性休克)是分布性休克中的一种,是在ICU最常见的休克类型。

脓毒症和脓毒性休克属于医疗急症,脓毒症被定义为机体对感染反应失控而引起的致死性器官功能不全,脓毒症休克则是由脓毒症引发的循环、细胞或代谢异常,并由此造成病死率增加的临床状态。

对于感染或疑似感染的患者,当脓毒症相关序贯器官衰竭评分(SOFA)较基线上升≥2分可诊断为脓毒症,SOFA评分高预示高病死率。明确脓毒症后,经充分液体复苏后:脓毒性休克(国内也有翻译为「感染性休克」)为在脓毒症的基础上,出现持续性低血压,在充分容量复苏后仍需血管活性药来维持,平均动脉压(MAP)≥8.7 kPa(65 mmHg)以及血乳酸>2 mmol/L。

此患者适度液体复苏后,因肾功能不全,急行CRRT治疗,有效的清除患者体内炎症因子,有利于内环境稳定,促进机体免疫因子重建,保持炎症反应的平衡状态,促进患者康复,经数次CRRT治疗后,病情好转,转出ICU。

(林凌宇)

病 例 十

一、病例摘要

(一)病情介绍

1.基本信息

张某某,男,82岁。因"左侧肢体无力3天"以"急性脑梗死"收入院。

2.入院查体

老年男性,神志清,精神可,言语不清,体温为36.5 ℃,脉搏为71次/分,心率为18次/分、血压为22.3/11.9 kPa(167/89 mmhg),左上肢肌力2级,左下肢肌力2一级,右侧肢体肌力正常,右下肢肿胀,皮温稍高,左下肢足背动脉博动弱,皮温稍低,右足第二趾皮肤破损。

3.辅助检查

(1)颅脑磁共振示:脑内急性梗死灶。

(2)双下肢彩超示:双侧胫前动脉、足背动脉闭塞;双侧腘动脉狭窄,双侧下肢动脉内一中膜增厚并斑块形成；双侧小腿肌间静脉血流瘀滞状态。

(二)诊疗过程中的护理

1.诊疗情况

入科后神经内科护理常规，一级护理，遵医嘱应用改善循环、调脂稳定斑块、降压降糖等对症治疗。

2.护理评估

患者自理能力 45 分，跌倒 90 分，VTE 评分 5 分，压疮 12 分。

3.护理目标

(1)药物治疗稳定病情。

(2)肢体功能康复。

(3)语言功能康复。

(4)血压、血糖平稳可控。

(5)预防跌倒、解决下肢疼痛。

(6)防止压疮、下肢静脉血栓等并发症发生。

(7)做好糖尿病足护理。

(8)心理护理。

4.护理措施

(1)患者急性期应卧床休息，平卧位，做好病情观察，定时监测生命体征和瞳孔、意识的变化。注意调整血压并记录，使血压维持在略高于病前的水平，以免血压过低导致脑血流灌注量减少。

(2)心理护理：耐心与患者交流，多关心体贴患者，鼓励患者主动参与治疗、护理活动。

(3)药物护理：遵医嘱正确用药，熟悉所用药物的药理作用、注意事项，不良反应和观察要点。

(4)饮食护理：评估患者吞咽功能，低盐低脂饮食，防误吸、窒息。

(5)预防压疮：协助患者每 2 小时翻身一次，保护骨隆突出部，避免拖、拉、推等动作。保持床铺清洁干燥，必要时用气垫床。

(6)安全护理：防跌倒坠床，确保安全，防烫伤，步态不稳者使用辅助工具，并有人陪伴，防止受伤。

(7)康复护理：向患者及家属介绍肢体功能锻炼及语言功能锻炼的计划及其重要性，使患者及家属树立信心，积极参与锻炼。

(8)预防下肢静脉血栓：遵医嘱应用抗凝药物，教授踝泵运动等预防方法，给予气压泵治疗。

(9)糖尿病足护理：保持足部干洁，及时修剪指甲，足部注意保暖，选择合适的鞋子。

(三)护理评价

患者处于脑梗急性期且合并有下肢动脉闭塞、糖尿病足，通过急性期卧床护理，并发症预防及康复护理指导，患者未出现相关并发症，且通过专业的护理指导，患者的糖尿病足得到的很大改善，病情平稳，康复出院。

二、病例分析

脑梗死又称缺血性脑卒中，是指由于脑部血液供应障碍时，局部脑组织发生不可逆性损害，导致脑组织缺血、缺氧性坏死。脑卒中后患者存在不同程度的功能障碍，尤其是肢体功能障碍的患者，存在生活自理能力下降，容易发生相关并发症，如压疮、坠积性肺炎、下肢静脉血栓等。此外，该患者同时合并高血压、糖尿病、糖尿病足、下肢动脉闭塞，因此，在做好脑梗死护理的基础上，做好血压、血糖的监测，糖尿病的护理，下肢动脉闭塞的护理及宣教显得尤为重要。

该患者为年龄较大，合并症多，在做好疾病护理基础上注重安全护理，防跌倒坠床，确保安全，防烫伤，步态不稳者使用辅助工具，强调家属陪护，防止受伤。患者存在肢体功能恢复较慢的现象，耐心与患者交流，多关心体贴患者，鼓励患者主动参与治疗、护理活动，增强了其康复锻炼的信心。

（尹潇婧）

参考文献

[1] 岳立萍，李舒玲，王伟.护理技术实践与指导[M].上海：上海科学技术出版社，2023.
[2] 杨亚娟，羊海琴，高春燕，等.实用手术室护理配合[M].上海：上海科学技术出版社，2023.
[3] 徐凤杰，郝园园，陈萃，等.护理实践与护理技能[M].上海：上海交通大学出版社，2023.
[4] 陈朝亮，兰庆新，班华琼.外科护理[M].武汉：华中科技大学出版社，2023.
[5] 陈晓燕.外科护理[M].北京：北京师范大学出版社，2023.
[6] 曹小萍.内科护理[M].武汉：华中科技大学出版社，2023.
[7] 王卫涛，赵洪艳，许春梅，等.常见疾病护理进展[M].上海：上海交通大学出版社，2023.
[8] 刘焕民.常见疾病护理规程[M].哈尔滨：黑龙江科学技术出版社，2023.
[9] 杨彦彦，陈莉，孙青，等.常见疾病护理[M].天津：天津科学技术出版社，2023.
[10] 翟燕.实用骨科临床护理[M].济南：山东科学技术出版社，2023.
[11] 毛丽燕.常见疾病护理实践[M].上海：上海科学普及出版社，2023.
[12] 薛明，王晓娟，梁姣，等.手术室护理与管理[M].成都：四川科学技术出版社，2023.
[13] 王湘艳.外科护理[M].重庆：重庆大学出版社，2023.
[14] 王涵.临床护理技术与护理实训[M].哈尔滨：黑龙江科学技术出版社，2023.
[15] 孙芳.常见疾病护理与护理研究[M].哈尔滨：黑龙江科学技术出版社，2023.
[16] 袁妮.临床护理常规与护理实践[M].哈尔滨：黑龙江科学技术出版社，2023.
[17] 张爱玲.现代护理技术与疾病护理[M].上海：上海科学普及出版社，2023.
[18] 王婧.实用护理常规与护理措施[M].哈尔滨：黑龙江科学技术出版社，2023.
[19] 宫卫卫，王艳琳，孙术莲，等.临床疾病护理与护理管理[M].哈尔滨：黑龙江科学技术出版社，2023.
[20] 李南南.常见疾病护理与护理管理[M].长春：吉林科学技术出版社，2023.
[21] 宁雪玲，王霞，吕延媛，等.临床护理研究与护理管理[M].哈尔滨：黑龙江科学技术出版社，2023.
[22] 宋桂珍，吴小霞，刘莎，等.现代护理理论与专科护理[M].上海：上海交通大学出版社，2023.
[23] 梁艳，甄慧，刘晓静，等.临床护理常规与护理实践[M].上海：上海交通大学出版社，2023.
[24] 尹相霞，宋建军，孟庆慧，等.常见疾病护理与护理规范[M].哈尔滨：黑龙江科学技术出版社，2023.
[25] 宋建.实用护理技能与护理常规[M].上海：上海科学普及出版社，2023.

[26] 杨红艳.临床护理[M].北京:北京大学医学出版社,2023.
[27] 刁咏梅.现代基础护理与疾病护理[M].青岛:中国海洋大学出版社,2023.
[28] 刘明月,王梅,夏丽芳.现代护理要点与护理管理[M].北京:中国纺织出版社,2023.
[29] 臧正明.常见疾病护理观察要点[M].北京:中国纺织出版社,2023.
[30] 胡淑丽,王雪琳,张秀英,等.现代常见病护理规范[M].上海:上海交通大学出版社,2023.
[31] 马文龙,于琛,唐晓健,等.临床常见病护理精要[M].长春:吉林科学技术出版社,2023.
[32] 曹娟.常见疾病规范化护理[M].青岛:中国海洋大学出版社,2023.
[33] 郭宏.实用常见病护理进展[M].上海:上海科学普及出版社,2023.
[34] 张玉梅,唐永利,陈小华.骨科常用护理与康复技术[M].北京:化学工业出版社,2023.
[35] 陈红,李岩.手术室护理管理与实践[M].武汉:华中科技大学出版社,2023.
[36] 肖祥娟,坎海英.绩效优化管理联合6S管理模式对门诊护理管理的影响[J].中外医药研究,2023,2(34):165-167.
[37] 向美焕,冯晓玲,陈珺仪,等.广东省“互联网+护理服务”试点医疗机构护理服务调查[J].护理学杂志,2023,38(3):54-58.
[38] 施春娜,郭晓莉,孙凯丽,等.标准化护理服务程序在“互联网+护理服务”中的应用与效果分析[J].医院管理论坛,2023,40(10):65-70.
[39] 谢婉阳,刘宁宁,肖云霞,等.“互联网+母婴居家护理”服务模式的构建与初步应用[J].护理学杂志,2023,38(14):5-8.
[40] 杨莉,叶红芳,孙倩倩.临床护士循证护理能力现状及影响因素分析[J].护士进修杂志,2023,38(2):108-113.